# 常用药物配伍禁忌

## 速查手册

主编　文爱东　石小鹏

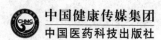

中国健康传媒集团

中国医药科技出版社

## 内容提要

本书采用药理学分类方法按药品通用名进行了分类，并根据药品说明书列出了常用药物的适应证、用法用量、注意事项和配伍禁忌等内容，尤其将每种药物的配伍禁忌以表格的形式列举出来，一目了然，可使医生、药师、护师等医务工作者和患者快速、方便、准确查询临床常用药物的相关信息。本书内容简明扼要、实用性强，可作为家庭安全用药指南的常备手册。

### 图书在版编目（CIP）数据

常用药物配伍禁忌速查手册 / 文爱东，石小鹏主编 . -- 北京：中国医药科技出版社，2020.5（2025.2 重印）.

ISBN 978-7-5214-1777-7

Ⅰ . ①常… Ⅱ . ①文… ②石… Ⅲ . ①药物－配伍禁忌－手册 Ⅳ . ① R942-62

中国版本图书馆 CIP 数据核字（2020）第 070826 号

**美术编辑** 陈君杞
**版式设计** 友全图文

出版 **中国健康传媒集团** | 中国医药科技出版社
地址 北京市海淀区文慧园北路甲 22 号
邮编 100082
电话 发行：010-62227427 邮购：010-62236938
网址 www.cmstp.com
规格 710 × 1000mm $^1/_{16}$
印张 25
字数 527 千字
版次 2020 年 5 月第 1 版
印次 2025 年 2 月第 4 次印刷
印刷 三河市万龙印装有限公司
经销 全国各地新华书店
书号 ISBN 978-7-5214-1777-7
定价 **68.00 元**

获取新书信息、投稿、为图书纠错，请扫码联系我们。

# 编　委　会

前言
PREFACE

　　随着医药科技飞速发展，临床用药不断增多，特别是新药的临床应用日益广泛，药物配伍也日趋复杂。药物配伍应用后是否安全、有效、合理，这些问题是临床治疗时常需要面对而又难于解决的棘手问题。因此，为了方便临床合理用药，编者组织编写了《常用药物配伍禁忌速查手册》，希望给各位同仁提供一本内容翔实、编排合理、科学实用的药物配伍应用工具书，供临床药物治疗时使用。

　　本书简明扼要、实用性强，可作为医师、药师临床用药查询手册，亦可作为家庭安全用药指南的常备手册。但由于信息覆盖面不同，分析资料时切入角度不同，药物配伍实验条件各异，药物配伍后的结果与结论有时不尽相同，有些甚至是大相径庭。望各位同仁在临床应用时，务必详细阅读药品说明书，并充分考虑到患者的个体差异、药品质量、贮存条件、给药途径、药物相互作用等诸多因素，遵从药物配伍后的变化，确保患者用药安全、有效。

　　本书参考了《中华人民共和国药典临床用药须知》《药品注射剂使用指南》（美国＜药品注射剂手册＞第14版缩略本）、《临床静脉用药调配与配伍速查（第二版）》《432种静脉注射剂临床配伍应用检索表》及相关的药品说明书等资料。但由于药品信息瞬息万变，因此，本书中的内容需要不断修订、完善，书中若存在不足和疏漏之处，希望读者给予批评指正，以便我们将来更正，为大家提供更新、更权威的参考资料。

编　者

2019 年 12 月

# 目录
CONTENTS

# 第 1 章　抗感染药物

## 第 1 节　抗生素

### 青霉素 [药典（二）；基（基）；医保（甲）]
### Benzylpenicillin

【**药理作用**】本品为 β - 内酰胺类抗生素，在细菌繁殖期起杀菌作用。

【**适应证**】适用于敏感细菌所致各种感染，如脓肿、菌血症、肺炎和心内膜炎等。

【**用法用量**】肌内注射：成人常用量为每日 80 万 ~200 万 U，分 3~4 次给药；小儿常用量为 2.5 万 U/kg，每 12 小时 1 次。静脉滴注：成人常用量每日 200 万 ~1000 万 U，分 2~4 次给药；小儿常用量每日 5 万 ~20 万 U/kg，分 2~4 次。肌内注射或静脉给药：新生儿每次 5 万 U/kg，出生第 1 周每 12 小时 1 次，>7 天每 8 小时 1 次，严重感染每 6 小时 1 次；早产儿每次 3 万 U/kg，出生第 1 周每 12 小时 1 次，2~4 周每 8 小时 1 次，以后每 6 小时 1 次。

【**注意事项**】应用本品前需详细询问药物过敏史并进行青霉素皮肤试验，阳性者禁用。本品在 pH=7 时最稳定，pH ≤ 5.5 或 ≥ 8 时会迅速失活，需现配现用。

【**药物配伍禁忌**】内容详见青霉素的药物配伍禁忌表。

**青霉素的药物配伍禁忌表**

| 药物类别 | 禁忌药物 | 禁忌原理 | 有效措施 |
| --- | --- | --- | --- |
| 抗菌药物 | 氨基糖苷类 | 分解失效或降效 | 避免联用 |
| | 头孢噻吩、林可霉素、四环素类、万古霉素、琥乙红霉素、两性霉素 B | 出现浑浊或沉淀 | |

续表

| 药物类别 | 禁忌药物 | 禁忌原理 | 有效措施 |
|---|---|---|---|
| 抗病毒药物 | 更昔洛韦 | 分解失效或降效 | |
| 酸性或碱性溶液 | 乳酸钠、碳酸氢钠、5% 葡萄糖 | 分解失效或降效 | |
| 其他 | 去甲肾上腺素、间羟胺、苯妥英钠、盐酸羟嗪、丙氯拉嗪、异丙嗪、罂粟碱、氯丙嗪、氨甲环酸、地西泮、多巴酚丁胺、拉贝洛尔、喷他佐辛、硫酸鱼精蛋白、B 族维生素、维生素 C、三磷酸腺苷、辅酶 A | 出现浑浊或沉淀 | 避免联用 |
| | 戊巴比妥、重金属（特别是铜、锌和汞等） | 分解失效或降效 | |
| | 脂肪乳 | 物理不相容 | |

# 苯唑西林钠 [药典（二）；基（基）；医保（甲、乙）]
## Oxacillin Sodium

【**药理作用**】本品为半合成的耐青霉素酶、耐酸青霉素，作用机制同青霉素。

【**适应证**】用于治疗产青霉素酶葡萄球菌感染，包括败血症、心内膜炎、肺炎和皮肤、软组织感染等。还用于化脓性链球菌或肺炎球菌与耐青霉素葡萄球菌所致的混合感染。

【**用法用量**】静脉滴注：每次 1~2g，每日 3~4 次；严重感染时每日剂量可增加至 12g。小儿按体重每日 50~100mg/kg，分次给予。肌内注射：每次 1g，每日 3~4 次。空腹口服。成人：一般感染 1 次 0.5~1.0g；重症患者 1 次 1~1.5g，每日 3~4 次。儿童：每日按体重 70~100mg/kg，分 3~4 次。新生儿：体重 2.5kg 以下者，每日 120mg；体重 2.5kg 以上者，每日 160mg。

【**注意事项**】应用本品前需详细询问药物过敏史并进行青霉素皮肤试验，阳性者禁用。少量本品从乳汁中分泌，哺乳期妇女用药时宜暂停哺乳。有哮喘、湿疹、花粉症、荨麻疹等过敏性疾病及肝病患者应慎用。中枢感染一般不适用本品。严重肾功能减退患者应适当调整剂量，以防发生中枢神经系统毒性反应。

【**药物配伍禁忌**】内容详见苯唑西林钠的药物配伍禁忌表。

### 苯唑西林钠的药物配伍禁忌表

| 药物类别 | 禁忌药物 | 禁忌原理 | 有效措施 |
|---|---|---|---|
| 抗菌药物 | 氨基糖苷类 | 分解失效或降效 | |
| | 四环素、磺胺甲噁唑/甲氧苄啶、两性霉素 B、多黏菌素 B、土霉素、万古霉素、磺胺嘧啶、呋喃妥因 | | |
| 抗病毒药物 | 更昔洛韦 | | |
| 其他 | 维拉帕米、去甲肾上腺素、苯巴比妥、苯妥英钠、地西泮、多巴酚丁胺、丹曲林、异丙嗪、喷他佐辛、水解蛋白、硫酸鱼精蛋白、艾司洛尔、苯海拉明、肼屈嗪、B 族维生素、维生素 C、氯化钙、葡萄糖酸钙 | 出现浑浊或沉淀 | 避免联用 |
| | 间羟胺、戊巴比妥、氯化琥珀胆碱、阿糖胞苷、重金属（特别是铜、锌和汞） | 分解失效或降效 | |

## 氯唑西林钠 [药典（二）；医保（甲）]
### Cloxacillin Sodium

【药理作用】本品为半合成青霉素，具有耐酸、耐青霉素酶的特点，对革兰阳性球菌和奈瑟菌有抗菌活性。

【适应证】用于治疗产青霉素酶葡萄球菌感染，包括败血症、心内膜炎、肺炎和皮肤、软组织感染等。也可用于化脓性链球菌或肺炎球菌与耐青霉素葡萄球菌所致的混合感染。

【用法用量】肌内注射：成人每日 2g，分 4 次；小儿每日按体重 25~50mg/kg，分 4 次。静脉滴注：成人每日 4~6g，分 2~4 次；小儿每日按体重 50~100mg/kg，分 2~4 次。新生儿体重低于 2kg 者，日龄 1~14 日时每 12 小时按体重给予 25mg/kg，日龄 15~30 日时每 8 小时按体重给予 25mg/kg；体重超过 2kg 者，日龄 1~14 日时每 8 小时按体重予 25mg/kg，日龄 15~30 日时每 6 小时按体重给予 25mg/kg。

【注意事项】本品降低患者胆红素与血清蛋白结合能力，新生儿尤其是有黄疸者慎用本品。其他注意事项同苯唑西林钠。

【药物配伍禁忌】内容详见氯唑西林钠的药物配伍禁忌表。

#### 氯唑西林钠的药物配伍禁忌表

| 药物类别 | 禁忌药物 | 禁忌原理 | 有效措施 |
| --- | --- | --- | --- |
| 抗菌药物 | 氨基糖苷类 | 分解失效或降效 | 避免联用 |
| | 四环素、土霉素、乳糖酸红霉素、琥乙红霉素、去甲万古霉素、多黏菌素 B、黏菌素甲磺酸钠、多黏菌素 E 甲磺酸钠 | 出现浑浊或沉淀 | |
| 营养液 | 10% 转化糖注射液 | 分解失效或降效 | |
| | 10% 脂肪乳 | 游离油滴聚集 | |
| 其他 | 氯丙嗪、泮托拉唑、间羟胺、维生素 B 族、维生素 C、苯巴比妥、盐酸氢吗啡酮 | 出现浑浊或沉淀 | |
| | 罗库溴铵 | 物理不相容 | |

## 氨苄西林 [药典（二）；基（基）；医保（甲）]
### Ampicillin

【药理作用】本品为广谱半合成青霉素，通过抑制细菌细胞壁合成发挥杀菌作用。

【适应证】用于敏感菌所致的呼吸道感染、胃肠道感染、尿路感染、软组织感染、心内膜炎、脑膜炎、败血症等。

【用法用量】肌内注射：成人每日 2~4g，分 4 次给药；儿童每日按体重 50~100mg/kg，分 4 次给药。静脉滴注：成人每日 4~8g，分 2~4 次给药。重症感染患者每日剂量可以增加至 12g，每日最高剂量为 14g。儿童每日按体重 100~200mg/kg，分 2~4 次给药。每日最高剂量为按体重 300mg/kg。肾功能减退者根据血浆肌酐清除率调整剂量或给药周期。

【注意事项】静脉滴注液的浓度不宜超过 30mg/ml。其他注意事项同苯唑西林钠。

【药物配伍禁忌】内容详见氨苄西林钠的药物配伍禁忌表。

### 氨苄西林钠的药物配伍禁忌表

| 药物类别 | 禁忌药物 | 禁忌原理 | 有效措施 |
|---|---|---|---|
| 抗菌药物 | 氨基糖苷类、氨曲南、多黏菌素 E 甲磺酸钠、克林霉素、多黏菌素 B、琥珀氯霉素 | 分解失效或降效 | 避免联用 |
| | 四环素类、喹诺酮、琥乙红霉素、乳糖酸红霉素、柔红霉素、去甲万古霉素、氟康唑、两性霉素 B、卡泊芬净 | 出现浑浊或沉淀 | |
| 营养液 | 葡萄糖酸钙、含葡萄糖的溶液、转化糖、转化糖电解质、果糖、碳酸氢钠、硫酸镁、氯化钙 | 分解失效或降效 | |
| | 含有氨基酸的营养注射剂、10% 脂肪乳剂 | 游离油滴聚集 | |
| 其他 | 维拉帕米、盐酸肼屈嗪、沙丁胺醇、胞磷胆碱、尼可刹米、利多卡因、阿糖胞苷、促皮质素、垂体后叶素、酚磺乙胺、氨甲环酸、多糖（如右旋糖酐 40 ）、灯盏花素注射液 | 物理不相容，颜色改变；且化学性质不稳定，分解失效或降效 | |
| | 肾上腺素、胺碘酮、氯丙嗪、多巴酚丁胺、昂丹司琼、多拉司琼、苯妥英钠、地西泮、丁丙诺啡、丹曲林、苯海拉明、氯胺酮、表柔比星、多柔比星、兰索拉唑、水解蛋白、鱼精蛋白、尼卡地平、喷他佐辛、沙格司亭、罂粟碱、咪达唑仑、异丙嗪、长春瑞滨、长春新碱 | 出现浑浊或沉淀 | |
| | 氨茶碱、琥珀酸氢化可的松、多巴胺、甲氧氯普胺、间羟胺、阿托品、麻黄碱、去甲肾上腺素、异丙肾上腺素、戊巴比妥、维生素 B 族、盐酸氢吗啡酮 | 分解失效或降效 | |

# 阿洛西林 [药典（二）；医保（乙）]

## Azlocillin

【药理作用】本品对大多革兰阴性菌（包括铜绿假单胞菌）、革兰阳性球菌和厌氧菌皆有抗菌作用。

【适应证】用于敏感的革兰阳性菌及阴性菌所致的各种感染以及铜绿假单胞菌感染，包括败血症、脑膜炎、心内膜炎、化脓性胸膜炎、腹膜炎及下呼吸道、胃肠道、胆道、泌尿道、骨及软组织和生殖器官等感染，妇产科感染，恶性外耳炎、烧伤、皮肤及手术感染等。

【用法用量】静脉滴注。成人每日 6~10g，严重病例可增至 10~16g，分 2~4 次。儿童按体重每次 75mg/kg；婴儿及新生儿每次 100mg/kg，每日 2~4 次。肾功能减退者剂量酌减。

【注意事项】应用本品前需详细询问药物过敏史并进行青霉素皮肤试验，阳性者禁用。本品可通过胎盘，胎儿组织中可达较高浓度，妊娠 3 个月以内的孕妇不宜应用。有哮喘、湿疹、花粉症、荨麻疹等过敏性疾病史者应慎用。静脉滴注时注意速度不宜太快。

【药物配伍禁忌】内容详见阿洛西林的药物配伍禁忌表。

### 阿洛西林的药物配伍禁忌表

| 药物类别 | 禁忌药物 | 禁忌原理 | 有效措施 |
|---|---|---|---|
| 抗菌药物 | 氨基糖苷类 | 分解失效或降效 | |
| | 头孢噻吩、四环素、琥乙红霉素、林可霉素、乳糖酸红霉素、万古霉素、环丙沙星、依诺沙星、甲硝唑、奥硝唑、两性霉素B | 出现浑浊或沉淀 | |
| 溶媒或液体 | 5% 葡糖糖注射液、乳酸林格液 | 分解失效或降效 | |
| | 转化糖电解质注射液 | 白色絮状沉淀 | 避免联用 |
| | 全胃肠外营养剂（如复方氨基酸等） | 白色浑浊 | |
| 其他 | 去甲肾上腺素、间羟胺、苯妥英钠、盐酸羟嗪、丙氯拉嗪、异丙嗪、硫普罗宁、米力农、酚磺乙胺、氨甲苯酸、甲泼尼龙琥珀酸钠、果糖二磷酸钠、维生素B族、维生素C、复方水溶性维生素 | 出现浑浊或沉淀 | |
| | 重金属（特别是铜、锌和汞） | 分解失效或降效 | |
| 中药注射剂 | 川芎嗪 | 乳白色浑浊 | |

## 哌拉西林钠 [药典（二）；基（基）；医保（甲）]
## Piperacillin Sodium

【药理作用】本品为半合成的氨脲苄类抗假单胞菌青霉素。

【适应证】用于敏感肠杆菌科细菌、铜绿假单胞菌、不动杆菌属所致的败血症、上尿路及复杂性尿路感染、呼吸道感染、胆道感染、腹腔感染、盆腔感染以及皮肤、软组织感染等。与氨基糖苷类联合可用于有粒细胞减少症免疫缺陷患者的感染。

【用法用量】静脉滴注。成人中度感染每日 8g，分 2 次；严重感染 1 次 3~4g，每 4~6 小时 1 次。每日总剂量不超过 24g。婴幼儿和 12 岁以下儿童的剂量，每日按体重 100~200mg/kg。肾功能减退者应适当减量。

【注意事项】应用本品前需详细询问药物过敏史并进行青霉素皮肤试验，阳性者禁用。少量本品从乳汁中分泌，哺乳期妇女用药时宜暂停哺乳。有过敏史、出血史、溃疡性结肠炎、克罗恩病或抗生素相关肠炎者皆应慎用。

【药物配伍禁忌】内容详见哌拉西林钠的药物配伍禁忌表。

### 哌拉西林钠的药物配伍禁忌表

| 药物类别 | 禁忌药物 | 禁忌原理 | 有效措施 |
|---|---|---|---|
| 抗菌药物 | 氨基糖苷类 | 分解失效或降效 | |
| | 喹诺酮类、米诺环素、磺胺嘧啶、呋喃妥因、新霉素、两性霉素B、多黏菌素B、氟康唑、卡泊芬净 | 出现浑浊或沉淀 | 避免联用 |
| 抗病毒药物 | 更昔洛韦 | | |
| 酸性或碱性溶液 | 枸橼酸钠、乳酸钠、碳酸氢钠 | 分解失效或降效 | |

续表

| 药物类别 | 禁忌药物 | 禁忌原理 | 有效措施 |
|---|---|---|---|
| 其他 | 氨甲环酸、去甲肾上腺素、间羟胺、胺碘酮、罂粟碱、纳布啡、喷他佐辛、异丙嗪、地西泮、多巴酚丁胺、丹曲林、曲妥珠单抗、柔红霉素、丝裂霉素、吉西他滨、长春瑞滨、多柔比星、表柔比星、门冬酰胺酶、昂丹司琼、多拉司琼、法莫替丁、非格司亭、沙格司亭、苯磺顺阿曲库铵、罗库溴铵、维库溴铵、硫唑嘌呤、氯化琥珀胆碱、苯妥英钠、苯巴比妥、戊巴比妥、磷酸可待因、水解蛋白、人粒细胞集落刺激因子、人粒细胞巨噬细胞集落刺激因子、胰岛素 | 出现浑浊或沉淀 | 避免联用 |

# 美洛西林钠 [药典（二）；医保（乙）]
## Mezlocillin Sodium

【药理作用】抗菌谱与哌拉西林钠近似，主要是革兰阴性杆菌，对青霉素敏感的革兰阳性球菌也有抑菌作用。大剂量有杀菌作用。对脆弱拟杆菌等大多数厌氧菌具有较好抗菌作用。

【适应证】用于大肠埃希菌、肠杆菌属、变形杆菌等革兰阴性杆菌中敏感菌株所致的呼吸系统、泌尿系统、消化系统、妇科和生殖器官等感染，如败血症、化脓性脑膜炎、腹膜炎、骨髓炎、皮肤及软组织感染及眼、耳、鼻、喉科感染。

【用法用量】肌内注射、静脉注射或静脉滴注。成人每日 2~6g，严重感染者可增至 8~12g，最大可增至 15g。儿童按体重每日 0.1~0.2g/kg，严重感染者可增至 0.3g/kg。肌内注射每日 2~4 次，静脉滴注按需每 6~8 小时 1 次，严重者可每 4~6 小时静脉注射 1 次。

【注意事项】应用本品前需详细询问药物过敏史并进行青霉素皮肤试验，阳性者禁用。有哮喘、湿疹、花粉症、荨麻疹等过敏性疾病史者应慎用。肾功能减退者剂量酌减。

【药物配伍禁忌】内容详见美洛西林钠的药物配伍禁忌表。

### 美洛西林钠的药物配伍禁忌表

| 药物类别 | 禁忌药物 | 禁忌原理 | 有效措施 |
|---|---|---|---|
| 抗菌药物 | 氨基糖苷类 | 分解失效或降效 | |
| | 头孢噻吩、喹诺酮类、林可霉素、四环素、万古霉素、琥乙红霉素、柔红霉素、两性霉素 B、氯霉素、红霉素、奥硝唑 | 出现浑浊或沉淀 | 避免联用 |
| 其他 | 硫普罗宁、胺碘酮、去甲肾上腺素、间羟胺、苯妥英钠、盐酸羟嗪、丙氯拉嗪、哌替啶、异丙嗪、腺苷蛋氨酸、人粒细胞集落刺激因子、川芎嗪、地塞米松磷酸钠、多索茶碱、昂丹司琼、氨溴索、罂粟碱、果糖二磷酸钠等酸性物质（pH 4.5 以下）、维生素 B 族、维生素 C 等 | 浑浊或沉淀 | |
| | 重金属（特别是铜、锌和汞）、氧化剂、还原剂或羟基化合物、酸碱性较强的药物（pH 4.0 以下及 pH 8.0 以上） | 分解失效或降效 | |

## 磺苄西林钠 [药典（二）；医保（乙）]
## Sulbenicillin Sodium

【**药理作用**】本品属广谱半合成青霉素类抗生素，通过抑制细菌细胞壁合成发挥杀菌作用。

【**适应证**】用于对上述敏感菌所致的肺炎、尿路感染、复杂性皮肤软组织感染、腹腔感染、盆腔感染，以及败血症等。

【**用法用量**】静脉滴注或静脉注射。中度感染成人每日 8g，重症感染或铜绿假单胞菌感染时增至每日 20g，分 4 次；儿童根据病情每日按体重 80~300mg/kg，分 4 次。

【**注意事项**】应用本品前需详细询问药物过敏史并进行青霉素皮肤试验，阳性者禁用。

【**药物配伍禁忌**】内容详见磺苄西林钠的药物配伍禁忌表。

### 磺苄西林钠的药物配伍禁忌表

| 药物类别 | 禁忌药物 | 禁忌原理 | 有效措施 |
|---|---|---|---|
| 抗菌药物 | 氨基糖苷类 | 分解失效或降效 | |
| | 四环素、土霉素、多黏菌素 B、呋喃妥因、磺胺嘧啶 | 出现浑浊或沉淀 | 避免联用 |
| 其他 | 去甲肾上腺素、间羟胺、苯巴比妥、戊巴比妥、氯化琥珀胆碱、水解蛋白 | | |
| | 重金属（特别是铜、锌和汞） | 分解失效或降效 | |

## 头孢唑林钠 [药典（二）；基（基）；医保（甲）]
## Cefazolin Sodium

【**药理作用**】本品为第一代头孢菌素，抗菌谱广。

【**适应证**】用于治疗敏感细菌所致的中耳炎、支气管炎、肺炎等呼吸道感染、尿路感染、皮肤软组织感染、骨和关节感染、败血症、感染性心内膜炎、肝胆系统感染及眼、耳、鼻、喉科等感染。也可作为外科手术前的预防用药。不宜用于中枢神经系统感染。

【**用法用量**】静脉缓慢注射、静脉滴注或肌内注射。成人 1 次 0.5~1g，每日 2~4 次，严重感染可增加到每日 6g，分 2~4 次。儿童每日 50~100mg/kg，分 2~3 次。预防外科手术感染时，一般为术前 0.5~1 小时肌内注射或静脉给药 1g。肾功能不全者根据肌酐清除率调整剂量给药或延长给药间期。

【**注意事项**】对头孢菌素过敏者及有青霉素过敏性休克或即刻反应史者禁用本品。本品乳汁中含量低，但哺乳期妇女用药时仍宜暂停哺乳。

【**药物配伍禁忌**】内容详见头孢唑林钠的药物配伍禁忌表。

### 头孢唑林钠的药物配伍禁忌表

| 药物类别 | 禁忌药物 | 禁忌原理 | 有效措施 |
|---|---|---|---|
| 抗菌药物 | 氨基糖苷类、克林霉素 | 分解失效或降效 | 避免联用 |
| | 头孢噻肟、喹诺酮类、四环素类、红霉素、林可霉素、多黏菌素 B、两性霉素 B 胆固醇、卡泊芬净 | 出现浑浊或沉淀 | |
| 抗病毒药物 | 更昔洛韦 | | |
| 无机盐溶液 | 枸橼酸钠、氯化钙、葡萄糖酸钙 | | |
| 其他 | 阿仑珠单抗、苯妥英钠、苯海拉明和其他抗组胺药、戊巴比妥、异戊巴比妥钠、地西泮、喷他佐辛、氯丙嗪、甲氯芬酯、西咪替丁、雷尼替丁、法莫替丁、兰索拉唑、多拉司琼、依他尼酸钠、长春瑞滨、多柔比星、伊达比星、柔红霉素、丝裂霉素、培美曲塞二钠、氨茶碱、哌甲酯、氯化琥珀胆碱、苯磺顺阿曲库铵、罗库溴铵、哌替啶、胺碘酮、去甲肾上腺素、多巴胺、间羟胺、多巴酚丁胺、利血平、罂粟碱、硫唑嘌呤、含 0.9% 氯化钠的羟乙基淀粉、鱼精蛋白、垂体后叶素、维生素 $B_6$ | | |
| | 博来霉素 | 分解失效或降效 | |

## 头孢拉定 [药典（二）；基（基）；医保（甲、乙）]
### Cefradine

【药理作用】本品为第一代头孢菌素，抗菌作用与头孢氨苄相似。

【适应证】用于敏感菌所致的急性咽炎、扁桃体炎、中耳炎、支气管炎和肺炎等呼吸道感染、泌尿生殖道感染及皮肤软组织感染等。

【用法用量】口服。成人常用量 1 次 0.25~0.5g，每 6 小时 1 次，感染较严重者 1 次可增至 1g，但每日总量不超过 4g。儿童常用量按体重，1 次 6.25~12.5mg/kg，每 6 小时 1 次。静脉滴注、静脉注射或肌内注射。成人 1 次 0.5~1.0g，每 6 小时 1 次，每日最高剂量为 8g。1 周岁以上儿童按体重，1 次 12.5~25mg/kg，每 6 小时 1 次。

【注意事项】对头孢菌素过敏者及有青霉素过敏性休克或即刻反应史者禁用本品。有胃肠道疾病史的患者，尤其有溃疡性结肠炎、局限性肠炎或抗菌药物相关性结肠炎者以及肾功能减退者应慎用本品。

【药物配伍禁忌】本品注射剂型含有碳酸钠，与含钙溶液如复方氯化钠注射液有配伍禁忌。与氨基糖苷类抗生素可相互灭活，两者注射剂型避免联用。

## 头孢呋辛 [药典（二）；基（基）；医保（甲）]
### Cefuroxime

【药理作用】本品为第二代头孢菌素类抗生素，通过结合细菌蛋白，抑制细菌细胞壁的合成。

【适应证】用于上述敏感菌所致的中重度感染：下呼吸道感染（肺炎、慢性支气管炎急性发作、急性支气管炎、肺脓肿和其他肺部感染）；泌尿系统感染（急性肾盂肾炎、慢性肾盂肾炎急性发作、复杂性尿路感染）；腹腔感染（腹膜炎、胆囊炎、胆管炎和其他腹腔内感染）；盆腔感染（盆腔炎等）；败血症、脑膜炎、皮肤和软组织感染。

【用法用量】①口服：成人一般每日 0.25~1g，分 2 次。单纯性淋球菌尿道炎单剂量为 1g。5~12 岁小儿急性咽炎或急性扁桃体炎，按体重每日 20mg/kg，不超过 0.5g。急性中耳炎、脓疱病，按体重每日 30mg/kg，不超过 1g，均分 2 次服用。②静脉注射或滴注：成人每次 0.75g，每 8 小时 1 次，疗程 5~10 日，对严重感染或罕见敏感菌所引起的感染，可增加至每次 1.5g，间隔时间可增至每 6 小时 1 次，每日总量达 3~6g。对于细菌性脑膜炎，使用剂量应每 8 小时不超过 3g。预防手术感染术前 0.5~1.5 小时静脉注射本品 1.5g。③肌内注射：对于单纯性淋病应肌内注射单剂量 1.5g，可分别注射于两侧臀部。

【注意事项】本品能泌入乳汁，哺乳期妇女慎用。其他注意事项同头孢拉定。

【药物配伍禁忌】内容详见头孢呋辛的药物配伍禁忌表。

**头孢呋辛的药物配伍禁忌表**

| 药物类别 | 禁忌药物 | 禁忌原理 | 有效措施 |
|---|---|---|---|
| 抗菌药物 | 甲氧西林、喹诺酮类、四环素类、磷霉素、土霉素、金霉素、红霉素、阿奇霉素、林可霉素、克拉霉素、多黏菌素 B、氟康唑 | 出现浑浊或沉淀 | 避免联用 |
| | 氨苄西林 | 分解失效或降效 | |
| 抗病毒药物 | 更昔洛韦 | | |
| 无机盐溶液 | 碳酸氢钠、氯化钙、葡萄糖酸钙、硫酸镁 | | |
| 其他 | 阿仑珠单抗、胺碘酮、可溶性巴比妥类、苯妥英钠、苯磺顺阿曲库铵、苯海拉明和其他抗组胺药、多拉司琼、地西泮、多巴酚丁胺、地塞米松、丹曲林、非格司亭、拉贝洛尔、氯丙嗪、异丙嗪、硫唑嘌呤、尼卡地平、咪达唑仑、氯化琥珀胆碱、罂粟碱、利血平、泮托拉唑钠、肌苷、垂体后叶素、奥曲肽、表柔比星、多柔比星、长春瑞滨、丝裂霉素、尼可刹米、多沙普仑、胞磷胆碱、氟哌啶醇、哌甲酯、异烟肼、脑蛋白水解物、水解蛋白、硫酸鱼精蛋白、人粒细胞集落刺激因子、鱼精蛋白、右旋糖酐 40 | 出现浑浊或沉淀 | |
| | 雷尼替丁、法莫替丁 | 化学性质不稳定 | |

## 头孢噻肟 [药典（二）；医保（甲）]
### Cefotaxime

【药理作用】本品为第三代头孢菌素，抗菌谱广，对流感杆菌、淋病奈瑟菌（包括产 β-内酰胺酶株）、脑膜炎奈瑟菌和卡他莫拉菌、大肠埃希菌、奇异变形杆菌、克雷伯菌属和沙门菌属等肠杆菌科细菌等有强大活性。

【适应证】用于敏感细菌所致的肺炎及其他下呼吸道感染、尿路感染、脑膜炎、败血症、腹腔感染、盆腔感染、皮肤软组织感染、生殖道感染、骨和关节感染等。

【用法用量】肌内注射：成人1次0.5~1g，中至重度感染1次1~2g，每8~12小时1次。静脉注射或静脉滴注：成人每日2~6g，分2~3次；严重感染者每6~8小时2~3g，每日最高剂量不超过12g。新生儿日龄≤7日者，每12小时50mg/kg；出生>7日者，每8小时50mg/kg。治疗脑膜炎患者剂量可增至每6小时75mg/kg。

【注意事项】对头孢菌素过敏者及有青霉素过敏性休克或即刻反应史者禁用本品。肾功能减退者应在减少剂量情况下慎用；有胃肠道疾病慎用。本品可经乳汁排出，哺乳期妇女应用本品时宜暂停哺乳。本品稀释液高浓度时显灰黄色，若显深黄色或棕色则表示药物已变质，不能使用。

【药物配伍禁忌】内容详见头孢噻肟的药物配伍禁忌表。

#### 头孢噻肟的药物配伍禁忌表

| 药物类别 | 禁忌药物 | 禁忌原理 | 有效措施 |
|---|---|---|---|
| 抗菌药物 | 氨基糖苷类 | 分解失效或降效 | 避免联用 |
| | 头孢唑肟、头孢他啶、头孢唑林、喹诺酮类、米诺环素、阿奇霉素、氯霉素、两性霉素B脂质体、氟康唑、磺胺甲噁唑/甲氧苄啶、卡泊芬净 | 出现浑浊或沉淀 | |
| 抗病毒药物 | 更昔洛韦 | | |
| 碱性溶液 | 碳酸氢钠注射液、含氨茶碱的溶液等 | | |
| 其他 | 胺碘酮、阿仑珠单抗、曲妥珠单抗、苯巴比妥、戊巴比妥、苯妥英钠、别嘌醇、苯磺顺阿曲库铵、苯海拉明、多拉司琼、达卡巴嗪、地西泮、多巴酚丁胺、丹曲林、非格司亭、多沙普仑、甲泼尼龙、拉贝洛尔、氯丙嗪、硫唑嘌呤、泮托拉唑钠、西咪替丁、喷他佐辛、氟哌啶醇、氨力农、维库溴铵、罂粟碱、异丙嗪、精氨酸、多柔比星、伊达比星、柔红霉素、丝裂霉素、吉西他滨、培美曲塞二钠、人粒细胞集落刺激因子、羟乙基淀粉 | | |

## 头孢曲松钠 [药典（二）；基（基）；医保（甲）]
### Ceftriaxone Sodium

【药理作用】本品为半合成的第三代头孢菌素，对大多数革兰阳性菌和阴性菌都有强大抗菌活性。

【适应证】用于敏感致病菌所致的下呼吸道感染、尿路、胆道感染，以及腹腔感染、盆腔感染、皮肤软组织感染、骨和关节感染、败血症、脑膜炎等及手术期感染预防。本品单剂可治疗单纯性淋病。

【用法用量】肌内注射或静脉滴注给药。成人每24小时1~2g或每12小时0.5~1g。最高剂量每日4g。疗程7~14日。小儿按体重每日20~80mg/kg，静脉滴注。12岁以上小儿用成人剂量。治疗淋病推荐单剂量肌内注射0.25g。

【注意事项】本品不得用于高胆红素血症的新生儿和早产儿。对头孢菌素类抗生素过敏者禁用。对头孢菌素过敏者及有青霉素过敏性休克或即刻反应史者，不宜再选用头孢菌素类。有胃肠道疾病史者，特别是溃疡性结肠炎、局限性肠炎或抗生素相关性结肠炎（头孢菌素类很少产生伪膜性结肠炎）者应慎用。严重肝肾损害或肝硬化者应调整剂量。本品可经乳汁排出，哺乳期妇女应用本品时宜暂停哺乳。

【药物配伍禁忌】内容详见头孢曲松的药物配伍禁忌表。

### 头孢曲松的药物配伍禁忌表

| 药物类别 | 禁忌药物 | 禁忌原理 | 有效措施 |
|---|---|---|---|
| 抗菌药物 | 克林霉素、利奈唑胺 | 分解失效或降效 | 避免联用 |
| | 亚胺培南西司他丁钠、妥布霉素、氯霉素、红霉素、四环素类、两性霉素 B、喹诺酮类、卡泊芬净 | | |
| 溶媒或液体 | 硫酸镁、氯化钙、葡萄糖酸钙、乳酸林格液（哈特曼以及林格所有含钙的溶液） | 出现浑浊或沉淀 | |
| 其他 | 阿仑珠单抗、血管活性药（间羟胺、去甲肾上腺素等）、苯妥英钠、地西泮、多巴酚丁胺、丹曲林、氯丙嗪、异丙嗪、苯海拉明、拉贝洛尔、硫唑嘌呤、氨苯蝶啶、多拉司琼、非格司亭、法莫替丁、喷他佐辛、盐酸羟嗪、氟哌啶醇、戊巴比妥、亚叶酸、罂粟碱、人粒细胞集落刺激因子、长春瑞滨、表柔比星、多柔比星、伊达比星、柔红霉素、安吖啶、谷氨酸钠、鱼精蛋白 | | |

## 头孢哌酮 [药典（二）；医保（乙）]
### Cefoperazone

【药理作用】本品为 β - 内酰胺类广谱抗生素，对革兰阴性杆菌产生的某些广谱 β - 内酰胺酶的稳定性不及其他头孢菌素；其抗革兰阴性杆菌的作用略优于一代与二代头孢菌素，但对铜绿假单胞菌有较好的抗菌活性，对革兰阳性球菌抗菌作用不如一代或二代头孢菌素，但对肺炎链球菌、化脓性链球菌仍有较好的抗菌作用。对厌氧菌有不同程度的抗菌作用。肠球菌及部分肠杆菌属致病菌、支原体、衣原体、军团菌对本品耐药。

【适应证】用于各种敏感菌所致的呼吸道、泌尿道、腹膜、胸膜、皮肤和软组织、骨和关节、五官等部位的感染，还可用于败血症和脑膜炎等。

【用法用量】肌内或静脉给药。成人 1 次 1~2g，每日 2~4 次。严重感染可增至 1 次 4g，每 12 小时 1 次。儿童每日 50~200mg/kg，分 2~4 次给药。

【注意事项】已知对青霉素类、舒巴坦、头孢哌酮及其他头孢菌素类抗生素过敏者禁用。β - 内酰胺类药物过敏者慎用。头孢哌酮能少量分泌到母乳中，因此哺乳期妇女应慎用。严重胆囊炎患者、严重肾功能减退者慎用。

【药物配伍禁忌】内容详见头孢哌酮的药物配伍禁忌表。

### 头孢哌酮的药物配伍禁忌表

| 药物类别 | 禁忌药物 | 禁忌原理 | 有效措施 |
|---|---|---|---|
| 抗菌药物 | 氨基糖苷类、柔红霉素、万古霉素、环丙沙星、加替沙星、多西环素、氟康唑、两性霉素 B 脂质体 | | |
| 其他 | 维拉帕米、尼可刹米、多沙普仑、纳布啡、尼卡地平、细胞色素 C、甲氯芬酯、硫酸镁、苯磺顺阿曲库铵、喷他佐辛、罂粟碱、哌替啶、芬太尼、瑞芬太尼、咪达唑仑、氯丙嗪、奋乃静、西咪替丁、泮托拉唑、谷氨酸钠、多柔比星脂质体、表柔比星、伊达比星、环磷酰胺、吉西他滨、长春瑞滨、丝裂霉素、沙格司亭、昂丹司琼、普鲁卡因、多巴酚丁胺、多巴胺、地尔硫䓬、拉贝洛尔、异丙嗪、地西泮、苯海拉明、肝素钠、低分子羟乙基淀粉、高渗氯化钠羟乙基淀粉 40、维生素 $B_6$、维生素 $B_1$、氢化可的松、门冬酸钾镁、氯化钙、碱性制剂、呋塞米、人粒细胞集落刺激因子、曲妥珠单抗、胰岛素 | 出现浑浊或沉淀 | 避免联用 |
| | 氨茶碱 | 物理不相容且化学不稳定 | |

# 头孢哌酮钠舒巴坦钠 [药典（二）；医保（乙）]
## Cefoperazone Sodium and Sulbactam Sodium

**【药理作用】**本品对大肠埃希菌、克雷伯菌属、变形杆菌属、伤寒沙门菌、志贺菌属、枸橼酸杆菌属等肠杆菌科细菌和铜绿假单胞菌有良好抗菌作用。

**【适应证】**用于敏感菌所致的呼吸道感染、泌尿道感染、腹膜炎、胆囊炎、胆管炎和其他腹腔内感染、败血症、脑膜炎、皮肤软组织感染、骨骼及关节感染、盆腔炎、子宫内膜炎、淋病及其他生殖系统感染。

**【用法用量】**成人每日 2~4g，严重或难治性感染可增至每日 8g，分等量每 12 小时静脉滴注 1 次。舒巴坦每日最高剂量不超过 4g。儿童每日 40~80mg/kg，等分 2~4 次滴注。严重或难治性感染可增至每日 160mg/kg，等分 2~4 次滴注。新生儿出生第 1 周内，应每隔 12 小时给药 1 次。舒巴坦每日最高剂量不超过 80mg/kg。

**【注意事项】**已知对青霉素类、舒巴坦、头孢哌酮及其他头孢菌素类抗生素过敏者禁用。β-内酰胺类药物过敏者慎用。头孢哌酮和舒巴坦能少量分泌到母乳中，因此哺乳期妇女应慎用。严重胆囊炎患者、严重肾功能不良者慎用。

**【药物配伍禁忌】**同头孢哌酮，其他内容详见头孢哌酮舒巴坦的药物配伍禁忌表。

### 头孢哌酮钠舒巴坦钠的药物配伍禁忌表

| 药物类别 | 禁忌药物 | 禁忌原理 | 有效措施 |
|---|---|---|---|
| 抗菌药物 | 多西环素、磷霉素 | | |
| 其他 | 盐酸羟嗪、地西泮、利多卡因、胞磷胆碱、维拉帕米、罂粟碱、甲氧氯普胺、右旋糖酐、碳酸氢钠 | 出现浑浊或沉淀 | 避免联用 |

# 头孢他啶 <sup></sup>[药典（二）；基（基）；医保（乙）]
## Ceftazidime

【药理作用】本品为第三代头孢菌素类抗生素。对大肠埃希菌、肺炎杆菌等肠杆菌科细菌和流感嗜血杆菌、铜绿假单胞菌等有高度抗菌活性。对硝酸盐阴性杆菌、产碱杆菌等亦有良好抗菌作用。

【适应证】用于敏感革兰阴性杆菌所致的败血症、下呼吸道感染、腹腔和胆道感染、复杂性尿路感染和严重皮肤软组织感染等。对于由多种耐药革兰阴性杆菌引起的免疫缺陷者感染、医院内感染以及革兰阴性杆菌或铜绿假单胞菌所致中枢神经系统感染尤为适用。

【用法用量】静脉注射或静脉滴注。败血症、下呼吸道感染、胆道感染等：每日 4~6g，分 2~3 次，疗程 10~14 日。泌尿系统感染和重度皮肤软组织感染等：每日 2~4g，分 2 次，疗程 7~14 日。对于某些危及生命的感染、严重铜绿假单胞菌感染和中枢神经系统感染，可酌情增量至每日 0.15~0.2g/kg，分 3 次。婴幼儿每日 30~100mg/kg，分 2~3 次静脉滴注。

【注意事项】有青霉素过敏性休克或即刻反应者，不宜再选用头孢菌素类。有胃肠道疾病史者，特别是溃疡性结肠炎、局限性肠炎或抗生素相关性结肠炎（头孢菌素类很少产生伪膜性结肠炎）者应慎用。肾功能明显减退者需根据肾功能损害程度减量。

【药物配伍禁忌】内容详见头孢他啶的药物配伍禁忌表。

### 头孢他啶的药物配伍禁忌表

| 药物类别 | 禁忌药物 | 禁忌原理 | 有效措施 |
|---|---|---|---|
| 抗菌药物 | 氨基糖苷类、替考拉宁、青霉素、甲氧西林、 | 分解失效或降效 | |
| | 氯霉素、四环素、米诺环素、多西环素、红霉素、阿奇霉素、克拉霉素、林可霉素、磺胺甲噁唑 / 甲氧苄啶、氟康唑、两性霉素 B、卡泊芬净 | 出现浑浊或沉淀 | 避免联用 |
| 抗病毒药物 | 更昔洛韦 | | |
| 其他 | 阿仑珠单抗、维拉帕米、尼可刹米、可溶性巴比妥类、盐酸苯海拉明和其他抗组胺药、去甲肾上腺素、罂粟碱、哌甲酯、多巴酚丁胺、氯化琥珀胆碱、苯妥英钠、异丙嗪、氯丙嗪、咪达唑仑、丙氯拉嗪、地西泮、维生素 B 族、维生素 C、水解蛋白、脑蛋白水解物、鱼精蛋白、华法林、胺碘酮、柔红霉素、表柔比星、多柔比星、伊达比星、培美曲塞二钠、安吖啶、兰索拉唑、泮托拉唑、氯化钙、碳酸氢钠溶液 | | |
| | 氨茶碱、苯磺顺阿曲库铵 | 物理不相容且化学不稳定 | |
| | 乙酰半胱氨酸 | 分解失效或降效 | |

## 头孢美唑 [药典（二）；医保（乙）]
### Cefmetazole

【药理作用】本品对 β - 内酰胺酶的抵抗性高，对金黄色葡萄球菌、大肠埃希菌、肺炎杆菌、吲哚阴性变形杆菌有卓越抗菌力，对其他头孢菌素类及青霉素类抗生素不敏感的吲哚阳性变形杆菌也有很强抗菌力。对类杆菌、消化球菌及消化链球菌等厌氧菌也显示卓越抗菌作用。

【适应证】用于敏感菌所致的肺炎、支气管炎、胆道感染、腹膜炎、泌尿系感染、子宫及附件感染等。

【用法用量】静脉注射或静脉滴注。成人每日剂量 1~2g，分 2 次。2~12 岁儿童每日 25~100mg/kg，分 2~4 次。对难治性或重度感染，成人每日剂量可酌情递增至 4~6g，2~12 岁儿童每日剂量可酌情递增至每日 150mg/kg，分 2~4 次给药。

【注意事项】对头孢菌素类过敏者以及过敏性休克者禁用。肌内注射剂内含利多卡因，故不宜用于儿童。本品主要经肾排泄，有显著肾功能损害者剂量应酌减。

【药物配伍禁忌】内容详见头孢美唑的药物配伍禁忌表。

**头孢美唑的药物配伍禁忌表**

| 药物类别 | 禁忌药物 | 禁忌原理 | 有效措施 |
| --- | --- | --- | --- |
| 抗菌药物 | 氨基糖苷类、磷霉素 | 出现浑浊或沉淀 | 避免联用 |

## 头孢西丁钠 [药典（二）；医保（乙）]
### Cefoxitin Sodium

【药理作用】本品对革兰阳性菌中金黄色葡萄球菌、肺炎链球菌或其他链球菌（除肠球菌）的敏感菌株均有较强的抗菌作用。对革兰阴性菌中流感嗜血杆菌、克雷伯杆菌、大肠埃希菌、摩氏摩根菌、紫茉莉变形菌、雷氏普罗威登斯菌和淋球菌的敏感菌株均有较强的抗菌作用。对厌氧菌中类杆菌（包括 B 组脆弱类杆菌）、梭状芽孢杆菌、消化球菌和消化链球菌的敏感菌株均有较强的抗菌作用。

【适应证】用于敏感菌所致的下列感染：呼吸道感染；泌尿生殖系统感染；腹内感染（包括腹膜炎、胆道炎）；骨、关节、皮肤和软组织等部位感染；败血症。

【用法用量】肌内注射、静脉注射或静脉滴注。成人常用量为每次 1~2g，每 6~8 小时 1 次，重症每日量可达 12g。2 岁以上儿童每日 80~160mg/kg，分 3~4 次。3 个月以内婴儿不宜使用；3 个月以上儿童每次 13.3~26.7mg/kg，每 6 小时 1 次或每次 20~40mg/kg，每 8 小时 1 次。

【注意事项】该品使用前须进行皮试，皮试阳性者不能使用。孕妇及哺乳期妇女、早产儿、新生儿慎用。高度过敏性体质、高龄体弱患者慎用。严重肝、肾功能不全患者慎用。胃肠道疾病，尤其是结肠炎病史患者慎用。对 6 岁以下小儿及对利多卡因或酰胺类局部麻醉药过敏者禁用，本品不宜采用肌内注射。

【药物配伍禁忌】内容详见头孢西丁钠的药物配伍禁忌表。

头孢西丁钠的药物配伍禁忌表

| 药物类别 | 禁忌药物 | 禁忌原理 | 有效措施 |
|---|---|---|---|
| 抗菌药物 | 氨曲南、阿米卡星、新霉素、红霉素、多黏菌素 B、米诺环素、多西环素、卡泊芬净、高浓度的万古霉素 | | |
| 抗病毒药物 | 更昔洛韦 | | |
| 其他 | 苯巴比妥、戊巴比妥、苯妥英钠、苯海拉明、非格司亭、甲泼尼龙、地西泮、多巴酚丁胺、拉贝洛尔、氯丙嗪、异丙嗪、泮托拉唑、兰索拉唑、多拉司琼、喷他佐辛、罂粟碱、培美曲塞二钠、表柔比星、多柔比星、伊达比星、柔红霉素、长春瑞滨、低分子羟乙基淀粉、高渗氯化钠羟乙基淀粉 40、碳酸氢钠、人粒细胞集落刺激因子、胰岛素、鱼精蛋白、阿仑珠单抗、曲妥珠单抗 | 出现浑浊或沉淀 | 避免联用 |

# 头孢米诺钠<sup>[医保（乙）]</sup>
## Cefminox Sodium

**【药理作用】**本品对革兰阳性菌和革兰阴性菌有广谱抗菌活性，特别对大肠埃希菌、链球菌、克雷伯杆菌属、流感嗜血杆菌、变形杆菌属及脆弱拟杆菌有很强的抗菌作用。

**【适应证】**用于治疗敏感细菌引起的下列感染症，呼吸系统感染：扁桃体炎、扁桃体周围脓肿、支气管炎、细支气管炎、支气管扩张症（感染时）、慢性呼吸道疾患继发感染、肺炎、肺化脓症；泌尿系统感染：肾盂肾炎、膀胱炎；腹腔感染：胆囊炎、胆管炎、腹膜炎；盆腔感染：盆腔腹膜炎、子宫附件炎、子宫内感染、盆腔死腔炎、子宫旁组织炎；败血症。

**【用法用量】**静脉注射或静脉滴注给药。成人每次 1g，每日 2 次，可随年龄及症状适宜增减，对于败血症、难治性或重症感染症，每日可增至 6g，分 3~4 次给药；儿童按体重每次 20mg/kg，每日 3~4 次。

**【注意事项】**对头孢米诺或头孢烯类抗生素有过敏反应者禁用。对 β‑内酰胺类抗生素有过敏史的患者慎用。哺乳期妇女应慎用此药。有支气管哮喘、皮疹、荨麻疹等过敏体质者慎用。严重肾功能损害患者慎用。肾功能不全者可调整剂量使用。经口摄食不足患者或非经口维持营养患者，全身状态不良患者（有可能出现维生素 K 缺乏症状）慎用。

**【药物配伍禁忌】**内容详见头孢米诺钠的药物配伍禁忌表。

头孢米诺钠的药物配伍禁忌表

| 药物类别 | 禁忌药物 | 禁忌原理 | 有效措施 |
|---|---|---|---|
| 抗菌药物 | 链霉素、万古霉素 | 出现浑浊或沉淀 | 避免联用 |
| 其他 | 法莫替丁、氨茶碱、氢化可的松琥珀酸钠、维生素 $B_6$ | | |

# 头孢吡肟<sup>[药典（二）；医保（乙）]</sup>
## Cefepime

**【药理作用】**本品为广谱抗菌药物，对需氧革兰阴性菌中的肠杆菌等具有强大抗菌作用，对产碱杆菌、硝酸盐阴性杆菌等均具有一定抗菌活性，但窄食单胞菌（即嗜麦芽假单胞杆菌）对头孢吡肟耐药。对多数革兰阳性球菌有良好抗菌作用。

**【适应证】**用于治疗上述敏感细菌引起的中重度感染，包括下呼吸道感染（肺炎和支气管炎）、单纯性下尿路感染和复杂性尿路感染（包括肾盂肾炎）、非复杂性皮肤和皮肤软组织感染、复杂性腹腔内感染（包括腹膜炎和胆道感染）、妇产科感染、败血症以及中性粒细胞减少伴发热患者的经验治疗。也可用于儿童细菌性脑脊髓膜炎。

**【用法用量】**成人和 16 岁以上或体重为 40kg 以上儿童患者，可根据病情，每次 1~2g，每 12 小时 1 次，静脉滴注，疗程 7~10 日。轻、中度尿路感染，每次 0.5~1g，静脉滴注或深部肌内注射，疗程 7~10 日；重度尿路感染，每次 2g，每 12 小时 1 次，静脉滴注，疗程 10 日；对于严重感染并危及生命时，可以每 8 小时 2g 静脉滴注；用于中性粒细胞减少伴发热的经验治疗，每次 2g，每 8 小时 1 次静脉滴注，疗程 7~10 日或至中性粒细胞减少缓解。2 月龄至 12 岁儿童，最大剂量不可超过成人剂量（即每次 2g 剂量），一般按体重 40mg/kg，每 12 小时静脉滴注，疗程 7~14 日；对细菌性脑脊髓膜炎儿童患者，可为 50mg/kg，每 8 小时 1 次，静脉滴注。对儿童中性粒细胞减少伴发热经验治疗的常用剂量为 50mg/kg，每 12 小时 1 次（中性粒细胞减少伴发热的治疗为每 8 小时 1 次），疗程与成人相同。

**【注意事项】**本品禁用于对头孢吡肟或 L- 精氨酸、头孢菌素类药物、青霉素或其他 β- 内酰胺类抗生素有即刻过敏反应的患者。对于任何有过敏，特别是药物过敏史的患者应慎用。有胃肠道疾患，尤其是肠炎患者应慎用。在用本品治疗期间，患者出现腹泻时应考虑有假膜性肠炎发生的可能性。对轻度肠炎病例，仅停用药物即可；中、重度病例需进行特殊治疗。

**【药物配伍禁忌】**内容详见头孢吡肟的药物配伍禁忌表。

头孢吡肟的药物配伍禁忌表

| 药物类别 | 禁忌药物 | 禁忌原理 | 有效措施 |
|---|---|---|---|
| 抗菌药物 | 氨苄西林、红霉素 | 分解失效或降效 | 避免联用 |
| | 硫酸奈替米星、喹诺酮类、两性霉素 B、万古霉素、伏立康唑、卡泊芬净 | | |
| 抗病毒药物 | 阿昔洛韦、更昔洛韦 | | |
| 其他 | 地西泮、苯妥英钠、硫酸镁、咪达唑仑、哌替啶、吗啡、纳布啡、氯丙嗪、氟哌啶醇、氟哌利多、甲氧氯普胺、西咪替丁、法莫替丁、兰索拉唑、泮托拉唑、异丙嗪、盐酸羟嗪、苯海拉明、甘露醇、硫酸镁、顺铂、奥沙利铂、达卡巴嗪、依托泊苷、氟尿苷、丝裂霉素、米托蒽醌、柔红霉素、丝裂霉素、表柔比星、多柔比星、伊达比星、异环磷酰胺、氮芥、链佐星、长春碱、长春新碱、长春瑞滨、吉西他滨、昂丹司琼、多拉司琼、多巴胺、多巴酚丁胺、尼卡地平、依那普利、非格司亭、人粒细胞集落刺激因子、阿仑珠单抗 | 出现浑浊或沉淀 | |
| | 氨茶碱、乙酰半胱氨酸 | 分解失效或降效 | |

# 头孢硫脒 [药典（二）；医保（乙）]
## Cefathiamidine

**【药理作用】**本品第一代头孢菌素，对革兰阳性菌及部分阴性菌有抗菌活性，对革兰阳性菌的作用较强。

【适应证】用于敏感菌所引起呼吸系统、肝胆系统、五官、尿路感染及心内膜炎、败血症。

【用法用量】肌内注射 1 次 0.5g~1.0g，每日 4 次；小儿按体重每日 50~100mg/kg，分 3~4 次给药。静脉注射 1 次 1g，每日 2~4 次；小儿按体重每日 50~100mg/kg，分 2~4 次给药。

【注意事项】对头孢菌素类抗生素过敏者禁用。有青霉素过敏性休克或即刻反应者，不宜再选用头孢菌素类。有胃肠道疾病史者，特别是溃疡性结肠炎、局限性肠炎或抗生素相关性结肠炎者应慎用。肾功能减退患者应用本品须适当减量。

【药物配伍禁忌】内容详见头孢硫脒的药物配伍禁忌表。

### 头孢硫脒的药物配伍禁忌表

| 药物类别 | 禁忌药物 | 禁忌原理 | 有效措施 |
|---|---|---|---|
| 抗菌药物 | 氨基糖苷类、链霉素、红霉素 | 出现浑浊或沉淀 | 避免联用 |
| 其他 | 巴比妥盐、脑蛋白水解物、利多卡因、氯化琥珀胆碱、去甲肾上腺素、间羟胺、氨茶碱、氯化钙、葡萄糖酸钙、苯海拉明、维生素 B 族、维生素 C | | |

## 头孢替安 [医保（乙）]
### Cefotiam

【药理作用】本品为第二代头孢菌素类抗生素。对革兰阳性菌的作用与头孢唑林相接近，而对革兰阴性菌作用较优，对肠杆菌、枸橼酸杆菌、吲哚阳性变形杆菌等也有抗菌作用。

【适应证】用于治疗敏感菌所致下列感染：术后感染，烧伤感染，皮肤软组织感染，骨和关节感染，呼吸系统感染，胆道感染，泌尿生殖系统感染，耳、鼻、喉感染，败血症，脑脊膜炎，腹膜炎等。

【用法用量】成人每日 0.5~2g，分 2~4 次给予。严重感染如败血症也可用至每日 4g。小儿每日 40~80mg/kg，分 3~4 次，静脉注射。对小儿败血症、脑膜炎等重症和难治性感染，每日量可增至 160mg/kg。

【注意事项】对本品或对头孢类抗生素有过敏既往史者禁用。肾功能不全者应减量并慎用。本品可致肠道菌群改变，造成维生素 B 和维生素 K 缺乏，偶可致继发感染。

【药物配伍禁忌】内容详见头孢替安的药物配伍禁忌表。

### 头孢替安的药物配伍禁忌表

| 药物类别 | 禁忌药物 | 禁忌原理 | 有效措施 |
|---|---|---|---|
| 抗菌药物 | 氨基糖苷类、夫西地酸钠、磺胺嘧啶钠、谷氨酸诺氟沙星 | 出现白色浑浊 | 避免联用 |
| | 甲磺酸帕珠沙星 | 淡黄色浑浊液体 | |
| 抑酸药 | 兰索拉唑 | 立即浑浊，10 分钟后产生乳白色絮状物 | |
| 祛痰药 | 氨溴索 | 立即出现乳白色浑浊物 | |
| 营养液 | 果糖注射液 | 淡黄色浑浊液体 | |
| 溶媒 | 葡萄糖、木糖醇注射液、山梨醇水溶液 | 分解降效 | |

# 头孢唑肟 [药典 (二)；医保 (乙)]
## Ceftizoxime

【药理作用】本品为第三代半合成头孢菌素，抗菌谱较广，与头孢噻肟相似。

【适应证】用于敏感菌所致的下呼吸道感染、尿路感染、腹腔感染、盆腔感染、败血症、皮肤软组织感染、骨和关节感染、肺炎链球菌或流感嗜血杆菌所致脑膜炎和单纯性淋病。

【用法用量】成人 1 次常用量为 1~2g，每 8~12 小时 1 次；严重感染者的剂量可增至 1 次 3~4g，每 8 小时 1 次。治疗非复杂性尿路感染时，1 次 0.5g，每 12 小时 1 次。6 个月及 6 个月以上的婴儿和儿童常用量按体重 1 次 50mg/kg，每 6~8 小时 1 次。肾功能损害的患者需根据其损害程度调整剂量。

【注意事项】对本品及其他头孢菌素过敏者禁用。对青霉素过敏者慎用。易发生支气管哮喘、皮疹、荨麻疹等过敏体质慎用。有高度肾损害的患者、对进食困难或非经口营养患者、全身状态低下的患者、高龄患者均须慎用。有胃肠道疾病病史者，特别是结肠炎患者应慎用。如在应用过程中发生抗生素相关性肠炎，必须立即停药，采取相应措施。

【药物配伍禁忌】内容详见头孢唑肟的药物配伍禁忌表。

### 头孢唑肟的药物配伍禁忌表

| 药物类别 | 禁忌药物 | 禁忌原理 | 有效措施 |
|---|---|---|---|
| 抗菌药物 | 替卡西林、头孢噻肟、头孢西丁、米诺环素、红霉素、氯霉素、两性霉素 B、磺胺甲噁唑 / 甲氧苄啶 | | |
| 抗病毒药物 | 更昔洛韦 | 出现浑浊或沉淀 | 避免联用 |
| 其他 | 喷他脒、戊巴比妥、氯化琥珀胆碱、苯磺顺阿曲库铵、喷他佐辛、纳布啡、氯丙嗪、普鲁卡因、维拉帕米、普萘洛尔、奎尼丁、肼屈嗪、硝普钠、酚妥拉明、尿激酶、硫酸鱼精蛋白、人粒细胞集落刺激因子、维生素 $B_6$、维生素 $B_1$、异丙嗪、紫杉醇、表柔比星、多柔比星、昂丹司琼、兰索拉唑 | | |

# 头孢孟多 [药典 (二)]
## Cefamandole

【药理作用】本品为第二代头孢菌素，除具头孢唑林相同作用外，还对一些革兰阴性菌有抗菌作用。

【适应证】用于敏感菌所致的各种感染，如呼吸道感染、胆道感染、肾盂肾炎、尿路感染、腹膜炎、败血症及皮肤软组织、骨、关节等感染。由于尿药浓度高，对尿路感染有高效。

【用法用量】静脉注射或静脉滴注。成人一般感染，1 次 0.5~1g，1 日 4 次。较重感染，1 次 1g，1 日 6 次。极严重感染，1 日可用到 12g。儿童 1 日量一般按体重为 50~100mg/kg。极重感染可用到 200~250mg/kg，分次给予。

【注意事项】有荨麻疹及药物热等，对头孢菌素过敏者禁用。过敏体质或对青霉素过敏者慎用。孕妇及 3 个月以下婴儿慎用。肾功能不全者，应减量使用。

【药物配伍禁忌】内容详见头孢孟多的药物配伍禁忌表。

### 头孢孟多的药物配伍禁忌表

| 药物类别 | 禁忌药物 | 禁忌原理 | 有效措施 |
|---|---|---|---|
| 抗菌药物 | 氨基糖苷类、米诺环素、磷霉素、甲硝唑、两性霉素 B、多黏菌素 B | | |
| 溶媒 | 乳酸林格液、醋酸林格液、葡萄糖酸钙、氯化钙、硫酸镁 | 出现浑浊或沉淀 | 避免联用 |
| 其他 | 胺碘酮、拉贝洛尔、地尔硫䓬、纳布啡、喷他佐辛、地西泮、多巴酚丁胺、氟哌啶醇、戊巴比妥、罂粟碱、异丙嗪、多柔比星、含 0.9 % 氯化钠的羟乙基淀粉、肝素钠、低分子羟乙基淀粉、高渗氯化钠羟乙基淀粉 40、鱼精蛋白、法莫替丁 | | |

# 拉氧头孢钠 [药典（二）；医保（乙）]
## Latamoxef Sodium

【药理作用】本品为新型半合成 β – 内酰胺类的广谱抗生素，对 β – 内酰胺酶极为稳定，对革兰阴性菌和厌氧菌具有强大的抗菌力，对革兰阳性菌作用略弱，对铜绿假单胞菌亦有一定的抗菌作用。

【适应证】用于敏感菌引起的各种感染症，如败血症、脑膜炎、呼吸系统感染症、消化系统感染症、腹腔内感染症、泌尿系统及生殖系统感染症、皮肤及软组织感染、骨关节感染及创伤感染。

【用法用量】静脉滴注、静脉注射或肌内注射。成人 1 日 1~2g，分 2 次；小儿 1 日40~80mg/kg，分 2~4 次，并依年龄、体重、症状适当增减，难治性或严重感染时，成人增加至 1 日 4g，小儿 1 日 150mg/kg，分 2~4 次给药。

【注意事项】对本品及头孢菌素类有过敏反应史者禁用。对青霉素过敏者、肾功能损害者慎用。孕妇、哺乳期妇女慎用。

【药物配伍禁忌】内容详见拉氧头孢钠的药物配伍禁忌表。

### 拉氧头孢钠的药物配伍禁忌表

| 药物类别 | 禁忌药物 | 禁忌原理 | 有效措施 |
|---|---|---|---|
| 抗菌药物 | 氨基糖苷类、红霉素、多西环素 | | |
| 抗病毒药物 | 阿昔洛韦 | 出现浑浊或沉淀 | 避免联用 |
| 其他 | 氢化可的松、去甲肾上腺素、多柔比星、昂丹司琼、地西泮、复方水溶性维生素、复方脂溶性维生素、甘露醇等含醇注射液、钙剂、脂肪乳 | | |

## 头孢匹罗 [药典（二）；医保（乙）]
### Cefpirome

【**药理作用**】本品是一种 β – 内酰胺酶稳定的头孢菌素类杀菌性抗生素，属于第四代头孢生素，对相当广谱的革兰阴性及革兰阳性病原菌具有杀菌作用。许多对其他头孢菌素或氨基糖苷类耐药的菌株对本品依然敏感。

【**适应证**】用于治疗下呼吸道感染（支气管肺炎及大叶性肺炎）；合并上（肾盂肾炎）及下泌尿道感染；皮肤及软组织感染（蜂窝织炎、皮肤脓肿及伤口感染）；中性粒细胞减少患者的感染；菌血症 / 败血症。

【**用法用量**】静脉注射或静脉滴注给药。成人每次 1g，1 日 2 次，可随年龄及症状适宜增减，对于败血症、难治性或重症感染症，1 日可增至 6g，分 3~4 次给药；儿童按体重计每次 20mg/kg，1 日 3~4 次。肾功能损害患者需要调整用药剂量。

【**注意事项**】禁用于对头孢米诺或头孢烯类抗生素有过敏反应的患者。本品可能引起休克，使用前应进行皮试。对 β – 内酰胺类抗生素有过敏史的患者慎用。有支气管哮喘、皮疹、荨麻疹等过敏体质者慎用。经口摄食不足患者或非经口维持营养患者、全身状态不良患者（有可能出现维生素 K 缺乏症状）慎用。哺乳期妇女应慎用此药。

【**药物配伍禁忌**】内容详见头孢匹罗的药物配伍禁忌表。

### 头孢匹罗的药物配伍禁忌表

| 药物类别 | 禁忌药物 | 禁忌原理 | 有效措施 |
|---|---|---|---|
| 抗菌药物 | 氨基糖苷类、喹诺酮类等 | 出现浑浊或沉淀 | 避免联用 |
| 其他 | 碳酸氢钠、硫喷妥钠、罂粟碱、氨茶碱 | | |

## 阿莫西林克拉维酸钾 [药典（二）；基（基）；医保（甲、乙）]
### Amoxicillin and Clavulanate Potassium

【**药理作用**】本品由阿莫西林和克拉维酸钾组成的复方制剂，对革兰阳性需氧菌、革兰阴性需氧菌具有活性。

【**适应证**】用于敏感菌所致的上、下呼吸道感染，中耳炎、鼻窦炎；尿路和皮肤软组织感染等；亦可用于肠球菌所致的轻、中度感染和其他感染，如骨髓炎、败血症、腹膜炎和手术后感染。

【**用法用量**】静脉注射或静脉滴注：成人每次 1.2g，每日 3~4 次，疗程 10~14 日。小儿每次按体重 30mg/kg，每日 3~4 次。新生儿每日 2~3 次。口服剂型详见不同配比的药品说明书。

【**注意事项**】青霉素皮试阳性反应者、对本品及其他青霉素类药物过敏者及传染性单核细胞增多症患者禁用。用本品前进行青霉素皮试。孕妇禁用。哺乳期妇女慎用或用药期间暂停哺乳。对头孢菌素类药物过敏者、严重肝功能障碍者、中度或严重肾功能障碍者及有哮喘、湿疹、花粉症、荨麻疹等过敏性疾病史者慎用。肾功能减退者应根据血浆肌酐清除率调整剂量或给药间期。本品不宜肌内注射。

**【药物配伍禁忌】**内容详见阿莫西林克拉维酸钾的药物配伍禁忌表。

阿莫西林克拉维酸钾的药物配伍禁忌表

| 药物类别 | 禁忌药物 | 禁忌原理 | 有效措施 |
|---|---|---|---|
| 抗菌药物 | 头孢噻吩、氨基糖苷类、四环素类、琥乙红霉素、乳糖酸红霉素、氯霉素、万古霉素、盐酸林可霉素、硫酸克林霉素、黏菌素、多黏菌素 B、环丙沙星、培氟沙星、两性霉素 B、甲硝唑 | 出现浑浊或沉淀 | |
| 溶媒 | 含有葡萄糖、葡聚糖、酸性碳酸盐的溶液、乳酸林格液、乳酸钠注射液等 | 分解失效或降效 | 避免联用 |
| 营养液 | 血液制品、含蛋白质的液体（如水解蛋白等）、脂质乳化液、含氨基酸的营养注射剂 | | |
| 其他 | 地西泮、咪达唑仑、异丙嗪、氯丙嗪、苯妥英钠、肾上腺素、间羟胺、多巴胺、盐酸肼屈嗪、阿托品、毒毛花苷 K、罂粟碱、维拉帕米、氢化可的松琥珀酸钠、利血平、多糖（如右旋糖酐 40）、氯化钙、葡萄糖酸钙、亚叶酸钙、维生素 B 族、维生素 C、铜、锌、汞、氧化剂或还原剂中的羟基化合物 | 出现浑浊或沉淀 | |

# 阿莫西林钠舒巴坦钠[药典（二）；医保（乙）]
## Amoxicillin Sodium and Sulbactam Sodium

**【药理作用】**本品为由阿莫西林钠与舒巴坦钠组成的复方制剂，对以下多数微生物有效：革兰阳性需氧微生物，包括粪链球菌、葡萄球菌属（仅限于 β－内酰胺酶阴性菌珠）、肺炎链球菌、链球菌属（仅限于 α－ 和 β－溶血性菌株）；革兰阴性需氧微生物，包括大肠埃希菌、流感嗜血杆菌、奈瑟淋球菌、奇异变形杆菌，均限于 β－内酰胺酶阴性菌株。

**【适应证】**用于产酶耐药菌引起的下列感染性疾病，包括：上呼吸道感染、下呼吸道感染、泌尿生殖系统感染、皮肤及软组织感染、盆腔感染、口腔脓肿、严重系统感染等。

**【用法用量】**静脉滴注：成人每次 0.75g（阿莫西林 0.5g，舒巴坦 0.25g）~1.5g（阿莫西林 1.0g，舒巴坦 0.5g），每日 3~4 次。根据病情可增加剂量，但舒巴坦每日最大剂量不能超过 4.0g。

**【注意事项】**对青霉素过敏者禁用。使用本品前应进行青霉素钠皮内敏感试验，阳性反应者禁用。哺乳期妇女慎用。3 个月以下儿童及肾功能不全者用药应调整剂量。接受别嘌醇或双硫仑治疗的患者，不宜使用本品。

**【药物配伍禁忌】**内容详见阿莫西林钠舒巴坦钠的药物配伍禁忌表。

### 阿莫西林钠舒巴坦钠的药物配伍禁忌表

| 药物类别 | 禁忌药物 | 禁忌原理 | 有效措施 |
|---|---|---|---|
| 抗菌药物 | 头孢噻吩、氨基糖苷类、四环素类、琥乙红霉素、乳糖酸红霉素、氯霉素、万古霉素、盐酸林可霉素、硫酸克林霉素、黏菌素、多黏菌素B、环丙沙星、培氟沙星、两性霉素B | 出现浑浊或沉淀 | |
| 溶媒或溶液 | 含有葡萄糖、葡聚糖、酸性碳酸盐的溶液、乳酸林格液、乳酸钠注射液等 | 分解失效或降效 | |
| 营养液 | 血液制品、含蛋白质的液体（如水解蛋白等）、脂质乳化液、含氨基酸的营养注射剂 | | 避免联用 |
| 其他 | 咪达唑仑、异丙嗪、苯妥英钠、肾上腺素、间羟胺、多巴胺、盐酸肼屈嗪、阿托品、氯化钙、葡萄糖酸钙、水解蛋白、维生素B族、维生素C、多糖（如右旋糖酐40）、氢化可的松琥珀酸钠、铜、锌、汞、氧化剂或还原剂中的羟基化合物 | 出现浑浊或沉淀 | |

# 氨苄西林钠舒巴坦钠 [药典（二）；医保（乙）]
## Ampicillin Sodium and Sulbactam Sodium

**【药理作用】**本品是由舒巴坦和氨苄西林钠组成的复方制剂，对多种革兰阳性和革兰阴性细菌有效。

**【适应证】**用于治疗由敏感细菌所引起的感染，包括上下呼吸道感染、尿路感染、腹腔内感染、细菌性菌血症、皮肤、软组织、骨、关节感染、淋球菌感染。

**【用法用量】**深部肌内注射、静脉注射或静脉滴注。成人1次1.5~3g（包括氨苄西林和舒巴坦），每6小时1次。肌内注射每日剂量不超过6g，静脉用药每日剂量不超过12g（舒巴坦每日剂量最高不超过4g）。儿童按体重每日100~200mg/kg，分次给药。

**【注意事项】**对青霉素类抗生素过敏者禁用。传染性单核细胞增多症、巨细胞病毒感染、淋巴细胞白血病、淋巴瘤等患者应用本品易发生皮疹，故不宜应用。有哮喘、湿疹、花粉症、荨麻疹等过敏性疾病史者慎用。肾功能减退者根据血浆肌酐清除率调整用药。

**【药物配伍禁忌】**内容详见氨苄西林钠舒巴坦钠的药物配伍禁忌表。

### 氨苄西林钠舒巴坦钠的药物配伍禁忌表

| 药物类别 | 禁忌药物 | 禁忌原理 | 有效措施 |
|---|---|---|---|
| 抗菌药物 | 氨基糖苷类、四环素类、琥乙红霉素、乳糖酸红霉素、氯霉素、万古霉素、盐酸林可霉素、硫酸克林霉素、黏菌素、多黏菌素B | 出现浑浊或沉淀 | |
| 溶媒或溶液 | 含有葡萄糖、葡聚糖、酸性碳酸盐的溶液 | 分解失效或降效 | |
| 其他 | 肾上腺素、间羟胺、多巴胺、阿托品、盐酸肼屈嗪、氯化钙、葡萄糖酸钙、维生素B族、维生素C、多糖（如右旋糖酐40）、氢化可的松琥珀酸钠、重金属（特别是铜、锌和汞）、氧化剂、还原剂或羟基化合物 | 出现浑浊或沉淀 | 避免联用 |
| 营养液 | 含蛋白质的液体（如水解蛋白等）、含氨基酸的营养注射剂 | | |

# 美洛西林钠舒巴坦钠<sup>[医保（乙）]</sup>
## Mezlocillin Sodium and Sulbactam Sodium

**【药理作用】** 本品为美洛西林钠和舒巴坦钠按 4:1 的比例组成的复方制剂，对多种革兰阳性菌和革兰阴性菌（包括有氧和厌氧株）均有杀菌作用。

**【适应证】** 用于产酶耐药菌引起的中重度下列感染性疾病，包括：呼吸系统感染、泌尿生殖系统感染、腹腔感染、皮肤及软组织感染、性病、盆腔感染、严重系统感染等。

**【用法用量】** 成人每次 3.75g（美洛西林 3.0g，舒巴坦 0.75g），每 8 小时或 12 小时 1 次，疗程 7~14 日。1~14 岁儿童及体重超过 3kg 的婴儿，每次给药按体重 75mg/kg，每日 2~3 次。体重不足 3kg 者，每次按体重 75mg/kg，每日 2 次。

**【注意事项】** 对青霉素类药物或舒巴坦过敏者禁用。使用本品前应进行青霉素钠皮内敏感试验，阳性反应者禁用。本品可进入乳汁，故妊娠和哺乳妇女慎用。肝肾功能不全的患者应调整剂量。长期或重复使用本药可导致耐药细菌或酵母菌样真菌的重度感染。

**【药物配伍禁忌】** 内容详见美洛西林钠舒巴坦钠的药物配伍禁忌表。

**美洛西林钠舒巴坦钠的药物配伍禁忌表**

| 药物类别 | 禁忌药物 | 禁忌原理 | 有效措施 |
|---|---|---|---|
| 抗菌药物 | 头孢噻吩、林可霉素、四环素、万古霉素、琥乙红霉素、柔红霉素、两性霉素 B、氯霉素、红霉素、氨基糖苷类、喹诺酮类、奥硝唑 | | |
| 其他 | 硫普罗宁、胺碘酮、去甲肾上腺素、间羟胺、苯妥英钠、盐酸羟嗪、丙氯拉嗪、哌替啶、普鲁卡因、异丙嗪、腺苷蛋氨酸、人粒细胞集落刺激因子、维生素 B 族、维生素 C、川芎嗪、地塞米松磷酸钠、多索茶碱、昂丹司琼、氨溴索、罂粟碱、果糖二磷酸钠等酸性物质（pH 4.5 以下） | 出现浑浊或沉淀 | 避免联用 |
| | 重金属（特别是铜、锌和汞）、氧化剂、还原剂或羟基化合物、碱性物质（pH 8.0 以上） | 分解失效或降效 | |

# 哌拉西林钠舒巴坦钠<sup>[医保（乙）]</sup>
## Piperacillin Sodium and Sulbactam Sodium

**【药理作用】** 本品为哌拉西林钠和舒巴坦钠组成的复方制剂，对哌拉西林敏感的细菌和产 β- 内酰胺酶耐哌拉西林的细菌有抗菌作用。

**【适应证】** 用于对本品敏感的产 β- 内酰胺酶致病菌引起的呼吸道感染、泌尿系统感染。

**【用法用量】** 2:1 配方：成人每次 1.5g 或 3g，每 12 小时 1 次。每日舒巴坦最大剂量为 4g。4:1 配方：成人每次 2.5g 或 5g，每 12 小时 1 次。严重或难治性感染，每次 2.5g 或 5g，每 8 小时 1 次。肾功能不全者酌情调整剂量。疗程 7~14 日，或根据病情需要调整疗程。

**【注意事项】** 对青霉素类、头孢菌素类或 β- 内酰胺酶抑制剂药物过敏或对上述药物有过敏史者禁用。用药前需做青霉素皮肤试验。

**【药物配伍禁忌】** 内容详见哌拉西林 - 舒巴坦的药物配伍禁忌表。

### 哌拉西林钠舒巴坦钠的药物配伍禁忌表

| 药物类别 | 禁忌药物 | 禁忌原理 | 有效措施 |
|---|---|---|---|
| 抗菌药物 | 头孢曲松、多西环素、氨基糖苷类、环丙沙星、加替沙星、磺胺嘧啶、呋喃妥因、两性霉素 B、多黏菌素 B、氟康唑 | 出现浑浊或沉淀 | 避免联用 |
| 酸性或碱性溶液 | 碳酸氢钠、5% 葡萄糖、乳酸钠林格注射液 | 分解失效或降效 | |
| 其他 | 去甲肾上腺素、间羟胺、胺碘酮、吉西他滨、长春瑞滨、门冬酰胺酶、昂丹司琼、苯磺顺阿曲库铵、氯化琥珀胆碱、苯巴比妥、戊巴比妥、氯丙嗪、异丙嗪、多巴酚丁胺、法莫替丁、维生素 B 族、维生素 C、水解蛋白、人粒细胞集落刺激因子、人粒细胞巨噬细胞集落刺激因子、胰岛素 | 出现浑浊或沉淀 | |

# 哌拉西林钠他唑巴坦钠 [基（基）；医保（乙）]
## Piperacillin Sodium and Tazobactam Sodium

【**药理作用**】本品为哌拉西林钠和他唑巴坦钠组成的复方制剂，对产和不产 β－内酰胺酶的革兰阴性菌、革兰阳性菌、厌氧菌均有抗菌作用。

【**适应证**】用于对哌拉西林耐药，但对哌拉西林钠他唑巴坦钠敏感的产 β－内酰胺酶的细菌引起的中、重度下述感染：阑尾炎（伴发穿孔或脓肿）和腹膜炎；非复杂性和复杂性皮肤及软组织感染；产后子宫内膜炎或盆腔炎性疾病；社区获得性肺炎（仅限中度）；中、重度医院获得性肺炎；全身和（或）局部细菌感染。

【**用法用量**】8：1 配方：成人及 12 岁以上儿童每次 3.375g，静脉滴注，每 6 小时 1 次，疗程为 7~10 日。治疗医院获得性肺炎时，起始剂量为每次 3.375g，每 4 小时 1 次，疗程为 7~14 日。疗程可根据病情及细菌学检查结果进行调整。肾功能不全患者根据肌酐清除率调整剂量和给药间隔时间。

【**注意事项**】禁用于对任何 β－内酰胺类抗生素（包括青霉素类和头孢菌素类）或 β－内酰胺酶抑制剂过敏的患者。孕妇慎用。哺乳期妇女应用本品应暂停哺乳。

【**药物配伍禁忌**】内容详见哌拉西林钠他唑巴坦钠的药物配伍禁忌表。

### 哌拉西林钠他唑巴坦钠的药物配伍禁忌表

| 药物类别 | 禁忌药物 | 禁忌原理 | 有效措施 |
|---|---|---|---|
| 抗菌药物 | 氨基糖苷类、环丙沙星、加替沙星、磺胺嘧啶、呋喃妥因、两性霉素 B、多黏菌素 B、氟康唑 | 出现浑浊或沉淀 | 避免联用 |
| 酸性或碱性溶液 | 乳酸钠林格注射液、碳酸氢钠 | 分解失效或降效 | |
| 其他 | 去甲肾上腺素、间羟胺、胺碘酮、吉西他滨、长春瑞滨、门冬酰胺酶、昂丹司琼、苯磺顺阿曲库铵、氯化琥珀胆碱、苯巴比妥、戊巴比妥、B 族维生素、维生素 C、水解蛋白、碳酸氢钠、人粒细胞集落刺激因子、人粒细胞巨噬细胞集落刺激因子、胰岛素 | 出现浑浊或沉淀 | |

# 替卡西林钠克拉维酸钾[医保（乙）]
## Ticarcillin Sodium and Potassium Clavulanate

【药理作用】本品为替卡西林钠及克拉维酸钾的复方制剂，具有广谱杀菌作用，其体外抗菌谱为：需氧和厌氧革兰阳性菌、需氧和厌氧革兰阴性菌。

【适应证】用于治疗各种细菌感染。严重感染：败血症、菌血症、腹膜炎、腹内脓毒症、特殊人群（继发于免疫系统抑制或受损）的感染、术后感染、骨及关节感染、皮肤及软组织感染、呼吸道感染、严重或复杂的泌尿道感染、耳鼻喉感染。

【用法用量】15∶1 配方：成人每次 1.6~3.2g，每 6~8 小时 1 次。最大剂量为每次 3.2g，每 4 小时 1 次。儿童按体重每次 80mg/kg，每 6~8 小时 1 次。新生儿按体重每次 80mg/kg，每 12 小时 1 次，继而可增至每 8 小时 1 次。肾功能不全患者的用药剂量根据肌酐清除率调整。

【注意事项】有 β - 内酰胺类抗生素（如青霉素、头孢菌素）过敏史者禁用。使用本品治疗前，须做青霉素皮肤试验，阳性者禁用。肾功能损害患者用药剂量应根据肌酐清除率进行调整。本品是含钠制剂，对限钠饮食的患者应将本品的含钠量计入摄钠总量。

【药物配伍禁忌】内容详见替卡西林 - 克拉维酸的药物配伍禁忌表。

### 替卡西林钠克拉维酸钾的药物配伍禁忌表

| 药物类别 | 禁忌药物 | 禁忌原理 | 有效措施 |
|---|---|---|---|
| 抗菌药物 | 氨基糖苷类、阿奇霉素、万古霉素、环丙沙星、氟康唑、两性霉素 B- 硫酸胆甾醇酯复合物 | 分解失效或降效 | 避免联用 |
| 酸性溶液 | 碳酸氢钠、0.16mol/L 乳酸钠 | | |
| 其他 | 多沙普仑、苯磺顺阿曲库铵、拓扑替康、兰索拉唑 | | |
| | 血液制品、含蛋白质水溶液（如水解蛋白或静脉注射脂质乳剂） | 出现浑浊 | |

# 亚胺培南西司他丁钠[医保（乙）]
## Imipenem and Cilastatin Sodium

【药理作用】本品为复方制剂，其组分为亚胺培南和西司他丁钠，可杀灭绝大部分革兰阳性和革兰阴性的需氧和厌氧病原菌。

【适应证】用于治疗由敏感细菌所引起的下列感染：腹腔内感染、下呼吸道感染、妇科感染、败血症、泌尿生殖道感染、骨关节感染、皮肤软组织感染、心内膜炎。还用于治疗由敏感的需氧菌/厌氧菌株所引起的混合感染。但不适用于脑膜炎的治疗。

【用法用量】静脉滴注。对大多数感染的成人或体重 ≥ 40kg 儿童推荐治疗剂量为每日 1~2g，分 3~4 次滴注。对中度感染可每次 1g，每日 2 次。对不敏感病原菌引起的感染，本品静脉滴注的剂量最多可以增至每日 4g，或 50mg/（kg·d），两者中择较低剂量使用。体重 < 40kg 儿童和婴儿可按 15mg/kg，每 6 小时 1 次。每日总剂量不超过 2g。

【注意事项】本品禁用于对本品任何成分过敏的患者。哺乳期妇女应用本品应暂停哺乳。

【药物配伍禁忌】内容详见亚胺培南西司他丁钠的药物配伍禁忌表。

### 亚胺培南西司他丁钠的药物配伍禁忌表

| 药物类别 | 禁忌药物 | 禁忌原理 | 有效措施 |
|---|---|---|---|
| 稀释液 | 碱性溶液（如碳酸氢钠）、乳酸盐 | 物理不相容 | 避免联用 |
| 抗菌药物 | 其他任何抗生素 | 分解失效或降效 | |
| 其他 | 米力农、胺碘酮、劳拉西泮、咪达唑仑、哌替啶、兰索拉唑、人粒细胞集落刺激因子、沙格司亭、别嘌醇、吉西他滨、依托泊苷磷酸酯 | | |

## 美罗培南 [药典（二）；医保（乙）]
### Meropenem

【药理作用】本品为人工合成的广谱碳青霉烯类抗生素，除金属 β‒内酰胺酶以外，对大多数 β‒内酰胺酶（包括由革兰阳性菌及革兰阴性菌所产生的青霉素酶和头孢菌素酶）的水解作用具有较强的稳定性。

【适应证】用于敏感菌引起的下列感染：呼吸系统感染，腹腔感染，泌尿、生殖系统感染，骨、关节及皮肤、软组织感染，眼及耳鼻喉感染，其他严重感染如脑膜炎、败血症等。

【用法用量】静脉给药。成人每 8 小时给药 0.5~1g。脑膜炎每 8 小时给药 2g。尿路感染每次 0.5g，每日 2 次。小儿剂量按体重每次 10~20mg/kg，每日 3 次。肾功能不全时根据肌酐清除率调整给药剂量。轻度肝功不全患者不需调整剂量。透析患者在血液透析时建议增加剂量。

【注意事项】青霉素过敏者要进行皮试。对碳青霉烯类抗生素、青霉素类或其他 β‒内酰胺类抗生素过敏感染患者慎用。孕妇及哺乳期妇女慎用。治疗铜绿假单胞菌等假单胞菌感染时，应常规进行药物敏感试验。

【药物配伍禁忌】内容详见美罗培南的药物配伍禁忌表。

### 美罗培南的药物配伍禁忌表

| 药物类别 | 禁忌药物 | 禁忌原理 | 有效措施 |
|---|---|---|---|
| 抗菌药物 | 多西环素、链霉素、奈替米星、妥布霉素、万古霉素、甲硝唑、两性霉素 B | 分解失效或降效 | 避免联用 |
| 抗病毒药物 | 阿昔洛韦、齐多夫定 | | |
| 酸性或碱性溶液 | 碳酸氢钠、葡萄糖酸钙 | | |
| 其他 | 泮托拉唑、昂丹司琼、地西泮、丙戊酸钠、多柔比星、多种维生素或复合维生素制剂、甘露醇 | 出现浑浊或沉淀 | |

## 帕尼培南倍他米隆 [医保（乙）]
### Panipenem and Betamipron

【药理作用】帕尼培南对青霉素结合蛋白具有高亲和性，可阻碍细菌的细胞壁合成从而起到杀菌作用，对各种细菌产生的 β‒内酰胺酶具有稳定性。

【适应证】用于治疗敏感菌引起的下列感染症：败血症、感染性心内膜炎；深部皮肤感染症、淋巴管 / 结炎；肛门周围脓肿、外伤和烧伤以及手术创伤等的表面性二次感染、骨髓炎、关节炎；上、下呼吸道感染；泌尿系统感染；腹腔感染；盆腔感染；化脓性脑膜炎；眼眶感染、眼内炎；中耳炎、鼻窦炎、化脓性唾液腺炎；颌炎、颚骨周围蜂窝织炎。

**【用法用量】** 成人每日 1g（按帕尼培南计算），分 2 次给药，每次静脉滴注 30 分钟以上。对重症或难治愈的感染症患者可增至每日 2g，分 2 次用药。儿童按体重每日 30~60mg/kg，分 3 次给药。对重症或难治愈的感染症患者可增至每日 100mg/kg，分 3~4 次给药，但每日不得超过 2g。

**【注意事项】** 对本品所含成分有休克史的患者以及正在使用丙戊酸钠的患者禁用。对碳青霉烯类、青霉素类或头孢烯类抗生素有过敏史的患者慎用。过敏体质、易发作支气管哮喘、出疹、荨麻疹等过敏性症状的患者慎用。严重肾、肝功能障碍患者慎用。口服摄取不良或经非口服途径摄取营养的患者，全身状态很差的患者（可能患有维生素 K 缺乏症）慎用。哺乳期妇女应尽量避免使用，不得不使用时应终止哺乳。

**【药物配伍禁忌】** 与万古霉素、奥硝唑葡萄糖注射液配伍时会产生淡黄色沉淀，禁止配伍。

# 厄他培南<sup>[医保（乙）]</sup>
## Ertapenem

**【药理作用】** 本品对一系列 β- 内酰胺酶引起的水解均有较好的稳定性，包括青霉素酶、头孢菌素酶以及超广谱 β- 内酰胺酶，但可被金属 β- 内酰胺酶水解。

**【适应证】** 用于治疗成年人由敏感菌株引起的下列中度至重度感染：继发性腹腔感染；复杂性皮肤及附属器感染；社区获得性肺炎；复杂性尿道感染，包括肾盂肾炎等；急性盆腔感染，包括产后子宫内膜炎、流产感染和妇产科术后感染。

**【用法用量】** 13 岁及以上患者常用剂量为 1g，每日 1 次。3 个月至 12 岁儿童剂量是 15mg/kg，每日 2 次（每日不超过 1g）。静脉输注给药最长可使用 14 日；肌内注射给药最长可使用 7 日。

**【注意事项】** 对本品过敏者禁用。已知或怀疑中枢神经系统障碍（包括癫痫病史）者慎用。盐酸利多卡因是肌内注射本品的稀释液，所以对酰胺类局麻药过敏的患者、伴有严重休克或心脏传导阻滞的患者禁止肌内注射本品。静脉输注时间应超过 30 分钟。

**【药物配伍禁忌】** 内容详见厄他培南的药物配伍禁忌。

**厄他培南的药物配伍禁忌表**

| 药物类别 | 禁忌药物 | 禁忌原理 | 有效措施 |
|---|---|---|---|
| 抗菌药物 | 两性霉素 B 常规胶体、卡泊芬净 | 沉淀 | 避免联用 |
| | 米诺环素 | 变色 | |
| 溶媒或溶液 | 含有葡萄糖（α-D- 葡萄糖）的稀释液、碳酸氢钠、甘露醇 | 降效或失效 | |
| 其他 | 阿仑珠单抗、胺碘酮、尼卡地平、昂丹司琼、丙氯拉嗪、氯丙嗪、异丙嗪、盐酸羟嗪、盐酸咪达唑仑、苯妥英钠、地西泮、多巴酚丁胺、丹曲林、喷他脒、氟哌利多、硫喷妥钠、维拉帕米、盐酸溴己新、表柔比星、多柔比星、伊达比星、米托蒽醌、柔红霉素、盐酸托泊替康 | 沉淀或浑浊 | |
| | 别嘌醇 | 变色 | |

# 氨曲南 [药典（二）；医保（乙）]
## Aztreonam

**【药理作用】**本品为一种单酰胺环类的新型 β – 内酰胺抗菌药物，对大多数需氧革兰阴性菌具有高度的抗菌活性。

**【适应证】**用于治疗敏感需氧革兰阴性菌所致的各种感染，如：尿路感染、下呼吸道感染、败血症、腹腔内感染、妇科感染、术后伤口及烧伤、溃疡等皮肤软组织感染等。

**【用法用量】**静脉给药。尿路感染 1 次 0.5~1g，间隔 8 或 12 小时。中重度感染每次 1~2g，间隔 8 或 12 小时。危及生命或铜绿假单胞菌严重感染时每次 2g，间隔 6 或 8 小时。最高剂量每日 8g。肾功能减退者根据肾功能情况酌情减量。

**【注意事项】**对本品过敏者禁用。过敏体质及对其他 β – 内酰胺类抗生素（如青霉素、头孢菌素）有过敏反应者慎用。可经乳汁分泌，哺乳妇女使用时应暂停哺乳。

**【药物配伍禁忌】**内容详见氨曲南的药物配伍禁忌表。

### 氨曲南的药物配伍禁忌表

| 药物类别 | 禁忌药物 | 禁忌原理 | 有效措施 |
|---|---|---|---|
| 抗菌药物 | 甲硝唑、奥硝唑 | 变色 | |
| | 氨苄西林、链霉素、两性霉素 B | 降效或失效 | |
| | 萘夫西林、万古霉素 | 浑浊或沉淀，且降效或失效 | |
| | 喹诺酮类、阿奇霉素、红霉素、米诺环素、亚胺培南西司他丁钠、夫西地酸钠 | | 避免联用 |
| 抗病毒药物 | 阿昔洛韦、更昔洛韦 | | |
| 其他 | 兰索拉唑、泮托拉唑、罂粟碱、氯丙嗪、异丙嗪、苯妥英钠、戊巴比妥、丙氯拉嗪、地西泮、氯氮西泮、劳拉西泮、丹曲林、喷他脒、喷他佐辛、盐酸羟嗪、乳酸氟哌啶醇、乳酸氨力农、苯海拉明、吲哚美辛钠三水合物、硫唑嘌呤钠、柔红霉素、米托蒽醌、安吖啶、丝裂霉素、链佐星、曲妥珠单抗、聚明胶肽 | 混浊或沉淀 | |
| 中药注射剂 | 炎琥宁、丹参酮 II A 磺酸钠 | | |

# 阿米卡星 [药典（二）；基（基）；医保（甲）]
## Amikacin

**【药理作用】**本品属于氨基糖苷类抗生素，对多数肠杆菌科细菌具良好作用，对铜绿假单胞菌及部分其他假单胞菌、不动杆菌属、产碱杆菌属等亦有良好作用；对脑膜炎球菌、淋球菌、流感杆菌、耶尔森菌属、胎儿弯曲菌、结核杆菌及某些分枝杆菌属亦具较好抗菌作用。对许多肠道革兰阴性杆菌所产生的氨基糖苷类钝化酶稳定，不会为此类酶钝化而失去抗菌活性。本品除对葡萄球菌属中甲氧西林敏感株有良好抗菌作用外，肺炎链球菌、各组链球菌及肠球菌属对之大多耐药。对厌氧菌无效。

**【适应证】**用于敏感革兰阴性杆菌与葡萄球菌属（甲氧西林敏感株）所致严重感染，如菌血症或败血症、细菌性心内膜炎、下呼吸道感染、骨关节感染、胆道感染、腹腔感染、复杂性尿路感染、皮肤软组织感染等。

【用法用量】肌内注射或静脉滴注。成人单纯性尿路感染对常用抗菌药耐药者每 12 小时 0.2g；用于其他全身感染每 12 小时 7.5mg/kg，或每 24 小时 15mg/kg。成人每日不超过 1.5g，疗程不超过 10 日。小儿首剂按体重 10mg/kg，继以每 12 小时 7.5mg/kg，或每 24 小时 15mg/kg。肾功能减退患者根据肌酐清除率调整剂量。

【注意事项】对阿米卡星或其他氨基糖苷类过敏的患者禁用。下列情况应慎用本品：失水，可使血药浓度增高，易产生毒性反应；第Ⅷ对脑神经损害，因本品可导致前庭神经和听神经损害；重症肌无力或帕金森病，因本病可引起神经－肌肉阻滞作用，导致骨骼肌软弱。哺乳期妇女用药时宜暂停哺乳。

【药物配伍禁忌】内容详见阿米卡星的药物配伍禁忌表。

**阿米卡星的药物配伍禁忌表**

| 药物类别 | 禁忌药物 | 禁忌原理 | 有效措施 |
|---|---|---|---|
| 抗菌药物 | 青霉素类、头孢菌素类、左氧氟沙星、阿奇霉素、四环素、磺胺嘧啶、呋喃妥因、两性霉素 B | 出现浑浊或沉淀 | 避免联用 |
| 抗病毒药物 | 更昔洛韦 | | |
| 其他 | 苯巴比妥钠、戊巴比妥钠、苯妥英钠、硫喷妥钠、丙泊酚、氯噻嗪钠、肝素钠、枸橼酸钠、羟乙基淀粉 0.9% 氯化钠溶液、泮托拉唑、甲氧氯普胺、叶酸、胰岛素、喷他脒、丝裂霉素、别嘌醇、氯化钙、含维生素 C 的复合维生素 B、维生素 C、银杏达莫 | | |

# 妥布霉素 [药典（二）；医保（乙）]
## Tobramycin

【药理作用】本品属氨基糖苷类抗生素，对革兰阴性杆菌及一些阳性菌具良好的抗菌作用，大肠埃希菌、铜绿假单胞菌及金黄色葡萄球菌对本品的敏感率达 80%~90%；对流感杆菌、肺炎杆菌、产气杆菌、变异变形杆菌、吲哚阳性变形杆菌、沙雷菌、志贺菌属、产碱杆菌等均具良好的抗菌作用。

【适应证】用于葡萄球菌和革兰阴性杆菌所致的泌尿系统感染，呼吸道感染，皮肤软组织及骨、关节感染，腹腔感染，败血症，脑膜炎，亚急性细菌性心内膜炎。

【用法用量】肌内注射或静脉注射。成人按体重 1 次 1~1.7 mg/kg，每 8 小时 1 次，疗程 7~14 日。小儿按体重 1 次 2mg/kg，每 8 小时 1 次；早产儿或出生 0~7 日小儿每 12~24 小时 1 次。肾功能减退者应根据肾损害程度减量用药。

【注意事项】对本品或其他氨基糖苷类过敏者、本人或家族中有人因使用链霉素引起耳聋或其他耳聋者禁用。肾衰竭者禁用。孕妇及哺乳期妇女禁用。使用本品时，应避免同时使用有神经毒性和肾毒性的其他抗生素，如氨基糖苷类和多肽类抗生素，同时亦不宜与利尿剂、神经－肌肉阻滞剂同时使用。

【药物配伍禁忌】内容详见妥布霉素的药物配伍禁忌表。

### 妥布霉素的药物配伍禁忌表

| 药物类别 | 禁忌药物 | 禁忌原理 | 有效措施 |
|---|---|---|---|
| 抗菌药物 | 青霉素类、头孢菌素类、阿奇霉素、克林霉素、两性霉素 B、两性霉素 B 脂质体、美罗培南、米卡芬净 | 出现浑浊或沉淀 | 避免联用 |
| 溶媒 | 5% 乙醇的 5% 葡萄糖注射液、5% 葡萄糖多糖注射液、5% 葡萄糖复方氯化镁注射液 E、M 或 P | 分解失效或降效 | |
| 其他 | 氯丙嗪、戊巴比妥钠、地西泮、细胞色素 C、丙泊酚、加拉碘铵、氯化琥珀胆碱、苯磺顺阿曲库铵、肝素钠、肝素钙、羟乙基淀粉 0.9% 氯化钠溶液、低分子羟乙基淀粉 20、高渗氯化钠羟乙基淀粉 40、氨力农、布美他尼、甲氧氯普胺、兰索拉唑、泮托拉唑、叶酸、氢化可的松、丝裂霉素、沙格司亭、甲氨蝶呤、氟尿嘧啶、培美曲塞二钠、吲哚美辛、别嘌醇、氯化钙、谷氨酸钙、能量合剂、缩宫素 | 出现浑浊或沉淀 | |
| 中药注射剂 | 双黄连、鱼腥草、丹参酮 II A | | |

# 庆大霉素 [药典（二）；基（基）；医保（甲）]
## Gentamycin

**【药理作用】** 本品为氨基糖苷类抗生素，对各种革兰阴性细菌及革兰阳性细菌都有良好抗菌作用，对各种肠杆菌科细菌有良好抗菌作用。

**【适应证】** 用于敏感革兰阴性杆菌以及葡萄球菌甲氧西林敏感株所致的严重感染，如败血症、下呼吸道感染、肠道感染、盆腔感染、腹腔感染、皮肤软组织感染、复杂性尿路感染等。

**【用法用量】** 肌内注射或稀释后静脉滴注。成人 1 次 80mg（8 万单位），或按体重 1 次 1~1.7mg/kg，每 8 小时 1 次；或 1 次 5mg/kg，每 24 小时 1 次。小儿 1 次 2.5mg/kg，每 12 小时 1 次；或 1 次 1.7mg/kg，每 8 小时 1 次。期间应尽可能监测血药浓度，尤其新生儿或婴儿。疗程为 7~14 日。肾功能减退患者应根据肾损害程度减量用药。

**【注意事项】** 对本品或其他氨基糖苷类过敏者禁用。失水、第Ⅷ对脑神经损害、重症肌无力或帕金森病及肾功能损害患者慎用。哺乳期妇女在用药期间宜暂停哺乳。

**【药物配伍禁忌】** 内容详见庆大霉素的药物配伍禁忌表。

### 庆大霉素的药物配伍禁忌表

| 药物类别 | 禁忌药物 | 禁忌原理 | 有效措施 |
|---|---|---|---|
| 抗菌药物 | 青霉素类、头孢菌素类、甲硝唑、米卡芬净、阿奇霉素、两性霉素 B、两性霉素 B 脂质体、克林霉素、磺胺嘧啶、利福霉素 | 出现浑浊或沉淀 | 避免联用 |
| 其他 | 异戊巴比妥、细胞色素 C、硫喷妥钠、丙泊酚、加拉碘铵、奋乃静、可待因、洋地黄毒苷、托西溴苄铵、血管紧张素、奥美拉唑、泮托拉唑、甘草酸二铵、呋塞米、肝素钠、肝素钙、华法林、维生素 $K_1$、羟乙基淀粉 0.9% 氯化钠溶液、低分子羟乙基淀粉 20、高渗氯化钠羟乙基淀粉 40、氢化可的松、地塞米松磷酸钠、氨茶碱、氨斯的明、碘解磷定、氨乙异硫脲、膦甲酸、丝裂霉素、伊达比星、柔红霉素、培美曲塞二钠、三尖杉酯碱、吡柔比星、阿糖胞苷、吲哚美辛、别嘌醇、氯化钙、维生素 C、谷氨酸钙、10% 脂肪乳剂、脂肪乳（$C_{14}$~$C_{24}$）、中 / 长链脂肪乳（$C_6$~ $C_{24}$）、三磷腺苷、能量合剂、胆影葡胺、碳酸氢钠 | | |
| 中药注射剂 | 清开灵、双黄连、鱼腥草、灯盏细辛、香丹、银杏达莫 | | |

## 奈替米星 [药典（二）；医保（乙）]
### Netilmicin

**【药理作用】**本品为半合成的氨基糖苷类抗生素，同庆大霉素。

**【适应证】**用于治疗敏感革兰阴性杆菌所致严重感染：新生儿脓毒症、败血症、中枢神经系统感染（包括脑膜炎）、尿路生殖系统感染、呼吸道感染、胃肠道感染、腹膜炎、胆道感染、皮肤或骨骼感染、中耳炎、鼻窦炎、软组织感染、李斯特菌病等。

**【用法用量】**肌内注射或稀释后静脉滴注。成人按体重每 8 小时 1.3~2.2mg/kg，或每 12 小时 2~3.25mg/kg；治疗复杂性尿路感染，按体重每 12 小时 1.5~2mg/kg。疗程均为 7~14 日。每日最高剂量不超过 7.5mg/kg。

**【注意事项】**对本品或其他氨基糖苷类过敏者禁用。孕妇、新生儿禁用。哺乳期妇女若使用本品宜暂停哺乳。失水、第Ⅷ对脑神经损害、重症肌无力或帕金森病及肾功能损害患者慎用。

**【药物配伍禁忌】**内容详见奈替米星的药物配伍禁忌表。

**奈替米星的药物配伍禁忌表**

| 药物类别 | 禁忌药物 | 禁忌原理 | 有效措施 |
|---|---|---|---|
| 抗菌药物 | 青霉素类、头孢菌素类、美罗培南、四环素、磺胺嘧啶、呋喃妥因、氯霉素、两性霉素 B | | |
| 抗病毒药物 | 更昔洛韦 | 出现浑浊或沉淀 | 避免联用 |
| 其他 | 苯巴比妥、戊巴比妥、丙泊酚、苯妥英钠、地西泮、地塞米松、氢化可的松、呋塞米、肝素钠、别嘌醇、硫唑嘌呤、复合维生素 B、丹曲林、氯化钙、曲妥珠单抗、吲哚美辛钠三水合物 | | |

## 异帕米星 [医保（乙）]
### Isepamicin

**【药理作用】**本品抗菌谱与阿米卡星相似。

**【适应证】**用于革兰阴性杆菌所致败血症、呼吸道、泌尿道、腹腔及术后等感染，尤其适用于对庆大霉素或其他氨基糖苷类耐药的革兰阴性杆菌感染。

**【用法用量】**肌内注射或静脉滴注。成人每日 400mg，分 1~2 次给药。肾功能不全患者应根据肾功能受损程度调整给药剂量和给药间隔。

**【注意事项】**对本品或其他氨基糖苷类过敏者禁用。孕妇、儿童慎用。哺乳期妇女慎用或用药期间暂停哺乳。失水、第Ⅷ对脑神经损害、重症肌无力或帕金森病及肾功能损害患者慎用。高龄患者以及依靠静脉高营养维持生命的体质衰弱者均应慎用。

**【药物配伍禁忌】**内容详见异帕米星的药物配伍禁忌表。

### 异帕米星的药物配伍禁忌表

| 药物类别 | 禁忌药物 | 禁忌原理 | 有效措施 |
|---|---|---|---|
| 抗菌药物 | 青霉素类、头孢菌素类 | 分解失效或降效 | 避免联用 |
| 其他 | 氨力农、布美他尼、多烯磷脂酰胆碱、果糖二磷酸钠、丹参酮ⅡA磺酸钠 | 出现浑浊或沉淀 | |

## 依替米星 [药典（二）；医保（乙）]
### Etimicin

【药理作用】本品为一种新的半合成水溶性氨基糖苷类抗生素，对大部分革兰阳性及革兰阴性菌有良好抗菌作用。

【适应证】用于敏感菌株所致的呼吸道、泌尿生殖系统、腹腔、皮肤和软组织等部位感染，以及败血症等。

【用法用量】成人每日 200mg，每日 1 次，静脉滴注 1 小时，连用 3~7 日。

【注意事项】对该品及其他氨基糖苷类抗生素过敏者禁用。

【药物配伍禁忌】内容详见依替米星的药物配伍禁忌表。

### 依替米星的药物配伍禁忌表

| 药物类别 | 禁忌药物 | 禁忌原理 | 有效措施 |
|---|---|---|---|
| β-内酰胺类抗生素 | 青霉素类 | 拮抗作用，降效 | 避免联用 |
| | 头孢曲松钠、头孢呋辛钠、头孢哌酮钠 | 浑浊、沉淀、降效 | |
| 性激素类 | 左炔诺孕酮、炔雌醇、炔诺酮等避孕药 | 降效 | |
| 钠溶液/盐溶液/电解质溶液 | 氯化钠、氯化钙 | 浑浊、沉淀 | 应先以注射用水溶解，待溶解后则可用等渗葡萄糖注射液或 0.9% 氯化钠注射液稀释供静脉滴注，浓度不宜大于 0.1%，以防血栓性静脉炎产生 |
| 酸性溶媒 | 低 pH 的葡萄糖注射液 | 降效 | 在 5%~10% 葡萄糖注射液 500ml 中，添加维生素 C 注射液（抗坏血酸钠 1g）或 5% 碳酸氢钠注射液 0.5ml 使 pH 升高到 6 左右，再加红霉素乳糖酸盐，则有助稳定 |
| 碱性药物 | 磺胺类、碳酸氢钠注射液 | 沉淀、析出游离碱 | 避免联用 |

## 大观霉素 [药典（二）；医保（乙）]
### Spectinomycin

【药理作用】本品为链霉菌所产生的一种由中性糖和氨基环醇—苷键结合而成的氨基环醇类抗生素，对淋病奈瑟菌有高度抗菌活性。

【适应证】用于淋球菌引起的泌尿系感染。

【用法用量】成人 1 次肌内注射 2g。1 次最大剂量 4g，于左右两侧臀部肌内注射。

【注意事项】新生儿禁用。本品不得静脉给药。

**【药物配伍禁忌】** 内容详见大观霉素的药物配伍禁忌表。

### 大观霉素的药物配伍禁忌表

| 药物类别 | 禁忌药物 | 禁忌原理 | 有效措施 |
| --- | --- | --- | --- |
| 抗菌药物 | 头孢菌素类药 | 沉淀、降效 | 避免联用 |
| 其他 | 呋塞米等强利尿剂、右旋糖酐 | 加重肾损伤 | |

## 四环素 [药典（二）；医保（乙）]
### Tetracycline

**【药理作用】** 本品为广谱抗生素，对许多革兰阳性菌、革兰阴性菌以及立克次体属、支原体属、衣原体属、放线菌属等较为敏感。

**【适应证】** 用于立克次体病、布氏杆菌病、淋巴肉芽肿、支原体肺炎、螺旋体病、衣原体病，也可用于敏感的革兰阳性球菌或阴性杆菌引起的轻症感染。

**【用法用量】** 口服，成人每日 3~4 次，每次 0.5g，每 6 小时 1 次。8 岁以上小儿每次 30~40mg/kg，分 3~4 次用。

**【注意事项】** 妊娠期妇女、哺乳期妇女及 8 岁以下儿童禁用；肝、肾功能不全者慎用。

**【药物配伍禁忌】** 内容详见四环素的药物配伍禁忌表。

### 四环素的药物配伍禁忌表

| 药物类别 | 禁忌药物 | 禁忌原理 | 有效措施 |
| --- | --- | --- | --- |
| 抗菌药物 | 青霉素钾、青霉素钠、磺胺嘧啶 | 降效 | 避免联用 |
| 中性及碱性溶液 | 碳酸氢钠、生物碱 | 失效 | |
| 肾上腺皮质激素类药物 | 肾上腺素等 | 降效 | |
| 强心剂 | 安钠咖、洋地黄毒苷 | 降效 | |
| 阳离子化合物 | 含铁、铜、锌、钙等制剂 | 形成不溶性难吸收的络合物 | |
| 其他 | 维生素 C | 降效 | |

## 多西环素 [药典（二）；基（基）；医保（甲）]
### Doxycycline

**【药理作用】** 抗菌谱同四环素，体内、外抗菌力均较四环素为强。微生物对本品与四环素有密切的交叉耐药性。

**【适应证】** 用于敏感的革兰阳性球菌和革兰阴性杆菌所致的上呼吸道感染、扁桃体炎、胆道感染、淋巴结炎、蜂窝织炎、老年慢性支气管炎等，也用于斑疹伤寒、恙虫病、支原体肺炎等。尚可用于治疗霍乱，也可用于预防恶性疟疾和钩端螺旋体感染。

**【用法用量】** 口服，首次 0.2g，以后每次 0.1g，每日 1~2 次。8 岁以上儿童，首次 4mg/kg，以后每次 2~4mg/kg，每日 1~2 次。一般疗程为 3~7 日。预防恶性疟：每周 0.1g；预防钩端螺旋体病：每周 2 次，每次 0.1g。

【**注意事项**】全身免疫功能减退者慎用。肝、肾功能重度不全者慎用。多西环素发生二重感染的比例较青霉素高，涉及阴道、咽喉、口腔、肠道等部位，注意二重感染的发生。服药期间不宜暴露在日光下，以防发生皮肤反应。

【**药物配伍禁忌**】内容详见多西环素的药物配伍禁忌表。

### 多西环素的药物配伍禁忌表

| 药物类别 | 禁忌药物 | 禁忌原理 | 有效措施 |
|---|---|---|---|
| 强心剂 | 地高辛 | 导致地高辛中毒 | |
| 麻醉剂 | 甲氧氟烷 | 增加肾毒性 | |
| 利尿剂 | 呋塞米 | 增加肾毒性 | 避免联用 |
| 肿瘤化疗药 | 肝毒性大的药物 | 增加肝毒性 | |
| 其他 | 巴比妥、苯妥英钠、卡马西平 | 疗效降低 | |

# 米诺环素 <sup>[药典（二）；基（基）；医保（乙）]</sup>
## Minocycline

【**药理作用**】本品为半合成的四环类抗生素。抗菌谱与四环素相近，具有高效和长效性质。在四环素类中，本品的抗菌作用最强。

【**适应证**】用于立克次体病、支原体肺炎、淋巴肉芽肿、下疳、鼠疫、霍乱、布氏杆菌病（与链霉素联合应用）等引起的泌尿系、呼吸道、胆道、乳腺及皮肤软组织感染。

【**用法用量**】口服。成人一般首次量200mg，以后每12小时服100mg。或在首次量后，每6小时服用50mg。

【**注意事项**】肝肾功能不全、食道通过障碍者、老年人、口服吸收不良或不能进食者及全身状态恶化患者（因易引发维生素K缺乏症）慎用。汽车驾驶员、从事危险性较大的机器操作及高空作业者应避免服用本品。严重肾功能不全患者的剂量应低于常用剂量，如需长期治疗，应监测血药浓度。用药后避免日晒以免引起光敏性皮炎。孕妇及8岁以下儿童不宜选用。

【**药物配伍禁忌**】内容详见米诺环素的药物配伍禁忌表。

### 米诺环素的药物配伍禁忌表

| 药物类别 | 禁忌药物 | 禁忌原理 | 有效措施 |
|---|---|---|---|
| 青霉素类抗菌药物 | 青霉素等 | 降效 | |
| 含铝、钙、镁、铁离子的药物 | 含钙、铁、锌、镁等制剂 | 形成络合物、沉淀 | |
| 麻醉药 | 甲氧氟烷 | 肾毒性增加 | 避免联用 |
| 利尿剂 | 呋塞米 | 加重肾损害 | |
| 其他 | 巴比妥类、苯妥英钠或卡马西平、考来烯胺、考来替泊、口服避孕药、碳酸氢钠 | 降效 | |

## 氯霉素 <sup>[药典（二）；基（基）；医保（甲）]</sup>
### Chloramphenicol

**【药理作用】** 金黄色葡萄球菌、肠杆菌科大部菌株对本品敏感。

**【适应证】** 用于伤寒、副伤寒和其他沙门菌、脆弱拟杆菌感染。与氨苄西林合用于流感嗜血杆菌性脑膜炎。外用治疗沙眼或化脓菌感染。

**【用法用量】** 口服：成人 1 次 0.25~0.5g，每日 1~2g；小儿每日 25~50mg/kg，分 3~4 次服；新生儿每日不超过 25mg/kg。静脉滴注：每日量为 1~2g，分 2 次注射。

**【注意事项】** 新生儿、精神患者禁用。肝肾功能减退、G-6PDH 缺陷者、婴儿、孕妇、哺乳期妇女应慎用。

**【药物配伍禁忌】** 内容详见氯霉素的药物配伍禁忌表。

### 氯霉素的药物配伍禁忌表

| 药物类别 | 禁忌药物 | 禁忌原理 | 有效措施 |
|---|---|---|---|
| 抗菌药物 | β-内酰胺类、大环内酯类、林可霉素类、青霉素类、四环素类、氨基糖苷类、多黏菌素 B、万古霉素、卡泊芬净 | 拮抗，降效 | |
| 其他 | 秋水仙碱、保泰松和青霉胺 | 增加毒性 | 避免联用 |
| | 更昔洛韦、氨力农、胺碘酮、阿仑珠单抗、喷他佐辛、咪达唑仑、苯妥英钠、酚妥拉明、苯海拉明、丙氯拉嗪、氯丙嗪、盐酸羟嗪、异丙嗪、地西泮、多巴酚丁胺、地尔硫䓬、昂丹司琼、法莫替丁、泮托拉唑、抗坏血酸注射液、硫酸鱼精蛋白、培美曲塞、维库溴铵、维拉帕米、尼可刹米、胞磷胆碱、阿托品、山莨菪碱、罂粟碱、肌苷、甲氧氯普胺、呋塞米、肾上腺素、氢化可的松、伊达比星、多柔比星、丝裂霉素、长春新碱、长春瑞滨、复合维生素 B、维生素 C、复方氨基酸 | 物理上不相容，出现沉淀或浑浊 | |
| 中药注射剂 | 双黄连、鱼腥草、穿琥宁、丹参 | | |

## 红霉素 <sup>[药典（二）；基（基）；医保（甲）]</sup>
### Erythromycin

**【药理作用】** 本品属于大环内酯类抗生素，抗菌谱较广，抗菌谱与青霉素相似，且对支原体、衣原体、立克次体病等及军团菌有抗菌作用。

**【适应证】** 用于治疗支原体肺炎、沙眼衣原体引起的新生儿结膜炎、婴儿肺炎、生殖泌尿道感染（包括非淋病性尿道炎）、军团菌病、白喉（辅助治疗）及白喉带菌者、皮肤软组织感染、百日咳、敏感菌（流感杆菌、肺炎球菌、溶血性链球菌、葡萄球菌等）引起的呼吸道感染（包括肺炎）、链球菌咽峡炎、李斯特菌感染、风湿热的长期预防及心内膜炎的预防、空肠弯曲菌肠炎，以及淋病、梅毒、痤疮等。

**【用法用量】** 口服：成人每日 1~2g；儿童每日 30~50mg/kg，分 3~4 次。静脉注射或静脉滴注：成人每日 1~2g；儿童每日 20~30mg/kg，分 2~3 次。

**【注意事项】** 红霉素类药物过敏者应禁用。本品可通过胎盘屏障而进入胎儿循环，故孕妇应慎用。本品有相当量进入母乳中，哺乳期妇女应暂停哺乳。

【药物配伍禁忌】内容详见红霉素的药物配伍禁忌表。

### 红霉素的药物配伍禁忌表

| 药物类别 | 禁忌药物 | 禁忌原理 | 有效措施 |
| --- | --- | --- | --- |
| β-内酰胺类抗生素 | 青霉素类 | 出现拮抗作用，联合抗菌使用时，会降低疗效 | 避免联用 |
| 性激素类 | 避孕药 | 可阻挠性激素类的肝-肠循环，与口服避孕药合用可使之降效 | |
| 钠溶液/盐溶液/电解质溶液 | 氯化钠、氯化钙 | 浑浊、沉淀 | 应先以注射用水溶解，待溶解后则可用等渗葡萄糖注射液或0.9%氯化钠注射液稀释供静脉滴注，浓度不宜大于0.1%，以防血栓性静脉炎产生 |
| 酸性溶媒 | 低pH的葡萄糖注射液 | 由于结构被酸性环境破坏而降效 | 在5%~10%葡萄糖注射液500ml中，添加维生素C注射液(抗坏血酸钠1g)或5%碳酸氢钠注射液0.5ml使pH升高到6左右，再加红霉素乳糖酸盐，则有助稳定 |
| 碱性药物 | 磺胺类、碳酸氢钠注射液 | 注射联用时，会出现沉淀、析出游离碱，本品在泌尿系统的抗菌活性随pH的升高而增强 | 避免联用 |

## 罗红霉素 [药典（二）；医保（乙）]
### Roxithromycin

【药理作用】本品抗菌谱与红霉素相近。

【适应证】用于化脓性链球菌引起的咽炎及扁桃体炎，敏感菌所致的鼻窦炎、中耳炎、急性支气管炎、慢性支气管炎急性发作，肺炎支原体或肺炎衣原体所致的肺炎；沙眼衣原体引起的尿道炎和宫颈炎；敏感细菌引起的皮肤软组织感染。

【用法用量】成人每次150mg，每日2次，餐前服。幼儿每次2.5~5mg/kg，每日2次。老年人与肾功能一般减退者不需调整剂量。严重肝硬化者，每日150mg。

【注意事项】参见红霉素。

【药物配伍禁忌】内容详见罗红霉素的药物配伍禁忌表。

### 罗红霉素的药物配伍禁忌表

| 药物类别 | 禁忌药物 | 禁忌原理 | 有效措施 |
| --- | --- | --- | --- |
| 抗菌药物 | 螺旋霉素、青霉素类、四环素类 | 降效 | 避免联用 |
| 酸性药物 | 低pH值的葡萄糖注射液等 | 分解失效 | |
| 其他 | 阿司匹林 | 降效 | |

## 克拉霉素 [药典（二）；基（基）；医保（乙）]
### Clarithromycin

【药理作用】本品的抗菌谱与红霉素近似。

【适应证】用于化脓性链球菌所致的咽炎和扁桃体炎，肺炎链球菌所致的急性中耳炎、肺炎和支气管炎，流感嗜血杆菌、卡他球菌所致支气管炎，支原体肺炎以及葡萄球菌、链球菌所致皮肤及软组织感染。

【用法用量】口服。轻症每次 250mg，重症每次 500mg，均为 12 小时 1 次，疗程 7~14 日。12 岁以上儿童按成人量。6 个月以上至 12 岁以下儿童每日 15mg/kg，分 2 次；或按体重给药：8~11kg 每次 62.5mg，12~19kg 每次 125mg，20~29kg 每次 187.5mg，30~40kg 每次 250mg，每日 2 次。

【注意事项】孕妇及哺乳期妇女禁用。肝功能损害、中度至严重肾功能损害者慎用。肾功能严重损害（肌酐清除率小于 30ml/min）者，须作剂量调整。

【药物配伍禁忌】内容详见克拉霉素的药物配伍禁忌表。

### 克拉霉素的药物配伍禁忌表

| 药物类别 | 禁忌药物 | 禁忌原理 | 有效措施 |
| --- | --- | --- | --- |
| 其他 | 卡马西平、地高辛、阿司咪唑、华法林、麦角生物碱、三唑仑、咪达唑仑、环孢素、奥美拉唑、雷尼替丁、苯妥英钠、溴隐亭、阿芬太尼、海索比妥、丙吡胺、洛伐他汀、他克莫司 | 血药浓度升高 | 尽量避免联用或定期监测后者血药浓度 |

# 阿奇霉素 [药典（二）；基（基）；医保（甲、乙）]
Azithromycin

【药理作用】本品的抗菌谱与红霉素相近，作用较强。

【适应证】用于敏感微生物所致的呼吸道、皮肤和软组织感染。

【用法用量】口服。每日 1 次，成人 500mg，儿童 10mg/kg，连用 3 日。重症可注射给药，每日 1 次，每次 500mg，静脉滴注 1~2 小时，约 2 日症状控制后改成口服巩固疗效。

【注意事项】肝功能不全者慎用，严重肝病患者不应使用。轻度肾功能不全患者（肌酐清除率 >40ml/min）不需作剂量调整。用药期间如果发生过敏反应（如血管神经性水肿、皮肤反应、史 – 约综合征及中毒性表皮坏死松解症等），应立即停药，并采取适当措施。

【药物配伍禁忌】内容详见阿奇霉素的药物配伍禁忌表。

### 阿奇霉素的药物配伍禁忌表

| 药物类别 | 禁忌药物 | 禁忌原理 | 有效措施 |
| --- | --- | --- | --- |
| 抗菌药物 | β – 内酰胺类、四环素类、氨基糖苷类、喹诺酮类、克林霉素、两性霉素 B 常规胶体 | 降效 | 避免联用 |
| 其他 | 芬太尼、硫酸吗啡、法莫替丁、呋塞米、阿司匹林、氨丁三醇、胺碘酮、咪达唑仑、苯妥英钠、地西泮、硫喷妥钠、氯丙嗪、尼卡地平、表柔比星、多柔比星 | 物理上不相容，出现沉淀或浑浊 | |
| 中药 | 复方丹参、双黄连 | | |

# 乙酰螺旋霉素 <sup>[药典（二）；医保（乙）]</sup>
## Acetylspiramycin

【药理作用】本品抗菌谱与红霉素近似，对葡萄球菌、化脓性链球菌、肺炎链球菌、脑膜炎球菌、淋球菌、白喉杆菌、支原体、梅毒螺旋体等有抗菌作用。

【适应证】用于上述敏感菌所致的扁桃体炎、支气管炎、肺炎咽炎、中耳炎、皮肤和软组织感染、乳腺炎、胆囊炎、猩红热、牙科和眼科感染等。

【用法用量】口服。成人每次 0.2g，每日 4~6 次，重症每日可用至 1.6~2g。儿童每日量为 30mg/kg，分 4 次给予。

【注意事项】参见红霉素。

【药物配伍禁忌】内容参见红霉素配伍禁忌。

# 万古霉素 <sup>[药典（二）；医保（乙）]</sup>
## Vancomycin

【药理作用】本品对葡萄球菌属包括金黄色葡萄球菌和凝固酶阴性葡萄球菌中甲氧西林敏感及耐药株、各种链球菌、肺炎链球菌及肠球菌属等多数革兰阳性菌均有良好抗菌作用。

【适应证】用于葡萄球菌、肠球菌、难辨梭状芽孢杆菌所致的系统感染和肠道感染，如心内膜炎、败血症以及假膜性肠炎。

【用法用量】静脉缓慢滴注：成人每日 0.8~1.6g，分 2~3 次。小儿每日按体重 16~24mg/kg，分 2 次。

【注意事项】妊娠期患者避免应用本品。哺乳期妇女慎用。肾功能不全患者根据肾功能减退程度减量应用。不可肌内注射，也不宜静脉注射；静脉滴注时间宜在 1 小时以上。

【药物配伍禁忌】内容详见万古霉素的药物配伍禁忌表。

**万古霉素的药物配伍禁忌表**

| 药物类别 | 禁忌药物 | 禁忌原理 | 有效措施 |
|---|---|---|---|
| 抗菌药物 | 头孢曲松、青霉素、氨苄西林、头孢他啶、红霉素、头孢吡肟、哌拉西林钠他唑巴坦、哌拉西林钠 | 沉淀或浑浊 | 避免联用 |
| 其他 | 甲泼尼龙琥珀酸钠、酚磺乙胺、维生素C、辅酶A、硫酸镁、氨茶碱、能量合剂、异丙嗪、呋塞米、新斯的明、肝素、氢化可的松、地塞米松、氯化钙、碳酸氢钠 | | |

# 替考拉宁 <sup>[药典（二）；医保（乙）]</sup>
## Teicoplanin

【药理作用】本品对金黄色葡萄球菌、链球菌、李斯特菌、肠球菌等革兰阳性菌和一些厌氧菌有抗菌作用。对所有革兰阴性菌、分枝杆菌、真菌等均无效。

【适应证】用于耐甲氧西林金黄色葡萄球菌和耐氨苄西林肠球菌所致的系统感染（对中枢神经系统感染无效）。

【**用法用量**】静脉注射或肌内注射。首剂 400mg，次日开始每日 200mg。严重感染每次 400mg，每日 2 次，3 日后减为每日 200~400mg。

【**注意事项**】本品与万古霉素（去甲万古霉素）有交叉过敏反应，对万古霉素过敏者慎用。

【**药物配伍禁忌**】内容详见替考拉宁的药物配伍禁忌表。

### 替考拉宁的药物配伍禁忌表

| 药物类别 | 禁忌药物 | 禁忌原理 | 有效措施 |
|---|---|---|---|
| 其他 | 加贝酯 | 沉淀 | |
| | 西咪替丁 | | |
| 抗菌药物 | 卡泊芬净 | 白色浑浊和絮状沉淀物 | 避免联用 |
| | 左氧氟沙星、莫西沙星、阿米卡星、头孢他啶、环丙沙星、庆大霉素 | | |

# 克林霉素 [药典（二）；基（基）；医保（甲、乙）]
Clindamycin

【**药理作用**】本品对大多数革兰阳性菌和某些厌氧的革兰阴性菌有抗菌作用。

【**适应证**】用于厌氧菌引起的腹腔和妇科感染（常需与氨基糖苷类联合以消除需氧病原菌）。还用于敏感的革兰阳性菌引起的呼吸道、关节和软组织、骨组织、胆道等感染及败血症、心内膜炎等。本品是金黄色葡萄球菌骨髓炎的首选治疗药物。

【**用法用量**】口服：成人 1 次 0.15~0.3g，1 日 3~4 次；小儿 1 日 10~20mg/kg，分 3~4 次。儿童 1 日 8~12mg/kg，极严重时可增至 20~25mg/kg，分 3~4 次；10kg 以下体重的婴儿可按 1 日 8~12mg/kg 用药，分 3 次。肌内注射或静脉滴注：成人革兰阳性需氧菌感染 1 日 600~1200mg，分 2~4 次；厌氧菌感染 1 日 1200~2700mg，极严重感染可用到 4800mg/d。儿童（1 月龄以上）重症感染 1 日量 15~25mg/kg。极严重可按 25~40mg/kg 均分为 3~4 次应用。肌内注射量 1 次不超过 600mg。超过此量则应静脉给予。

【**注意事项**】肝功能不全者、妊娠期妇女、哺乳期妇女慎用。胃肠疾病、哮喘、过敏体质者慎用。因不能透过血 - 脑屏障，不用于脑膜炎。

【**药物配伍禁忌**】内容详见克林霉素的药物配伍禁忌表。

### 克林霉素的药物配伍禁忌表

| 药物类别 | 禁忌药物 | 禁忌原理 | 有效措施 |
|---|---|---|---|
| 抗菌药物 | β‑内酰胺类、氨基糖苷类、乳糖酸红霉素、阿奇霉素、氯霉素、环丙沙星、米诺环素、磺胺嘧啶钠、去甲万古霉素、氟康唑 | 沉淀、降效 | |
| 其他 | 氨茶碱、氨力农、谷氨酸钾、谷氨酸钠、戊巴比妥、苯妥英钠、地西泮、异丙嗪、氯丙嗪、盐酸羟嗪、酚妥拉明、奥美拉唑、兰索拉唑、泮托拉唑、多柔比星、吡柔比星、伊达比星、丝裂霉素、别嘌醇、罂粟碱、多沙普仑、酚妥拉明、硫喷妥钠、氟哌啶醇、非格司亭、硫酸镁、更昔洛韦、曲妥珠单抗 | 沉淀或混浊 | 避免联用 |
| 中药注射剂 | 鱼腥草、丹参酮 II A | | |

## 磷霉素 [药典（二）；基（基）；医保（甲、乙）]
### Fosfomycin

【**药理作用**】本品对葡萄球菌、肺炎链球菌、大肠埃希菌、淋病奈瑟菌、奇异变形杆菌、伤寒沙门菌、沙雷菌、大多数铜绿假单胞菌、化脓性链球菌、粪链球菌、部分吲哚阳性变形杆菌和某些克雷伯杆菌、肠杆菌属细菌有抗菌作用。

【**适应证**】用于上述敏感菌所致的呼吸道感染、败血症、腹膜炎、脑膜炎、骨髓炎、皮肤软组织感染、尿路感染和肠道感染（包括细菌性痢疾等）。

【**用法用量**】口服：成人每日 2~4g；小儿每日按体重 50~100mg/kg，分 3~4 次。肌内注射：成人每日 2~8g；小儿每日按体重 50~200mg/kg，分 3~4 次给药。静脉注射或静脉滴注：成人每日 4~12g，严重感染可加至 16g；小儿每日按体重 100~300mg/kg，分 3~4 次。

【**注意事项**】心、肾功能不全、高血压等患者应慎用。孕妇慎用。

【**药物配伍禁忌**】内容详见磷霉素的药物配伍禁忌表。

### 磷霉素的药物配伍禁忌表

| 药物类型 | 禁忌药物 | 禁忌原理 | 有效措施 |
|---|---|---|---|
| 心血管系统药物 | 氨基己酸 | 变黄色 | |
| | 双嘧达莫 | 浑浊沉淀 | |
| | 酚磺乙胺 | 变红橙色 | |
| 其他类 | 氯丙嗪 | 浑浊沉淀 | 避免联用 |
| | 氯化钙 | 黄色沉淀 | |
| | 肾上腺素 | 变色 | |
| | 多巴胺 | 变橙色 | |
| 抗菌药物 | 环丙沙星、加替沙星 | 沉淀、降效 | |

## 多黏菌素 B [药典（二）；医保（乙）]
### Polymyxin B

【**药理作用**】本品对铜绿假单胞菌、大肠埃希菌、肺炎克雷伯杆菌，以及嗜血杆菌、肠杆菌属、沙门菌、志贺菌、百日咳杆菌、巴斯德菌和弧菌等革兰阴性菌有抗菌作用。

【**适应证**】用于铜绿假单胞菌及其他假单胞菌引起的创面、尿路以及眼、耳、气管等部位感染，也可用于败血症。

【**用法用量**】静脉滴注：成人及儿童肾功能正常者每日 1.5~2.5mg/kg（一般不超过 2.5mg/kg），间隔 12 小时。肌内注射：成人及儿童每日 2.5~3mg/kg，间隔 4~6 小时。婴儿每日量可用到 4mg/kg，新生儿可用到 4.5mg/kg。

【**注意事项**】儿童、妊娠期妇女、哺乳期妇女及肾功能不全者慎用。静脉注射可能导致呼吸抑制，一般不采用。

【**药物配伍禁忌**】内容详见多黏菌素 B 的药物配伍禁忌表。

多黏菌素 B 的药物配伍禁忌表

| 药物类别 | 禁忌药物 | 禁忌原理 | 有效措施 |
|---|---|---|---|
| 抗菌药物 | 卡那霉素、青霉素 | 浑浊、沉淀，变色 | 避免联用 |
| | 红霉素、土霉素、万古霉素、头孢唑林、头孢他啶、克林霉素 | 降效 | |
| 其他 | 肝素钠、氨茶碱、碳酸氢钠 | | |
| | 细胞色素 C、能量合剂、氢化可的松 | 浑浊、沉淀，变色 | |

# 夫西地酸钠[药典（二）；医保（乙）]
## Fusidate Sodium

【**药理作用**】本品对一系列革兰阳性细菌有强大的抗菌作用。与其他抗菌药物之间无交叉耐药性。

【**适应证**】用于各种敏感细菌，尤其是葡萄球菌引起的各种感染，如骨髓炎、败血症、心内膜炎，反复感染的囊性纤维化肺炎、皮肤及软组织感染，外科及创伤性感染等。

【**用法用量**】口服：成人每 8 小时 500mg，重症感染可加倍服用；儿童 1 岁以下，每日 50mg/kg，分次给予；1~5 岁，每次 250mg，每日 3 次；5~12 岁，可按成人量给予。静脉滴注：成人每次 500mg，每日 3 次；儿童及婴儿每日 20mg/kg，分 3 次。

【**注意事项**】新生儿、妊娠期妇女、哺乳期妇女、黄疸及肝功能不全者慎用。

【**药物配伍禁忌**】内容详见夫西地酸钠的药物配伍禁忌表。

夫西地酸钠的药物配伍禁忌表

| 药物类别 | 禁忌药物 | 禁忌原理 | 有效措施 |
|---|---|---|---|
| 抗菌药物 | 卡那霉素、庆大霉素、万古霉素、头孢噻啶钠、氨苄西林、环丙沙星、甲磺酸帕珠沙星、硫酸庆大霉素、奥硝唑、氨曲南、吉他霉素 | 浑浊、沉淀、降效 | 避免联用 |
| 氨基酸类 | 氨基酸溶液 | 沉淀 | |
| 含钙制剂 | 氯化钙、葡萄糖酸钙等 | 沉淀 | |
| 其他 | 盐酸川芎嗪、盐酸氨溴索、酚磺乙胺、转化糖电解质、果糖二磷酸钠 | 白色浑浊、沉淀 | |
| 维生素 | 维生素 C、维生素 $B_6$ | 沉淀 | |
| 止血药 | 氨甲苯酸 | 性状改变 | |

# 第 2 节　化学合成的抗菌药

## 磺胺嘧啶 [药典（二）；基（基）；医保（甲、乙）]
### Sulfadiazine

【药理作用】本品对脑膜炎球菌、肺炎链球菌、淋球菌、溶血性链球菌的抑制作用较强，对葡萄球菌感染疗效差。细菌对本品可产生耐药性。

【适应证】防治敏感脑膜炎球菌所致的流行性脑脊髓膜炎。

【用法用量】口服：成人预防脑膜炎，每次 1g，每日 2g；治疗脑膜炎，每次 1g，每日 4g。儿童一般感染每日 50~75mg/kg，分 2 次；流行性脑脊髓膜炎每日 100~150mg/kg。缓慢静脉注射或静脉滴注：治疗严重感染，成人每次 1~1.5g，每日 3~4.5g。

【注意事项】服药期间注意多饮水（每日至少 1500ml），以免引起结晶尿、血尿。注射剂仅供重症患者用，不宜做皮下、鞘内或肌内注射。

【药物配伍禁忌】内容详见磺胺嘧啶的药物配伍禁忌表。

### 磺胺嘧啶的药物配伍禁忌表

| 药物类别 | 禁忌药物 | 禁忌原理 | 有效措施 |
|---|---|---|---|
| 局麻药 | 含对苯甲酰基的局麻药如普鲁卡因、苯佐卡因、丁卡因等 | 降效 | 避免联用 |
| 酸性药物 | 维生素 B、盐酸麻黄碱 | 沉淀 | |
| 阳离子药物 | 氯化钙、氯化铵 | 增加泌尿系毒性 | |
| 抗菌药物 | 青霉素、四环素、头孢替安 | 浑浊、沉淀 | |
| 碱性溶液 | 5% 碳酸氢钠溶液 | 沉淀 | |

## 呋喃妥因 [药典（二）；基（基）；医保（甲）]
### Nitrofurantoin

【药理作用】本品具有广谱抗菌性质，对葡萄球菌、肠球菌、大肠埃希菌、奈瑟球菌（淋球菌等）、枯草杆菌、志贺菌属、伤寒杆菌等有良好的抗菌作用。

【适应证】用于敏感菌所致泌尿系统感染。

【用法用量】口服。每次 0.1g，1 日 0.2~0.4g，一般连续应用不超过 14 日。

【注意事项】肾功能不全者、葡萄糖 -6- 磷酸脱氢酶缺乏者、周围神经病变者慎用。

【药物配伍禁忌】内容详见呋喃妥因的药物配伍禁忌表。

呋喃妥因的药物配伍禁忌表

| 药物类别 | 禁忌药物 | 禁忌原理 | 有效措施 |
|---|---|---|---|
| 喹诺酮类 | 左氧氟沙星、环丙沙星等 | 拮抗 | 避免联用 |
| 碱性药物 | 碳酸氢钠 | 降效 | |

# 左氧氟沙星 [药典(二);基(基);医保(甲)]
## Levofloxacin

【**药理作用**】本品是氧氟沙星的左旋体，其体外抗菌活性是氧氟沙星的 2 倍。

【**适应证**】用于革兰阴性菌所致的呼吸道、咽喉、扁桃体、泌尿道（包括前列腺）、皮肤及软组织、胆囊及胆管、中耳及鼻窦、泪囊、肠道等部位的急、慢性感染。

【**用法用量**】口服，每次 100mg，每日 2 次，根据感染严重程度可增量，最多每次 200mg，每日 3 次。静脉滴注，每日 200~600mg，分 1~2 次。

【**注意事项**】严重肾功能不全、有癫痫史及脑动脉硬化者慎用。避免过度暴露于阳光下。

【**药物配伍禁忌**】内容详见左氧氟沙星的药物配伍禁忌表。

左氧氟沙星的药物配伍禁忌表

| 药物类别 | 禁忌药物 | 禁忌原理 | 有效措施 |
|---|---|---|---|
| 抗菌药物 | 头孢美唑、阿米卡星、乳糖酸红霉素、阿奇霉素、林可霉素、磷霉素钠、磺胺嘧啶钠、甲硝唑、氯霉素、两性霉素 B | 降效 | 避免联用 |
| 碱性药物 | 碳酸氢钠 | | |
| PPIs | 奥美拉唑、兰索拉唑、泮托拉唑、雷贝拉唑 | | |
| 其他 | 阿昔洛韦、地西泮、丙泊酚、利多卡因、阿托品、东莨菪碱、硝普钠、尼群地平、呋塞米、前列地尔、甘露醇、肝素钠、肝素钙、右旋糖酐、胰岛素、重组人胰岛素、吲哚美辛钠三水合物、利妥昔单抗、曲妥珠单抗、多柔比星脂质体、硝酸甘油、三磷酸腺苷（ATP）、维生素 C | 混浊、化学结构发生变化 | |
| 中药制剂 | 清开灵、丹参、丹红、灯盏细辛、冠心宁、香丹 | | |

# 诺氟沙星 [药典(二);基(基);医保(甲)]
## Norfloxacin

【**药理作用**】本品为第三代喹诺酮类药物，抗菌谱广、作用强。

【**适应证**】用于敏感菌所致泌尿道、肠道、耳鼻喉科、妇科、外科和皮肤科等感染性疾病。

【**用法用量**】口服：成人每次 0.1~0.2g，每日 3~4 次。一般疗程为 3~8 日。严重病例及不能口服者静脉滴注，每次 200~400mg，滴注 1 小时，每 12 小时 1 次。

【**注意事项**】有胃溃疡史、癫痫史、中枢神经系统疾病者慎用。严重肾功能不全患者慎用。

【**药物配伍禁忌**】内容详见诺氟沙星的药物配伍禁忌表。

### 诺氟沙星的药物配伍禁忌表

| 药物类别 | 禁忌药物 | 禁忌原理 | 有效措施 |
|---|---|---|---|
| 抗菌药物 | 苯唑西林钠、氨苄西林钠、头孢替安、头孢匹胺、头孢哌酮钠、头孢哌酮钠他唑巴坦钠、氯霉素、磷霉素、利福平 | | |
| 其他 | 地塞米松磷酸钠、含铝、钙、铁等多价阳离子制剂 | 沉淀或浑浊 | 避免联用 |
| PPIs | 奥美拉唑、兰索拉唑、泮托拉唑、雷贝拉唑 | | |
| 中药注射剂 | 灯盏细辛、穿琥宁、双黄连、清开灵、七叶皂苷钠、丹参 | | |

# 环丙沙星 [药典（二）；基（基）；医保（甲、乙）]
## Ciprofloxacin

【**药理作用**】抗菌谱与诺氟沙星相似。

【**适应证**】用于敏感菌所致的呼吸道、尿道、消化道、胆道、皮肤和软组织、盆腔、眼、耳、鼻、咽喉等部位的感染。

【**用法用量**】口服：成人1次250mg，1日2次，重症者可加倍用量。但1日最高量不可超过1500mg。静脉滴注：1次100~200mg，1日2次，滴注时间不少于30分钟。

【**注意事项**】妊娠期妇女、哺乳期妇女和未成年者不宜用本品。

【**药物配伍禁忌**】内容详见环丙沙星的药物配伍禁忌表。

### 环丙沙星的药物配伍禁忌表

| 药物类别 | 禁忌药物 | 禁忌原理 | 有效措施 |
|---|---|---|---|
| 抗菌药物 | β–内酰胺类、乳糖酸红霉素、阿奇霉素、克林霉素、林可霉素、磷霉素、万古霉素、氯霉素、两性霉素B、甲硝唑 | 沉淀、降效 | |
| PPIs | 奥美拉唑、兰索拉唑、泮托拉唑、雷贝拉唑 | | |
| 其他 | 阿昔洛韦、氨茶碱、地西泮、丙泊酚、利多卡因、阿托品、东莨菪碱、苯妥英钠、硝普钠、尼群地平、利血平、呋塞米、地塞米松、氢化可的松、前列地尔、甘露醇、肝素钠、肝素钙、氨基己酸、右旋糖酐、胰岛素、重组人胰岛素、吲哚美辛钠三水合物、利妥昔单抗、曲妥珠单抗、多柔比星脂质体、氟尿嘧啶、培美曲塞、硝酸甘油、三磷酸腺苷（ATP）、维生素C、碳酸氢钠、磷酸钾 | 沉淀或混浊 | 避免联用 |
| 中药制剂 | 清开灵、丹参、丹红、灯盏细辛、冠心宁、香丹 | | |

## 氟罗沙星 [药典（二）；医保（乙）]
### Fleroxacin

【药理作用】本品为第三代喹诺酮类，抗菌谱包含革兰阴性菌和一些革兰阳性菌。

【适应证】用于敏感菌所致的呼吸系统、泌尿生殖系统、消化系统的感染，以及皮肤软组织、骨、关节、耳鼻喉、腹腔、盆腔感染。

【用法用量】口服：每日 0.4g，一次顿服。疗程视感染不同而定。静脉滴注：1 次 200~400mg。每日 1 次，避光缓慢滴注。

【注意事项】对喹诺酮类过敏者、18 岁以下青少年、妊娠期妇女、哺乳期妇女禁用。肝肾功能损害者、有中枢神经系统疾病及高龄患者慎用。

【药物配伍禁忌】内容详见氟罗沙星的药物配伍禁忌表。

### 氟罗沙星的药物配伍禁忌表

| 药物类别 | 禁忌药物 | 禁忌原理 | 有效措施 |
|---|---|---|---|
| 抗菌药物 | 氨曲南、氨苄西林、呋布西林钠、美洛西林钠、头孢唑林钠、头孢拉啶、头孢曲松钠、头孢匹胺钠、头孢哌酮钠、头孢哌酮钠他唑巴坦钠、头孢哌酮钠舒巴坦钠、左氧氟沙星、氯霉素、磷霉素、利福平、甲硝唑、奥硝唑、替硝唑、夫西地酸钠 | | |
| 抗病毒药物 | 阿昔洛韦 | | |
| 含氯化钠溶媒 | 氯化钠注射液、葡萄糖氯化钠注射液 | 混浊或沉淀 | 避免联用 |
| PPIs | 奥美拉唑、兰索拉唑、泮托拉唑、雷贝拉唑 | | |
| 其他 | 氨茶碱、多种微量元素注射液Ⅱ、萘普生、甘草酸二铵、复方甘草酸苷、呋塞米、果糖二磷酸钠、酚磺乙胺、氨基己酸、卡巴克络、甲泼尼龙琥珀酸钠、盐酸法舒地尔 | | |
| 中药制剂 | 穿琥宁、喜炎平、丹红、香丹、复方丹参、丹参、参芎葡萄糖、鱼腥草、双黄连、痰热清、冠心宁 | | |

## 莫西沙星 [药典（二）；基（基）；医保（乙）]
### Moxifloxacin

【药理作用】本品为第四代喹诺酮类广谱抗菌药物，对常见的呼吸道病原菌、青霉素敏感和耐药的肺炎链球菌、嗜血杆菌属、卡他莫拉菌属以及肺炎支原体、肺炎衣原体和肺炎军团菌等均较敏感。

【适应证】用于上述敏感菌所致的呼吸道感染，包括慢性支气管炎急性发作，轻度或中度的社区获得性肺炎，急性鼻窦炎等。

【用法用量】成人每日 1 次 400mg，连用 5~10 日，口服或静脉滴注。滴注 90 分钟。

【注意事项】对喹诺酮类过敏者、18 岁以下青少年、妊娠期妇女、哺乳期妇女禁用。肝肾功能损害者、有中枢神经系统疾病及高龄患者慎用。

【药物配伍禁忌】内容详见莫西沙星的药物配伍禁忌表。

### 莫西沙星的药物配伍禁忌表

| 药物类别 | 禁忌药物 | 禁忌原理 | 有效措施 |
|---|---|---|---|
| 抗菌药物 | 头孢唑林、头孢哌酮钠舒巴坦钠、头孢哌酮钠他唑巴坦钠、氟氯西林钠、万古霉素、替考拉宁、氯霉素、利福平、利福霉素钠、奥硝唑、夫西地酸钠、伏立康唑、米卡芬净 | 沉淀或浑浊 | 避免联用 |
| | 两性霉素 B 脂质复合物 | | |
| 电解质溶液 | 10% 氯化钠注射液、20% 氯化钠注射液、4.2% 碳酸氢钠注射液、8.4% 碳酸氢钠注射液、10% 氯化钾注射液 | | |
| 其他 | 氨茶碱、苯妥英钠、丹曲林、呋塞米、硝普钠、丁二磺酸腺苷蛋氨酸、复方氨基酸注射液、帕瑞昔布钠 | | |
| | 氨茶碱、别嘌醇、氟尿嘧啶 | 变色 | |
| 中药制剂 | 丹红、香丹、丹参多酚盐酸、丹参、痰热清、热毒宁、丹参酮ⅡA磺酸钠、灯盏细辛、脉络宁、肾康 | 沉淀或浑浊 | |

## 甲硝唑 [药典（二）；基（基）；医保（甲、乙）]
### Metronidazole

【药理作用】本品为硝基咪唑衍生物，有强大的杀灭滴虫的作用，对厌氧微生物有杀灭作用。

【适应证】用于治疗或预防厌氧菌引起的系统或局部感染，如腹腔、消化道、女性生殖系统、下呼吸道、皮肤及软组织、骨和关节等部位的厌氧菌感染，对败血症、心内膜炎、脑膜感染以及使用抗生素引起的结肠炎也有效。还可用于口腔厌氧菌感染。

【用法用量】肠道阿米巴病：成人 1 次 0.4~0.6g，每日 3 次，疗程 7 日；儿童每日按体重 35~50mg/kg，分 3 次口服，10 日为 1 个疗程。滴虫病：成人一次 0.2g，每日 4 次，疗程 7 日；可同时用栓剂，每晚 0.5g 置入阴道内，连用 7~10 日；儿童每日按体重 15~25mg/kg，分 3 次口服，连服 10 日。厌氧菌感染：成人每日 0.6~1.2g，分 3 次口服，7~10 日为 1 个疗程；儿童每日按体重 20~50mg/kg。

【注意事项】肝功能不全者药物可蓄积，应酌情减量。

【药物配伍禁忌】内容详见甲硝唑的药物配伍禁忌表。

### 甲硝唑的药物配伍禁忌表

| 药物类别 | 禁忌药物 | 禁忌原理 | 有效措施 |
|---|---|---|---|
| 抗菌药物 | 头孢噻肟钠、羧苄西林钠、氨苄西林钠、头孢哌酮钠、头孢吡肟 | 沉淀、浑浊或降效 | 避免联用 |
| 其他 | 甲泼尼龙琥珀酸钠、酚磺乙胺、西咪替丁、氯丙嗪、氨茶碱、异丙嗪、肝素钠、碳酸氢钠、呋塞米、表柔比星 | | |

# 替硝唑 <sup>[药典（二）；基（基）；医保（甲、乙）]</sup>
## Tinidazole

**【药理作用】** 本品对原虫（溶组织阿米巴、阴道滴虫等）和厌氧菌有良好活性。

**【适应证】** 用于厌氧菌系统与局部感染，如腹腔、妇科、手术创口、皮肤软组织、肺、胸腔等部位感染，以及败血症、肠道或泌尿生殖道毛滴虫病、梨形鞭毛虫病、肠道和肝阿米巴病。

**【用法用量】** 厌氧菌系统感染：口服每日 2g，重症可静脉滴注，每日 1.6g，1 次或分 2 次给予。手术感染的预防：术前 12 小时服 2g，手术间或结束后静脉滴注 1.6g（或口服 2g）。

**【注意事项】** 本品可透过胎盘迅速进入胎儿循环，因此妊娠 3 个月内应禁用，3 个月以上的孕妇只有具明确指征时才可选用本品。本品在乳汁中浓度与血中浓度相似，若必须用药，应暂停哺乳，并在停药 3 日后方可哺乳。如疗程中发生中枢神经系统不良反应，应及时停药。肝功能减退者应予减量。

**【药物配伍禁忌】** 内容详见替硝唑的药物配伍禁忌表。

### 替硝唑的药物配伍禁忌表

| 药物类别 | 禁忌药物 | 禁忌原理 | 有效措施 |
|---|---|---|---|
| 抗菌药物 | 头孢噻肟钠、羧苄西林钠、氨苄西林钠、头孢哌酮钠、头孢吡肟 | 变色、降效、沉淀 | 避免联用 |
| 其他 | 甲泼尼龙琥珀酸钠、酚磺乙胺、西咪替丁、氯丙嗪、氨茶碱、异丙嗪、肝素钠、碳酸氢钠、呋塞米、表柔比星 | | |

# 利奈唑胺 <sup>[药典（二）；医保（乙）]</sup>
## Linezolid

**【药理作用】** 本品为合成的噁唑酮类抗菌药，与其他抗菌药无交叉耐药性。对多重耐药的革兰阳性球菌，包括 MRSA、MRSE、PRSP、CRSP，尤其是对万古霉素耐药的肠球菌最有效。

**【适应证】** 用于控制耐万古霉素屎肠球菌所致的系统感染，包括败血症、肺炎以及复杂性皮肤和皮肤组织感染等。

**【用法用量】** 口服与静脉滴注剂量相同。成人和超过 12 岁儿童，每次 600mg，每 12 小时 1 次。治疗耐万古霉素肠球菌感染疗程 14~28 日，肺炎、菌血症及皮肤软组织感染疗程 10~14 日。儿童（出生至 11 岁者）每次 10mg/kg，每 12 小时 1 次，疗效欠佳可增至每 8 小时 1 次。

**【注意事项】** 对本药或其他成分过敏者禁用。妊娠期妇女和哺乳妇慎用。

**【药物配伍禁忌】** 内容详见利奈唑胺的药物配伍禁忌表。

### 利奈唑胺的药物配伍禁忌表

| 药物类别 | 禁忌药物 | 禁忌原理 | 有效措施 |
|---|---|---|---|
| 抗菌药物 | 头孢曲松、阿米卡星、红霉素、两性霉素 B | 降效 | 避免联用 |
| 其他 | 氢化可的松、甲泼尼龙、氯丙嗪、地西泮、苯妥英钠、硫喷妥钠、喷他脒、丹曲林、泮托拉唑 | 沉淀 | |

# 第 3 节　抗结核药

## 异烟肼 [药典（二）；基（基）；医保（甲）]
### Isoniazid

【药理作用】本品对结核杆菌有良好的抗菌作用，疗效较好，用量较小，毒性相对较低，易为患者所接受。

【适应证】用于各型肺结核的进展期、溶解播散期、吸收好转期，尚可用于结核性脑膜炎和其他肺外结核等。对痢疾、百日咳、睑腺炎等也有一定疗效。

【用法用量】口服：成人每次 0.3g，顿服。对急性粟粒性肺结核或结核性脑膜炎每次 0.2~0.3g，每日 3 次。静脉注射或静脉滴注：对较重度浸润结核、肺外活动结核等每次 0.3~0.6g，缓慢注射或静脉滴注。

【注意事项】肝功能不全者、有精神病和癫痫病史者、妊娠期妇女慎用。

【药物配伍禁忌】内容详见异烟肼的药物配伍禁忌表。

### 异烟肼的药物配伍禁忌表

| 药物类别 | 禁忌药物 | 禁忌原理 | 有效措施 |
|---|---|---|---|
| 抗结核药 | 利福平、乙胺丁醇 | 降效 | 避免联用 |

## 对氨基水杨酸钠 [药典（二）；基（基）；医保（甲）]
### Sodium Aminosalicylate

【药理作用】本品对结核菌的对氨基苯甲酸合成起抑制作用。

【适应证】常配合异烟肼、链霉素等应用，以增强疗效并避免细菌产生耐药性。

【用法用量】口服：每次 2~3g，每日 8~12g，饭后服。小儿每日 200~300mg/kg，分 4 次。静脉滴注：每日 4~12g。小儿每日 200~300mg/kg。

【注意事项】肝肾功能减退者、充血性心力衰竭、胃溃疡、葡萄糖 –6– 磷酸脱氢酶（G6PD）缺乏症患者慎用。氨基水杨酸类可由乳汁中排泄，哺乳期妇女须权衡利弊后选用。服药时间不可过长，以防毒性反应出现。

【药物配伍禁忌】内容详见对氨基水杨酸的药物配伍禁忌表。

### 对氨基水杨酸的药物配伍禁忌表

| 药物类别 | 禁忌药物 | 禁忌原理 | 有效措施 |
|---|---|---|---|
| 抗凝血药 | 华法林 | 作用增强 | 适当调整抗凝血药的剂量 |
| 水杨酸类药物 | 阿司匹林 | 不良反应加重 | 避免联用 |
| 其他 | 利福平 | 干扰吸收 | 注意给药间隔 6~8 小时 |

## 利福平 [药典（二）；基（基）；医保（甲）]
## Rifampicin

【药理作用】本品对结核杆菌和其他分枝杆菌（包括麻风杆菌等）均有明显的杀菌作用。对脑膜炎球菌、流感嗜血杆菌、金黄色葡萄球菌、表皮链球菌、肺炎军团菌等也有一定的抗菌作用。对某些病毒、衣原体也有效。

【适应证】用于肺结核和其他结核病，也可用于麻风病的治疗。此外也可考虑用于耐甲氧西林金黄色葡萄球菌（MRSA）所致的感染。

【用法用量】口服。肺结核及其他结核病，成人 1 次 0.45~0.6g，1 日 1 次，于早饭前服，疗程半年左右。1~12 岁儿童 1 次量为 10mg/kg，1 日 2 次。新生儿 1 次 5mg/kg，1 日 2 次。其他感染 1 日量 0.6~1g，分 2~3 次，饭前 1 小时服用。沙眼及结膜炎：用 0.1% 滴眼剂，1日 4~6 次，治疗沙眼的疗程为 6 周。

【注意事项】肝功能不全者、婴儿、3 个月以上妊娠期妇女慎用。用药期间应检查肝功能。服药后尿、唾液、汗液等排泄物均可显橘红色。

【药物配伍禁忌】内容详见利福平的药物配伍禁忌表。

### 利福平的药物配伍禁忌表

| 药物类别 | 禁忌药物 | 禁忌原理 | 有效措施 |
|---|---|---|---|
| 抗菌药物 | 米诺环素 | 沉淀、降效 | 避免联用 |
| 抗结核药物 | 乙胺丁醇、异烟肼 | | |
| 溶媒 | 葡萄糖、氯化钠注射液 | 降效、变色 | |
| 其他 | 地尔硫䓬、曲马多 | 沉淀 | |

## 利福喷丁 [药典（二）；医保（甲）]
## Rifapentine

【药理作用】本品抗菌谱性质与利福平相同，对结核杆菌、麻风杆菌、金黄色葡萄球菌、某些病毒、衣原体等微生物有抗菌作用，其抗结核杆菌的作用比利福平强 2~10 倍。

【适应证】用于治疗结核病（常与其他抗结核药联合应用）。

【用法用量】口服。1 次 600mg，每周只用 1 次（其作用约相当于利福平 600mg，每日 1 次）。必要时可按上量，每周 2 次。

【注意事项】酒精中毒、肝功能损害者慎用。

【药物配伍禁忌】内容详见利福喷丁的药物配伍禁忌表。

### 利福喷丁的药物配伍禁忌表

| 药物类别 | 禁忌药物 | 禁忌原理 | 有效措施 |
|---|---|---|---|
| 对氨基水杨酸类 | 对氨基水杨酸 | 降效 | 尽量避免联用 |
| 苯巴比妥类 | 苯巴比妥 | | 避免联用 |
| 抗凝血药 | 华法林 | | |
| 其他 | 乙硫异烟胺 | 加重不良反应 | 尽量避免联用 |

# 链霉素 [药典（二）；基（基）；医保（甲）]
## Streptomycin

**【药理作用】**本品对布氏杆菌、土拉伦杆菌、鼠疫杆菌、小螺菌、肉芽肿荚膜杆菌、结核杆菌等有良好的抗菌作用。

**【适应证】**用于结核杆菌感染，也用于布氏杆菌病、鼠疫以及其他敏感菌所致的感染。

**【用法用量】**肌内注射。每次 0.5g，每日 2 次；或每次 0.75g，每日 1 次，1~2 周为 1 个疗程。儿童每日 15~25mg/kg，分 2 次；治疗结核病每日 20mg/kg，隔日用药。新生儿每日 10~20mg/kg。

**【注意事项】**用前应做皮肤试验，与其他氨基糖苷类交叉过敏。肾功能损害、第Ⅷ对脑神经损害、重症肌无力或帕金森病及失水患者慎用。儿童慎用，尤其是早产儿和新生儿。引起过敏性出血性紫癜，应立即停药，并给予大量维生素 C 治疗。

**【药物配伍禁忌】**内容详见链霉素的药物配伍禁忌表。

### 链霉素的药物配伍禁忌表

| 药物类别 | 禁忌药物 | 禁忌原理 | 有效措施 |
|---|---|---|---|
| 青霉素类 | 青霉素 | 浑浊、降效 | |
| 具有肾毒性或耳毒性药物 | 氨基糖苷类、卷曲霉素、顺铂、依他尼酸、呋塞米、万古霉素、去甲万古霉素、头孢噻吩、头孢唑林、多黏菌素 | 毒性增加 | 避免联用 |

# 乙胺丁醇 [药典（二）；基（基）；医保（甲）]
## Ethambutol

**【药理作用】**本品为二线抗结核药，对结核杆菌和其他分枝杆菌有较强的抑制作用。与其他抗结核药间无交叉耐药性。但结核杆菌对本品也可缓慢产生耐药性。

**【适应证】**用于经其他抗结核药治疗无效的病例，应与其他抗结核药联合应用。以增强疗效并延缓细菌耐药性的产生。

**【用法用量】**初治：每日 15mg/kg，顿服；或每周 3 次，每次 25~30mg/kg（不超过 2.5g）；或每周 2 次，每次 50mg/kg（不超过 2.5g）。复治：每次 25mg/kg，每日 1 次，顿服，连续 60 日，继而按每次 15mg/kg，每日 1 次顿服。

**【注意事项】**痛风、视神经炎、老年人及肾功能减退者慎用。用药期间应检查眼部、视野、视力、红绿鉴别力等。肾功能减退的患者应用时需减量。

**【药物配伍禁忌】**内容详见乙胺丁醇的药物配伍禁忌表。

### 乙胺丁醇的药物配伍禁忌表

| 药物类别 | 禁忌药物 | 禁忌原理 | 有效措施 |
|---|---|---|---|
| 抗酸药 | 氢氧化铝 | 降效 | 避免联用 |
| 抗结核药 | 利福平、异烟肼 | 沉淀、降效 | |

## 丙硫异烟胺 [药典（二）；医保（乙）]
### Protionamide

【药理作用】本品对结核分枝杆菌的作用取决于感染部位的药物浓度，低浓度时仅具有抑菌作用，高浓度具有杀菌作用。与乙硫异烟胺有部分交叉耐药现象。

【适应证】与其他抗结核药联合用于结核病经一线药物（如链霉素、异烟肼、利福平和乙胺丁醇）治疗无效者。本品仅对分枝杆菌有效。

【用法用量】口服。与其他抗结核药合用，成人每次 250mg，每日 2~3 次。小儿按体重每次 4~5mg/kg，每日 3 次。

【注意事项】糖尿病、严重肝功能减退者慎用。出现视力减退或其他视神经炎症状时应立即进行眼部检查。

【药物配伍禁忌】内容详见丙硫异烟胺的药物配伍禁忌表。

### 丙硫异烟胺的药物配伍禁忌表

| 药物类别 | 禁忌药物 | 禁忌原理 | 有效措施 |
| --- | --- | --- | --- |
| 抗结核药 | 利福平、异烟肼 | 加重不良反应 | 注意监测 |
| 其他 | 维生素 B₆ | 加快维生素 B₆ 排泄 | 加大剂量 |
|  | 环丝氨酸 | 增加神经系统反应 | 严密监测神经系统反应 |

## 吡嗪酰胺 [药典（二）；基（基）；医保（甲）]
### Pyrazinamide

【药理作用】本品只对结核杆菌有杀灭作用，对其他细菌无抗菌活性。其抗结核杆菌作用的强弱与环境的 pH 密切相关，pH 为 5~5.5 时，抗菌活性最强。pH 为 7 时抗菌作用明显减弱。本品与其他抗结核药物间无交叉耐药性，单独应用极易产生耐药性。

【适应证】与其他抗结核药联合用于经一线抗结核药（如链霉素异烟肼、利福平及乙胺丁醇）治疗无效的结核病。

【用法用量】口服。与其他抗结核药联合，成人每 6 小时按体重 5~8.75mg/kg，或每 8 小时按体重 6.7~11.7mg/kg，最高每日 3g。治疗异烟肼耐药菌感染时可增加至每日 60mg/kg。

【注意事项】糖尿病、痛风或严重肝功能减退者慎用。用药期间定期检查肝功能。

【药物配伍禁忌】内容详见吡嗪酰胺的药物配伍禁忌表。

### 吡嗪酰胺的药物配伍禁忌表

| 药物类别 | 禁忌药物 | 禁忌原理 | 有效措施 |
| --- | --- | --- | --- |
| 抗痛风药物 | 别嘌醇、秋水仙碱、丙磺舒 | 降效 | 尽量避免联用 |

# 第 4 节 抗真菌药

## 两性霉素 B <sup>[药典（二）；基（基）；医保（乙）]</sup>
## Amphotericin B

【**药理作用**】本品为多烯类抗真菌药物。对本品敏感的真菌有新型隐球菌、皮炎芽生菌、组织胞浆菌、球孢子菌属、孢子丝菌属、念珠菌属等。部分曲菌属对本品耐药，皮肤和毛发癣菌则大多耐药。对细菌、立克次体、病毒等无抗微生物活性。

【**适应证**】用于敏感真菌所致的深部真菌感染且病情呈进行性发展者，如败血症、心内膜炎、脑膜炎（隐球菌及其他真菌）、腹腔感染、肺部感染、尿路感染和眼内炎等。

【**用法用量**】静脉滴注：开始以 1~5mg 或按体重每次 0.02~0.1mg/kg 给药，以后根据患者耐受情况每日或隔日增加 5mg，当增至每次 0.6~0.7mg/kg 时，即可暂停增加剂量，此为一般治疗量。鞘内给药：首次 0.05~0.1mg，以后渐增至每次 0.5mg，最大量每次不超过 1mg，每周给药 2~3 次，总量 15mg 左右。

【**注意事项**】重度肾功能损害者则需延长给药间期或减量应用，应用其最小有效量；当治疗累积剂量大于 4g 时可引起不可逆性肾功能损害。本品可致肝毒性，肝病患者避免应用本品。本品宜缓慢避光滴注，每剂滴注时间至少 6 小时。

【**药物配伍禁忌**】内容详见两性霉素 B 的药物配伍禁忌表。

### 两性霉素 B 药物配伍禁忌表

| 药物类别 | 禁忌药物 | 禁忌原理 | 有效措施 |
|---|---|---|---|
| 溶媒 | 0.9% 氯化钠注射液、复方氯化钠、电解质平衡液 | 物理不相容 | |
| 头孢菌素类 | 头孢他啶、头孢哌酮、头孢吡肟、头孢替坦、头孢他啶、头孢噻肟 | 浑浊 | |
| 青霉素类 | 氨苄西林钠舒巴坦钠、氨苄西林 | 浑浊度和颗粒增加 | |
| 氨基糖苷类 | 阿米卡星、庆大霉素、硫酸妥布霉素 | 沉淀 | |
| 大环内酯类 | 红霉素 | 浑浊 | |
| 喹诺酮类 | 环丙沙星、加替沙星、氧氟沙星 | 沉淀 | 避免联用 |
| 其他抗生素 | 氨曲南 | 浑浊度和颗粒增加 | |
| | 美罗培南、万古霉素、盐酸多西环素 | 沉淀 | |
| | 亚胺培南西司他丁钠 | 白色沉淀 | |
| | 甲硝唑 | 浑浊 | |
| 抗真菌药物 | 卡泊芬净 | 黄色沉淀 | |

续表

| 药物类别 | 禁忌药物 | 禁忌原理 | 有效措施 |
|---|---|---|---|
| 抗肿瘤药物 | 博来霉素 | 深紫色浑浊 | |
| | 阿仑珠单抗、表柔比星、多柔比星、米托蒽醌、伊立替康 | 出现沉淀 | |
| | 氮芥、多西他赛、顺铂、伊达比星、依托泊苷、紫杉醇、培美曲塞二钠、环磷酰胺、阿糖胞苷、氟尿嘧啶 | 浑浊 | |
| | 吉西他滨、长春瑞滨、达卡巴嗪 | 黄色沉淀 | |
| | 长春碱、替尼泊苷 | 物理不相容 | |
| | 硝酸镓 | 棕色变色 | |
| 止吐药 | 昂丹司琼、多拉司琼、甲氧氯普胺 | 浑浊 | 避免联用 |
| 精神系统药物 | 苯妥英钠 | 羽毛状结晶沉淀 | |
| | 多巴胺、氟哌利多、氯拉西泮 | 浑浊 | |
| | 地西泮 | 沉淀 | |
| | 氯丙嗪 | 黄色沉淀 | |
| 阿片类镇痛药物 | 阿芬太尼、吗啡、纳布啡、盐酸哌替啶 | 浑浊 | |
| 心血管系统药物 | 地高辛、多巴酚丁胺、地尔硫䓬、拉贝洛尔、普萘洛尔 | 浑浊 | |
| | 尼卡地平、乳酸氨力农 | 黄色沉淀 | |
| | 维拉帕米 | 微量沉淀 | |
| 其他 | 甘露醇、环孢素、亚叶酸 | 浑浊 | |
| | 硫酸镁、氯化钙、葡萄糖酸钙、维库溴铵、苯磺顺阿曲库铵 | 黄色沉淀 | |
| | 磷酸钾、喷他脒、羟嗪、碳酸氢钠、异丙嗪、左西替利嗪 | 沉淀 | |

## 伊曲康唑 [药典（二）；基（基）；医保（乙）]
### Itraconazole

【**药理作用**】本品为新一代三唑类高效广谱抗真菌药，对皮肤癣菌、念珠菌属、新生隐球菌、糠秕孢子菌属、曲霉菌属、组织胞浆菌属、巴西副球孢子菌、申克孢子丝菌、着色真菌属、枝孢霉属、皮炎芽生菌等感染有效。

【**适应证**】用于治疗各种深部真菌病和浅表真菌感染。治疗口腔念珠菌病、艾滋病合并念珠菌口腔炎、深部念珠菌病合并白细胞减少者、肺曲菌病、侵袭性曲菌病、组织胞浆菌病、芽生菌病、球孢子菌病及隐球菌脑膜炎等均有较好疗效。

【**用法用量**】口服。浅表真菌感染：每日 1 次，每次 0.1~0.2g 于餐时服，疗程 7~15 日。甲癣病短程间歇疗法：每次 0.2g，每日 2 次，连服 7 日，停药 3 周为 1 个疗程。系统深部真菌感染：开始每日 0.2g，疗效不佳时可加至每日 0.4g，根据临床和检验结果确定用药期的长短。

【**注意事项**】育龄妇女使用本品时，应采取适当的避孕措施，直至停药后的下一个月经周期。肝功能异常者慎用。当发生神经系统症状时应终止治疗。

【药物配伍禁忌】内容详见伊曲康唑的药物配伍禁忌表。

### 伊曲康唑的药物配伍禁忌表

| 药物类别 | 禁忌药物 | 禁忌原理 | 有效措施 |
|---|---|---|---|
| 溶媒 | 5%葡萄糖注射液、乳酸林格液 | 不相容 | |
| 抗菌药物 | 头孢曲松钠他唑巴坦钠 | 白色浑浊 | 避免联用 |
| 其他 | 腹膜透析液 | 浑浊或沉淀 | |
| 营养液 | 肠内营养乳剂 | 凝固变性 | |

## 氟康唑 [药典（二）；基（基）；医保（甲、乙）]
### Fluconazole

【药理作用】本品属吡咯类抗真菌药，抗真菌谱较广，对念珠菌感染、新型隐球菌感染、糠秕马拉色菌、小孢子菌属、毛癣菌属、表皮癣菌属、皮炎芽生菌、粗球孢子菌及荚膜组织胞浆菌、斐氏着色菌、卡氏枝孢霉等均有效。

【适应证】用于治疗以下真菌病：全身性念珠菌病，包括念珠菌血症、播散性念珠菌病及其他形式的侵入性念珠菌感染，如腹膜、心内膜、肺及泌尿道感染；隐球菌病，包括隐球菌性脑膜炎及其他部位的隐球菌感染；黏膜念珠菌病，包括口咽部、食道、非侵入性支气管等黏膜念珠菌病、肺部念珠菌感染、念珠菌尿症、皮肤黏膜和慢性萎缩性口腔念珠菌病；急性或复发性阴道念珠菌病；接受化疗或放疗而容易发生真菌感染的白血病患者及其他恶性肿瘤患者；皮肤真菌病，包括体癣、手癣、足癣、花斑癣、头癣、指/趾甲癣等皮肤真菌感染。

【用法用量】口服。念珠菌病及皮肤真菌病，每次50~100mg，每日1次。阴道念珠菌病每次150mg，每日1次。治疗隐球菌脑膜炎及其他部位感染，常用剂量为首日400mg，随后每日200~400mg。儿童应慎用。

【注意事项】本品与其他吡咯类药物可发生交叉过敏反应，因此对任何一种吡咯类药物过敏者禁用本品。肾功能减退患者治疗中需定期检查肾功能。隐球菌脑膜炎或反复发作口咽部念珠菌病的艾滋病患者需用该品长期维持治疗以防止复发。

【药物配伍禁忌】内容详见氟康唑的药物配伍禁忌表。

### 氟康唑的药物配伍禁忌表

| 药物类型 | 禁忌药物 | 禁忌原理 | 有效措施 |
|---|---|---|---|
| 青霉素类 | 氨苄西林 | 浑浊或沉淀 | |
| | 替卡西林、哌拉西林 | 混合出现果冻状物质 | 避免联用 |
| 头孢菌素类 | 头孢呋辛、头孢曲松、头孢他啶、头孢噻肟 | 浑浊、琥珀色变化 | |

续表

| 药物类型 | 禁忌药物 | 禁忌原理 | 有效措施 |
|---|---|---|---|
| 其他类抗菌药物 | 磺胺甲噁唑 / 甲氧苄啶、克林霉素、亚胺培南西司他丁钠、两性霉素 B | 沉淀或浑浊 | 避免联用 |
| | 奥佐米星 | 混合出现微粒、聚集体、细丝 | |
| | 氯霉素 | 气体逸出 | |
| 其他 | 泮托拉唑 | 浑浊、沉淀、4 小时后变黄色 | |
| | 地高辛 | 气体逸出 | |
| | 呋塞米、二氮嗪、盐酸羟嗪、乳酸氟哌啶醇、丹曲林、苯妥英钠、地西泮 | 物理不相容，沉淀或浑浊 | |
| | 喷他脒 | 混合出现果冻状物质 | |

# 伏立康唑 [药典（二）；医保（乙）]
## Voriconazole

【药理作用】本品对曲霉属、念珠菌属、镰刀菌属、尖端足分支霉、多育足分支霉、链格孢属、皮炎芽生菌、分头裂芽生菌、支孢霉属、粗球孢子菌、冠状耳霉、新型隐球菌、喙状明脐菌、棘状外瓶霉、裴氏着色霉、足菌肿马杜拉菌、拟青霉属、青霉菌属、烂木瓶霉、短帚霉和毛孢子菌属等有抗真菌作用。

【适应证】用于侵袭性曲霉病、对氟康唑耐药的白念珠菌引起的严重侵袭性感染、由足放线菌属和镰刀菌属引起的严重感染。

【用法用量】成人：无论是静脉滴注还是口服给药，首次给药第 1 日均应给予首次负荷剂量。静脉注射：第 1 日 6mg/kg（或 400mg），12 小时 1 次；维持用量，第 2 日起静脉注射 4mg/kg，12 小时 1 次。口服给药；负荷剂量体重大于 40kg 者 200mg，小于 40kg 者 100mg，均为 12 小时 1 次。12 岁以下儿童暂不推荐使用。

【注意事项】本品应用于孕妇时可导致胎儿损害。如在孕期使用，或在用药期间怀孕，应告知患者本品对胎儿的潜在危险。伏立康唑片剂中含有乳糖成分，罕见的、先天性的半乳糖不能耐受者、Lapp 乳糖酶缺乏或葡萄糖 - 半乳糖吸收障碍者不宜应用本品。如果连续治疗超过 28 日，需监测视觉功能，包括视敏度、视力范围以及色觉。

【药物配伍禁忌】内容详见伏立康唑的药物配伍禁忌表。

### 伏立康唑的药物配伍禁忌表

| 药物类型 | 禁忌药物 | 禁忌原理 | 有效措施 |
|---|---|---|---|
| 抗菌药物 | 头孢吡肟、替加环素 | 出现微粒 | 避免联用 |
| | 莫西沙星 | 浑浊 | |
| | 两性霉素 B | 黄色沉淀 | |
| | 奥佐米星 | 混合出现微粒、聚集体、细丝 | |

续表

| 药物类型 | 禁忌药物 | 禁忌原理 | 有效措施 |
|---|---|---|---|
| 其他 | 地西泮 | 黄白色不透明沉淀 | 避免联用 |
| | 氨基酸注射液 | 物理不相容，微粒增加 | |
| | 白消安 | 褐色变色形成微粒 | |
| | 丹曲林 | 浑浊、黄色沉淀 | |
| | 多柔比星 | 红色絮状沉淀 | |
| | 硫喷妥钠、泮托拉唑、硝普钠 | 出现微粒 | |
| | 苯妥英钠、环孢素、米托蒽醌、柠檬酸柔红霉素脂质体、伊达比星 | 浑浊、沉淀 | |
| CYP3A4 底物 | 特非那定、阿司咪唑、西沙必利、奎尼丁 | 使其血药浓度升高，导致 Q-T 间期延长 | |
| | 利福平、卡马西平、苯巴比妥 | 显著降低本品血药浓度 | |

# 制霉菌素<sup></sup>[药典（二）]

## Nystatin/Nystfungini

【药理作用】本品为多烯类抗真菌抗生素，对白色念珠菌、隐球菌和球孢子菌有抗菌作用，对滴虫也有一定作用。

【适应证】用于治疗口腔、消化道、阴道和体表的真菌或滴虫感染。

【用法用量】口服：1 次 50~100 万单位，1 日 3~4 次，连用 7~10 日。局部用栓剂、软膏等。

【注意事项】对深部酶菌病无效。阴道和体表感染时外用方有效。

【药物配伍禁忌】内容详见制霉菌素的药物配伍禁忌表。

### 制霉菌素的药物配伍禁忌表

| 药物类别 | 禁忌药物 | 禁忌原理 | 有效措施 |
|---|---|---|---|
| 强心苷 | 洋地黄苷 | 本品所致的低钾血症可增强潜在的洋地黄毒性 | 两者同用时应严密监测血钾浓度和心脏功能 |
| 肾上腺皮质激素 | 盐酸肾上腺素 | 可加重制霉菌素诱发的低钾血症 | 避免联用 |
| 抗肿瘤类 | 氟胞嘧啶 | 虽有协同作用，但本品可增加细胞对前者的摄取并损害其经肾排泄，从而增强氟胞嘧啶的毒性反应 | |

## 硝呋太尔 <sup>[药典（二）；医保（乙）]</sup>
### Nifuratel

【药理作用】本品对导致妇女生殖系统感染的细菌、滴虫和念珠菌有效。

【适应证】用于细菌性阴道炎、滴虫性阴道炎、念珠菌性阴道炎以及外阴炎，泌尿系统感染，消化道阿米巴病及贾第虫病。

【用法用量】治疗阴道滴虫病：饭后顿服 2g 或每次 0.25g，每日 2 次，连服 6 日，夫妻同时治疗。治疗贾第虫病：每次 0.5g，每日 2 次，连服 5 日。儿童：每次 0.01g/kg，每日 2 次，连服 2 日。阿米巴病用类似方案治疗。急性坏死性溃疡性龈炎：每次 0.5g，每日 2 次，连服 2 日。肠阿米巴病：每日 0.02~0.04g/kg，分 2 次服，连服 5~10 日。

【注意事项】使用本品期间请勿饮用酒精饮料，酒精会引起不适或恶心，但这种反应会自行消失。

【药物配伍禁忌】内容详见硝呋太尔的药物配伍禁忌表。

### 硝呋太尔的药物配伍禁忌表

| 药物类别 | 禁忌药物 | 禁忌原理 | 有效措施 |
| --- | --- | --- | --- |
| 骨髓抑制剂 | 阿糖胞苷 | 增加毒性反应，尤其是造血系统的不良反应 | 避免联用 |
| 雌激素类避孕药 | 炔雌醇 | 降低口服避孕药的效果 | |

## 益康唑 <sup>[药典（二）；医保（乙）]</sup>
### Econazole

【药理作用】本品有抑制真菌作用，高浓度时也可具杀菌作用，对白色念珠菌则可抑制其自芽孢转变为具侵袭性的菌丝形式的过程。

【适应证】局部用于皮肤念珠菌病的治疗；也可用于治疗体癣、股癣、足癣、花斑癣等。

【用法用量】局部外用，取适量涂于患处，每日早晚各 1 次。

【注意事项】对该品过敏者禁用，过敏体质者慎用。孕妇及哺乳期妇女慎用。用药部位如有烧灼感、红肿等情况应停药，并将局部药物洗净。

【药物配伍禁忌】内容详见益康唑的药物配伍禁忌表。

### 益康唑的药物配伍禁忌表

| 药物类别 | 禁忌药物 | 禁忌原理 | 有效措施 |
| --- | --- | --- | --- |
| 抗心律失常类 | 多非利特 | 可抑制细胞色素 P4503A4 介导的多非利特代谢，增高多非利特的血药浓度 | 避免联用 |
| 抗真菌类 | 两性霉素 B | 药效上有拮抗作用 | |

# 卡泊芬净 [基（基）；医保（乙）]
## Caspofungin

【**药理作用**】本品是棘白菌素类抗真菌药的第一个产品，具有广谱抗真菌活性，对白念珠菌、非白念珠菌及曲霉属的真菌均有很好的抗真菌活性，对耐氟康唑、两性霉素 B 或氟胞嘧啶的念珠菌、曲霉等也具有体外抗菌活性。与唑类或多烯类无交叉耐药，对念珠菌分离株也无天然耐药，适用于对其他治疗无效或不能耐受的侵入性曲霉病。

【**适应证**】用于食管念珠菌病，以及其他药物（如两性霉素 B、两性霉素 B 脂质体、伊曲康唑等）治疗无效或不耐受的侵入性曲霉病。

【**用法用量**】缓慢静脉滴注。侵入性曲霉病：第 1 日给予 70mg 的负荷剂量，随后 1 日 50mg。食管念珠菌病：1 日 50mg。中度肝功能不全需调整剂量。

【**注意事项**】对本品中任一组分过敏者禁用。孕妇和哺乳期妇女慎用。本品不可静脉注射，仅供缓慢静脉滴注，持续 1 小时以上。

【**药物配伍禁忌**】内容详见卡泊芬净的药物配伍禁忌表。

### 卡泊芬净的药物配伍禁忌表

| 药物类型 | 禁忌药物 | 禁忌原理 | 有效措施 |
|---|---|---|---|
| 溶媒 | 5% 葡萄糖注射液 | 不稳定 | |
| 抗菌药物 | 头孢吡肟 | 出现微粒 | |
| | 头孢比罗酯、头孢曲松、头孢哌酮、头孢替坦、头孢西丁、头孢唑林、替卡西林、替卡西林钠克拉维酸钾、氨苄西林、氨苄西林钠舒巴坦钠、哌拉西林钠他唑巴坦钠、磺胺甲噁唑/甲氧苄啶、克林霉素、氯霉素 | 白色浑浊沉淀 | |
| | 头孢呋辛、头孢噻肟、两性霉素 B | 黄色浑浊或沉淀 | |
| | 厄他培南 | 白色云状沉淀 | |
| 抑酸剂 | 泮托拉唑 | 出现微粒 | 避免联用 |
| | 兰索拉唑 | 白色浑浊沉淀 | |
| | 雷尼替丁 | 微晶沉淀 | |
| 神经系统药物 | 地西泮 | 白色沉淀 | |
| | 苯妥英钠 | 微晶沉淀 | |
| | 苯巴比妥、戊巴比妥 | 出现微粒 | |
| | 硫喷妥钠 | 混合后出现微粒 | |
| 心血管系统药物 | 地高辛、阿替洛尔 | 红褐色微沉淀 | |
| | 硝普钠 | 浑浊 | |
| | 比伐芦定 | 灰色云状沉淀 | |
| | 氨基己酸、依那普利拉 | 红棕色微量沉淀 | |

续表

| 药物类型 | 禁忌药物 | 禁忌原理 | 有效措施 |
|---|---|---|---|
| 抗肿瘤药物 | 氟尿嘧啶 | 浑浊沉淀 | 避免联用 |
| | 阿糖胞苷 | 出现微粒 | |
| | 帕米膦酸 | 微红沉淀 | |
| | 培美曲塞 | 白色浑浊 | |
| 其他类 | 阿奇霉素、多库氯铵、泮库溴铵 | 微量沉淀 | |
| | 醋酸钠、硫酸麻黄素、利多卡因 | 红棕色微晶型沉淀 | |
| | 呋塞米 | 凝胶沉淀 | |
| | 丹曲林、甲氨蝶呤 | 黄色浑浊沉淀 | |
| | 磷酸钾、膦甲酸钠、米库氯铵、酮咯酸、磷酸钠、甲泼尼龙 | 浑浊或沉淀 | |

# 米卡芬净 [医保（乙）]
## Micafungin

【药理作用】本品为棘白菌素类广谱抗真菌药，对念珠菌属、曲菌属具有广泛抗真菌作用，对耐氟康唑与伊曲康唑的念珠菌亦有作用。对临床分离的多种假丝酵母及曲霉有较强的杀灭作用，但对新型隐球菌无效。

【适应证】用于由曲霉菌和念珠菌引起的真菌血症、呼吸道真菌病、胃肠道真菌病。

【用法用量】静脉输注。曲霉病：成人一般每日 1 次 50~150mg。念珠菌病：成人一般每日 1 次 50mg。对于严重或者难治性念珠菌病患者，根据患者情况剂量可增加至 300mg/d。

【注意事项】有药物过敏史、肝功能不全者慎用。哺乳期妇女避免使用，如确需使用，必须停止哺乳。

【药物配伍禁忌】内容详见米卡芬净的药物配伍禁忌表。

### 米卡芬净的药物配伍禁忌表

| 药物类型 | 禁忌药物 | 禁忌原理 | 有效措施 |
|---|---|---|---|
| 心血管系统药物 | 胺碘酮 | 乳白色沉淀 | 避免联用 |
| | 多巴酚丁胺、拉贝洛尔 | 白色沉淀 | |
| | 地尔硫䓬 | 絮状沉淀 | |
| | 尼卡地平 | 黄白色沉淀 | |
| | 奈西立肽 | 微粒 | |
| 肌肉松弛药物 | 维库溴铵、罗库溴铵 | 白色絮状沉淀 | |
| 阿片类镇痛药 | 盐酸哌替啶、吗啡 | 白色沉淀 | |

续表

| 药物类型 | 禁忌药物 | 禁忌原理 | 有效措施 |
|---|---|---|---|
| 其他类 | 盐酸咪达唑仑 | 凝胶沉淀 | 避免联用 |
| | 苯妥英钠、左西替利嗪 | 浑浊沉淀 | |
| | 昂丹司琼 | 白色絮状沉淀 | |

# 第 5 节　抗病毒药

阿昔洛韦（60）　　　　齐多夫定（63）
更昔洛韦（61）　　　　膦甲酸钠（64）

## 阿昔洛韦 [药典（二）；基（基）；医保（甲、乙）]
### Aciclovir

【药理作用】本品为一种合成的嘌呤核苷类似物。主要用于单纯疱疹病毒所致的各种感染，可用于初发或复发性皮肤、黏膜，外生殖器感染及免疫缺陷者发生的 HSV 感染。为治疗 HSV 脑炎的首选药物，减少发病率及降低死亡率均优于阿糖腺苷。还可用于带状疱疹，EB 病毒及免疫缺陷者并发水痘等感染。局部仅用于皮肤，阿昔洛韦的皮肤吸收较少。

【适应证】单纯疱疹病毒感染：用于免疫缺陷者初发和复发性黏膜皮肤感染的治疗以及反复发作病例的预防；也用于单纯疱疹性脑炎治疗。带状疱疹：用于免疫缺陷者严重带状疱疹或免疫功能正常者弥散型带状疱疹的治疗。免疫缺陷者水痘的治疗。

【用法用量】重症生殖器疱疹初治，按体重 1 次 5mg/kg，隔 8 小时滴注 1 次，共 5 日。免疫缺陷者皮肤黏膜单纯疱疹或严重带状疱疹，按体重 1 次 5~10mg/kg，隔 8 小时滴注 1 次，共 7~10 日。单纯疱疹性脑炎，按体重 1 次 10mg/kg，隔 8 小时滴注 1 次，共 10 日。成人每日最高剂量按体重为 30mg/kg，或按体表面积为 $1.5g/m^2$，每 8 小时不可超过 20mg/kg。

【注意事项】肾损害者接受本品治疗时，可造成死亡，用药前或用药期间应检查肾功能。免疫功能不全者慎用。

【药物配伍禁忌】内容详见阿昔洛韦的药物配伍禁忌表。

### 阿昔洛韦的药物配伍禁忌表

| 药物类型 | 禁忌药物 | 禁忌原理 | 有效措施 |
|---|---|---|---|
| 抗菌药物 | 氨苄西林钠舒巴坦钠、两性霉素 B、达托霉素 | 浑浊或沉淀 | 避免联用 |
| | 环丙沙星 | 微晶沉淀 | |
| | 头孢吡肟 | 形成晶体 | |
| | 氨曲南 | 白色絮状沉淀 | |
| | 哌拉西林钠他唑巴坦钠 | 形成微粒 | |

续表

| 药物类型 | 禁忌药物 | 禁忌原理 | 有效措施 |
|---|---|---|---|
| 心血管系统药物 | 氨基己酸、拉贝洛尔 | 微晶沉淀 | |
| | 艾司洛尔 | 结晶微粒 | |
| | 多巴酚丁胺 | 棕色浑浊 | |
| | 非诺多泮 | 变黄色 | |
| | 甲基多巴、维拉帕米 | 白色沉淀 | |
| | 肼屈嗪 | 黄色变暗 | |
| | 尼卡地平、奎尼丁 | 白色云状沉淀 | |
| | 依替巴肽 | 晶状沉淀 | |
| | 普鲁卡因胺 | 出现晶体 | |
| 抗肿瘤药物 | 表柔比星 | 深紫色浑浊 | |
| | 达卡巴嗪 | 白色絮状沉淀 | |
| | 多柔比星、氟达拉滨、丝裂霉素、柔红霉素 | 颜色变暗 | |
| | 吉西他滨 | 沉淀 | |
| | 伊达比星 | 浑浊和变色 | |
| | 伊立替康 | 微粒 | |
| | 长春瑞滨 | 白色沉淀 | 避免联用 |
| | 盐酸托泊替康 | 淡黄色 | |
| | 美司钠 | 白色云状沉淀 | |
| 神经、精神系统药物 | 地西泮 | 云状沉淀 | |
| | 苯妥英钠 | 微晶沉淀 | |
| | 多巴胺 | 变色 | |
| | 乳酸氟哌啶醇 | 沉淀 | |
| | 胺碘酮、氯丙嗪 | 白色沉淀 | |
| 止吐药 | 昂丹司琼、多拉司琼、帕洛诺司琼 | 沉淀 | |
| 抗组胺药 | 异丙嗪 | 白色云状沉淀 | |
| | 左西替利嗪 | 白色晶体 | |
| 其他类 | 氯胺酮 | 沉淀 | |
| | 对乙酰氨基酚 | 形成微粒 | |
| | 利多卡因 | 白色絮状沉淀 | |
| | 膦甲酸钠、酮咯酸 | 晶状沉淀 | |
| | 他克莫司 | 降效 | |
| | 盐酸咪达唑仑、磷酸可待因、维库溴铵 | 白色沉淀 | |

# 更昔洛韦 [药典（二）；基（基）；医保（乙）]
Ganciclovir

【药理作用】本品为阿昔洛韦同系物，有强大的抗巨细胞病毒活性。在巨细胞病毒感染细胞中，本品在细胞内的浓度为阿昔洛韦的 10 倍。

【适应证】预防可能发生有巨细胞病毒感染风险的器官移植受者的巨细胞病毒病。治疗免疫功能缺陷患者（包括艾滋病患者）发生的巨细胞病毒性视网膜炎。

【用法用量】静脉滴注，时间不少于 1 小时。诱导治疗：每次 5mg/kg，每 12 小时 1 次，疗程 2~3 周。维持治疗：每日 1 次 5mg/kg，疗程 7 日。口服每次 1g，每日 3 次，与食物同服。

【注意事项】与有可能抑制骨髓的药物联用可增加本品的毒性。

【药物配伍禁忌】内容详见更昔洛韦的药物配伍禁忌表。

### 更昔洛韦的药物配伍禁忌表

| 药物类型 | 禁忌药物 | 禁忌原理 | 有效措施 |
|---|---|---|---|
| 青霉素类抗生素 | 氨苄西林钠舒巴坦钠、氨苄西林 | 浑浊沉淀 | 避免联用 |
| | 青霉素钾、替卡西林、苯唑西林、哌拉西林 | 雾度、浊度增加 | |
| | 哌拉西林钠他唑巴坦钠 | 白色沉淀 | |
| 头孢菌素类抗生素 | 头孢呋辛、头孢曲松、头孢哌酮、头孢吡肟、头孢唑肟、头孢替坦、头孢他啶、头孢噻肟、头孢孟多、头孢唑林、头孢西丁 | 雾度、浊度增加 | |
| 氨基糖苷类抗生素 | 奈替米星 | 雾度、浊度增加 | |
| | 庆大霉素 | 分解 | |
| | 阿米卡星 | 物理不相容 | |
| 其他类抗菌药物 | 磺胺甲噁唑 / 甲氧苄啶、氯霉素、硫酸妥布霉素、米诺环素、红霉素、万古霉素、亚胺培南西司他丁钠、氨曲南、盐酸多西环素、替卡西林钠克拉维酸钾、克林霉素 | 浊度和沉淀量增加 | |
| | 两性霉素 B 常规胶体 | 黄色沉淀 | |
| | 甲硝唑 | 变黄色 | |
| 抗肿瘤药物 | 表柔比星、柔红霉素 | 深紫色和沉淀 | |
| | 阿糖胞苷、伊达比星 | 沉淀 | |
| | 多柔比星 | 深紫色 | |
| | 氟达拉滨 | 颜色变暗 | |
| | 吉西他滨 | 结晶沉淀 | |
| | 丝裂霉素 | 红紫色变色 | |
| | 盐酸托泊替康 | 淡黄色 | |
| | 伊立替康、长春瑞滨、达卡巴嗪 | 白色沉淀 | |
| 心血管系统药物 | 胺碘酮 | 浑浊 | |
| | 艾司洛尔、乳酸氨力农、多巴酚丁胺、维拉帕米、奎尼丁、普鲁卡因胺 | 雾度、浊度增加 | |
| | 地尔硫䓬 | 白色絮状沉淀 | |
| | 二氮嗪 | 不相容 | |
| | 非诺多泮 | 变黄色 | |
| | 尼卡地平 | 白色云状沉淀 | |

续表

| 药物类型 | 禁忌药物 | 禁忌原理 | 有效措施 |
|---|---|---|---|
| 神经系统药物 | 苯妥英钠、地西泮 | 沉淀 | |
| | 乳酸氟哌啶醇、氯丙嗪 | 雾度、浊度增加 | |
| 消化系统药物 | 昂丹司琼、西咪替丁、法莫替丁、甲氧氯普胺 | 雾度、浊度增加 | |
| | 多拉司琼 | 沉淀 | |
| | 帕洛诺司琼 | 白色浑浊沉淀 | |
| 阿片类镇痛药物 | 布托啡诺、罂粟碱、盐酸哌替啶、吗啡、纳布啡 | 雾度、浊度增加 | |
| | 美沙酮 | 白色云状沉淀 | 避免联用 |
| 其他 | 甲磺酸酚妥拉明、甲泼尼龙、间羟胺、肼屈嗪、氯化琥珀胆碱、硫酸镁、链激酶、硫唑嘌呤钠、喷他脒、氢化可的松、去氧肾上腺素、肾上腺素、酮咯酸、盐酸咪达唑仑 | 雾度、浊度增加 | |
| | 膦甲酸钠 | 沉淀 | |
| | 去甲肾上腺素、异丙肾上腺素 | 分解 | |
| | 他克莫司 | 化学反应，含量降低 | |
| | 维库溴铵 | 白色沉淀 | |

# 齐多夫定 [医保（乙）]
## Zidovudine

【药理作用】本品进入细胞后首先被宿主细胞内胸腺嘧啶激酶磷酸化，转变成三磷酸盐，该三磷酸盐可竞争性抑制 HIV 的逆转录酶，使 HIV 从 RNA 逆转录成 DNA 的过程发生障碍，因而阻碍了病毒 DNA 的合成。

【适应证】用于治疗 HIV 感染。

【用法用量】成人每次 200mg，每 4 小时 1 次，按时间给药。贫血患者每次 100mg。

【注意事项】对本品或制剂中任何成分过敏者禁用。对于中性粒细胞计数异常低下（$< 0.75 \times 10^9$/L）者或血红蛋白水平异常低下（$< 7.5$g/dl 或 4.65mmol/L）者禁用。

【药物配伍禁忌】内容详见齐多夫定的药物配伍禁忌表。

### 齐多夫定的药物配伍禁忌表

| 药物类型 | 禁忌药物 | 禁忌原理 | 有效措施 |
|---|---|---|---|
| 生物混合制剂或胶体溶液 | 血液制品、蛋白质溶液等 | 浑浊、沉淀 | |
| 消化系统药物 | 兰索拉唑 | 浑浊、沉淀 | 避免联用 |
| 抗菌药物 | 美罗培南 | 变黄色 | |
| 抗肿瘤药物 | 右雷佐生 | 微粒沉淀 | |

# 膦甲酸钠[医保（乙）]
## Foscarnet Sodium

**【药理作用】**本品是无机焦磷酸盐的有机类似物，体外可抑制包括巨细胞病毒（CMV）、单纯疱疹病毒 1 型和 2 型（HSV-1 和 HSV-2）等疱疹病毒的复制。

**【适应证】**用于治疗艾滋病（AIDS）患者巨细胞病毒性视网膜炎；免疫功能损害患者耐阿昔洛韦单纯疱疹病毒性皮肤黏膜感染。

**【用法用量】**静脉滴注。治疗艾滋病（AIDS）患者巨细胞病毒性视网膜炎：诱导治疗剂量为 60mg/kg，每 8 小时 1 次；维持治疗剂量每日为 90~120mg/kg。免疫功能损害患者耐阿昔洛韦单纯疱疹病毒（HSV）性皮肤黏膜感染：推荐剂量为 40mg/kg，每 8 或 12 小时 1 次。

**【注意事项】**使用本品期间必须密切监测肾功能，根据肾功能情况调整剂量。静脉滴注速度不得大于 1mg/（kg·min）。为减低本品的肾毒性，使用以前及使用期间患者应水化并适当使用噻嗪类利尿药。

**【药物配伍禁忌】**内容详见膦甲酸钠的药物配伍禁忌表。

## 膦甲酸钠的药物配伍禁忌表

| 药物类型 | 禁忌药物 | 禁忌原理 | 有效措施 |
|---|---|---|---|
| 溶媒 | 30% 葡萄糖注射液 | 物理不相容 | |
| | 林格液、乳酸林格液 | 形成螯合物 | |
| 抗菌药物 | 环丙沙星 | 晶状沉淀 | |
| | 哌拉西林钠他唑巴坦钠 | 白色沉淀 | |
| | 克林霉素 | 雾度、浊度增加 | |
| | 两性霉素 B 常规胶体、两性霉素 B 脂质复合物 | 黄色云状沉淀 | |
| | 米诺环素 | 微晶沉淀 | |
| | 卡泊芬净、柠檬酸柔红霉素脂质体 | 浑浊沉淀 | 避免联用 |
| 抗病毒药物 | 阿昔洛韦 | 晶状沉淀 | |
| | 更昔洛韦 | 沉淀 | |
| 抗肿瘤药物 | 表柔比星 | 小晶体颗粒 | |
| | 达卡巴嗪 | 白色絮状沉淀 | |
| | 多柔比星、米托蒽醌 | 浑浊沉淀 | |
| | 柔红霉素 | 微量沉淀 | |
| | 伊达比星 | 微晶沉淀 | |
| | 盐酸托泊替康 | 出现淡黄色 | |
| | 长春瑞滨 | 产生微粒 | |

续表

| 药物类型 | 禁忌药物 | 禁忌原理 | 有效措施 |
|---|---|---|---|
| 消化系统药物 | 昂丹司琼 | 白色絮状沉淀 | |
| | 多拉司琼 | 晶状沉淀 | |
| | 兰索拉唑 | 褐色沉淀 | |
| 心血管系统药物 | 地高辛 | 气体逸出 | |
| | 胺碘酮 | 白色沉淀 | |
| | 多巴酚丁胺 | 沉淀 | |
| | 拉贝洛尔 | 轻微紫色 | |
| | 尼卡地平 | 白色云状沉淀 | 避免联用 |
| | 奎尼丁 | 白色晶形沉淀 | |
| | 维拉帕米 | 白色浑浊 | |
| | 肼屈嗪 | 黄色浑浊沉淀 | |
| 神经系统药物 | 地西泮 | 气体逸出 | |
| | 异丙嗪、盐酸咪达唑仑 | 产生气体 | |
| | 氯丙嗪、乳酸氟哌啶醇 | 白色沉淀 | |
| 其他类 | 甲泼尼龙、去甲肾上腺素 | 微粒沉淀 | |
| | 亚叶酸 | 黄色浑浊 | |

# 第6节 抗寄生虫药

氯喹（65）　　　　　　　　　羟氯喹（66）　　　　　　　　　伯氨喹（66）

## 氯喹 [药典(二);基(基);医保(甲)]
### Chloroquine

【药理作用】本品主要对疟原虫的红内期起作用，可能是干扰了疟原虫裂殖体 DNA 的复制与转录过程或阻碍了其内吞作用，从而使虫体缺乏氨基酸而死亡，能有效控制疟疾症状发作。

【适应证】用于治疗恶性疟、间日疟及三日疟。还可用于治疗肝阿米巴病、华支睾吸虫病、肺吸虫病、结缔组织病等，另可用于治疗光敏性疾患，如日晒红斑症。

【用法用量】口服。间日疟，成人首剂 1g，第 2、3 日各 0.75g。小儿首剂按体重 10mg/kg，最大量不超过 600mg，6 小时后按体重 5mg/kg 再服 1 次，第 2、3 日每日按体重 5mg/kg。抑制性预防疟疾，每周 1 次，每次 0.5g。肠外阿米巴病，口服每日 1g，连服 2 日后改为每日 0.5g，总疗程为 3 周。小儿每日按体重 10mg/kg（最大量不超过 600mg），分 2~3 次服，连服 2 周，休息 1 周后，可重复 1 个疗程。类风湿关节炎，每日 0.25~0.5g，待症状控制后，改为 0.125g，每日 2~3 次，需服用 6 周至 6 个月才能达到最大的疗效。

**【注意事项】** 肝肾功能不全、心脏病、**重型多型红斑**、血卟啉病、牛皮癣及精神病患者慎用。本品可引起胎儿脑积水、四肢畸形及耳聋，故孕妇禁用。

**【药物配伍禁忌】** 内容详见氯喹的药物配伍禁忌表。

### 氯喹的药物配伍禁忌表

| 药物类别 | 禁忌药物 | 禁忌原理 | 有效措施 |
|---|---|---|---|
| 抗凝血药 | 肝素钠、肝素钙 | 可产生沉淀或其他理化性质改变 | 避免联用 |
| 溶栓药 | 尿激酶 | | |
| 喹诺酮类抗生素 | 培氟沙星 | | |
| 甲状腺素类药 | 甲状腺素、左甲状腺素 | 加重本药的不良反应 | |
| 氨基糖苷类抗生素 | 链霉素 | 加重本药对神经 – 肌肉接头的直接抑制作用 | |

## 羟氯喹 [药典（二）；基（基）；医保（乙）]
### Hydroxychloroquine

**【药理作用】** 本品为 4– 氨基喹啉衍生物类抗疟药，作用和机制与氯喹类似，但毒性仅为氯喹的一半。本品也有抗炎、调节免疫、抗感染、光滤、抗凝等作用。

**【适应证】** 用于治疗类风湿关节炎，青少年慢性关节炎，盘状和系统性红斑狼疮，以及由阳光引发或加剧的皮肤病变。

**【用法用量】** 成人首次剂量为每日 400mg，分次服用。小儿应使用最小有效剂量，每日不应超过 6.5mg/kg 或 400mg，甚至更小量。

**【注意事项】** 开始使用前应进行眼科学检查，包括视力灵敏度、眼科镜检、中心视野和色觉等。此后，每年至少检查一次。超过推荐的每日剂量会大大增加视网膜毒性的风险。年龄低于 6 岁的儿童禁用，200mg 片剂不适合用于体重低于 35kg 的儿童。

**【药物配伍禁忌】** 内容详见羟氯喹的药物配伍禁忌表。

### 羟氯喹的药物配伍禁忌表

| 药物类别 | 禁忌药物 | 禁忌原理 | 有效措施 |
|---|---|---|---|
| 氨基糖苷类抗生素 | 链霉素、庆大霉素等 | 增强本药直接阻滞神经 – 肌肉接头的作用 | 避免联用 |
| 可致心律失常药物 | 卤泛群、胺碘酮 | 增加发生室性心律失常的风险 | |
| 喹诺酮类抗生素 | 莫西沙星 | | |

## 伯氨喹 [药典（二）；基（基）；医保（甲）]
### Primaquine

**【药理作用】** 本品与帕马喹同属 8– 氨基喹啉类衍生物，其抗疟作用可能与干扰疟原虫

DNA 合成有关。伯氨喹能抑制线粒体的氧化作用，使疟原虫摄氧量减少。对红外期与配子体有较强的杀灭作用，为阻止复发、中断传播的有效药物。

【适应证】用于根治间日疟和控制疟疾传播，常与氯喹或乙胺嘧啶合用。

【用法用量】口服。根治间日疟：每日 26.4mg（盐基 15mg），连服 14 日；或每日服 39.6mg，连服 8 日。服此药前 3 日，同服氯喹，或在第 1、2 日同服乙胺嘧啶。控制疟疾传播：配合氯喹等治疗恶性疟时，每日服 26.4mg，连服 3 日。

【注意事项】系统性红斑狼疮患者、类风湿关节炎患者、重度葡萄糖 –6– 磷酸脱氢酶缺乏症患者、妊娠期妇女禁用。肝脏、肾脏及血液系统疾病患者、糖尿病患者慎用。

【药物配伍禁忌】米帕林会抑制本药的代谢，正在使用本药的患者禁用米帕林；近期使用过米帕林的患者禁用本药。

# 第2章　主要作用于神经系统的药物

## 第1节　麻醉镇痛药及辅助用药

### 吗啡 [药典（二）；基（基）；医保（甲）]
### Morphine

【药理作用】本品为强效镇痛药，能抑制大脑皮质痛觉区，对呼吸中枢和咳嗽中枢有抑制作用，对胆道、输尿管、支气管等平滑肌都呈现兴奋作用，增加其张力。

【适应证】用于其他镇痛药无效的急性剧痛，如严重创伤、战伤、烧伤、晚期癌症等疼痛。

【用法用量】皮下注射：成人1次5~15mg，1日10~40mg；极量1次20mg，1日60mg。静脉注射：成人5~10mg，用作静脉全麻按体重不得超过1mg/kg。手术后镇痛注入硬膜外间隙，成人自腰脊部位注入，1次极限5mg，胸脊部位应减为2~3mg。按一定的间隔可重复给药多次。注入蛛网膜下腔1次0.1~0.3mg，原则上不再重复给药。对于重度癌痛患者，首次剂量范围较大，1日3~6次，以预防癌痛发生及充分缓解癌痛。口服：成人1次5~15mg，1日15~60mg；极量1次30mg，1日100mg。老年人及肝、肾功能不全患者应酌情减量。

【注意事项】吗啡能通过胎盘或乳汁抑制胎儿或新生儿呼吸，同时能对抗催产素对子宫的兴奋作用而延长产程，故禁用于分娩止痛及哺乳期妇女止痛。由于抑制呼吸及抑制咳嗽反射以及释放组胺而致支气管收缩，故禁用于支气管哮喘及肺源性心脏病患者。颅脑损伤所致颅内压增高、肝功能严重减退患者禁用。休克及昏迷患者禁用。长期服用有成瘾性。

【药物配伍禁忌】内容详见吗啡的药物配伍禁忌表。

#### 吗啡的药物配伍禁忌表

| 药物类型 | 禁忌药物 | 禁忌原理 | 有效措施 |
|---|---|---|---|
| 抗肿瘤药物 | 硫唑嘌呤钠 | 微晶沉淀 | 避免联用 |
|  | 阿仑珠单抗 | 出现微粒 |  |
|  | 曲妥珠单抗 | 絮状物沉淀 |  |
|  | 丝裂霉素 | 变紫色 |  |
|  | 盐酸多柔比星脂质体 | 物理不相容 |  |
| 其他类 | 苯妥英钠 | 沉淀 |  |
|  | 丹曲林、两性霉素B常规胶体、两性霉素B脂质复合物 | 黄色沉淀 |  |
|  | 二氮嗪 | 不相容 |  |

续表

| 药物类型 | 禁忌药物 | 禁忌原理 | 有效措施 |
|---|---|---|---|
| 其他类 | 两性霉素 B 胆固醇、柠檬酸柔红霉素脂质体、沙格司亭 | 浑浊 | 避免联用 |
| | 兰索拉唑 | 黄白色浑浊沉淀 | |
| | 两性霉素 B 脂质体 | 出现微粒 | |
| | 头孢比罗酯 | 白色云状沉淀 | |
| | 喷他脒、乳酸氨力农、更昔洛韦、戊巴比妥、吲哚美辛钠三水合物 | 雾度浊度增加 | |

## 哌替啶<sup>[药典（二）；基（基）；医保（甲）]</sup>
### Pethidine

【**药理作用**】本品系吗啡的人工代用品，其作用和机理与吗啡相似，具有与吗啡类似的性质。

【**适应证**】用于各种剧痛，如创伤性疼痛、手术后疼痛、麻醉前用药，或局麻与静吸复合麻醉辅助用药等。慢性重度疼痛的晚期癌症患者不宜长期使用本品。

【**用法用量**】口服：每次 50~100mg，极量每次 150mg，每日 600mg。皮下注射或肌内注射：每次 25~100mg，极量每次 150mg，每日 600mg。2 次用药间隔不宜少于 4 小时。

【**注意事项**】儿童慎用，1 岁以内小儿一般不应静脉注射本品。对局部有刺激性，不宜皮下注射。过量可致瞳孔散大、惊厥、幻觉、心动过速、血压下降、呼吸抑制、昏迷等。其他注意事项同吗啡。

【**药物配伍禁忌**】内容详见哌替啶的药物配伍禁忌表。

### 哌替啶的药物配伍禁忌表

| 药物类型 | 禁忌药物 | 禁忌原理 | 有效措施 |
|---|---|---|---|
| 神经系统药物 | 苯巴比妥、氯硝西泮、戊巴比妥 | 雾度、浊度增加 | 避免联用 |
| | 苯妥英钠、地西泮、硫喷妥钠 | 白色沉淀 | |
| 头孢类抗生素 | 头孢比罗酯 | 白色云状沉淀 | |
| | 头孢哌酮 | 雾度浊度增加 | |
| | 头孢吡肟 | 浑浊 | |
| 其他类 | 更昔洛韦、两性霉素 B 胆固醇、硫唑嘌呤钠 | 雾度、浊度增加 | |
| | 两性霉素 B 常规胶体、丹曲林 | 黄色沉淀 | |
| | 二氮嗪 | 物理不相容 | |
| | 兰索拉唑、泮托拉唑 | 浑浊沉淀 | |
| | 两性霉素 B 脂质体、萘夫西林、吲哚美辛三水合物、硫喷妥钠 | 浑浊 | |
| | 米卡芬净 | 乳白色沉淀 | |
| | 别嘌醇 | 出现微粒 | |
| | 米诺环素、伊达比星 | 变色 | |

# 美沙酮 [药典（二）；医保（乙）]
## Methadone

【药理作用】本品为 μ 阿片受体激动剂，药效与吗啡类似，具有镇痛作用，并可产生呼吸抑制、缩瞳、镇静等作用。

【适应证】用于创伤、术后、癌症引起的重度疼痛的镇痛治疗，阿片类依赖的脱毒治疗及阿片类依赖的替代维持治疗。

【用法用量】口服。成人 1 次 5~10mg。

【注意事项】呼吸中枢功能不全者及幼儿禁用。孕妇产前不宜使用。不得静脉注射。

【药物配伍禁忌】内容详见美沙酮的药物配伍禁忌表。

### 美沙酮的药物配伍禁忌表

| 药物类型 | 禁忌药物 | 禁忌原理 | 有效措施 |
|---|---|---|---|
| 抗病毒药物 | 阿昔洛韦、更昔洛韦 | 白色沉淀 | 避免联用 |
| 神经系统药物 | 苯妥英钠 | 沉淀 | |
| | 氯硝西泮 | 雾度、浊度增加 | |
| | 硫喷妥钠 | 白色沉淀 | |
| | 戊巴比妥 | 浑浊 | |
| 其他类 | 别嘌醇、氟尿嘧啶、兰索拉唑 | 白色沉淀 | |
| | 磺胺甲噁唑/甲氧苄啶 | 微粒沉淀 | |
| | 两性霉素 B 常规胶体 | 絮状沉淀 | |
| | 丹曲林 | 黄色沉淀 | |
| | 哌拉西林钠他唑巴坦钠、柠檬酸柔红霉素脂质体 | 浑浊 | |

# 芬太尼 [药典（二）；基（基）；医保（甲）]
## Fentanyl

【药理作用】本品为阿片受体激动剂，属强效麻醉性镇痛药，药理作用与吗啡相似，其镇痛效力为吗啡的 80 倍。

【适应证】用于各种疼痛和术后镇痛，亦可作为麻醉辅助药。

【用法用量】静脉注射。体外循环手术初剂量：按体重 0.002~0.005mg/kg，维持量为初剂量的一半。PCA 术后镇痛用量为 0.19~2.0mg/d。其他用量遵医嘱。

【注意事项】支气管哮喘、呼吸抑制、对本品特别敏感的患者以及重症肌无力患者禁用。心律不齐患者慎用。运动员慎用。孕妇及哺乳期妇女慎用。两岁以下婴儿慎用。

【药物配伍禁忌】内容详见芬太尼的药物配伍禁忌表。

### 芬太尼的药物配伍禁忌表

| 药物类别 | 禁忌药物 | 禁忌原理 | 有效措施 |
|---|---|---|---|
| 单胺氧化酶抑制剂 | 苯乙肼、异烟肼（雷米封）、异丙肼、异卡波肼(异唑肼、闷可乐)、苯异丙肼、异丙烟肼、苯二肼、沙夫肼、司来吉兰、超苯环丙胺、反苯环丙胺、吗氯贝胺、帕吉林、和苯环丙胺、尼亚胺、灰黄霉素、百乐明（强内心）等 | 引发严重的并发症，临床表现为多汗、肌肉僵直、血压先升高后剧降、呼吸抑制、发抖、昏迷、高热、惊厥、终致循环虚脱而死亡 | 避免联用（停用14日以上方可给药） |
| 中枢抑制剂 | 苯巴比妥、地西泮和其他麻醉剂 | 加强芬太尼的作用 | 联用时，芬太尼剂量应减少1/4~1/3 |
| 吩噻嗪类抗精神病药 | 氯丙嗪、奋乃静、氟奋乃静、甲硫哒嗪、丙氯拉嗪等 | 有协同作用 | 合用时应慎重并适当调整剂量 |
| 麻醉药 | 哌替啶 | 两药可有交叉敏感 | 避免联用 |
| | 80% 氧化亚氮 | 可诱发心率减慢、心肌收缩减弱、心排血量减少，左室功能欠佳者尤其明显 | |
| 肌肉松弛药 | 如筒箭毒碱，氯化琥珀胆碱等 | 肌肉松弛药能解除本品的肌肉僵直，遇有呼吸暂停，持续的时间又长，应识别这是中枢性的（系本品使用所致），还是外周性的（由于肌肉松弛药作用于神经肌接头处 $N_2$ 受体） | 肌肉松弛药的用量可因本品的使用而相应减少 |

## 丙泊酚 [基（基）；医保（甲）]
## Propofol

【**主要作用**】本品为烷基酸类的短效静脉麻醉药，镇痛效应较弱，可使颅内压降低、脑耗氧量及脑血流量减少；对呼吸系统有抑制作用，可出现暂时性呼吸停止；对循环系统也有抑制作用，可出现血压降低。

【**适应证**】用于全身麻醉的诱导和维持。常与硬膜外或脊髓麻醉同时应用，也常与镇痛药、肌肉松弛药及吸入性麻醉药同用。

【**用法用量**】由于剂型及规格不同，用法用量请仔细阅读药品说明书或遵医嘱。

【**药物配伍禁忌**】内容详见丙泊酚的药物配伍禁忌表。

### 丙泊酚的药物配伍禁忌表

| 药物类别 | 禁忌药物 | 禁忌原理 | 有效措施 |
|---|---|---|---|
| 阿片类药物 | 芬太尼、瑞芬太尼、舒芬太尼 | 合用增强本品的呼吸抑制作用 | 合用时应减少本品剂量 |
| 麻醉药 | 布比卡因、利多卡因、咪达唑仑 | 合用加重本品的催眠作用 | |
| 抗焦虑药 | 地西泮 | 合用产生协同作用，延长睡眠时间 | 合用需慎重 |
| 麻醉药 | 氟烷 | 合用增加本品的中毒危险 | |
| 肌肉松弛药 | 维库溴铵 | 合用增强维库溴铵的神经－肌肉阻滞作用 | |
| | 氯化琥珀胆碱 | 合用可行动过缓 | |

# 丁丙诺啡 <sup>[药典（二）；医保（乙）]</sup>
## Buprenorphine

**【药理作用】**本品为阿片受体激动药，镇痛作用强于哌替啶、吗啡。与阿片受体亲合力强，起效慢，持续时间 6~8 小时。药物依赖性近似吗啡。可通过胎盘和血－脑脊液屏障。

**【适应证】**用于各种术后疼痛、癌性疼痛、烧伤、肢体痛、心绞痛等。也可作为戒瘾的维持治疗。

**【用法用量】**舌下含服。每次 0.2~0.8mg，每隔 6~8 小时 1 次。

**【注意事项】**颅脑损伤及呼吸抑制患者慎用。

**【药物配伍禁忌】**内容详见丁丙诺啡的药物配伍禁忌表。

### 丁丙诺啡的药物配伍禁忌表

| 药物类别 | 禁忌药物 | 禁忌原理 | 有效措施 |
|---|---|---|---|
| 中枢抑制剂 | 地西泮 | 地西泮还可加强丁丙诺啡的作用，这样就更易造成身体多器官系统的损害，从而易引起呼吸抑制，昏迷、甚至死亡 | 避免联用 |

# 羟考酮 <sup>[医保（乙）]</sup>
## Oxycodone

**【药理作用】**本品为半合成的中效阿片类镇痛药，其药理作用及作用机制与吗啡相似。

**【适应证】**用于各种原因引起的中、重度急慢性疼痛。

**【用法用量】**一般镇痛使用控释制剂，初始用药剂量一般为 5mg，每 12 小时服用 1 次，用药剂量取决于疼痛程度和既往镇痛药用药史。大多数患者的最高用药剂量为每 12 小时服用 200mg。控释制剂必须整片吞服，不得掰开、咀嚼或研磨。

**【注意事项】**肝肾或肺功能严重损害、甲状腺机能减退、艾迪生病、前列腺肥大、尿道狭窄、急性酒精中毒、震颤性谵妄、伴有呼吸抑制的脊柱后侧凸、黏膜水肿以及中毒性精神病等慎用。年老体弱患者和不能耐受的患者在给予较大初始剂量的羟考酮或当羟考酮与其他抑制呼吸的药物联合使用时，会增加呼吸抑制的危险，一旦出现呼吸抑制，使用拮抗剂（如盐酸纳洛酮）救治。

**【药物配伍禁忌】**内容详见羟考酮的药物配伍禁忌表。

### 羟考酮的药物配伍禁忌表

| 药物类别 | 禁忌药物 | 禁忌原理 | 有效措施 |
|---|---|---|---|
| 中枢神经系统抑制剂 | 阿片类镇痛药，全身麻醉药，吩噻嗪类，其他镇静剂、中枢性止吐药、镇静安眠药或其他中枢神经系统抑制剂 | 同时服用本品可加重中枢神经系统的抑制作用 | 与上述药物联合用药时，应该减少一种或两种药物的剂量 |
| 抗抑郁药 | 氟西汀，帕罗西汀，度洛西汀 | 本品主要经 CYP2D6 代谢，与其抑制剂联用时，血药浓度增加 | 避免联用，联用时应考虑适当调整给药剂量，避免毒副作用和不良反应的发生 |
| 抗疟药 | 奎宁 | | |
| 抗心律失常药 | 胺碘酮 | | |
| 抗真菌药 | 特比萘芬 | | |

# 曲马多 [药典(二);医保(乙)]
## Tramadol

【**药理作用**】本品具有持久而强大的镇痛、消炎作用；能有效地促进神经组织和纤维结缔组织的炎症消失，恢复神经功能。无成瘾性。

【**适应证**】用于中度疼痛，如癌症、术后、创伤或产科疼痛的止痛。

【**用法用量**】口服，每次用量不超过 100mg，24 小时不超过 400mg，连续用药不超过48 小时，累计用量不超过 800mg。静脉、皮下、肌内注射，每次 50~100mg，每日不超过400mg。

【**注意事项**】对阿片类药物敏感者、肝肾功能不全、心脏病患者慎用。由于影响机械操作者和驾驶员的反应能力，服用本品后避免驾驶机动车，操作机械或高空作业。嗜酒者慎用。

【**药物配伍禁忌**】内容详见曲马多的药物配伍禁忌表。

### 曲马多的药物配伍禁忌表

| 药物类别 | 禁忌药物 | 禁忌原理 | 有效措施 |
|---|---|---|---|
| 中枢神经系统作用药物 | 与酒精、镇静剂、镇痛剂或其他中枢神经系统作用药物 | 合用可引起急性中毒 | 避免联用 |
| 抗凝血药 | 华法林 | 导致 INR 增加，若患者携带的 CYP2D6 突变，联用会提高患者出血的风险 | 在两者联用时，应加强凝血相关指标的监测，及时调整抗凝治疗方案，避免出血等不良反应的发生 |
| 抗真菌药 | 酮康唑、伊曲康唑 | 本品主要经 CYP3A4 代谢，与其抑制剂联用时，血药浓度增加 | 避免联用，联用时应考虑适当调整给药剂量，避免毒副作用和不良反应的发生 |
| 冠状动脉扩张剂 | 维拉帕米 | | |
| 抗抑郁药 | 氟西汀、帕罗西汀、度洛西汀、血清素 | 本品主要经 CYP2D6 代谢，与其抑制剂联用时，血药浓度增加 | 避免联用，联用时应考虑适当调整给药剂量，避免毒副作用和不良反应的发生 |
| 抗疟药 | 奎宁 | | |
| 抗心律失常药 | 胺碘酮 | | |

# 维库溴铵 [基(基);医保(甲)]
## Vecuronium Bromide

【**主要作用**】本品系单季铵类固醇，为泮库溴铵的衍生物，中效非去极化型肌肉松弛剂，能竞争胆碱能受体，阻断乙酰胆碱的作用，其作用可被新斯的明等抗胆碱酯酶药所逆转。

【**适应证**】与全麻药合用，用于各种手术，也可用于全麻时气管内插管。

【**用法用量**】静脉注射或静脉滴注。10 岁以上人群用于气管插管剂量为 0.08~0.1mg/kg；手术中维持用量为 0.01~0.015mg/kg，根据需要可重复给药。1~10 岁儿童初始剂量可稍增，重复给药的间隔时间也可酌情缩短。

【**药物配伍禁忌**】内容详见维库溴铵的药物配伍禁忌表。

### 维库溴铵的药物配伍禁忌表

| 药物类别 | 禁忌药物 | 禁忌原理 | 有效措施 |
|---|---|---|---|
| 麻醉药 | 氟烷、乙醚、安氟醚、异氟醚、甲氧氟醚、环丙烷、硫喷妥钠、甲乙炔巴比妥、氯胺酮、芬太尼等 | 合用可使非去极化神经–肌肉阻滞剂作用增强 | 合用需慎重，必要时调整剂量 |
| 抗生素 | 氨基糖苷类抗生素、多肽类抗生素、甲硝唑 | | |
| 促凝血剂 | 鱼精蛋白 | | |
| 抗心律失常药 | 奎尼丁 | | |
| 利尿剂 | 氢氯噻嗪、吲达帕胺、呋塞米、布美他尼、托拉塞米、氨苯蝶啶、螺内酯、阿米洛利等 | | |
| 胆碱酯酶抑制剂 | 新斯的明、吡啶斯的明 | 合用可使非去极化神经–肌肉阻滞剂作用减弱 | 合用需慎重 |
| 抗癫痫药 | 苯妥英钠、卡马西平 | | |

# 氯化琥珀胆碱 [药典（二）；基（基）；医保（甲）]
## Suxamethonium Chloride

【主要作用】本品为去极化型肌肉松弛药（骨骼肌松弛药），作用快，持续时间短。本品起神经节阻断作用，常用剂量不引起组胺释放，但大剂量仍可能使组胺明显释放，而出现支气管痉挛、血压下降或过敏性休克。也可致心率减慢及心律失常。

【适应证】用于全麻下气管内插管，也用于内窥镜的检查、破伤风或电休克惊厥等。

【用法用量】静脉注射：成人 1 次量 20~50mg，小儿 1~2mg/kg。静脉滴注：用药速度控制在 20~40μg/（kg·min）。每次手术用量不宜超过 500~600mg。

【药物配伍禁忌】内容详见氯化琥珀胆碱的药物配伍禁忌表。

### 氯化琥珀胆碱的药物配伍禁忌

| 药物类别 | 禁忌药物 | 禁忌原理 | 有效措施 |
|---|---|---|---|
| 抗心律失常药 | 苯妥英钠 | 物理不相容，出现沉淀 | 避免联用 |
| 抗焦虑药 | 地西泮 | 物理不相容，出现白色沉淀 | |
| 肌肉松弛药 | 丹曲林 | 物理不相容，出现黄色沉淀 | |
| 降压药 | 二氮嗪 | 不相容 | |
| 抗病毒药 | 更昔洛韦 | 物理不相容 | |
| 磺胺类药物 | 磺胺甲噁唑/甲氧苄啶 | 物理不相容，测得的浊度和沉淀量出现增加 | |
| 抗真菌药物 | 两性霉素 B 常规胶体 | 物理不相容，出现黄色沉淀 | |
| 麻醉药 | 硫喷妥钠 | 物理不相容，混合时立即出现沉淀 | |
| 免疫剂 | 硫唑嘌呤钠 | 物理不相容 | |
| 青霉素类 | 萘夫西林 | 物理不相容 | |
| 抗肿瘤药物 | 丝裂霉素 | 物理不相容，混合后 1 小时内颜色变为红色 | |

# 硫喷妥钠[药典（二）；医保（甲）]
## Thiopental Sodium

【**主要作用**】本品为短效巴比妥类药物，对中枢神经的抑制作用主要是通过易化或增强脑内抑制性神经递质 γ - 氨基丁酸在突触的作用，使突触后电位抑制延长，同时阻断兴奋性神经递质谷氨酸盐在突触的作用，从而降低大脑皮质的兴奋性，抑制网状结构的上行性激活系统，降低神经生理和脑功能的活动，产生全身麻醉作用。

【**适应证**】全麻诱导、控制惊厥、纠正全麻药导致的颅内压升高。

【**用法用量**】静脉麻醉：成人每次 4~8mg/kg，经 30 秒左右即进入麻醉，多用于小手术。基础麻醉：用于小儿、甲状腺功能亢进症及精神紧张患者，每次灌肠 30mg/kg（多用于小儿）；或深部肌内注射，成人每次 0.5g，小儿 15~20mg/kg。诱导麻醉：每次 0.3g（不超过 0.5g），继以乙醚吸入。抗惊厥：每次静脉注射 0.05~0.1g。

【**药物配伍禁忌**】内容详见硫喷妥钠的药物配伍禁忌表。

### 硫喷妥钠药物配伍禁忌表

| 药物类别 | 禁忌药物 | 禁忌原理 | 有效措施 |
|---|---|---|---|
| 溶媒 | 10% 果糖注射液、10% 葡萄糖氯化钠（0.9%）注射液、10% 葡萄糖注射液、10% 低分子右旋糖酐氯化钠（5%）注射液、2.5% 葡萄糖半张乳酸林格液、5% 葡萄糖林格液、林格液、乳酸林格液 | 物理不相容，混合后 1 小时出现沉淀 | 避免联用 |
| | 10% 低分子右旋糖酐葡萄糖（5%）注射液 | 混合后物理相容仅 6 小时 | |
| | 10% 转化糖注射液、10% 转化糖氯化钠注射液、5% 转化糖注射液、5% 转化糖氯化钠注射液 | 物理不相容，混合后 1~6 小时内出现浑浊或沉淀 | |
| | 5% 葡萄糖氯化钠（0.9%）注射液 | 物理不相容，6 小时后出现浑浊或沉淀 | |
| | 5% 葡萄糖乳酸林格液 | 物理不相容。浑浊出现在不同的时期 | |
| 镇痛药 | 阿芬太尼 | 物理不相容。24 小时内形成白色颗粒沉淀 | |
| 抗菌药物 | 阿奇霉素 | 物理不相容。混合后立即出现明显白色沉淀 | |
| 抗纤维蛋白溶解药 | 氨基己酸 | 物理不相容。混合后 1 小时内出现沉淀，并在接下来的 3 小时内沉淀变多 | |
| 抗高血压药 | 阿替洛尔 | 物理不相容，混合后立即出现白色微粒沉淀 | |

续表

| 药物类别 | 禁忌药物 | 禁忌原理 | 有效措施 |
|---|---|---|---|
| 止吐药 | 昂丹司琼 | 物理不相容，混合后立即出现明显白色沉淀 | |
| 抗心律失常药 | 胺碘酮 | 物理不相容，30分钟内出现不相容现象 | |
| 抗肿瘤药 | 表柔比星 | 物理不相容，混合后立即出现深紫色变色 | 避免联用 |
| | 达卡巴嗪 | 物理不相容，混合后立即出现白色沉淀 | |
| | 阿仑珠单抗 | 物理不相容，混合后立即出现微粒 | |
| 肌肉松弛药 | 苯磺顺阿曲库铵 | 物理不相容，混合后立即出现沉淀 | |
| 抗心力衰竭药 | 多巴酚丁胺 | 物理不相容，混合后立即出现沉淀 | |
| 多巴胺受体激动药 | 多巴胺 | 物理不相容，混合后立即出现沉淀 | |

## 咖啡因 [药典（二）；基（基）；医保（乙）]
## Caffeine

【**药理作用**】本品具有兴奋中枢神经系统、心脏和骨骼肌，舒张血管和利尿等作用。

【**适应证**】用于解救因急性感染中毒，镇静催眠药、麻醉药、镇痛药中毒引起的呼吸循环衰竭。与溴化物合用使大脑皮层的兴奋、抑制过程恢复平衡，用于神经官能症。与解热镇痛药合用治疗一般性头痛。与麦角胺合用治疗偏头痛。

【**用法用量**】肌内注射或皮下注射。解救中枢抑制，每次 0.25~0.5g，依病情 2~4 小时后可重复。

【**注意事项**】消化性溃疡患者和偏瘫型、眼肌麻痹型及基底动脉型偏头痛患者禁用。孕妇、哺乳期妇女及冠心病、肝肾功能不全者慎用。

【**药物配伍禁忌**】内容详见咖啡因的药物配伍禁忌表。

### 咖啡因的药物配伍禁忌表

| 药物类型 | 禁忌药物 | 禁忌原理 | 有效措施 |
|---|---|---|---|
| 解热镇痛类药物 | 布洛芬 | 白色浑浊 | 避免联用 |
| 消化系统药物 | 泮托拉唑 | 沉淀 | |

# 第 2 节　解热镇痛抗炎药

## 对乙酰氨基酚 [药典（二）；基（基）；医保（甲）]
### Paracetamol

【主要作用】本品有解热、镇痛作用，类似阿司匹林，但抗炎作用较弱。

【适应证】用于普通感冒或流行性感冒引起的发热，也用于缓解轻至中度疼痛如头痛、关节痛、偏头痛、牙痛、肌肉痛、神经痛、痛经。

【用法用量】口服：每次 0.3~0.6g，每日 0.6~1.8g，每日不宜超过 2g，1 个疗程不宜超过 10 日。肌内注射：每次 0.15~0.25g。直肠给药：每次 0.3~0.6g，每日 1~2 次。

【注意事项】对本品过敏者禁用。过敏体质者、肝肾功能不全者、孕妇及哺乳期妇女慎用。不能同时服用其他含有解热镇痛药的药品（如某些复方抗感冒药）。

【药物配伍禁忌】内容详见对乙酰氨基酚药物配伍禁忌表。

### 对乙酰氨基酚药物配伍禁忌表

| 药物类别 | 禁忌药物 | 禁忌原理 | 有效措施 |
| --- | --- | --- | --- |
| 抗凝血药 | 华法林、肝素等 | 可减少凝血因子在肝内的合成 | 长期或大量使用时应注意根据凝血酶原时间调整用量 |
| 其他 | 齐夫多定、阿司匹林或其他 NSAIDs 药合用 | 明显增加肾毒性 | 避免联用 |

## 吲哚美辛 [药典（二）；基（基）；医保（甲、乙）]
### Indometacin

【药理作用】本品为非甾体抗炎药，具有抗炎、解热及镇痛作用。

【适应证】用于关节炎、缓解疼痛和肿胀、软组织损伤和炎症、解热，还用于治疗偏头痛、痛经、手术后痛、创伤后痛等。

【用法用量】口服。抗风湿：成人初始剂量每次 25~50mg，每日 2~3 次，每日最大量不应超过 150mg。镇痛：首剂 25~50mg，继之 25mg，每日 3 次，直到疼痛缓解，可停药。退热：每次 6.25~12.5mg，每日不超过 3 次。小儿每日按体重 1.5~2.5mg/kg，分 3~4 次。

【注意事项】用药期间血尿素氮及血肌酐含量可增高。本品能导致水钠潴留，故心功能不全及高血压等患者应慎用；因本品可使出血时间延长，加重出血倾向，故血友病及其他出血性疾病患者应慎用。本品对造血系统有抑制作用，再生障碍性贫血、粒细胞减少等患者也应慎用。本品宜于饭后服用或与食物或制酸药同服。

【药物配伍禁忌】内容详见吲哚美辛的药物配伍禁忌表。

### 吲哚美辛的药物配伍禁忌表

| 药物类别 | 禁忌药物 | 禁忌原理 | 有效措施 |
|---|---|---|---|
| 血小板凝聚抑制剂 | 阿司匹林 | 与阿司匹林有交叉过敏性。由阿司匹林过敏引起的喘息患者，应用本品时可引起支气管痉挛。与其他水杨酸盐联用时，不能增加疗效，但肠胃道副作用增多，并增加出血倾向 | 避免联用 |
| 解热镇痛药 | 对乙酰氨基酚 | 长期合用，亦可增加肾脏毒性。消化道溃疡的发病率增高 | |
| 抗凝血药 | 华法林、肝素、贝前列素 | 本品对血小板聚集有抑制作用，有增加出血倾向的潜在危险。停药后此作用可持续1日 | 联用时，应关注凝血酶原时间调整用量 |
| 皮质激素、促肾上腺皮质激素 | 地塞米松、氢化可的松、倍他米松、甲泼尼龙、曲安奈德等 | 增加胃肠道溃疡或出血倾向 | 避免联用 |
| 利尿剂 | 氨苯蝶啶 | 肾功能减退 | |
| 抗痛风药 | 秋水仙碱、磺吡酮 | 合用时增加胃肠溃疡和出血危险 | |

## 双氯芬酸钠 [药典（二）；基（基）；医保（甲）]
### Sodium Diclofenac

【药理作用】本品是一种衍生于苯乙酸类的非甾体消炎镇痛药，可抑制环氧化酶活性，从而阻断花生四烯酸向前列腺素的转化。同时，也可促进花生四烯酸与甘油三酯结合，降低细胞内游离的花生四烯酸浓度，而间接抑制白三烯的合成。

【适应证】用于类风湿关节炎、神经炎、红斑狼疮及癌症术后疼痛，以及各种原因引起的发热。

【用法用量】口服，饭前用水整片送服。成人1日100~150mg；症状较轻者1日75~100mg，分2~3次服用。深部肌内注射：1次50mg，1日1次，必要时数小时后再注射1次。原发性痛经一般剂量1日50~150mg，根据病情可以提高至最大剂量，1日200mg，或遵医嘱。

【注意事项】孕妇、哺乳妇女禁用。胃肠道溃疡病史、溃疡性结肠炎或克罗恩病患者慎用。对阿司匹林或其他非甾体抗炎药过敏者对本品可有交叉过敏反应。凝血功能障碍或血友病患者，本药的抗血小板效应可能使病情恶化。

【药物配伍禁忌】内容详见双氯芬酸钠的药物配伍禁忌表。

### 双氯芬酸钠的药物配伍禁忌表

| 药物类别 | 禁忌药物 | 禁忌原理 | 有效措施 |
|---|---|---|---|
| 非甾体抗炎药 | 对乙酰氨基酚以及其他非甾体抗炎药 | 同用时增加胃肠道不良反应，并有致溃疡的危险。长期与对乙酰氨基酚同用可增加对肾脏的毒副作用 | 避免联用 |

续表

| 药物类别 | 禁忌药物 | 禁忌原理 | 有效措施 |
|---|---|---|---|
| 抗凝血药及血小板聚集抑制剂 | 肝素，阿司匹林、双嘧达莫、贝前列素、氯吡格雷、沙格雷酯、替罗非班、西洛他唑、依替巴肽、吲哚布芬 | 同用时有增加出血的危险 | 应关注凝血酶原时间，调整用量 |
| 保钾利尿药 | 氨苯蝶啶、螺内酯、阿米洛利等 | 同用时可引起高钾血症 | 关注血钾，长期服用时定期检查肾功 |
| 钙通道阻滞剂 | 维拉帕米、硝苯地平 | 同用时本品的血药浓度增高 | 联用时适当调整双氯芬酸剂量 |
| 强心苷、锂制剂 | 地高辛、碳酸锂 | 本品升高地高辛、锂制剂的血药浓度 | 联用时须注意调整地高辛、锂制剂的剂量 |
| 免疫抑制剂 | 甲氨蝶呤 | 本品可降低甲氨蝶呤的排泄，升高其血药浓度，甚至可达中毒水平 | 本品不应与中或大剂量甲氨蝶呤联用 |
| | 环孢素 | 合用增加环孢霉素的毒性 | 避免联用 |
| 维生素 | 维生素 $B_1$ | 配伍溶液呈乳白色 | |

## 萘普生 [药典（二）；医保（乙）]
### Naproxen

**【药理作用】** 本品为非甾体抗炎药，可抑制前列腺素的合成而发挥抗炎镇痛作用。

**【适应证】** 用于缓解轻至中度疼痛，如关节痛、神经痛、肌肉痛、偏头痛、头痛、痛经等。

**【用法用量】** 口服。开始每日剂量 0.5~0.75g，维持量每日 0.375~0.75g，分早晚 2 次。轻、中度疼痛或痛经时，开始用 0.5g，必需时经 6~8 小时后再服 0.25g，每日剂量不得超过 1.25g。肌内注射，每次 100~200mg，每日 1 次。栓剂直肠给药，每次 0.25g。

**【注意事项】** 对本品过敏者禁用。过敏体质、60 岁以上、支气管哮喘、肝肾功能不全、凝血机制或血小板功能障碍（如血友病）患者慎用。对伴有消化性溃疡或有消化性溃疡病史者慎用。

**【药物配伍禁忌】** 内容详见萘普生的药物配伍禁忌表。

### 萘普生的药物配伍禁忌表

| 药物类别 | 禁忌药物 | 禁忌原理 | 有效措施 |
|---|---|---|---|
| 抗痛风药 | 丙磺舒 | 合用时可增加本品的血浆水平，明显延长血浆半衰期 | 联用时，需调整本品剂量 |

## 布洛芬 [药典（二）；基（基）；医保（甲）]
### Ibuprofen

**【药理作用】** 本品能抑制前列腺素的合成，具有解热镇痛及抗炎作用。

【**适应证**】用于缓解轻至中度疼痛如头痛、关节痛、偏头痛、牙痛、肌肉痛、神经痛、痛经。也用于普通感冒或流行性感冒引起的发热。

【**用法用量**】口服。12 岁以上儿童及成人每次 0.2~0.4g，每日 3 次。

【**注意事项**】对本品过敏者禁用。过敏体质者、60 岁以上、支气管哮喘、肝肾功能不全、凝血机制或血小板功能障碍（如血友病）慎用。

【**药物配伍禁忌**】内容详见布洛芬的药物配伍禁忌表。

布洛芬的药物配伍禁忌表

| 药物类别 | 禁忌药物 | 禁忌原理 | 有效措施 |
|---|---|---|---|
| 非甾体抗炎药 | 其他非甾体抗炎药 | 同用时可增加胃肠道不良反应，并可能导致溃疡 | 避免联用 |
| 抗凝血药 | 肝素、双香豆素等 | 同用时可导致凝血酶原时间延长，增加出血倾向 | |
| 其他 | 地高辛、甲氨蝶呤、口服降血糖药物 | 同用时可使这些药物的血药浓度增高 | |
| 利尿剂 | 呋塞米 | 同用时呋塞米的排钠和降压作用减弱 | |

# 洛索洛芬 [医保（乙）]
## Loxoprofen

【**药理作用**】本品为非甾体类消炎镇痛药，具有显著的镇痛、抗炎及解热作用，尤其镇痛作用很强。本品为前体药物，经消化道吸收后转化为活性代谢物而发挥作用。

【**适应证**】用于各种急性和慢性炎症性关节炎，及腰痛、颈肩综合征、肱骨外上髁炎（网球肘）、肩关节周围炎等，以及上呼吸道炎症的解热镇痛和手术、外伤及牙痛的镇痛。

【**用法用量**】饭后口服。慢性疼痛：成人每次 60mg，每日 3 次。急性炎性疼痛：顿服 60~120mg。应随年龄及症状适宜增减，最大日剂量 180mg。

【**注意事项**】消化性溃疡患者禁用。严重肝肾功能损伤者、严重心功能不全者、严重血液学异常者、对本品过敏者、以往有服用非甾体类药物引发哮喘的患者、支气管哮喘患者、妊娠期及哺乳期妇女、克罗恩病患者慎用。

【**药物配伍禁忌**】内容详见洛索洛芬的药物配伍禁忌表。

洛索洛芬的药物配伍禁忌表

| 药物类别 | 禁忌药物 | 禁忌原理 | 有效措施 |
|---|---|---|---|
| 磺酰脲类降血糖药 | 甲苯磺丁脲等 | 合用时，会增强该类药的降血糖作用，存在低血糖风险 | 密切观察血糖，必要时减少降血糖药用量 |
| 喹诺酮类抗菌药 | 依诺沙星等 | 合用时，有可能增强喹诺酮类药的诱发痉挛作用 | 避免联用 |
| 锂制剂 | 碳酸锂 | 合用时，可能使血中锂浓度上升而引起锂中毒 | 注意血锂浓度，必要时减量 |
| 噻嗪类利尿药 | 氢氟噻嗪及氢氯噻嗪等 | 合用时，有可能减弱该类药的利尿及降压作用 | 注意血压，必要时加量 |

# 吡罗昔康 [药典（二）；医保（乙）]
## Piroxicam

【**药理作用**】本品为长效抗炎镇痛药，通过抑制环氧合酶使组织局部前列腺素的合成减少，抑制白细胞的趋化性和溶酶体酶的释放而发挥药理作用。

【**适应证**】用于治疗风湿性及类风湿关节炎。

【**用法用量**】饭后口服。抗风湿：成人 1 次 20mg，1 日 1 次；或 1 次 10mg，1 日 2 次。抗痛风：1 次 40mg，1 日 1 次，连续 4~6 日。肌内注射 1 次 10~20mg，1 日 1 次。

【**注意事项**】对本品或其他非甾体消炎药有过敏反应者、胃与十二指肠溃疡、心肾功能不全者、妊娠及哺乳妇女、儿童禁用。凝血机制或血小板功能障碍者慎用。长期服用大剂量或每日超过 20mg，可导致胃溃疡和大出血，服用期间应注意检查血常规及肝肾功能，注意大便色泽变化。

【**药物配伍禁忌**】内容详见吡罗昔康的药物配伍禁忌表。

### 吡罗昔康的药物配伍禁忌表

| 药物类别 | 禁忌药物 | 禁忌原理 | 有效措施 |
|---|---|---|---|
| 抗凝血药 | 双香豆素、华法林等 | 同用时抗凝血药效应增强，出血倾向显著 | 避免联用 |
| 非甾体抗炎药 | 阿司匹林 | 同用时，本品的血药浓度可下降到一般浓度的 80%，胃肠道溃疡和出血倾向的危险性增加，并发生交叉过敏反应 | |
| 抗病毒药 | 利托那韦 | 可使本品血药浓度上升，毒性增加 | 联用时调整剂量 |

# 美洛昔康 [药典（二）；医保（乙）]
## Meloxicam

【**药理作用**】本品为烯醇酸类非甾体类抗炎药，具有消炎、镇痛和解热作用。

【**适应证**】用于治疗类风湿关节炎、疼痛性骨关节炎及强直性脊椎炎。

【**用法用量**】口服：每次 7.5~15mg，每日 1 次。最大日剂量为 15mg。肌内注射：每日 15mg，连用 7 日。肾功能不全、严重肾功衰竭患者进行透析时，日剂量不应超过 7.5mg。

【**注意事项**】对阿司匹林或非甾体抗炎药过敏者及美洛昔康过敏者，用后出现哮喘、鼻腔息肉、血管水肿或荨麻疹等症状的患者，活动性消化性溃疡患者，严重肝功能不全者，孕妇及哺乳妇女，未透析的严重肾衰竭、出血性疾病和直肠炎患者禁用。用药前后及用药时监测肝肾功能，血红蛋白浓度明显降低，大便隐血试验阳性，黑便等症状出现时应停药。

【**药物配伍禁忌**】内容详见美洛昔康的药物配伍禁忌表。

### 美洛昔康的药物配伍禁忌表

| 药物类别 | 禁忌药物 | 禁忌原理 | 有效措施 |
|---|---|---|---|
| 免疫抑制药 | 环孢素等 | 合用时，增加环孢素中毒的危险性，可能导致急性肾衰竭，出现肾功能障碍、胆汁淤积、感觉异常等不良反应 | 避免联用 |

续表

| 药物类别 | 禁忌药物 | 禁忌原理 | 有效措施 |
|---|---|---|---|
| 喹诺酮类抗菌药 | 左氧氟沙星、氧氟沙星 | 合用时癫痫发作的危险性增加 | 避免联用 |
| 钙通道阻滞剂 | 氨氯地平、尼莫地平、硝苯地平等 | 合用时胃肠道出血的危险性增加 | |
| 血小板凝聚抑制剂 | 阿司匹林 | 合用时胃肠道不良反应可能增加 | |
| 磺酰脲类降血糖药 | 甲苯磺丁脲等 | 合用会增强该类药的降血糖作用，存在低血糖风险 | 密切观察血糖，必要时减少降血糖药用量 |
| 免疫抑制剂 | 甲氨蝶呤 | 合用可能增加甲氨蝶呤的毒性作用 | 严格监测血细胞计数 |
| 锂制剂 | 碳酸锂 | 合用可能使血中锂浓度上升而引起锂中毒 | 注意血锂浓度，必要时减量 |
| 抗凝血药、溶栓药 | 双香豆素、华法林等 | 合用时出血的可能性增加 | 密切监测抗凝血药与溶栓药的作用 |
| 保钾利尿药 | 氨苯蝶啶、螺内酯、阿米洛利等 | 合用时，能降低后者的利尿作用，可能导致高钾血症或中毒性肾损害 | 关注肾功和血钾 |

# 塞来昔布 [医保（乙）]
## Celecoxib

【药理作用】本品为非甾体类抗炎药，通过抑制 COX-2 来抑制前列腺素生成。

【适应证】用于急性期或慢性期骨关节炎和类风湿关节炎的对症治疗。

【用法用量】口服。成人每次 100~200mg，每日 2 次。

【注意事项】出血性紫癜者、对塞来昔布和其他非甾体消炎药或磺胺类过敏者、哺乳期妇女、孕妇、有过敏反应史如过敏性休克、皮疹、荨麻疹、血管性水肿、支气管痉挛、严重鼻炎病史者、哮喘患者禁用。严重肝肾功能不全者不宜用。P450CYP2C9 代谢不良者慎用。

【药物配伍禁忌】内容详见塞来昔布的药物配伍禁忌表。

### 塞来昔布的药物配伍禁忌表

| 药物类别 | 禁忌药物 | 禁忌原理 | 有效措施 |
|---|---|---|---|
| 血小板凝聚抑制剂 | 阿司匹林 | 合用时胃肠道不良反应可能增加 | 避免联用 |
| 三唑类衍生物抗真菌药 | 氟康唑 | 合用时 CYP2C9 活性被抑制，使得本品的血药浓度升高 2 倍 | 接受氟康唑治疗的患者应给予塞来昔布最低的推荐剂量 |
| 抗凝血药 | 华法林 | 合用时，主要是老年人会有因凝血酶原时间延长而导致出血事件发生 | 合用时应慎重并适当调整剂量 |

# 帕瑞昔布[医保（乙）]
## Parecoxib

【药理作用】本品为伐地昔布的前体药物，选择性 COX-2 抑制剂。

【适应证】用于手术后疼痛的短期治疗。

【用法用量】静脉注射或深部肌内注射（缓慢推注）。推荐剂量为 40mg，随后视需要间隔 6~12 小时给予 20mg 或 40mg，每日总剂量不超过 80mg。

【注意事项】建议临床连续使用不超过 3 日。本品严禁与其他药物混合，与其他药物使用同一条静脉通路时，帕瑞昔布溶液注射前后须采用相容溶液充分冲洗静脉通路。应该警惕出现胸痛、气短、无力、言语含糊等症状和体征，一旦出现立即就医。脱水患者补充足够的水分，再采用帕瑞昔布治疗。有受孕计划的妇女不推荐使用。

【药物配伍禁忌】内容详见帕瑞昔布的药物配伍禁忌表。

### 帕瑞昔布的药物配伍禁忌表

| 药物类别 | 禁忌药物 | 禁忌原理 | 有效措施 |
|---|---|---|---|
| 血小板凝聚抑制剂 | 阿司匹林 | 合用增加发生消化道溃疡或其他消化道并发症的风险 | 避免联用 |
| 利尿药 | 呋塞米等 | 合用将增加发生急性肾功能不全的风险 | |
| 镇咳药 | 右美沙芬、氟卡尼 | 本品抑制 CYP2D6 活性，使得右美沙芬血浆浓度升高 3 倍 | 合用时应密切监测 |
| 质子泵抑制剂 | 奥美拉唑 | 本品抑制 CYP2C19 活性，使得奥美拉唑血浆暴露水平升高 46% | |
| 锂剂 | 碳酸锂 | 合用可导致锂血清清除率及肾脏清除率明显下降 | 严密监测血锂浓度 |
| 抗凝血药 | 华法林 | 合用时，主要是老年人会有因凝血酶原时间延长而导致出血事件发生 | 合用时应慎重并适当调整剂量 |

# 尼美舒利[药典（二）；医保（甲）]
## Nilesulide

【药理作用】本品为非甾体抗炎药，具有抗炎、镇痛、解热作用。抑制环氧化酶（COX），阻止前列腺素合成。同时可通过抑制炎症部位中性粒细胞产生过氧化物，清除已形成的次氯酸，抑制蛋白水解酶的活性、抑制 $H_1$ 受体释放组胺、抑制组胺活性、抑制 α-肿瘤坏死因子的释放，抑制致热质白介素-6 等，起到强大的抗炎、消肿作用。

【适应证】用于类风湿关节炎和骨关节炎、痛经、手术后痛和发热等。

【用法用量】口服，成人每次 100~200mg，每日 2 次，餐后服用。12 岁以下儿童禁用。

【注意事项】活动性消化性溃疡患者、中重度肝功能不全者、严重肾功能障碍者、孕妇及哺乳妇女、对尼美舒利过敏者禁用。用药期间监测全血细胞计数和肝肾功能。

【药物配伍禁忌】内容详见尼美舒利的药物配伍禁忌表。

### 尼美舒利的药物配伍禁忌表

| 药物类别 | 禁忌药物 | 禁忌原理 | 有效措施 |
|---|---|---|---|
| 抗凝血药 | 华法林 | 合用时，出血的危险性增加 | 合用时应慎重并适当调整剂量 |

续表

| 药物类别 | 禁忌药物 | 禁忌原理 | 有效措施 |
|---|---|---|---|
| 钙通道阻滞剂 | 氨氯地平、尼莫地平、硝苯地平等 | 合用时，胃肠道出血的危险性增加 | 避免联用 |
| 免疫抑制药 | 环孢素 | 合用时，增加环孢素中毒的危险性，可能导致急性肾衰竭，出现肾功能障碍、胆汁淤积、感觉异常等不良反应 | |
| 抗凝血药 | 达那帕罗、低分子肝素 | 合用时，在进行硬膜外或脊髓麻醉时出血和血肿的危险性增加 | |
| 抗癫痫药 | 苯妥英钠 | 合用时出血的危险性增加 | |
| 前列腺素合成酶抑制剂 | 酮咯酸 | 合用可加重胃肠道不良反应，出现消化性溃疡、胃肠道出血和（或）穿孔 | |
| 抗感染药 | 左氟沙星 | 合用时，癫痫发作的危险性增加 | |
| 免疫抑制剂 | 甲氨蝶呤 | 本品可减少肾脏对甲氨蝶呤的清除，使后者的毒性增加 | |
| 锂剂 | 碳酸锂 | 合用可导致锂血清清除率及肾脏清除率明显下降 | 严密监测血锂浓度 |
| 磺酰脲类降血糖药 | 甲苯磺丁脲等 | 合用时，会增强该类药的降血糖作用，存在低血糖风险 | 密切观察血糖，必要时应减少降血糖药量 |
| 利尿药 | 氢氯噻嗪、呋塞米等 | 合用时，后者利尿和降压作用降低 | 密切观察血压及肾功能，必要时调整给药剂量 |
| 保钾利尿药 | 氨苯蝶啶、螺内酯、阿米洛利等 | 合用时，后者的利尿作用降低，可能出现高钾血症和肾毒性 | 密切观察血钾及肾功能 |
| 免疫抑制剂 | 他克莫司 | 合用时可能引起急性肾衰竭 | 联用时，应监测血清肌酐和尿量 |

# 安乃近 [药典（二）；医保（乙）]
## Metamizole

【**药理作用**】本品为氨基比林和亚硫酸钠相结合的化合物，解热、镇痛作用较氨基比林快而强。解热作用为氨基比林的 3 倍，镇痛作用与氨基比林相似。还有较强的抗风湿作用，且胃肠道刺激作用小。

【**适应证**】用于高热时的解热，也可用于头痛、偏头痛、肌肉痛、关节痛、痛经等。

【**用法用量**】口服：成人每次 0.5g，每日 3 次；儿童每次 8~10mg/kg，必要时重复。深部肌内注射：每次 0.25~0.5g，儿童每次 5~10mg/kg。

【**注意事项**】不得与任何其他药物混合注射。仅在急性高热、病情急重，又无其他有效解热药可用的情况下用于紧急退热。用药期间定期检查血常规，一旦发生粒细胞减少，应立即停药，并及时应用抗生素预防感染。不得长期使用。肌内注射可致局部肌肉萎缩及糜烂。

【**药物配伍禁忌**】内容详见安乃近的药物配伍禁忌表。

安乃近的药物配伍禁忌表

| 药物类别 | 禁忌药物 | 禁忌原理 | 有效措施 |
|---|---|---|---|
| 抗凝血药 | 华法林、依替贝肽、达那帕罗、低分子量肝素 | 合用时，出血的危险性增加 | 合用时应慎重并适当调整剂量 |
| 锂剂 | 碳酸锂 | 合用可导致锂血清清除率及肾脏清除率明显下降，出现烦渴、意识混乱等反应 | 严密监测血锂浓度 |
| 免疫抑制剂 | 甲氨蝶呤 | 本品可减少肾脏对甲氨蝶呤的清除，使后者的毒性增加 | 本品不应与中或大剂量甲氨蝶呤联用 |
| 抗感染药 | 左氧氟沙星 | 合用时，癫痫发作的危险性增加 | 合用时应谨慎 |
| 磺酰脲类降血糖药 | 甲苯磺丁脲等 | 合用时，会增强该类药的降血糖作用，存在低血糖风险 | 密切观察血糖，必要时应减少降血糖药量 |
| 利尿药 | 氢氯噻嗪、呋塞米等 | 合用时，后者利尿和降压作用降低 | 密切观察血压及肾功能，必要时调整给药剂量 |
| 保钾利尿药 | 氨苯蝶啶、螺内酯、阿米洛利等 | 合用时，后者的利尿作用降低，可能出现高钾血症和肾毒性 | 密切观察血钾及肾功能 |
| 免疫抑制剂 | 他克莫司 | 合用时可能引起急性肾衰竭 | 监测血清肌酐和尿量 |
| 双磷酸盐 | 阿仑膦酸钠 | 合用时，对胃肠道的刺激作用增加 | |
| 钙通道阻滞剂 | 氨氯地平、尼莫地平、硝苯地平等 | 合用时，胃肠道出血的危险性增加 | |
| 免疫抑制药 | 环孢素 | 合用时，增加环孢素中毒的危险性，可能导致急性肾衰竭，出现肾功能障碍、胆汁淤积、感觉异常等不良反应 | |
| 前列腺素合成酶抑制剂 | 酮咯酸 | 合用可加重胃肠道不良反应，出现消化性溃疡、胃肠道出血和（或）穿孔 | 合用时应谨慎 |
| 血管紧张素转换酶抑制剂 | 卡托普利、依那普利、贝那普利、福辛普利、赖诺普利、雷米普利、咪达普利、培哚普利、西拉普利 | 本品可干扰前列腺素的生成，使降压药的降压作用和利钠作用降低 | |
| β 肾上腺素受体阻滞剂 | 普萘洛尔、索他洛尔、阿替洛尔、比索洛尔、美托洛尔、艾司洛尔 | | |

# 保泰松
## Phenylbutazone

【**药理作用**】本品为非甾体抗炎药，有较强的抗炎作用，对炎性疼痛效果较好，有促进尿酸排泄作用，解热作用较弱。

【**适应证**】用于类风湿关节炎、风湿性关节炎、强直性脊椎炎、增生性骨关节病急性发作、急性肩关节周围炎和痛风。

【**用法用量**】餐后口服。关节炎：每日 0.3~0.6g，分 3 次。每日总量不宜超过 0.8g。急性痛风：初量 0.2~0.4g，之后每 6 小时 0.1~0.2g，症状好转后减为 0.1g，每日 3 次，连服 3 日。

**【注意事项】**有溃疡病、高血压、水肿、心脏病及肝肾功能不良史者禁用。儿童及老年患者慎用。对胃肠刺激性较大，可出现恶心、呕吐、腹痛、便秘等，如用时过长，剂量过大可致消化道溃疡。能使 $Na^+$、$Cl^-$ 在体内潴留而引起水肿。服药期间应检查血常规，监测肾功能。

**【药物配伍禁忌】**内容详见保泰松的药物配伍禁忌表。

保泰松的药物配伍禁忌表

| 药物类别 | 禁忌药物 | 禁忌原理 | 有效措施 |
|---|---|---|---|
| 抗凝血药 | 华法林 | 合用时，出血的危险性增加 | 合用时应慎重并适当调整剂量 |
| 磺酰脲类降血糖药 | 甲苯磺丁脲等 | 合用时，会增强降血糖作用，存在低血糖风险 | 密切观察血糖，必要时减少降血糖药量 |
| 抗甲状腺药 | 碘和碘化物 | 本品能抑制甲状腺对碘的摄取，降低碘对单纯性甲状腺肿的疗效 | 联用时慎重 |
| 抗癫痫药 | 苯妥英钠 | 合用时出血的危险性增加 | |

# 第3节 抗痛风药

## 秋水仙碱 [药典（二）；基（基）；医保（甲）]
### Colchicine

**【药理作用】**直接作用于骨髓，引起暂时性白细胞减少或再生障碍性贫血。降低体温、抑制呼吸中枢、增加对中枢神经抑制药物的敏感性；增加拟交感神经药物的反应，收缩血管，通过对血管运动中枢的兴奋作用引起高血压；兴奋胆碱能神经，加强胃肠活动，但有时反而致胃肠道蠕动减慢。

**【适应证】**治疗痛风性关节炎的急性发作，预防复发性痛风性关节炎的急性发作。也可用于白血病、皮肤癌、乳腺癌。用于白塞综合征（贝赫切特综合征）患者。

**【用法用量】**口服：痛风发作时口服片剂，每次 1mg，以后每 2 小时服 0.5mg 至痛风消失，或出现中毒症状时即停药。预防发作，每日 0.5mg，分 2~3 次服。秋水仙碱亦可作瘤内注射。静脉注射或动脉注射：每次 1~2mg（或复方秋水仙碱 2~4ml）加入 5% 葡萄糖注射剂中缓慢滴注，每日 1 次，20~40mg 为 1 个疗程。每次 1mg，加入 5% 葡萄糖注射剂或 0.9% 氯化钠注射液 40ml 中缓慢注射，总量酌情增减。

**【注意事项】**用药期间应定期检查血常规及肝、肾功能。骨髓造血功能不全，严重心脏病、肾功能不全及胃肠道疾患者慎用。胃肠道反应是严重中毒的前驱症状，一出现时应立即停药，否则会引起剧毒反应。年老、体弱者慎用。女性患者在服药期间及停药以后数周内不得妊娠。治疗急性痛风，每个疗程期间应停药 3 日，以免发生蓄积性中毒，患者疼痛一旦消失立即停药。秋水仙碱极量为每日 6mg，尽管给药方法不同，但每日剂量不得超过 6mg。为减少静脉炎的发生，可改变给药途径或给药部位。静脉注射秋水仙碱只限于禁食患者。

**【药物配伍禁忌】**内容详见秋水仙碱的药物配伍禁忌表。

### 秋水仙碱的药物配伍禁忌表

| 药物类别 | 禁忌药物 | 禁忌原理 | 有效措施 |
|---|---|---|---|
| 镇静催眠药 | 司可巴比妥、艾司唑仑、咪达唑仑、硝西泮、唑吡坦等 | 合用可致过度镇静 | 联用时需慎重 |
| 抗高血压药 | 卡托普利、利血平、肼屈嗪、尼群地平 | 合用可降低抗高血压药物的降压疗效，导致血压升高 | 联用时需密切关注血压，必要时调整剂量 |
| 抗凝血药 | 华法林、肝素等 | 合用可降低抗凝血药的抗凝效果 | 联用时需慎重 |
| 噻嗪类利尿药 | 氢氯噻嗪 | 合用时，能提高尿酸血浓度 | |

# 丙磺舒 [药典（二）；医保（乙）]
## Probenecid

【**药理作用**】为肾小管阻滞剂物，抑制肾小管对尿酸盐的再吸收，促进尿酸的排泄，使尿酸血浆浓度降低，减少尿酸的沉积，促进尿酸沉积物的再吸收，从而发挥抗慢性痛风的作用。

【**适应证**】痛风性关节炎和高尿酸血症痛风的长期治疗，不用于急性痛风。可作为抗生素的辅助用药，以提高青霉素、半合成青霉素及头孢菌素类的药理活性，因丙磺舒能使这些抗生素血药浓度时间延长。

【**用法用量**】口服。治疗慢性痛风：成人初始剂量 1 次 250mg，1 日 2 次，连续使用 1 周后 1 次给药 500mg，1 日 2 次。抑制抗生素排泄：1 次给药 500mg，1 日 4 次，用于 2 岁以上小儿，每千克体重初始剂量 1 次 25mg，以后每千克体重 10mg，1 日 4 次。

【**注意事项**】老年人、肝肾功能不全、活动性消化性溃疡或病史及肾结石患者不宜使用。痛风性关节炎急性发作症状尚未控制时不宜使用；服用本品时应保持摄入足量水分（日 2500ml 左右），防止形成肾结石，必要时同时服用碱化尿液的药物。治疗痛风性关节炎，如患者有轻度肾功能不全，而 24 小时尿酸排泄量又未超过 700mg，一般每日剂量不超过 2g。用本品期间不宜服水杨酸类制剂。定期检测血和尿 pH 值、肝肾功能及血尿酸和尿尿酸等。根据临床表现及血和尿的尿酸水平调整药物用量，原则上以最小有效量维持较长时间。

【**药物配伍禁忌**】内容详见丙磺舒的药物配伍禁忌表。

### 丙磺舒的药物配伍禁忌表

| 药物类别 | 禁忌药物 | 禁忌原理 | 有效措施 |
|---|---|---|---|
| 利尿药 | 氯噻酮、依他尼酸、呋塞米 | 可增加血清尿酸浓度 | 本品与这些药同用时需注意调整用量，以控制高尿酸血症 |
| 抗结核药 | 吡嗪酰胺 | | |
| 抗炎药 | 吲哚美辛、萘普生 | 同用时，此类药物血药浓度增高，毒性因而加大 | 合用需谨慎 |
| 抗感染药 | 各类青霉素、头孢菌素 | 同用时，毒性因而加大，尤其是对肾脏的毒性 | |

续表

| 药物类别 | 禁忌药物 | 禁忌原理 | 有效措施 |
|---|---|---|---|
| 免疫抑制剂 | 甲氨蝶呤 | 同用时，后者的血药浓度可能增高，毒性加大 | 合用需谨慎 |
| 抗菌药物 | 呋喃妥因 | 同用时，由于肾小管分泌作用受到抑制，使呋喃妥因在尿中抗感染的疗效减低 | |
| 治疗结核病药 | 利福平 | 同用时，因两药被肝脏摄取有竞争，故利福平的血药浓度可增高并时间延长、毒性加大 | 临床上一般不主张为了提高利福平的血药浓度而两药并用 |
| 抗感染药 | 磺胺药 | 同用时，因后者由肾排泄减慢，血药浓度升高 | 长期共用时应定期检测磺胺药的血药浓度 |

## 苯溴马隆 [药典（二）；基（基）；医保（乙）]
### Benzbromarone

【药理作用】属苯骈呋喃衍生物，为促尿酸排泄药，通过抑制肾小管对尿酸的重吸收，从而降低血中尿酸浓度，不仅缓解疼痛，减轻红肿，还能使痛风结节消散。

【适应证】主要用于慢性痛风的治疗。也可用于各种原因引起的继发性高尿酸血症，原发性高尿酸血症。

【用法用量】口服。每次 50mg，每日 1 次，逐渐增加剂量，连续 3~6 个月，早饭后与碳酸氢钠 3g 同服，以保持尿液碱化，利于尿酸结晶溶解，每日最少饮 1.5~2L 水。维持量每日 100~150mg。

【注意事项】不能在痛风急性发作期服用，可加重病症。为了避免治疗初期病风急性发作，建议在给药最初几日合用秋水仙碱或抗炎药。治疗期间需大量饮水以增加尿量（治疗初期饮水量不得少于 1.5~2L），以免在排泄的尿中由于尿酸过多导致尿酸结晶。定期测量尿液的酸碱度（尿液的 pH 应调节在 6.5~6.8 之间），为促进尿液碱化，可酌情给予碳酸氢钠或枸橼酸合剂。在开始治疗时有大量尿酸随尿排出，因此在此时的用药量要小（起始剂量）。中等或严重肾功能不全者及孕妇慎用。在服药期间如果痛风发作，建议将所用药量减半，必要时可服秋水仙碱或消炎药以减轻疼痛。

【药物配伍禁忌】内容详见苯溴马隆的药物配伍禁忌表。

**苯溴马隆的药物配伍禁忌表**

| 药物类别 | 禁忌药物 | 禁忌原理 | 有效措施 |
|---|---|---|---|
| 水杨酸类制剂 | 阿司匹林及其他水杨酸类制剂 | 合用可减弱苯溴马隆的作用 | 联用需谨慎 |
| 治疗结核药 | 吡嗪酰胺 | | |

## 别嘌醇 [药典（二）；基（基）；医保（甲、乙）]
### Allopurinol

【药理作用】使尿酸生成减少，降低血中尿酸浓度，减少尿酸盐在骨、关节及肾脏的沉着，有助于痛风结节及尿酸结晶的重新溶解，促使痛风结节的消散。能减少尿中尿酸的排泄量，其作用不被水杨酸盐所对抗。

**【适应证】** 慢性原发性及继发性痛风的治疗，而对急性痛风无效。用于治疗伴有或不伴有痛风症状的尿酸性肾病。用于反复发作性尿酸结石患者，以预防结石的形成。用于预防白血病、淋巴瘤或其他肿瘤在化疗或放疗后继发的组织内尿酸盐沉积、肾结石等。对已经形成的尿酸结石，也有助于结石的重新溶解。还可用于非尿酸性结石如复发性钙结石尤其是草酸钙结石，它可显著降低新结石的形成。

**【用法用量】** 口服，每日 1~3 次，每日 100mg 逐渐增加剂量，严重者可增至每日700~900mg，直到血清尿酸水平正常或接近正常，肝、肾功能不良患者剂量。维持量，每日 100~200mg。儿童每日 8mg/kg。治疗肾结石：每次 100~200mg，每日 1~4 次；或每次300mg，每日 1 次。用于恶性肿瘤的继发性高尿酸血症：成人每次 100~200mg，每日 1~4 次，儿童 6 岁以内每次 50mg，每日 3 次；6~12 岁每次 100mg，每日 3 次，或 300mg，每日 1 次，给药 48 小时后，根据患者反应调整剂量。饭后服，并需大量饮水，每日尿量应保持 2L以上。

**【注意事项】** 本品必须在痛风性关节炎的急性炎症症状消失后（一般在发作后两周左右）方开始应用。服药期间应多饮水，并使尿液呈中性或碱性以利尿酸排泄。本品用于血尿酸和 24 小时尿尿酸过多，或有痛风石，或有泌尿系统结石及不宜用促尿酸药排出者。本品必须由小剂量开始，逐渐递增至有效量维持正常血尿酸和尿尿酸水平，以后逐渐减量，用最小有效量维持较长时间。用药前及用药期间要定期检查血尿酸及 24 小时尿尿酸水平，以此作为调整药物剂量的依据。有肾、肝功能损害者及老年人应谨慎用药，并应减少一日用量。用药期间应定期检查血常规及肝肾功能。本品属妊娠 C 类药品，孕妇、哺乳期妇女、特发性血液病及肾功能不全者慎用。治疗初期可诱发痛风，应与小剂量秋水仙碱或吲哚美辛合用加以预防。

**【药物配伍禁忌】** 内容详见别嘌醇的药物配伍禁忌表。

别嘌醇的药物配伍禁忌表

| 药物类别 | 禁忌药物 | 禁忌原理 | 有效措施 |
|---|---|---|---|
| 抗生素 | 氨苄西林 | 本品与氨苄西林同用时，皮疹的发生率增多，尤其在高尿酸血症患者 | 避免联用 |
| 抗肿瘤药 | 环磷酰胺 | 同用时，对骨髓的抑制可更明显 | |
| 铝化合物 | 氢氧化铝 | 同用时可增加肾结石形成的可能 | |
| 噻嗪类利尿剂 | 氢氯噻嗪 | 对高血压或肾功能差的患者，同用时有发生肾衰竭及出现过敏的报道 | |
| 抗凝血药 | 华法林 | 本品可抑制肝药酶活性，减慢口服抗凝剂等药的代谢 | 在合用时应减少抗凝血药用量，并监测凝血酶原的活性 |
| 烷化剂类药物 | 氮芥、氮甲、丙卡巴肼 | 可增加烷化剂类药物的毒性 | 故在治疗恶性肿瘤引起的继发性高尿酸血症时，应在化疗（若用烷化剂）前接受别嘌醇治疗 |
| 其他 | 氯化钙、维生素 C、磷酸钾/钠 | 别嘌醇不可与氯化钙、维生素 C、磷酸钾（或钠）同服，因可增加肾脏中黄嘌呤结石的形成 | 避免联用 |

# 第 4 节　抗癫痫药

## 苯妥英钠 [药典（二）；基（基）；医保（甲）]
### Phenytoin Sodium

【药理作用】可稳定发作阈，限制癫痫病灶异常放电的扩散。

【适应证】用于癫痫全身性强直阵挛性发作、复杂部分性发作（精神运动性发作、颞叶癫痫）、单纯部分性发作（局限性发作）和癫痫持续状态。也用于三叉神经痛、隐性营养不良型大疱性表皮松解、发作性舞蹈样手足徐动症、发作性控制障碍（包括发怒、焦虑、失眠、兴奋增强等行为障碍疾患）、肌强直症及三环类抗抑郁药过量时引起的心脏传导障碍等。可用于洋地黄中毒所致的室性及室上性心律失常和对利多卡因无效的心律失常（对室性期前收缩、室性心动过速的疗效较室上性心动过速、心房颤动及心房扑动好）、麻醉手术引起的室性心律失常。还可用于轻度高血压。可降低轻症高血压患者的血压，其疗效与利尿剂、普萘洛尔、甲基多巴、利血平等相似。

【用法用量】口服。成人初始剂量为每次 50~100mg，每日 2~3 次，饭后服。必要时间隔7~10 日逐渐增加剂量，最大剂量每日 500mg。维持量为每日 200~500mg，分次服；儿童初始剂量为每日 5mg/kg，2~3 次分服，维持剂量为每日 4~8mg/kg，每日 2~3 次。用于癫痫持续状态：成人推荐静脉注射剂量为 10~15mg/kg，以每分钟不超过 50mg 的速度缓慢静脉注射。其后每 6~8 小时口服或静脉注射维持量 100mg；儿童和新生儿的静脉注射量为15~20mg/kg，以每分钟每千克体重不超过 1~3mg 的速度缓慢静脉注射。治疗三叉神经痛：每次 100~200mg，每日 2~3 次，饭后服。治疗心律失常：每次服 100~200mg，每日 2~3次。或 125~250mg 加入 5% 葡萄糖注射液 20~40ml 中，于 5~15 分钟内缓慢静脉注射（每分钟不超过 50mg）。必要时，每隔 5~10 分钟重复静脉注射 100mg，但 2 小时内不宜超过500mg。静脉滴注时，可用相同剂量溶于 5% 葡萄糖注射液 100ml 中滴注，每日量不超过1000mg。肌内注射：每日 200~400mg。治疗高血压：每次服 100mg，每日 3 次。

【注意事项】儿童患者服用时应经常作血药浓度测定。学龄前儿童需系统地测定血药浓度，以决定每日用量和给药次数。幼年期患者应监测血药浓度。老年人使用应慎重，最好在睡前服用。本品可通过胎盘，有无致畸性尚不清楚，在怀孕期间应当继续使用，并每月测定一次血药浓度以确定是否需要增加用量，分娩后再重新调整。服用苯妥英钠的孕妇所分娩的新生儿，在分娩前 1 个月及分娩时预防性地给母亲以水溶性维生素 K，产后立即给新生儿静脉注射维生素 K，减少出血的危险。苯妥英钠可分泌入乳汁，不主张在用药期间哺乳。

【药物配伍禁忌】内容详见苯妥英钠的药物配伍禁忌表。

## 苯妥英钠的药物配伍禁忌表

| 药物类别 | 禁忌药物 | 禁忌原理 | 有效措施 |
| --- | --- | --- | --- |
| 抗凝剂 | 香豆素类、噻氯匹定等 | 与抗凝剂合用，开始增加抗凝效应，持续应用则降低 | 避免联用 |
| 抗生素、抗结核药 | 磺胺类、甲硝唑、氯霉素、克拉霉素、异烟肼、吡嗪酰胺、氟康唑、阿奇霉素 | 降低苯妥英钠的代谢，从而增强苯妥英钠的效果和（或）毒性 | 联用需谨慎，必要时调整剂量 |
| H$_2$ 受体拮抗剂 | 西咪替丁 | | |
| 维生素 | 维生素 B$_6$ | | |
| 解热镇痛药 | 布洛芬、保泰松 | | |
| 抗组胺药 | 氯苯那敏 | | |
| 抗抑郁药 | 舍曲林、地昔帕明、奈法唑酮、氟伏沙明、维洛沙嗪、氟西汀 | | |
| 抗癫痫药 | 舒噻美、右旋哌甲酯、氯巴占、奥卡西平、甲琥胺、苯琥胺 | | |
| 钙通道阻滞剂 | 地尔硫䓬、硝苯地平 | | |
| 抗高血压药 | 替尼酸 | | |
| 解热镇痛药 | 对乙酰氨基酚 | 长期应用对乙酰氨基酚的患者使用苯妥英钠可增加肝脏中毒的危险性，而且疗效降低 | 避免联用 |
| 抗肿瘤药 | 博来霉素、卡铂、卡莫司汀、长春碱 | 合用时，可降低苯妥英钠在胃肠道的吸收，从而降低苯妥英钠的生物利用度 | 两者应相隔 2~3 小时 |
| 抗病毒药 | 阿昔洛韦 | | |
| 含镁、铝或碳酸钙的制酸药 | 铝碳酸镁等 | | |
| 平滑肌松弛药 | 氨茶碱 | 使氨茶碱半衰期缩短，效果降低 | 避免联用 |
| 降血糖药 | 胰岛素 | 合用时，因本品可使血糖升高 | 需调整胰岛素用量 |
| 抗心律失常药 | 利多卡因 | 合用时可能加强心脏的抑制作用 | 避免联用 |
| β 受体阻滞剂 | 普萘洛尔 | | |
| 抗癫痫药 | 卡马西平 | 合用，后者血药浓度降低。如合用大量抗精神病药或三环类抗抑郁药可使癫痫发作 | 需调整本品用量 |
| 心脏兴奋药 | 多巴胺 | 长期应用多巴胺的患者，静脉注射苯妥英钠时可因儿茶酚胺耗竭，引起突发性低血压和心率减慢 | 避免联用 |
| 碳酸酐酶抑制药 | 乙酰唑胺 | 合用时，可使钙和磷酸盐排泄增加，可引起低磷血症和增加产生骨质软化症的风险 | |
| 抗精神病药或三环类抗抑郁药 | 氯米帕明、多塞平等 | 合用时，可诱导癫痫发作，中枢神经的抑制更可明显 | 需调整苯妥英钠的用量 |
| 抗癫痫药物 | 贝克拉胺 | 合用时可引起白细胞减少 | 合用需慎重 |
| 叶酸 | 叶酸 | 苯妥英钠可消耗体内的叶酸，但加用叶酸反可降低苯妥英钠的血药浓度，降低其对癫痫发作的控制作用 | 避免联用 |

| 药物类别 | 禁忌药物 | 禁忌原理 | 有效措施 |
|---|---|---|---|
| 抗癫痫药 | 丙戊酸钠 | 合用时，有对蛋白结合率竞争的作用 | 应经常监测血药浓度，并根据临床情况调整苯妥英钠的用量 |
| 降血脂药 | 氯贝丁酯 | | |
| 调整血脂及抗动脉粥样硬化药 | 月见草油 | 合用时可能使癫痫发作 | 避免联用 |
| 肌肉松弛药 | 多库溴铵、哌库溴铵 | 合用时非除极肌肉松弛药的神经-肌肉阻滞作用降低 | |
| 抗肿瘤药 | 顺铂、阿霉素 | 可增加苯妥英钠的代谢，从而使后者血药浓度降低 | |
| 抗结核药、抗病毒药 | 利福平、利托那韦 | | |
| 抗癫痫药 | 氨己烯酸 | | |
| 血管扩张剂 | 二氮嗪 | | |
| 治疗麻风病药 | 氯法齐明 | 可增加苯妥英钠的清除，从而使苯妥英钠的血药浓度降低，效应降低 | |
| 胆碱酶抑制剂 | 多奈哌齐 | 合用时，多奈哌齐效应降低 | |
| 利尿药 | 呋塞米 | 合用时，降低呋塞米在胃肠道的吸收，使其疗效降低 | |
| 抗癫痫药 | 加巴喷丁 | 合用时，苯妥英钠发生毒性反应的风险增加 | |
| 阿片受体激动剂 | 美沙酮 | 合用时，可产生美沙酮戒断症状 | |
| 抗心律失常药 | 胺碘酮 | 苯妥英钠可增加胺碘酮、苯丙氨酯的代谢，使后者疗效降低；但其本身代谢减少，从而增加了毒性，包括共济失调、反射亢进、眼震和肢体震颤等 | |
| 抗癫痫 | 苯丙氨酯 | | |

# 卡马西平 [药典(二)；基(基)；医保(甲、乙)]
## Carbamazepine

【药理作用】具有抗惊厥作用，抗外周神经痛作用，抗利尿作用，抗人格障碍和躁狂抑郁作用，抗心律失常作用。

【适应证】癫痫复杂部分性发作（精神运动性发作或颞叶癫痫）、全身强直阵挛性发作、上述两种混合性发作或其他部分性或全身性发作。缓解三叉神经痛、舌咽神经痛、脊髓痨的闪电样痛、糖尿病周围神经痛、患肢痛、外伤后神经痛和某些疱疹后神经痛等神经源性疼痛。预防或治疗躁狂抑郁症；治疗情感性精神分裂症、顽固性精神分裂症及边缘系统功能障碍有关的失控综合征等精神疾病。神经源性尿崩症。不安腿综合征（Ekbom 综合征）、面肌抽搐。戒酒综合征。心律失常。

【用法用量】口服，餐后立即服用，减少胃肠道不良反应。抗惊厥：开始时每次 100mg，每日 2~3 次；第 2 日后每日增加 100mg，直到出现疗效为止。维持时应根据情况调整至最低的有效量，分次服用。要注意剂量个体化，最高量每日不超过 1200mg。镇痛：开始时每次 100mg，每日 2 次；第 2 日后隔日增加 100~200mg，直至疼痛缓解，维持量为每日 400~800mg，分次服用，每日最高剂量不超过 1200mg。糖尿病神经病变引起的疼痛：每次 200mg，每日 2~4 次。抗利尿：单用时每日 300~600mg；与其他抗利尿药合用，则每日服 200~400mg，分 3~4 次服用。抗躁狂或抗精神病：开始时每日 200~400mg，以后每周逐渐增加剂量，通常成年人的限量为 1200mg，一般分 3~4 次服用。少数用至每日 1600mg。戒酒综合征：平均剂量为每次 200mg，每日 3~4 次。对严重病例，最初几天的剂量可增加至每次 400mg，每日 3 次。心律失常：每日 300~600mg，分 2~3 次服。

**【注意事项】**仅可在医生监督下服用。

**【药物配伍禁忌】**内容详见卡马西平的药物配伍禁忌表。

### 卡马西平的药物配伍禁忌表

| 药物类别 | 禁忌药物 | 禁忌原理 | 有效措施 |
| --- | --- | --- | --- |
| 磺脲类口服降血糖药 | 氯磺丙脲 | 合用时，可加强抗利尿作用 | 合用时，各药均需减量 |
| 降血脂药 | 氯贝丁酯 | | |
| 垂体后叶激素类 | 去氨加压素、赖氨加压素、垂体后叶素 | | |
| 其他 | 锂盐、甲氧氯普胺 | 合用，能增加神经系统的不良作用 | 合用需谨慎 |
| 精神安定药 | 氟哌啶醇、硫利达嗪 | | |
| 解热镇痛药 | 对乙酰氨基酚 | 合用，尤其是单次超量或长期大量，肝脏中毒的危险增加，有可能使后者疗效降低 | 避免联用 |
| 利尿药 | 氢氯噻嗪、呋塞米 | 合并可能引起低钠血症 | |
| 口服避孕药 | 去氧孕烯、孕二烯酮、诺孕酯等 | 合用可能出现阴道大出血 | 改用其他避孕措施 |
| 单胺氧化酶（MAO）抑制剂 | 苯乙肼、溴法罗明、托洛沙酮、异卡波肼、苯环丙胺、吗氯贝胺、司来吉兰、左旋多巴、异烟肼、呋喃唑酮、酮康唑、灰黄霉素；丙卡巴肼 | 合用时，可引起高热或（和）高血压危象、严重惊厥甚至死亡。当卡马西平作为抗惊厥药时，MAO 抑制药可以改变癫痫发作的类型 | 避免联用，两药应至少间隔 14 日 |
| 抗抑郁药 | 奈法唑酮、诺米芬新 | 合用可降低奈法唑酮疗效 | 避免联用 |
| 抗病毒药 | 地拉韦啶 | 可加快地拉韦啶代谢 | |

## 奥卡西平 [基(基); 医保(乙)]
### Oxcarbazepine

**【药理作用】**具有抗惊厥活性，对大脑皮质运动有高度选择性抑制作用，其作用可能在于阻断脑细胞的电压依赖性 $Na^+$ 通道，从而阻止病灶放电的扩布。

**【适应证】**本品适用于治疗原发性全面性强直 - 阵挛发作和部分性发作，伴有或不伴有继发性全面性发作。本品适用于成年人和 5 岁以及 5 岁以上儿童。

**【用法用量】**口服。开始剂量为每日 300mg，以后可逐渐增量至每日 900~3000mg，分 3 次服用，以达到满意的疗效。

**【注意事项】**孕妇禁用。

**【药物配伍禁忌】**内容详见奥卡西平的药物配伍禁忌表。

奥卡西平的药物配伍禁忌表

| 药物类别 | 禁忌药物 | 禁忌原理 | 有效措施 |
|---|---|---|---|
| 口服激素类避孕药 | 炔雌醇、左炔诺孕酮、去氧孕烯、孕二烯酮、诺孕酯等 | 同时使用可能会使激素类避孕药失效 | 改用其他避孕措施 |
| 锂剂 | 碳酸锂 | 锂剂与奥卡西平联合使用能导致神经毒性反应增加 | 避免联用 |
| 抗癫痫药 | 苯妥英钠 | 可降低苯妥英钠的代谢，使后者毒性增加，表现为共济失调，眼球震颤，反射亢进等 | 合用时应注意调整剂量 |
| | 拉莫三嗪 | 可使肝脏对拉莫三嗪的代谢增加，使之血药浓度降低，抗癫痫作用减弱 | |
| | 丙戊酸钠 | 合用可使奥卡西平活性代谢产物的血药浓度减少 | |

# 托吡酯 [医保（乙）]
## Topiramate

**【药理作用】**减少癫痫样放电的持续时间和每次放电产生的动作电位数目，抑制兴奋性氨基丁酸的释放。托吡酯的多重作用机制使其对多种发作类型有效，而且不会产生耐药性。

**【适应证】**作为成人和儿童难治性癫痫发作的辅助治疗，包括癫痫单纯部分性、复杂部分性发作和全身强直－阵挛性发作，以及肌阵挛性癫痫（Lennox-Gastaut 综合征）的癫痫发作。

**【用法用量】**推荐从低剂量开始治疗，逐渐加至有效剂量。从每晚服用 25mg 开始，每周加药 1 次，每次增加 25mg，直至症状控制为止。一般当剂量加至每日 50mg 时，即见疗效，达每日 200mg（分次服）时疗效较好。

**【注意事项】**驾车或操作机械者，行为障碍和认知缺陷患者，泌尿道结石病患者、感觉异常者、肝肾功能不全者慎用。美国 FDA 妊娠分类为 C 类，孕妇使用时权衡利弊。停药应逐渐减量以免出现癫痫发作。

**【药物配伍禁忌】**内容详见托吡酯的药物配伍禁忌表。

托吡酯的药物配伍禁忌表

| 药物类别 | 禁忌药物 | 禁忌原理 | 有效措施 |
|---|---|---|---|
| 抗癫痫药物 | 苯妥英钠、卡马西平 | 极少数患者中发现托吡酯与苯妥英钠合用时可导致苯妥英钠血药浓度增高 | 需调整剂量 |
| 强心苷 | 地高辛 | 可降低地高辛血药浓度 | |

续表

| 药物类别 | 禁忌药物 | 禁忌原理 | 有效措施 |
|---|---|---|---|
| 口服避孕药 | 炔雌醇，左炔诺孕酮、去氧孕烯、孕二烯酮、诺孕酯等 | 同用可使激素类避孕药疗效降低，增加非月经性出血的可能 | 改用其他避孕措施，合用时应注意阴道流血特征 |
| 抗青光眼制剂和缩瞳剂 | 乙酰唑胺、双氯非那胺、醋甲唑胺 | 合用可增加肾结石的危险 | 避免联用 |

## 乙琥胺 [医保（乙）]
### Ethosuximide

【药理作用】乙琥胺能够提高癫痫发作阈，使发作频率减缓。乙琥胺的优点是安全、有效、无镇静作用，消除半衰期较长，每日单次用药即可控制发作。主要缺点为有一些偶见的严重不良反应，包括肝肾功能损害和红斑性狼疮。

【适应证】主要用于失神性发作和肌阵挛性发作。与其他抗癫痫药合用于混合型癫痫发作。用于治疗失神性癫痫持续状态。

【用法用量】小于 6 岁儿童，每日 1g；大于 6 岁儿童及成人，每日 1.5g。通常为每 4~7 日增加 250mg。3~6 岁每日为 250mg。6 岁以上的儿童及成人，每日为 500mg，1 次口服。以后可酌情渐增剂量。一般是每 4~7 日增加 250mg，直至控制症状满意而不良反应最小为止。如 6 岁以上儿童日剂量超过 0.75~1g 时，成人日剂量达 2g 时，则需分次服药。

【注意事项】肝肾功能受损患者慎用。对大、小发作混合型癫痫的治疗应合并用苯巴比妥或苯妥英钠。用药期间应监测肝肾功能。

【药物配伍禁忌】内容详见乙琥胺的药物配伍禁忌表。

乙琥胺的药物配伍禁忌表

| 药物类别 | 禁忌药物 | 禁忌原理 | 有效措施 |
|---|---|---|---|
| 碱性药物 | 碳酸氢钠、氨茶碱、乳酸钠 | 合用可使本品自肾脏排除减慢，作用增强 | 合用时应慎重并适当调整剂量 |
| 酸性药物 | 阿司匹林、吲哚美辛、青霉素等 | 合用可使本品自肾脏排除加快，作用减弱 | |
| 吩噻嗪类抗精神病药 | 氯丙嗪、奋乃静、氟奋乃静、甲硫哒嗪、丙氯拉嗪等 | 可使本品抗癫痫作用减弱 | |
| 调整血脂及抗动脉粥样硬化药 | 月见草油 | 合用可降低癫痫阈值，增加癫痫发作的风险 | 避免联用 |

## 丙戊酸钠 [药典（二）；基（基）；医保（甲、乙）]
### Sodium Valproate

【药理作用】本品为不含氮的广谱抗癫痫药。抗癫痫作用的机制尚未阐明，可能与影响脑内抑制性神经递质 γ- 氨基丁酸（GABA）的代谢有关。另外，丙戊酸作用于突触后感受器部位，模拟或加强 GABA 的抑制作用。

【适应证】主要用于癫痫失神发作、肌阵挛发作。尤以小发作者最佳。对全身性强直阵挛发作（大发作），有时对复杂部分性发作也有一定疗效，但效果较差。预防性治疗偏头痛。

【用法用量】成人常用量：每日按体重 15mg/kg 或每日 600~1200mg（3~6 片）分 2~3 次服。开始时按 5~10mg/kg，1 周后递增，至能控制发作为止。当每日用量超过 250mg 时，应分次服用，以减少胃肠刺激。每日最大量为按体重不超过 30mg/kg，或每日 1.8~2.4g（9~12 片）。小儿常用量：按体重计与成人相同，也可每日 20~30mg/kg，分 2~3 次服用或每日 15mg/kg，按需每隔一周增加 5~10mg/kg，至有效或不能耐受为止。

【注意事项】停药应逐渐减量以防再次出现发作。用药前和用药期间应定期作全血细胞（包括血小板）计数、肝肾功能检查。血液疾病患者，有肝病史者，肾功能损害者，器质性脑病患者，孕妇慎用。可分泌入乳汁，浓度为母体血药浓度的 1%~10%，哺乳期妇女应予以注意。

【药物配伍禁忌】内容详见丙戊酸钠的药物配伍禁忌表。

### 丙戊酸钠药物配伍禁忌表

| 药物类别 | 禁忌药物 | 禁忌原理 | 有效措施 |
|---|---|---|---|
| 抗凝血药、溶血栓药 | 华法林、肝素等 | 合用，出血的危险性增加 | 避免联用 |
| 血小板凝聚抑制剂 | 阿司匹林、双嘧达莫 | 合用，可由于减少血小板凝聚而延长出血时间 | |
| 镇静催眠药 | 苯巴比妥类 | 合用，后者的代谢减慢，血药浓度上升，因而增加镇静作用而导致嗜睡 | 合用注意用量 |
| 抗癫痫药 | 扑米酮 | 合用，也可引起血药浓度升高，导致中毒 | 必要时调整扑米酮剂量 |
| | 氯硝西泮 | 合用防止失神发作时，曾有报道少数病例反而诱发失神状态 | 谨慎合用 |
| | 苯妥英钠 | 合用时，因与蛋白结合的竞争可使两者的血药浓度发生改变，由于苯妥英钠浓度变化较大，需经常测定 | 必要时调整剂量 |
| | 卡马西平 | 合用，由于肝药酶的诱导而致药物代谢加速，可使二者的血药浓度和半衰期降低，故须监测血药浓度以决定是否需要调整用量。与对肝脏有毒性的药物合用时，有潜在肝脏中毒的危险。有肝病史者长期应用须经常检查肝功能 | 谨慎合用 |
| 治疗精神障碍药 | 氟哌啶醇、洛沙平、马普替林、氯丙嗪、奋乃静、三氟拉嗪、氟奋乃静、氟哌噻吨、氯哌噻吨、氯普噻吨 | 合用，可以增加中枢神经系统的抑制，降低惊厥阈和丙戊酸的效应 | 联用时，及时调整剂量 |
| 单胺氧化酶抑制药 | 苯乙肼、溴法罗明、托洛沙酮、异卡波肼、苯环丙胺、吗氯贝胺、司来吉兰、左旋多巴、异烟肼、呋喃唑酮、酮康唑、灰黄霉素；丙卡巴肼 | 合用，可以增加中枢神经系统的抑制，降低惊厥阈和丙戊酸的效应 | 合用时，及时调整剂量 |
| 抗癫痫药 | 托吡酯 | 合用可发生高氨血症和脑病 | 合用时需密切监测 |

## 拉莫三嗪 [基（基）；医保（乙）]
### Lamotrigine

【药理作用】为苯基三嗪类化合物，属电压门控钠通道阻滞剂。通过减少钠内流来增加神经元的稳定性。在体外培养神经元中，拉莫三嗪可抑制戊四氮和电刺激所致的惊厥，缩短病灶、皮质和海马区兴奋后的放电时间，对抗部分和全身性癫痫发作。

【适应证】成人或儿童癫痫复杂部分性发作的辅助治疗或单独治疗。其他抗癫痫药不能控制的部分性和全身性癫痫发作的辅助治疗。Lennox–Gastaut 综合征的癫痫发作。

【用法用量】口服。在服用丙戊酸钠的患者中加用拉莫三嗪，前 2 周，每次用 25mg，隔日 1 次；随后 2 周开始，每日服用 25mg，此后每 1~2 周增加 25~50mg，直至达到维持量每日 100~150mg，分次口服。不与丙戊酸钠合用者，每日从 50mg 开始，2 周后改为每日 100mg，分次服用，逐步加到维持量每日 100~200mg，分次口服。

【注意事项】心、肝、肾功能受损者慎用。妊娠早期不宜使用。12 岁以下儿童不推荐用于单药治疗。用于添加疗法时患者年龄应在 2 岁以上。

【药物配伍禁忌】内容详见拉莫三嗪的药物配伍禁忌表。

### 拉莫三嗪的药物配伍禁忌表

| 药物类别 | 禁忌药物 | 禁忌原理 | 有效措施 |
| --- | --- | --- | --- |
| 激素类避孕药 | 炔雌醇、左炔诺孕酮 | 合用时患者易出现月经周期改变 | 合用需谨慎，必要时调整本药剂量 |
| 抗精神病用药 | 艾司西酞普兰 | 合用可增加肌阵挛风险 | 合用需谨慎，密切观测患者肌阵挛体征和症状 |

## 加巴喷丁 [医保（乙）]
### Gabapentin

【药理作用】本品是一种新型抗癫痫药，它是 γ - 氨基丁酸（GABA）的衍生物，其药理作用与现有的抗癫痫药不同，最近研究表明加巴喷丁的作用是改变 GABA 代谢产生的。

【适应证】用于控制部分性发作、难治的不全性癫痫。有报道，抗焦虑药加巴喷丁和抗病毒药伐昔洛韦联用可减少急性带状疱疹后遗神经痛的危险。

【用法用量】口服。成人和 12 岁以上青少年的开始剂量，第 1 日 300mg，睡前服用；随后每日增加 300mg，分次服用，直至发作被控制。推荐剂量为每日 900~1200mg，3 次分服；必要时每日可达 2.4g。

【注意事项】已知对该药中任一成分过敏的人群、急性胰腺炎的患者禁服加巴喷丁。对于原发性全身发作，如失神发作的患者无效。抗癫痫药物不应该突然停止服用，因为可能增加癫痫发作的频率。肾功能不全的患者，服用本品必须减量。

【药物配伍禁忌】内容详见加巴喷丁的药物配伍禁忌表。

### 加巴喷丁的药物配伍禁忌表

| 药物类别 | 禁忌药物 | 禁忌原理 | 有效措施 |
|---|---|---|---|
| 阿片镇痛类 | 吗啡、氢可酮 | 联用时，加巴喷丁的血药浓度可能会升高 | 联用时，应仔细观察患者是否出现嗜睡等中枢神经系统抑制现象，适当减少加巴喷丁或吗啡的剂量 |
| $H_2$受体拮抗剂 | 西咪替丁 | 可能会小幅度降低加巴喷丁肌酐的肾排泄 | 联用时，应关注加巴喷丁的不良反应作用，如有必要，可以考虑适当降低加巴喷丁剂量 |
| 避孕药 | 乙酸炔诺酮、乙炔基雌二醇 | 联用时，炔诺酮的$C_{max}$升高13% | 升高幅度较小，临床意义不大。在炔诺酮不良反应作用明显时，可考虑适当降低炔诺酮剂量 |
| 铝化合物 | 氢氧化铝 | 联用时，加巴喷丁的生物利用度降低大约20% | 建议加巴喷丁应在氢氧化铝服用后至少2小时服用 |

## 氯巴占
### Clobazam

【药理作用】本品具有抗焦虑和抗惊厥作用，抗电休克作用的$ED_{50}$比地西泮小，比苯巴比妥、丙戊酸钠大。

【适应证】用于治疗对其他抗癫痫药无效的难治性癫痫，可单独应用，亦可作为辅助治疗用。对复杂部分性发作继发全身性发作，以及2岁及以上儿童的Lennox-Gaslaut综合征效果更佳。

【用法用量】口服：从小剂量开始，每日20~30mg（0.5~1mg/kg），逐步加量。如与其他抗癫痫药合用，则应减少本品剂量，每日应用5~15mg（0.1~0.3mg/kg）。

【注意事项】如连续应用，其抗惊厥作用逐渐减弱，可采用"放假疗法"，如女性患者，在月经期发作时，可在月经来潮前2~3日开始用药，10日后停用。对本品过敏者、孕妇、哺乳者禁用。严重肝病、急性闭角型青光眼和卟啉症患者禁用。

【药物配伍禁忌】内容详见氯巴占的药物配伍禁忌表。

### 氯巴占的药物配伍禁忌表

| 药物类别 | 禁忌药物 | 禁忌原理 | 有效措施 |
|---|---|---|---|
| 抗癫痫药 | 卡马西平、苯巴比妥、苯妥英钠、丙戊酸 | 本品的血药浓度降低，$N$-甲基代谢产物浓度升高 | 合用时应注意调整剂量 |
| | 磷苯妥英 | 合用可增加苯妥英毒性 | 合用需谨慎 |
| | 非尔氨酯 | 合用可引起本品的活性代谢产物在体内蓄积 | 合用时需检测本药及其代谢产物血药浓度 |

## 左乙拉西坦 [医保（乙）]
### Levetiracetam

【药理作用】左乙拉西坦具有较强的抗癫痫作用，其作用机制尚不明确。体内和体外试验表明左乙拉西坦未改变细胞特性和神经传递功能。临床应用中证实了左乙拉西坦对癫痫部分性和全身性发作有效。

【适应证】可单用或联合用于成人部分性癫痫发作，也可用于成人全身性发作。也可用于其他原因（如脑炎、脑缺氧等）引起的肌阵挛。

【用法用量】口服。初始剂量为每次 500mg，每日 2 次，此剂量也可作为常规剂量。以后根据患者临床反应和耐受性，可逐渐增加剂量至每次 1500mg，每日 2 次。剂量调整时，可每 2~4 周以 500mg 剂量级进行上下调整。每日最大剂量不宜超过 3000mg。肾功能不全患者应根据肌酐清除率进行个体化用药，肌酐清除率 > 80ml/min，每次 500~1500mg，每日 2 次；肌酐清除率 50~79ml/min，每次 500~1000mg，每日 2 次；肌酐清除率 30~49ml/min，每次 250~750mg，每日 2 次；肌酐清除率 < 30ml/min，每次 250~500mg，每日 2 次；正在进行透析的晚期患者，每次 500~1000mg，每日 1 次。65 岁以上老年人根据肾功能调整剂量，儿童口服：16 岁以下儿童用药的安全性及有效性尚不清楚，16 岁以上患者用法用量同成人。

【注意事项】肾功能不全者，16 岁以下儿童，孕妇慎用。交叉过敏对其他吡咯烷酮衍生物过敏者慎用。停用左乙拉西坦时应逐渐减量，以免出现停药反应。使用左乙拉西坦期间应避免驾驶车辆及操作机械。

【药物配伍禁忌】内容详见左乙拉西坦的药物配伍禁忌表。

### 左乙拉西坦的药物配伍禁忌表

| 药物类别 | 禁忌药物 | 禁忌原理 | 有效措施 |
| --- | --- | --- | --- |
| 调整血脂及抗动脉粥样硬化 | 月见草油 | 合用可增加癫痫发作的危险 | 避免联用 |

# 第 5 节　镇静、催眠和抗惊厥药

## 咪达唑仑 [药典（二）；基（基）；医保（甲、乙）]
### Midazolam

【药理作用】通过苯二氮䓬类受体、GABA 受体和离子通道（Cl⁻）结合及产生膜过度去极化和神经元抑制两方面的作用而产生镇静、催眠，抗惊厥、抗焦虑、肌松作用。

【适应证】各种失眠症的短期治疗，特别适用于入睡困难者或手术前及器械性诊断性检查前用药。

【用法用量】口服：一般推荐每日 1 次，每次 7.5mg。剂量范围 7.5~15mg。成人剂量范围：每晚睡前 7.5~15mg。应从低剂量开始，治疗期限以数日至 2 周为宜。老年及虚弱患者：推荐剂量为 7.5mg，每日 1 次。手术及器械性诊断性检查前用药，应在操作前 30~60 分钟用药。

【注意事项】应在医师指导下用药，剂量应个体化。心肺功能及肝、肾功能异常者慎用。为预防反跳性失眠发生，建议在失眠障碍改善后逐渐减少用量，限定治疗时限。对酒、药物依赖者慎用。服药期间，应避免驾驶或其他机械性操作。

【药物配伍禁忌】内容详见咪达唑仑的药物配伍禁忌表。

### 咪达唑仑的药物配伍禁忌表

| 药物类别 | 禁忌药物 | 禁忌原理 | 有效措施 |
|---|---|---|---|
| 利尿剂 | 氢氯噻嗪、氨苯蝶啶、阿米洛利、螺内酯等 | 可增强降压作用 | 注意控制血压 |
| $H_2$ 受体拮抗剂 | 西咪替丁、法莫替丁、雷尼替丁、尼扎替丁 | 合用时本品血药浓度升高，半衰期延长 | 必要时调整剂量 |
| 抗艾滋病药 | 安普那韦、艾法韦伦 | | 避免联用 |

# 苯巴比妥 [药典（二）；基（基）；医保（甲）]
## Phenobarbital

【药理作用】本品为镇静催眠药、抗惊厥药，是长效巴比妥类的典型代表。对中枢的抑制作用随着剂量加大，表现为镇静、催眠、抗惊厥及抗癫痫。大剂量对心血管系统、呼吸系统有明显的抑制。过量可麻痹延髓呼吸中枢致死。

【适应证】镇静：如焦虑不安、烦躁、甲状腺功能亢进、高血压、功能性恶心、小儿幽门痉挛等症。安眠：偶用于顽固性失眠症，但醒后往往有疲倦、思睡等后遗效应。抗惊厥：常用其对抗中枢兴奋药中毒或高热、破伤风、脑炎、脑出血等疾病引起的惊厥。抗癫痫：用于癫痫大发作的防治，作用出现快，也可用于癫痫持续状态。麻醉前给药。与解热镇痛药配伍应用，以增强其作用。治疗新生儿胆红素脑病。

【用法用量】镇静、抗癫痫：每次 0.015~0.03g，每日 3 次。安眠：每次 0.03~0.09g，睡前服 1 次。抗惊厥：钠盐肌内注射，每次 0.1~0.2g。必要时，4~6 小时后重复 1 次。术前给药：术前 0.5~1 小时肌内注射 0.1~0.2g。癫痫持续状态：肌内注射，每次 0.1~0.2g。皮下、肌内或缓慢静脉注射 1 次 0.25g，每日 0.5g。

【注意事项】对某一种巴比妥过敏者慎用。肝功能不全者，用量应从小量开始。长期用药停药时，需逐渐减量。下列情况慎用：轻微脑功能障碍（MBD）症、低血压、高血压、贫血、甲状腺功能低下、肾上腺功能减退、心肝肾功能损害、高空作业、驾驶员、精细和危险工种作业者。

【药物配伍禁忌】内容详见苯巴比妥的药物配伍禁忌表。

### 苯巴比妥的药物配伍禁忌表

| 药物类别 | 禁忌药物 | 禁忌原理 | 有效措施 |
|---|---|---|---|
| 麻醉剂 | 氟烷、恩氟烷、甲氧氟烷等 | 可增加麻醉剂的代谢产物，增加肝脏毒性的危险 | 控制好使用时间 |
| 其他 | 口服避孕药或雌激素、炔雌醇等 | 合用可降低避孕药的可靠性，因为酶的诱导可使雌激素代谢加快 | 避免联用 |
| | 皮质激素、洋地黄类（包括地高辛）、土霉素或三环抗抑郁药 | 合用可降低这些药物的效应，因为肝微粒体酶的诱导，可使这些药物代谢加快 | |
| | 奎尼丁 | 合用时，由于增加奎尼丁的代谢而减弱其作用 | 应按需调整后者用量 |
| | 氟哌啶醇 | 与氟哌啶醇合用治疗癫痫时，可引起癫痫发作形式改变 | 需调整用量 |

## 佐匹克隆 <sup>[基（基）；医保（乙）]</sup>
### Zopiclone

【药理作用】本品常规剂量具有镇静催眠和肌肉松弛作用。其作用于苯二氮䓬受体，但结合方式不同于苯二氮䓬类药物。本品为速效催眠药，能延长睡眠时间，提高睡眠质量，减少夜间觉醒和早醒次数。本品的特点为次日清晨残余作用低。

【适应证】用于各种失眠症。

【用法用量】口服，7.5mg，临睡时服；老年人最初临睡时服 3.75mg，必要时服 7.5mg；肝功能不全者，服 3.75mg 为宜。

【注意事项】肌无力患者用药时需注意医疗监护，呼吸功能不全者和肝、肾功能不全者应适当调整剂量。

【药物配伍禁忌】内容详见佐匹克隆的药物配伍禁忌表。

#### 佐匹克隆的药物配伍禁忌表

| 药物类别 | 禁忌药物 | 禁忌原理 | 有效措施 |
|---|---|---|---|
| 神经－肌肉阻滞剂或其他中枢神经抑制药 | 筒箭毒碱等 | 合用可使镇静作用增强 | 合用时应慎重并适当调整剂量 |
| 苯二氮䓬类抗焦虑药和催眠药 | 地西泮、氯硝西泮等 | 合用增加戒断综合征的出现 | |

## 唑吡坦 <sup>[基（基）；医保（乙）]</sup>
### Zolpidem

【药理作用】唑吡坦是一种咪唑吡啶衍生物。有很强的睡眠诱导作用，作用快，服药后30 分钟起效。由于其在血中的半衰期约为 2.5 小时，所以是短效的催眠药。

【适应证】本品仅适用于下列情况下严重睡眠障碍的治疗：偶发性失眠症、暂时性失眠症。

【用法用量】口服。一般人群应用本品治疗通常应使用最低有效剂量，不得超过 10mg。成人常用剂量：每日 1 次，每次 10mg。本品应在临睡前服药或上床后服用。

【注意事项】本品含有乳糖，因此在先天性半乳糖血症、葡萄糖或半乳糖吸收不良综合征，或乳糖酶缺乏症情况下禁用。呼吸功能不全患者慎用。

【药物配伍禁忌】内容详见唑吡坦的药物配伍禁忌表。

#### 唑吡坦的药物配伍禁忌表

| 药物类别 | 禁忌药物 | 禁忌原理 | 有效措施 |
|---|---|---|---|
| SSRI 类抗抑郁药物 | 氟西汀、舍曲林 | 合用时可发生欣快感增强，导致精神依赖增强 | 合用时应慎重并适当调整剂量 |

# 水合氯醛[药典（二）]
## Chloral Hydrate

【**药理作用**】水合氯醛有一定的中枢性镇静作用。本品外用时对神经痛具有轻度止痛作用。

【**适应证**】用于失眠的短期治疗。用于镇静和（或）术前给药、消除紧张不安，特别适用于儿童与老年患者。用于破伤风与士的宁中毒等引起的惊厥。

【**用法用量**】成人口服 0.5~1.5g，睡前服；儿童口服 30~50mg/kg，睡前服，最大单次剂量 1g。镇静：成人口服 250mg，每日 3 次；儿童每次 8mg/kg，每日 3 次。抗惊厥：成人每次 1.5g，灌肠，必要时 6~8 小时重复使用；儿童每次 40mg/kg，灌肠，总量不超过 1g。

【**注意事项**】本品可挥发。避免接触眼睛和其他部位黏膜。心脏病、动脉硬化症、肾炎、肝脏疾患、热性病及特异体质者，尤其是胃炎和消化道溃疡患者慎用。呼吸功能不全患者慎用。刺激性强，应用时必须稀释后用。长期服用有成瘾性与耐受性。口服 4~5g 可引起急性中毒，致死量在 10g 左右。

【**药物配伍禁忌**】内容详见水合氯醛的药物配伍禁忌表。

### 水合氯醛的药物配伍禁忌表

| 药物类别 | 禁忌药物 | 禁忌原理 | 有效措施 |
| --- | --- | --- | --- |
| 利尿药 | 呋塞米 | 静脉注射呋塞米，可使服用水合氯醛的患者产生面红、出汗和血压改变 | 合用时需观测血压 |

# 左旋多巴[医保（甲）]
## Levodopa

【**药理作用**】左旋多巴主要通过 $D_2$ 受体发挥作用。

【**适应证**】帕金森病和帕金森病综合征。

【**用法用量**】口服常用量 0.25g，每日 2~3 次。

【**注意事项**】有严重心血管，肺，支气管，肾，肝及内分泌疾患者应谨慎用药。5 岁以下儿童慎用。本品不宜长期连续（1 年以上）使用。

【**药物配伍禁忌**】内容详见左旋多巴的药物配伍禁忌表。

### 左旋多巴的药物配伍禁忌表

| 药物类别 | 禁忌药物 | 禁忌原理 | 有效措施 |
| --- | --- | --- | --- |
| 单胺氧化酶抑制剂 | 呋喃唑酮、丙卡巴肼 | 可致急性肾上腺危象 | 避免联用 |
| 维生素 | 维生素 $B_6$ | 可降低本品的药效 | |
| 抗生素 | 乙酰螺旋霉素 | 可显著降低本品的血药浓度，药效减弱 | 联用时应慎重并适当调整剂量 |
| 抗高血压药 | 利血平 | 可抑制本品的作用 | |
| | 甲基多巴 | 可增强本品的不良反应并使甲基多巴的抗高血压作用增强 | 避免联用 |
| 胃肠动力药 | 甲氧氯普胺 | 可使本品胃排空变快 | |

续表

| 药物类别 | 禁忌药物 | 禁忌原理 | 有效措施 |
|---|---|---|---|
| 抗艾滋病药 | 茚地那韦 | 可引起严重的运动障碍 | 联用时应监测本药作用，必要时减少剂量 |
| 麻醉剂 | 氟烷 | 可引起心律失常 | 联用时应先停用本品 6~8 小时 |

<h2 style="text-align:center">多巴丝肼 <sup>[药典（二）；基（基）；医保（乙）]</sup></h2>

Levodopa and Benserazide Hydrochloride

【**药理作用**】为 DDC 抑制剂苄丝肼（benserazide）1 份与左旋多巴 4 份配制而成的复方制剂。由于苄丝肼能抑制左旋多巴在外周（脑外）脱羧，使血中有更多的左旋多巴进入脑中脱羧转变成多巴胺，因而可减少左旋多巴的用量，并减少其恶心、呕吐、头晕、心律失常等不良反应，但对中枢神经系统的不良反应如不随意运动及各种精神症状则未见减少。

【**适应证**】用于治疗帕金森病、症状性震颤麻痹综合征（脑炎后、动脉硬化性或中毒性）。

【**用法用量**】成人第 1 周每次 125mg，每日 2 次。继后每隔 1 周，每日增加 125mg，一般不得超过每日 1g，3~4 次分服。

【**注意事项**】开始服用时，不可将以前正在服用的其他抗震颤麻痹药突然停用，要逐渐减量至停服。

【**药物配伍禁忌**】内容详见多巴丝肼的药物配伍禁忌表。

**多巴丝肼的药物配伍禁忌表**

| 药物类别 | 禁忌药物 | 禁忌原理 | 有效措施 |
|---|---|---|---|
| 拟交感神经类药物 | 肾上腺素、去甲肾上腺素、异丙肾上腺素或苯丙胺等 | 左旋多巴能使这些药物的作用增强 | 如患者必须同时使用这类药物，则应严密监测心血管系统反应并需减少拟交感神经类药物的用量 |
| 抗高血压药 | 甲基多巴 | 合用可产生中枢神经系统毒性，促使精神病发作，同时甲基多巴的抗高血压作用增强 | 避免联用 |

<h2 style="text-align:center">溴隐亭 <sup>[基（基）；医保（乙）]</sup></h2>

Bromocriptine

【**药理作用**】为特异性下丘脑和垂体的多巴胺受体激动剂，能直接作用于腺垂体，而抑制催乳素的分泌，但对肢端肥大症患者则作用相反，使生长激素减少，而且其作用时间比左旋多巴长得多。

【**适应证**】分娩后、自发性、肿瘤性、药物引起的闭经。催乳激素引起的月经紊乱、不孕、继发性闭经、排卵减少等。抑制泌乳，预防分娩后和早产后的泌乳。产后乳房充血，乳房触痛，乳房胀痛和烦躁不安。催乳激素引起的雄性激素低下症，如勃起功能障碍和精子减少引起的不育。肢端肥大症与巨人症的辅助治疗。溴隐亭主要用于抗帕金森病，与复方左旋多巴联合用于治疗早期帕金森病。用于左旋多巴无效的病例。用于垂体瘤伴肢端肥大症的辅助治疗。用于催乳瘤所引起的高催乳素血症。

**【用法用量】**餐中服用。从小剂量开始，根据病情严重程度逐渐增量。具体使用剂量见药品说明书。

**【注意事项】**确定妊娠后应停药，但在治疗垂体泌乳素瘤的孕妇，仍继续用药，以防止肿瘤在妊娠期增大。对垂体肿瘤发展至蝶鞍上部、视力有明显损害者、妊娠中或可能妊娠的妇女、肝损害者、消化性溃疡及有既往胃肠出血史者、精神患者有既往史者慎用。溴隐亭可使妇女恢复正常的排卵功能，用药期间应注意避孕。用药初始期间，可出现血压下降，机械操作和车辆驾驶者应用时注意。

**【药物配伍禁忌】**内容详见溴隐亭的药物配伍禁忌表。

### 溴隐亭的药物配伍禁忌表

| 药物类别 | 禁忌药物 | 禁忌原理 | 有效措施 |
|---|---|---|---|
| 抗生素 | 红霉素、克拉霉素、醋竹桃霉素、螺旋霉素、交沙霉素、酮康唑、伊曲康唑 | 可因提高溴隐亭的血药浓度，而导致增加不良反应发生的危险性 | 合用时应慎重并适当调整剂量 |
| 下丘脑激素 | 奥曲肽 | 提高溴隐亭的血药浓度，从而增加不良反应发生的危险性 | 避免联用 |
| 甲基麦角新碱或其他麦角碱 | 甲基麦角新碱或其他麦角碱 | 与甲基麦角新碱或其他麦角碱合用可能会增加不良反应发生的危险性 | |
| 口服激素类 | 炔诺酮、炔诺孕酮、左炔诺孕酮、孕二烯酮、诺孕酯 | 可致闭经或溢乳，干扰溴隐亭效应 | |

# 司来吉兰 [医保（乙）]
## Selegiline

**【药理作用】**是一种选择性单胺氧化酶-B抑制剂，抑制多巴胺的重摄取及突触前受体。这些作用促进脑内多巴胺的功能。与L-dopa合用可减轻患者的"开关现象"，并可减少L-dopa用量的20%~30%。此外，司来吉兰能阻断1-甲基-4-苯基-1，2，3，4-四氢吡啶（MPTP）氧化成神经毒素，延缓病情发展。一般用作左旋多巴治疗的辅助用药。临床上将司来吉兰与抗氧化剂维生素E联合治疗震颤麻痹，称为DATATOP方案。

**【适应证】**用作左旋多巴治疗的辅助用药治疗帕金森病，将司来吉兰与抗氧化剂维生素E联合治疗帕金森病，用于控制痴呆、抑郁、嗜睡综合征。

**【用法用量】**作为左旋多巴治疗的辅助用药，口服每日总量10mg，早饭和午饭时各服5mg，2~3日后，可试着减少卡比多巴/左旋多巴的剂量。司来吉兰剂量不应超过每日10mg，以维持对MAO抑制作用的特异选择性。

**【注意事项】**胃溃疡、未控制的高血压、心律失常、心绞痛或精神病患者慎用。肝功能不全者慎用。与左旋多巴合用时注意减少左旋多巴用量30%，并注意口腔卫生。

**【药物配伍禁忌】**内容详见司来吉兰的药物配伍禁忌表。

司来吉兰的药物配伍禁忌表

| 药物类别 | 禁忌药物 | 禁忌原理 | 有效措施 |
|---|---|---|---|
| 抗抑郁药 | 氟西汀、舍曲林、帕罗西汀、度洛西汀 | 合用可产生严重反应,如共济失调、震颤、高热、高/低血压、惊厥、心悸、流汗、脸红、眩晕及精神变化(激越、错乱及幻觉)演变至谵妄及昏迷 | 避免联用,应在本药停药 2 周后,方可使用此些药物。氟西汀在停药 5 周后才可使用 |
| 抗组胺药 | 赛庚啶 | 增强并延长本品抗胆碱能作用 | 避免联用 |
| 拟交感神经药物 | 间羟胺、麻黄碱 | 合用可引起高血压 | |
| 单胺氧化酶抑制药 | 苯乙肼、溴法罗明、托洛沙酮、异卡波肼(闷可乐)、苯环丙胺、吗氯贝胺、左旋多巴、异烟肼、呋喃唑酮、酮康唑、丙卡巴肼 | 合用可引起严重低血压 | |
| 降血糖药 | 口服降血糖药及胰岛素 | 合用可刺激胰岛素分泌,引起过度低血糖,抑制及癫痫发作 | |
| 减肥药 | 安非拉酮 | 合用可引起安非拉酮中毒,包括惊厥、烦躁不安及精神症状 | |
| 镇痛药 | 哌替啶、曲马多、美沙酮、右丙氧芬 | 合用可引起兴奋、多汗、肌强直及严重高血压,个别患者可发生呼吸抑制、昏迷、眩晕、惊厥、高热、血管性虚脱甚至致死 | 应用本药后 2 周内不得使用此类药物 |
| 氨基酸 | 酪氨酸 | 合用可出现高血压危象 | 避免联用 |
| 抗高血压药 | 甲基多巴 | | |
| 精神兴奋药 | 哌甲酯 | | |
| 镇咳药 | 右美沙芬 | 合用可致精神病或行为异常 | |
| 抗癫痫药 | 米氮平、卡马西平、奥卡西平、环苯扎林 | 合用可增加严重不良反应风险 | |
| 抗抑郁药 | 安非他酮 | | |
| 抗高血压药 | 胍乙啶 | 合用可引起中、重度高血压危象 | |

# 普拉克索 [基(基);医保(乙)]
## Pramipexole

【药理作用】普拉克索是人工合成的氨苯噻唑(aminobenzothiazole)的衍生物。具有 $D_2$ 受体激动剂活性。

【适应证】主要用于治疗帕金森病及其综合征。可单用或与左旋多巴合用。

【用法用量】口服用药,用水吞服,伴随或不伴随进食均可,每日 3 次。在开始第 1 周中,口服 125μg,每日 3 次,第 2 周,口服 250μg,每日 3 次;以后每周增加 750μg,达最高每日 4.5mg。

【注意事项】肾功能不全者慎用。可引起睡眠发作,因此开车和机械操作者应特别注意。

【药物配伍禁忌】内容详见普拉克索的药物配伍禁忌表。

**普拉克索的药物配伍禁忌表**

| 药物类别 | 禁忌药物 | 禁忌原理 | 有效措施 |
|---|---|---|---|
| 抗帕金森药 | 金刚烷胺 | 合用可减少普拉克索的清除 | 合用时应考虑降低普拉克索的剂量 |
| $H_2$受体拮抗剂 | 西咪替丁 | | |

# 苯海索 [药典（二）；基（基）；医保（甲）]
## Trihexyphenidyl

【**药理作用**】对脑炎后震颤麻痹综合征的震颤、强直症状有较好的改善作用。对吩噻嗪类药引起的锥体外系症状也有效，但对该类药物所致迟发性运动障碍无效，且尚有可能加重其症状。

【**适应证**】用于轻症帕金森综合征或不耐左旋多巴，或使用左旋多巴无效者。用于治疗脑炎后帕金森综合征。用于控制吩噻嗪类药物所致的锥体外系症状、肝豆状核变性、痉挛性斜颈和面肌痉挛等运动障碍。

【**用法用量**】饭前或进餐时口服，开始每日 1mg，3~4 次分服，根据患者效应，在几日内可逐渐增加 2mg，6mg，甚至 10mg，一般常用每日 5~15mg，每日极量 20mg。晚期患者或脑炎后患者需用较大剂量。对药物所致锥体外系反应：一般使用每日 5~15mg，也有给予 1mg 即显疗效。老年人：用量酌减，每日总量 <10mg。

【**注意事项**】老年人长期应用容易促发青光眼。伴有动脉硬化者，对常用量的抗帕金森病药容易出现精神错乱、定向障碍、焦虑、幻觉及精神病症状，应慎用。

【**药物配伍禁忌**】内容详见苯海索的药物配伍禁忌表。

**苯海索的药物配伍禁忌表**

| 药物类别 | 禁忌药物 | 禁忌原理 | 有效措施 |
|---|---|---|---|
| 抗帕金森病药 | 金刚烷胺 | 合用可加强抗胆碱作用，并可发生麻痹性肠梗阻 | 避免联用 |
| 抗胆碱药 | 硫酸阿托品等 | | |
| 单胺氧化酶抑制药 | 帕吉林、丙卡巴肼 | | |
| 其他 | 苯乙肼、溴法罗明、托洛沙酮、异卡波肼、苯环丙胺、吗氯贝胺、司来吉兰、左旋多巴、异烟肼、呋喃唑酮、酮康唑、灰黄霉素、降压药、帕吉林、丙卡巴肼 | 合用可导致高血压 | |
| 抗抑郁药 | 氯丙嗪 | 合用时，后者代谢加快，可使其血药浓度降低 | 合用时应慎重并适当调整剂量 |
| 强心苷类 | 多巴胺、多巴酚丁胺、间羟胺、麻黄碱、去甲肾上腺素等 | 合用可使后者在胃肠道停留时间延长，吸收增加，易于中毒 | 避免联用 |

## 美金刚 [医保（乙）]
### Memantine

【药理作用】美金刚通过释放多巴胺，直接或间接地兴奋多巴胺受体而起到抗震颤麻痹的作用，而与突触前儿茶酚胺无关。因美金刚对去甲肾上腺素受体无影响，因而使用美金刚时无血压上升现象。

【适应证】主要用于帕金森病（震颤麻痹综合征）。

【用法用量】成人和 14 岁以上青年，第 1 周 10mg/d，以后每周增加 10mg/d。维持剂量：成人 10mg/ 次，每日 2~3 次，14 岁以下儿童维持剂量为 0.5~1.0mg/（kg·d）。以上剂量可酌情增加。

【注意事项】肾功能不全者用药时必须减量。

【药物配伍禁忌】内容详见美金刚的药物配伍禁忌表。

### 美金刚的药物配伍禁忌表

| 药物类别 | 禁忌药物 | 禁忌原理 | 有效措施 |
|---|---|---|---|
| 抗帕金森病药 | 金刚烷胺 | 合用可发生药物中毒性精神病 | 避免联用 |
| 镇静药 | 氯胺酮 | | |
| 镇咳药 | 右美沙芬 | | |
| $H_2$ 受体拮抗剂 | 西咪替丁，雷尼替丁 | | |
| 抗心律失常药 | 普鲁卡因，奎尼丁 | 合用可导致药物血浆水平升高 | |
| 抗疟药 | 奎宁 | | |

# 第 6 节　抗精神病药

## 氯丙嗪 [药典（二）；基（基）；医保（甲）]
### Chlorpromazine

【药理作用】本品为吩噻嗪类抗精神病药，其作用机制主要与其阻断中脑边缘系统及中脑皮层通路的多巴胺受体（$DA_2$）有关。

【适应证】对兴奋躁动、幻觉妄想、思维障碍及行为紊乱等阳性症状有较好的疗效。用于精神分裂症、躁狂症或其他精神病性障碍。止呕，各种原因所致的呕吐或顽固性呃逆。

【用法用量】口服给药：用于精神分裂症或躁狂症，从小剂量开始，每次 25~50mg，每日 2~3 次，每隔 2~3 日缓慢逐渐递增至每次 25~50mg，治疗剂量每日 400~600mg。用于其他精神病，剂量应偏小。体弱者剂量应偏小，应缓慢加量。用于止呕，每次 12.5~25mg，每日 2~3 次。

**【注意事项】**患有心血管疾病（如心力衰竭、心肌梗死、传导异常）慎用。出现迟发性运动障碍，应停用所有的抗精神病药。出现过敏性皮疹及恶性综合征应立即停药并进行相应的处理。用药后引起体位性低血压应卧床，血压过低可静脉滴注去甲肾上腺素，禁用肾上腺素。肝、肾功能不全者应减量。癫痫患者慎用。应定期检查肝功能与白细胞计数。对晕动症引起的呕吐效果差。用药期间不宜驾驶车辆、操作机械或高空作业。不适用于有意识障碍的精神异常者。

**【药物配伍禁忌】**内容详见氯丙嗪的药物配伍禁忌表。

氯丙嗪的药物配伍禁忌表

| 药物类别 | 禁忌药物 | 禁忌原理 | 有效措施 |
| --- | --- | --- | --- |
| 胃肠道动力药 | 西沙必利、舒托必利 | 合用对心脏毒性作用增加 | 不宜合用 |
| 抗心律失常药 | 多非利特 | | |
| 抗生素 | 司帕沙星、格帕沙星、左氧氟沙星 | | |
| 锂剂 | 碳酸锂 | 合用可引起血锂浓度增高 | 合用时应慎重并适当调整剂量 |

# 奋乃静 [药典（二）；基（基）；医保（甲）]
## Perphenazine

**【药理作用】**本品为吩噻嗪类的哌嗪衍生物，药理作用与氯丙嗪相似，抗精神病作用主要与其阻断与情绪思维的中脑边缘系统及中脑皮层通路的多巴胺受体（$DA_2$）有关，而阻断网状结构上行激活系统的 α 肾上腺素受体，则与镇静安定作用有关。本品镇吐作用较强，镇静作用较弱。

**【适应证】**对幻觉妄想、思维障碍、淡漠木僵及焦虑激动等症状有较好的疗效。用于精神分裂症或其他精神病性障碍。因镇静作用较弱，对血压的影响较小。适用于器质性精神病、老年性精神障碍及儿童攻击性行为障碍。止呕，各种原因所致的呕吐或顽固性呃逆。

**【用法用量】**口服治疗精神分裂症，从小剂量开始，每次 2~4mg，每日 2~3 次。以后每隔 1~2 日增加 6mg，逐渐增至常用治疗剂量每日 20~60mg。维持剂量每日 10~20mg。用于止呕，每次 2~4mg，每日 2~3 次。

**【注意事项】**患有心血管疾病（如心力衰竭、心肌梗死、传导异常）应慎用。出现迟发性运动障碍，应停用所有的抗精神病药。出现过敏性皮疹及恶性综合征应立即停药并进行相应的处理。肝、肾功能不全者应减量。癫痫患者应慎用。应定期检查肝功能与白细胞计数。用药期间不宜驾驶车辆、操作机械或高空作业。

**【药物配伍禁忌】**内容详见奋乃静的药物配伍禁忌表。

### 奋乃静的药物配伍禁忌表

| 药物类别 | 禁忌药物 | 禁忌原理 | 有效措施 |
|---|---|---|---|
| 抗休克的血管活性药 | 肾上腺素 | 本品与肾上腺素合用，肾上腺素的 α 受体效应受阻，仅显示出 β 受体效应，可导致明显的低血压和心动过速 | 合用时应慎重并适当调整剂量 |
| 抗高血压药 | 胍乙啶 | 本品与胍乙啶类药物合用时，后者的降压效应可被抵消 | 避免联用 |
| 抗帕金森病药 | 左旋多巴 | 本品与左旋多巴合用时，前者可抑制后者的抗震颤麻痹效应 | |
| 镇痛药 | 曲马多 | 合用可引起癫痫发作 | |
| 抗菌药 | 司帕沙星、左氧氟沙星、格雷沙星 | 合用可导致严重的心律失常 | |
| β 受体阻滞剂 | 索他洛尔 | | |
| 抗精神病药 | 匹莫齐特 | | |
| 胃肠道动力药 | 西沙必利 | | |
| 抗抑郁药 | 氟西汀、帕罗西汀、舍曲林 | 合用可出现严重的急性帕金森综合征 | |

## 氟哌啶醇 [基（基）；医保（甲）]
### Haloperidol

【**药理作用**】本品属丁酰苯类抗精神病药，抗精神病作用与其阻断脑内多巴胺受体，并可促进脑内多巴胺的转化有关，有很好的抗幻觉妄想和抗兴奋躁动作用，阻断锥体外系多巴胺的作用较强，镇吐作用亦较强，但镇静、阻断 α 肾上腺素受体及胆碱受体作用较弱。

【**适应证**】用于急、慢性各型精神分裂症、躁狂症、抽动秽语综合征。控制兴奋躁动、敌对情绪和攻击行为的效果较好。因本品心血管系不良反应较少，也可用于脑器质性精神障碍和老年性精神障碍。

【**用法用量**】成人开始口服剂量 2~4mg，每日 2~3 次，逐渐增至 8~12mg，每日 2~3 次。一般剂量为每日 20~30mg，维持治疗 2~4mg，每日 2~3 次。儿童及老年人的剂量宜减半。控制急性症状可肌内注射 5~10mg，每日 2~3 次。必要时可用 20~30mg 加入 5% 葡萄糖注射液内静脉滴注。用于不自主运动：口服 1~2mg，每日 3 次。用于情感障碍：口服 0.5mg，每日 2 次。用于儿童行为障碍：每日 0.05mg/kg。用于恶心、呕吐：可口服 1mg，每日 2 次。也可肌内注射 1~2mg，每日 2 次。氟哌啶醇亦可供静脉注射：将氟哌啶醇加入 25% 葡萄糖注射剂 20ml 缓慢（1~2 分钟）注射。

【**注意事项**】下列情况时慎用：心脏病尤其是心绞痛、药物引起的急性中枢神经抑制、癫痫、肝功能损害、青光眼、甲状腺功能亢进或毒性甲状腺肿、肺功能不全、肾功能不全、尿潴留。应定期检查肝功能与白细胞计数。用药期间不宜驾驶车辆、操作机械或高空作业。

【**药物配伍禁忌**】内容详见氟哌啶醇的药物配伍禁忌表。

### 氟哌啶醇的药物配伍禁忌表

| 药物类别 | 禁忌药物 | 禁忌原理 | 有效措施 |
|---|---|---|---|
| 中枢兴奋药 | 苯丙胺 | 本品与苯丙胺合用，可降低后者的作用 | 合用时应慎重并适当调整剂量 |
| 抗惊厥药 | 巴比妥类 | 可改变癫痫的发作形式，不能使抗惊厥药增效 | |
| 抗胆碱药物 | 硫酸阿托品等 | 本品与抗胆碱药物合用时，有可能使眼压增高 | |
| 抗休克的血管活性药 | 肾上腺素 | 本品与肾上腺素合用，由于阻断了 α 受体，使 β 受体的活动占优势，可导致血压下降 | |
| 抗高血压药 | 甲基多巴 | 本品与甲基多巴合用，可产生意识障碍、思维迟缓、定向障碍 | |

# 舒必利 [基（基）；医保（乙）]
## Sulpiride

【药理作用】本品属苯甲酰胺类抗精神病药，作用特点是选择性阻断中脑边缘系统的多巴胺（$DA_2$）受体，对其他递质受体影响较小，抗胆碱作用较轻，无明显镇静和抗兴奋躁动作用，本品还具有强止吐和抑制胃液分泌作用。

【适应证】对淡漠、退缩、木僵、抑郁、幻觉和妄想症状的效果较好，适用于精神分裂症单纯型、偏执型、紧张型及慢性精神分裂症的孤僻、退缩、淡漠症状。对抑郁症状有一定疗效。其他用途有止呕。

【用法用量】口服。治疗精神分裂症，开始剂量为每次 100mg，每日 2~3 次，逐渐增至治疗量每日 600~1200mg，维持剂量为每日 200~600mg。止呕，每次 100~200mg，每日 2~3 次。

【注意事项】患有心血管疾病（如：心律失常、心肌梗死、传导异常）应慎用。出现迟发性运动障碍，应停用所有的抗精神病药。出现过敏性皮疹及恶性症状群应立即停药并进行相应的处理。基底神经节病变，帕金森综合征，严重中枢神经抑制状态者慎用。肝、肾功能不全者应减量。

【药物配伍禁忌】内容详见舒必利的药物配伍禁忌表。

### 舒必利的药物配伍禁忌表

| 药物类别 | 禁忌药物 | 禁忌原理 | 有效措施 |
|---|---|---|---|
| 抗精神病药 | 除氯氮平 | 合用可增强中枢抑制作用 | 合用需谨慎 |
| 中枢神经系统抑制剂（如苯二氮䓬类镇静剂、苯巴比妥类、肌肉松弛药、麻醉药、镇痛药） | 苯巴比妥等 | 合用可导致过度嗜睡 | 合用时应慎重并适当调整剂量 |
| 锂盐 | 碳酸锂 | 可降低舒必利部分疗效、加重舒必利的不良反应 | 定期监测血锂浓度 |
| 精神分裂症治疗药 | 佐替平 | 合用，可增加癫痫发作的可能性 | 避免联用 |
| 镇痛药 | 曲马多 | | |

## 氯氮平 [药典（二）；基（基）；医保（甲）]
### Clozapine

**【药理作用】**本品系二苯二氮杂䓬类抗精神病药，对脑内 5- 羟色胺（$5-HT_{2A}$）受体和多巴胺（$DA_1$）受体的阻滞作用较强，对多巴胺（$DA_4$）受体也有阻滞作用，对多巴胺（$DA_2$）受体的阻滞作用较弱，此外还有抗胆碱（$M_1$），抗组胺（$H_1$）及抗 $\alpha$ 肾上腺素受体作用，极少见锥体外系反应，一般不引起血中泌乳素增高。能直接抑制脑干网状结构上行激活系统，具有强大镇静催眠作用。

**【适应证】**本品不仅对精神病阳性症状有效，对阴性症状也有一定效果。适用于急性与慢性精神分裂症的各个亚型，对幻觉妄想型、青春型效果好。也可以减轻与精神分裂症有关的情感症状（如：抑郁、负罪感、焦虑）。对一些用传统抗精神病药治疗无效或疗效不好的患者，改用本品可能有效。本品也用于治疗躁狂症或其他精神病性障碍的兴奋躁动和幻觉妄想。因导致粒细胞减少症，一般不宜作为首选药。

**【用法用量】**口服。从小剂量开始，首次剂量为每次 25mg，每日 2~3 次，逐渐缓慢增加至常用治疗量每日 200~400mg，高量可达每日 600mg。维持量为每日 100~200mg。

**【注意事项】**出现过敏性皮疹及恶性综合征应立即停药并进行相应的处理。中枢神经抑制状态者慎用。尿潴留患者慎用。治疗头 3 个月内应坚持每 1~2 周检查白细胞计数及分类，以后定期检查。定期检查肝功能与心电图。定期检查血糖，避免发生糖尿病或酮症酸中毒。用药期间不宜驾驶车辆、操作机械或高空作业。用药期间出现不明原因发热，应暂停用药。

**【药物配伍禁忌】**内容详见氯氮平的药物配伍禁忌表。

### 氯氮平的药物配伍禁忌表

| 药物类别 | 禁忌药物 | 禁忌原理 | 有效措施 |
|---|---|---|---|
| 抗凝血药 | 肝素、华法林 | 合用，可加重骨髓抑制作用 | 合用需慎重 |
| 抗癫痫药 | 苯妥英钠 | | |
| 强心苷 | 地高辛 | | |
| 锂剂 | 碳酸锂 | 合用有增加惊厥、恶性综合征、精神错乱与肌张力障碍的危险 | 合用时应慎重并适当调整剂量 |
| 抗抑郁药 | 氟伏沙明、氟西汀、帕罗西汀、舍曲林等 | 合用可升高血浆氯氮平与去甲氯氮平水平 | 避免联用 |
| 大环内酯类抗生素 | 阿奇霉素、地红霉素、红霉素等 | 合用可使血浆氯氮平浓度显著升高，并有报道诱发癫痫发作 | |

## 奥氮平 [基（基）；医保（乙）]
### Olanzapine

**【药理作用】**奥氮平为噻吩并苯二氮杂䓬类非典型抗精神病药。对多巴胺（$D_1$、$D_2$ 和 $D_4$）、组胺 $H_1$、5-HT、毒蕈碱（$M_1$）和 $\alpha_1$ 受体均有亲和力。

**【适应证】**治疗精神分裂症和其他有严重阳性症状 / 阴性症状的精神病的急性期和维持治疗。

**【用法用量】**开始常用每日 10mg，顿服，根据效应可以加量，但一般维持在每日 15mg 或更多。女性、老年人或非吸烟者的代谢较慢，如患者具有 1 个以上的因素应考虑减量。肝肾功能不全者的用量为每日 5mg，应谨慎加量。

**【注意事项】**老年人更易出现不良反应，应从低剂量开始用药。低血压倾向的心血管和脑血管患者、前列腺肥大、麻痹性肠梗阻和癫痫患者慎用。奥氮平可影响驾驶及操作机器的能力。

**【药物配伍禁忌】**内容详见奥氮平的药物配伍禁忌表。

奥氮平的药物配伍禁忌表

| 药物类别 | 禁忌药物 | 禁忌原理 | 有效措施 |
|---|---|---|---|
| 抗凝血药 | 肝素、华法林 | 合用，可加重骨髓抑制作用 | 合用需慎重 |
| 抗癫痫药 | 苯妥英钠 | | |
| 强心苷 | 地高辛 | | |
| 锂剂 | 碳酸锂 | 合用，有增加惊厥、恶性综合征、精神错乱与肌张力障碍的危险 | 合用时应慎重并适当调整剂量 |
| 抗抑郁药 | 氟伏沙明、氟西汀、帕罗西汀、舍曲林等 | 合用可升高血浆氯氮平与去甲氯氮平水平 | 避免联用 |
| 大环内酯类抗生素 | 阿奇霉素、地红霉素、红霉素等 | 合用可使血浆氯氮平浓度显著升高，并有报道诱发癫痫发作 | |

# 米氮平 [基（基）；医保（乙）]
## Mirtazapine

**【药理作用】**作用于中枢突触前 $\alpha_2$ 受体拮抗药，增强肾上腺素能的神经传导。通过与中枢 5- 羟色胺（5-HT$_2$、5-HT$_3$）受体相互作用起调节 5-HT 的功能。米氮平两种旋光对映体都具有抗抑郁活性，左旋体阻断 $\alpha_2$ 受体和 5-HT$_2$ 受体，右旋体阻断 5-HT$_3$ 受体。米氮平有镇静作用，有较好的耐受性，几乎无抗胆碱作用，其治疗剂量对心血管系统无影响。

**【适应证】**用于治疗各种抑郁症。对症状如快感缺乏、精神运动性抑郁、睡眠欠佳（早醒）以及体重减轻均有疗效。也可用于其他症状如对事物丧失兴趣、自杀观念以及情绪波动（早上好，晚上差）。本药在用药 1~2 周后起效。

**【用法用量】**口服给药，吞服不宜嚼碎，每次 15mg，每日 1 次，逐渐加大剂量至获得最佳疗效。有效剂量通常为 15~45mg/d。建议临睡前服用，也可分次服用（如早、晚各服 1 次）。患者应连续服药，最好在病症完全消失 4~6 个月后再逐渐停药。当剂量合适时，药物应在 2~4 周内有显著疗效。若效果不够显著，可将剂量增加直至最大剂量。但若剂量增加 2~4 周后仍无作用，应停止使用该药。

**【注意事项】**肝肾功能不全者服此药需注意减少剂量，出现黄疸时应停药。米氮平有可能影响注意力，使用米氮平应避免从事需较好注意力和机动性的操作活动。低血压患者、糖尿病患者慎用。心脏病如传导阻滞、心绞痛和近期发作的心肌梗死患者应慎用。前列腺肥大患者、急性窄角性青光眼和眼内压增高的患者慎用。

【药物配伍禁忌】内容详见米氮平的药物配伍禁忌表。

米氮平的药物配伍禁忌表

| 药物类别 | 禁忌药物 | 禁忌原理 | 有效措施 |
|---|---|---|---|
| 单胺氧化酶抑制剂 | 苯乙肼、异烟肼、异丙肼、异卡波肼、苯异丙肼、异丙烟肼、异卡波肼、苯二肼、沙夫肼、司来吉兰、超苯环丙胺、反苯环丙胺、吗氯贝胺、帕吉林、苯环丙胺、尼亚胺等 | 可导致严重的神经毒性及癫痫发作 | 避免联用（停用 14 日以上方可给药） |
| 抗抑郁药 | 氟西汀、奥氮平、氟伏沙明 | 合用可增加发生 5-HT 综合征的风险 | 避免联用 |

# 利培酮 [基（基）；医保（乙）]
## Risperidone

【药理作用】利培酮为苯并异噁唑衍生物，是一种新型的抗精神病药物，具有强烈的中枢抗 5- 羟色胺和抗儿茶酚胺作用，而且对精神分裂症的阳性和阴性症状均有效。小剂量时为有效的 5- 羟色胺受体拮抗剂，大剂量时为有效的多巴胺 $D_2$ 受体拮抗剂。

【适应证】用于慢性精神分裂症及慢性精神分裂症急性恶化者。

【用法用量】首次剂量 1mg，每日 2 次；老年人则每次 0.5mg，每日 2 次。以后每日增加 1mg，至第 3 日为 3mg，每日 2 次。最大剂量不超过每日 20mg。

【注意事项】Q-T 间期延长患者，低体温或高热，乳腺癌患者或催乳素依赖性肿瘤患者，帕金森综合征患者，有癫痫史者，吞咽困难者，心血管疾病（如心力衰竭、心肌梗死、传导异常和脑血管病变）患者，肝功能损害者及妊娠妇女慎用。应个体化用药。应逐渐减量，不可突然停药。

【药物配伍禁忌】内容详见利培酮的药物配伍禁忌表。

利培酮的药物配伍禁忌表

| 药物类别 | 禁忌药物 | 禁忌原理 | 有效措施 |
|---|---|---|---|
| 抗抑郁药 | 氟西汀、帕罗西汀 | 合用可增加本品的血药浓度 | 当开始或停止合用时，应重新确定本品的剂量 |
| 抗癫痫药 | 丙戊酸钠 | 合用可引起水肿伴体重增加 | 避免联用 |
| 锂剂 | 碳酸锂 | 合用可引起脑病症状、锥体外系反应 | |

# 喹硫平 [基（基）；医保（乙）]
## Quetiapine

【药理作用】喹硫平属于二苯并氧氮䓬类非典型抗精神病药。对 5-HT、多巴胺 $D_2$、组胺 $H_1$ 和 $\alpha_1$，$\alpha_2$ 受体均有亲和力。

【适应证】精神分裂症。

【用法用量】口服。第 1 日开始口服 25mg，每日 2 次，第 2 日 50mg，每日 2 次，第 3 日 100mg，每日 2 次，第 4 日 150mg，每日 2 次。然后根据效应调整用量，一般剂量范围为每日 300~450mg，2 次分服。而有些患者每日口服 150mg 已达疗效满意程度，但也有人必须采用最大剂量每日 750mg。年老者、肝肾功能不全者应减量，开始每日 25mg，根据效应逐渐加量 25~50mg，或遵医嘱。

**【注意事项】** 孕妇应慎用。服用喹硫平的妇女不应哺乳。肝、肾功能不全时是否需调整剂量：口服喹硫平后的清除率在肾脏和肝脏损伤的患者中下降约 25%，喹硫平在肝肾中代谢广泛，因此应慎用于肝脏损害的患者。有肾脏或肝脏损害的患者，开始剂量每日应为 25mg，随后一日增加剂量，幅度为 25~50mg，直到有效剂量。

**【药物配伍禁忌】** 内容详见喹硫平的药物配伍禁忌表。

喹硫平的药物配伍禁忌表

| 药物类别 | 禁忌药物 | 禁忌原理 | 有效措施 |
|---|---|---|---|
| 锂剂 | 碳酸锂 | 合用可引起脑病症状、锥体外系反应 | 避免联用 |
| 氨基酸 | 苯丙氨酸 | 合用可诱发迟发性运动障碍 | |

# 阿立哌唑 [基（基）；医保（甲）]
## Aripiprazole

**【药理作用】** 阿立哌唑与 $D_2$、$D_3$、$5-HT_{1A}$、$5-HT_{2A}$ 受体具有高亲和力，与 $D_4$、$5-HT_{2c}$、$5-HT_7$。$\alpha_1$、$H_1$ 受体及 5-HT 重吸收位点具有中度亲和力，阿立哌唑是 $D_2$ 和 $5-HT_{1A}$ 受体的部分激动剂，也是 $5-HT_{2A}$ 受体的拮抗剂，与其他具有抗精神分裂症作用的药物一样，阿立哌唑的作用机制尚不清楚。但认为是通过对 $D_2$ 和 $5-HT_{1A}$ 受体的部分激动作用及对 $5-HT_{2A}$ 受体的拮抗作用介导产生的，与其他受体的作用可能产生了阿立哌唑临床上某些其他的作用，如对 $\alpha_1$ 受体的拮抗作用可以阐释其体位性低血压的现象。

**【适应证】** 用于治疗精神分裂症，对急性复发者、慢性患者及情感性精神分裂症有效。

**【用法用量】** 口服，每日 1 次。起始剂量为 10mg，用药 2 周后，可根据个体的疗效和耐受性情况，逐渐增加剂量，最大可增至 30mg，此后，可维持此剂量不变。每日最大剂量不应超过 30mg。

**【注意事项】** 哺乳期妇女用药期间应暂停哺乳。用药前后及用药时应检查或监测血常规、血压、心率（尤其是对心血管疾病患者）和空腹血糖。进食时服用阿立哌唑，母体化合物和脱氢阿立哌唑的血药浓度峰值及 AUC 均无显著改变，但达峰时间分别延迟 3 小时和 12 小时。

**【药物配伍禁忌】** 内容详见阿立哌唑的药物配伍禁忌表。

阿立哌唑的药物配伍禁忌表

| 药物类别 | 禁忌药物 | 禁忌原理 | 有效措施 |
|---|---|---|---|
| CYP3A4 抑制剂、CYP2D6 抑制剂 | 酮康唑、奎尼丁、氟西汀、帕罗西汀等 | 合用可抑制阿立哌唑的消除，使血药浓度升高 | 合用时，应将阿立哌唑的常用剂量降低一半 |

# 氯氮䓬 [药典（二）]
## Chlordiazepoxide

**【药理作用】** 氯氮䓬为长效苯二氮䓬类药物，作用类似地西泮，但较弱，具有镇静、催眠、抗焦虑、抗惊厥和肌肉松弛作用。常用于焦虑症和失眠症的短期治疗。但因可产生耐受性和依赖性，长期应用受到限制。

【适应证】治疗焦虑性神经症，缓解焦虑、紧张、担心、不安与失眠等症状。治疗失眠症。治疗肌张力过高或肌肉僵直的疾病。与抗癫痫药合用控制癫痫发作。

【用法用量】睡前口服，成人 10~20mg，睡前服。抗焦虑或镇静：每次 5~10mg，每日 3 次。严重病例可增至每次 20~25mg。5 岁以上儿童镇静用 5mg，每日 1~3 次。抗癫痫：每次口服 10~20mg，每日 3 次。解除肌痉挛：成人每日 10~30mg，分次服。昏迷抽搐：深部肌内注射或缓慢静脉注射 25~50mg，必要时 2 小时重复 1 次。麻醉前用药：肌内注射 50~100mg。控制急性乙醇戒断症状：口服 25~100mg，需要时可重复给药，最大剂量可达每日 300mg。对重症患者，开始可用类似口服的剂量肌内注射或静脉注射。老年与体弱患者应减量至 1/2 或更少。

【注意事项】年老体弱者及肝肾功能不全者慎用。老年人用药后易引起精神失常，甚至昏厥，故应慎用。哺乳期妇女及孕妇应忌用，尤其是妊娠开始 3 个月及分娩前 3 个月。

【药物配伍禁忌】内容详见氯氮䓬的药物配伍禁忌表。

### 氯氮䓬的药物配伍禁忌表

| 药物类别 | 禁忌药物 | 禁忌原理 | 有效措施 |
|---|---|---|---|
| $H_2$ 受体拮抗剂 | 西咪替丁 | 合用可以抑制本品的肝脏代谢，从而使清除减慢，血药浓度升高 | 避免联用 |
| β 肾上腺素受体阻滞剂 | 普萘洛尔 | 合用可导致癫痫发作的类型和（或）频率改变，应及时调整剂量 | |
| 抗真菌药 | 酮康唑、伊曲康唑 | 合用可提高本品疗效并增加其毒性 | 合用时应慎重并适当调整剂量 |

# 地西泮 [药典（二）；基（基）；医保（甲）]
## Diazepam

【药理作用】本品为苯二氮䓬类抗焦虑药，具有抗焦虑、镇静、催眠、抗惊厥、抗癫痫及中枢性肌肉松弛作用。

【适应证】主要用于焦虑、镇静催眠，还可用于抗癫痫和抗惊厥；缓解炎症引起的反射性肌肉痉挛等；用于治疗惊恐症；肌紧张性头痛；可治疗家族性、老年性和特发性震颤；可用于麻醉前给药。

【用法用量】口服。成人常用量：抗焦虑，每次 2.5~10mg，每日 2~4 次；镇静，每次 2.5~5mg，每日 3 次；催眠，5~10mg 睡前服；急性酒精戒断，第 1 日每次 10mg，3~4 次分服，以后按需要减少到每次 5mg，每日 3~4 次。小儿常用量：6 个月以下不用，6 个月以上，每次 1~2.5mg 或按体重 40~200μg/kg、按体表面积 1.17~6mg/m$^2$，每日 3~4 次，用量根据情况酌量增减。最大剂量不超过 10mg。

【注意事项】对苯二氮䓬类药物过敏者慎用；肝肾功能损害者能延长本药清除半衰期。癫痫患者突然停药可引起癫痫持续状态；严重的精神抑郁可使病情加重，甚至产生自杀倾向。避免长期大量使用而成瘾，停药时应逐渐减量，不宜骤停。以下情况慎用：严重的急性乙醇中毒，可加重中枢神经系统抑制作用；重度重症肌无力，病情可能被加重；急性或隐性发生闭角型青光眼可因本品的抗胆碱能效应而使病情加重；低蛋白血症时，可导致易嗜睡、难醒；多动症者可有反常反应；严重慢性阻塞性肺部病变，可加重呼吸衰竭；外科或长期卧床患者，咳嗽反射可受到抑制；有药物滥用和成瘾史者。

【药物配伍禁忌】内容详见地西泮药物配伍禁忌表。

### 地西泮的药物配伍禁忌表

| 药物类别 | 禁忌药物 | 禁忌原理 | 有效措施 |
| --- | --- | --- | --- |
| H$_2$ 受体拮抗剂 | 西咪替丁 | 合用本药清除减慢，血浆半衰期延长 | 合用时应慎重并适当调整剂量 |
| β 肾上腺素受体阻滞剂 | 普萘洛尔 | | |
| 抗癫痫药 | 扑米酮 | 合用由于减慢后者代谢，需调整扑米酮的用量 | |
| 抗帕金森病药 | 左旋多巴 | 合用时，可降低后者的疗效 | |
| 抗结核药 | 利福平 | 合用可增加本品的消除，血药浓度降低 | 合用时应慎重并适当调整剂量 |
| | 异烟肼 | 异烟肼抑制本品的消除，致血药浓度增高 | |
| 强心苷 | 地高辛 | 合用可增加地高辛血药浓度而致中毒 | |

# 艾司西酞普兰 [医保（乙）]
## Escitalopram

【药理作用】本品为一种 SSRI，为外消旋体。可选择性地抑制 5-HT 转运体，阻断突触前膜对 5-HT 的再摄取，延长和增加 5-HT 的作用，从而产生抗抑郁作用。

【适应证】①用于内源性或非内源性抑郁症。②焦虑性神经症、广场恐怖症、强迫症、经前期心境障碍等神经症。③酒精依赖性行为障碍、痴呆的行为问题。④卒中后病理性哭泣。

【用法用量】口服，每日 10~20mg，每日 1 次，晨起或晚间顿服。推荐初始剂量为每日 10mg，再根据患者症状控制情况酌情增减，逐渐达到稳定控制病情的最小有效剂量。剂量调整间隔时间不能少于 1 周，通常需要经过 2~4 周的治疗方可判定疗效。为防止复发，治疗至少持续 6 个月。肝功能不全者及年龄超过 65 岁的老年人：推荐剂量较常规用药剂量减半。

【药物配伍禁忌】内容详见艾司西酞普兰的药物配伍禁忌表。

### 艾司西酞普兰的药物配伍禁忌表

| 药物类别 | 禁忌药物 | 禁忌原理 | 有效措施 |
| --- | --- | --- | --- |
| 抗焦虑药 | 氯草酸钾 | 化学性质不稳定 | 避免联用 |

# 第 7 节　抗老年痴呆及改善脑代谢药

## 罂粟碱 [药典（二）；医保（乙）]
### Papaverine

【药理作用】对血管、支气管、胃肠道、胆管等平滑肌都有松弛作用，通过松弛血管平滑肌，使冠脉扩张、外周阻力及脑血管阻力降低。

【适应证】主要用于脑血栓形成、肺栓塞、肢端动脉痉挛症及动脉栓塞性疼痛等。对高血压、心绞痛、幽门痉挛、胆绞痛、肠绞痛、支气管哮喘等在一般剂量下疗效不显著。

【用法用量】口服：常用量，每次 30~60mg，每日 3 次；极量，每次 200mg，每日 600mg。肌内注射或静脉滴注：每次 30mg，每日 90~120mg，每日量不宜超过 300mg。

【药物配伍禁忌】内容详见罂粟碱的药物配伍禁忌表。

### 罂粟碱的药物配伍禁忌表

| 药物类别 | 禁忌药物 | 禁忌原理 | 有效措施 |
|---|---|---|---|
| 青霉素类 | 氨苄西林钠舒巴坦钠 | 物理不相容，出现沉淀 | |
| 抗癫痫类 | 苯妥英钠 | 物理不相容，出现沉淀 | |
| 镇静催眠类 | 地西泮 | 物理不相容，出现白色沉淀 | |
| 肌肉松弛药 | 丹曲林 | 物理不相容，出现黄色沉淀 | |
| 非利尿的噻嗪类衍生物 | 二氮嗪 | 不相容 | |
| 茶碱类 | 氨茶碱 | | 避免联用 |
| 其他抗生素类药物 | 氨曲南、克拉霉素、氯霉素 | | |
| 镇静催眠类 | 苯巴比妥 | | |
| 皮质激素 | 地塞米松、甲泼尼龙 | 物理上不相容。发现测得的雾度或浊度，颗粒物和（或）颜色变化的增加 | |
| 利尿药 | 呋塞米、布美他尼 | | |
| 抗病毒类 | 更昔洛韦 | | |
| 抗凝血药 | 肝素钠 | | |
| 其他 | 抗坏血酸注射液 | | |
| 免疫抑制剂 | 硫唑嘌呤钠 | | |
| 抗真菌药物 | 两性霉素 B 常规胶体 | 物理不相容，出现黄色沉淀 | 避免联用 |
| 磺胺类药物 | 磺胺甲噁唑 / 甲氧苄啶 | 物理上不相容。测得的浊度和沉淀量出现增加 | |

## 新斯的明 [基(基)；医保(甲)]
### Neostigmine

**【药理作用】**具有抗胆碱酯酶作用，但对中枢神经系统的毒性较毒扁豆碱弱；因尚能直接作用于骨骼肌细胞的胆碱能受体，故对骨骼肌作用较强，缩瞳作用较弱。

**【适应证】**多用于重症肌无力及腹部手术后的肠麻痹。

**【用法用量】**由于剂型及规格不同，用法用量请仔细阅读药品说明书或遵医嘱。

**【药物配伍禁忌】**内容详见新斯的明的药物配伍禁忌表。

### 新斯的明的药物配伍禁忌

| 药物类别 | 禁忌药物 | 禁忌原理 | 有效措施 |
|---|---|---|---|
| 诊断用药 | 荧光钠素 | 物理不相容，在混合后立即出现厚厚的橙色沉淀 | 避免联用 |

## 阿托品 [基(基)；医保(甲)]
### Atropine

**【药理作用】**它可与乙酰胆碱竞争副交感神经节后纤维突触后膜的乙酰胆碱 M 受体，从而拮抗过量乙酰胆碱对突触后膜刺激所引起的毒蕈碱样症状和中枢神经症状。临床上常用于抑制腺体分泌、扩大瞳孔、调节睫状肌痉挛、解除肠胃和支气管等平滑肌痉挛。

**【适应证】**适用于缓解内脏绞痛：包括胃肠痉挛引起的疼痛、肾绞痛、胆绞痛、胃及十二指肠溃疡，也可用于窦性心动过缓、房室传导阻滞。

**【用法用量】**口服：每次 0.3~0.5mg，每日 3 次。肌内注射、静脉注射或皮下肌内注射：每次 0.5mg。

**【药物配伍禁忌】**内容详见阿托品的药物配伍禁忌表。

### 阿托品的药物配伍禁忌表

| 药物类别 | 禁忌药物 | 禁忌原理 | 有效措施 |
|---|---|---|---|
| 抗心律失常药 | 苯妥英钠 | 物理不相容，出现沉淀 | 避免联用 |
| 抗焦虑药 | 地西泮 | 物理不相容，出现白色沉淀 | |
| 肌肉松弛药 | 丹曲林 | 物理不相容，出现黄色沉淀 | |
| 降压药 | 二氮嗪 | 不相容 | |
| 磺胺类药物 | 磺胺甲噁唑/甲氧苄啶 | 物理上不相容，测得的浊度和沉淀量出现增加 | |
| 抗真菌药物 | 两性霉素 B 常规胶体 | 物理不相容，出现黄色沉淀 | |
| 抗酸及抗溃疡药 | 泮托拉唑 | 物理不相容，出现沉淀 | |
| 麻醉药 | 硫喷妥钠 | 物理不相容，混合时立即出现沉淀 | |

## 酚妥拉明 [药典（二）；基（基）]
### Phentolamine

【药理作用】为 $\alpha_1$、$\alpha_2$ 受体拮抗药，具有血管舒张作用。作用温和，维持时间短暂。

【适应证】用于血管痉挛性疾病，如肢端动脉痉挛症（即雷诺病）、手足发绀症等，感染中毒性休克以及嗜铬细胞的诊断试验等。用于室性期前收缩亦有效。

【用法用量】①治血管痉挛性疾病：肌内注射或静脉注射，每次 5~10mg，20~30 分钟后可按需要重复给药。②抗休克：以 0.3mg/min 的剂量进行静脉滴注。③室性期前收缩：开始 2 日，每次口服 50mg，每日 4 次；如无效，则以后 2 日将剂量增加至每次 75mg，每日 4 次；如仍无效，可增至每日 400mg；如再无效，即应停用。不论何种剂量，一旦有效，就按该剂量继续服用 7 日。④诊断嗜铬细胞瘤：静脉注射 5mg。注射后每 30 秒钟测血压 1 次，可连续测 10 分钟，如在 2~4 分钟内血压降低 467/3.33kPa（35/25mmHg）以上时为阳性结果。⑤作阴茎海绵体内注射，可使阴茎海绵窦平滑肌松弛、扩张而勃起，可用于治疗勃起障碍，每次注射 1mg。

【药物配伍禁忌】内容详见酚妥拉明的药物配伍禁忌表。

### 酚妥拉明的药物配伍禁忌表

| 药物类别 | 禁忌药物 | 禁忌原理 | 有效措施 |
|---|---|---|---|
| 抗心律失常药 | 苯妥英钠 | 物理不相容，出现沉淀 | |
| 抗焦虑药 | 地西泮 | 物理不相容，出现白色沉淀 | |
| 肌肉松弛药 | 丹曲林 | 物理不相容，出现黄色沉淀 | |
| 降压药 | 二氮嗪 | 不相容 | |
| 抗病毒药 | 更昔洛韦 | 物理上不相容 | |
| 磺胺类药物 | 磺胺甲噁唑 / 甲氧苄啶 | 物理上不相容，测得的浊度和沉淀量出现增加 | 避免联用 |
| 抗肿瘤药 | 卡莫司汀 | 物理上不相容，混合后 1~4 小时间出现棕色变色 | |
| 抗真菌药物 | 两性霉素 B 常规胶体 | 物理不相容，出现黄色沉淀 | |
| 抗菌药 | 克林霉素、头孢呋辛、头孢哌酮、头孢替坦、头孢唑林、头孢噻肟、头孢孟多、头孢西丁 | 物理上不相容，发现测得的雾度或浊度，颗粒和（或）颜色变化的增加 | |
| 镇静催眠药 | 戊巴比妥 | | |
| 降血糖药 | 胰岛素（常规） | | |

## 维拉帕米 [药典（二）；基（基）；医保（甲、乙）]
### Verapamil

【药理作用】为钙通道阻滞剂。由于抑制钙内流可降低心脏舒张期自动去极化速率，而使窦房结的发放冲动减慢，也可减慢传导。可减慢前向传导，因而可以消除房室结折返。对外周血管有扩张作用，使血压下降，但较弱，一般可引起心率减慢，但也可因血压下降而反射性心率加快。对冠状动脉有舒张作用，可增加冠脉流量，改善心肌供氧，此外，它尚有抑制血小板聚集的作用。

**【适应证】**用于抗心律失常及抗心绞痛。对于阵发性室上性心动过速最有效；对房室交界区心动过速疗效也很好；也可用于心房颤动、心房扑动、房性期前收缩。

**【用法用量】**口服：每次 40~120mg，每日 3~4 次。维持剂量为每次 40mg，每日 3 次。稀释后缓慢静脉注射或静脉滴注，0.075~0.15mg/kg，症状控制后改用片剂口服维持。

**【药物配伍禁忌】**内容详见维拉帕米的药物配伍禁忌表。

### 维拉帕米的药物配伍禁忌表

| 药物类别 | 禁忌药物 | 禁忌原理 | 有效措施 |
| --- | --- | --- | --- |
| β 肾上腺素受体阻滞剂 | 阿替洛尔、富马酸比索洛尔、美托洛尔、贝凡洛尔、普萘洛尔、塞利洛尔、索他洛尔、左布诺洛尔、氧烯洛尔、吲哚洛尔等 | 静脉合用时，对心肌收缩和窦房结及房室结传导功能均会造成明显抑制 | 静脉合用时，两药必须相隔数小时，不宜同时使用 |
| 抗心律失常药 | 丙吡胺 | 合用可能引起房室传导阻滞、心动过缓或增加预激综合征旁路的前向传导速度。同样，丙吡胺也可增强维拉帕米的负性肌力作用 | 合用需谨慎。给药前 48 小时至给药后 24 小时内不宜给丙吡胺 |
| 造影剂 | 碘曲仑、泛影葡胺、碘普罗胺等 | 合用可直接抑制传导和心肌收缩力，并引起周围血管扩张 | 合用需谨慎 |

# 硝苯地平 <sup>[药典（二）；基（基）；医保（甲、乙）]</sup>
## Nifedipine

**【药理作用】**具有抑制 $Ca^{2+}$ 内流作用，能松弛血管平滑肌，扩张冠状动脉，增加冠脉血流量，提高心肌对缺血的耐受性，同时能扩张周围小动脉，降低外周血管阻力，从而使血压下降。小剂量扩张冠状动脉时并不影响血压，为较好的抗心绞痛药。用作抗高血压药，没有一般血管扩张剂常有的水钠潴留现象。

**【适应证】**用于预防和治疗冠心病心绞痛、特别是变异型心绞痛和冠状动脉痉挛所致心绞痛。对呼吸功能没有不良影响，故适用于患有呼吸道阻塞性疾病的心绞痛患者，其疗效优于 β 受体拮抗剂。还适用于各种类型的高血压，对顽固性、重度高血压也有较好疗效。由于能降低后负荷，对顽固性充血性心力衰竭亦有良好疗效，宜于长期服用。

**【用法用量】**口服，每次 5~10mg，每日 15~30mg。急用时可舌下含服。对慢性心力衰竭，每 6 小时 20mg。咽部喷药：每次 1.5~2mg（约喷 3~4 次）。

**【药物配伍禁忌】**内容详见硝苯地平的药物配伍禁忌表。

### 硝苯地平的药物配伍禁忌表

| 药物类别 | 禁忌药物 | 禁忌原理 | 有效措施 |
| --- | --- | --- | --- |
| 心脏停搏液 | 心脏停搏液 | 化学性质不稳定，硝苯地平能在冷冻保存的心脏停搏液中避光，约 6 小时内，显示硝苯地平含量降低 10% | 避免联用 |

## 尼卡地平[药典（二）；医保（乙）]
## Nicardipine

【**药理作用**】作用与硝苯地平相似，能松弛血管平滑肌，产生明显的血管扩张作用。其降压作用迅速。对脑血管也有扩张作用。

【**适应证**】用于治疗高血压、脑血管疾病、脑血栓形成或脑出血后遗症及脑动脉硬化症等。

【**用法用量**】口服，每次 20mg，每日 60mg。静脉滴注，高血压急症时以每分钟 $0.5\mu g/kg$ 速度开始，根据血压监测调节滴速。

【**药物配伍禁忌**】内容详见尼卡地平的药物配伍禁忌表。

### 尼卡地平的药物配伍禁忌表

| 药物类别 | 禁忌药物 | 禁忌原理 | 有效措施 |
|---|---|---|---|
| 抗菌药物 | 替莫西林钠、氨苄西林、氨苄西林钠舒巴坦钠 | 浑浊或沉淀 | 避免联用 |
| | 哌拉西林钠他唑巴坦钠 | 微量沉淀 | |
| | 头孢他啶、阿奇霉素 | 白色沉淀 | |
| | 头孢呋辛 | 淡黄色沉淀 | |
| | 头孢哌酮 | 蓝白色沉淀 | |
| | 替加环素 | 黄色浑浊沉淀 | |
| | 厄他培南 | 黄白色沉淀 | |
| | 亚胺培南西司他丁钠、美罗培南 | 白色云状沉淀 | |
| | 两性霉素 B 常规胶体 | 黄色云状沉淀 | |
| | 两性霉素 B 脂质体、两性霉素 B 脂质复合物 | 黄色沉淀 | |
| | 米卡芬净 | 黄白色沉淀 | |
| 抗病毒药物 | 阿昔洛韦、更昔洛韦 | 白色云状沉淀 | |
| 抗肿瘤药 | 奥佐米星 | 微粒、聚集体、细丝 | |
| 其他 | 苯妥英钠 | 晶状沉淀 | |
| | 地西泮、氟尿嘧啶 | 白色浑浊沉淀 | |
| | 氨基己酸、阿替洛尔、氟达拉滨、酮咯酸 | 白色沉淀 | |
| | 地塞米松、硫喷妥钠、醋酸钾、戊巴比妥、磷苯妥英、膦甲酸钠、美司钠、氢化可的松磷酸钠、碳酸氢钠 | 白色云状沉淀 | |
| | 呋塞米 | 沉淀 | |
| | 甲氨蝶呤 | 黄色浑浊沉淀 | |
| | 兰索拉唑 | 浅桃色沉淀 | |
| | 泮托拉唑 | 微量沉淀 | |
| | 培美曲塞 | 黄色云状沉淀 | |
| | 塞替派 | 浑浊 | |

# 第 8 节　抗脑血管病药

## 尼莫地平 <sup>[药典（二）；基（基）；医保（甲、乙）]</sup>
### Nimodipine

**【药理作用】**通过有效地阻止 $Ca^{2+}$ 进入细胞内、抑制平滑肌收缩，达到解除血管痉挛之目的，从而保护了脑神经元，稳定其功能及增进脑血灌流，改善脑供血，提高对缺氧的耐受力。

**【适应证】**①用于急性脑血管病恢复期的血液循环改善。各种原因的蛛网膜下腔出血后的脑血管痉挛，及其所致的缺血性神经障碍高血压、偏头痛等。②也被用作缺血性神经元保护和血管性痴呆的治疗。③对突发性耳聋也有一定疗效。

**【用法用量】**口服：①治疗缺血性脑血管病：片剂，每次 30~40mg，每日 3 次；缓释剂，每次 60mg，每日 2 次。连用 1 个月。②治疗突发性耳聋：片剂，每次 10~20mg，每日 3 次；缓释剂，每次 60mg，每日 1 次。5 日 1 个疗程，可用 3~4 个疗程。③治疗轻、中度高血压：每次 40mg，每日 3 次。④治疗偏头痛：片剂，每次 40mg，每日 3 次；缓释剂，每次 60mg，每日 2 次，12 周为 1 个疗程。⑤老年性认知功能减退或血管性痴呆：每次 30~40mg，每日 3 次，连服 2 个月。⑥蛛网膜下腔出血所致脑血管痉挛：片剂，每次 40~60mg，每日 2~3 次，发病当日即可服用；缓释剂，每次 60mg，每日 2 次。连用 3~4 周为 1 个疗程。如需手术，术前停药，术后可继续服用。静脉滴注：治疗蛛网膜下腔出血，滴速 $0.5\mu g/（kg \cdot min）$，随时检测血压，病情稳定后改口服，成人每次 20~30mg，每日 2 次。

**【药物配伍禁忌】**内容详见尼莫地平的药物配伍禁忌表。

### 尼莫地平的药物配伍禁忌表

| 药物类别 | 禁忌药物 | 禁忌原理 | 有效措施 |
|---|---|---|---|
| 麻醉药 | 丙泊酚 | 物理不相容，混合后丙泊酚脂肪乳乳滴立即融合，连续相和非连续相发生分离 | 避免联用 |

## 地尔硫䓬 <sup>[基（基）；医保（甲）]</sup>
### Diltiazem

**【药理作用】**本品为苯噻氮䓬类钙拮抗剂，对心脏的电生理效应与维拉帕米相似，直接减慢心率的作用较强。可扩张冠状动脉及外周血管，使冠脉血流量增加和血压下降。可减轻心脏工作负荷及减少心肌耗氧量，解除冠脉痉挛。地尔硫䓬不影响血浆肾素或醛固酮浓度，也不影响血糖或胰岛素浓度。

**【适应证】**适用于室上性心律失常、心绞痛、高血压。

**【用法用量】**口服：120~240mg/d，分 3~4 次服用；静脉滴注：50~100mg 加入葡萄糖注射液 250ml 缓慢滴注，根据心率、血压调整速度。

【**药物配伍禁忌**】内容详见地尔硫䓬的药物配伍禁忌表。

### 地尔硫䓬的药物配伍禁忌表

| 药物类别 | 禁忌药物 | 禁忌原理 | 有效措施 |
|---|---|---|---|
| 抗菌药物 | 头孢比罗酯、氯霉素 | 白色沉淀 | |
| | 头孢吡肟、两性霉素 B 脂质体 | 浑浊 | |
| | 米卡芬净 | 絮状沉淀 | |
| | 哌拉西林钠他唑巴坦钠 | 白霜和沉淀 | |
| | 两性霉素 B 脂质复合物 | 黄色沉淀 | |
| 抗结核药物 | 利福平 | 沉淀 | |
| 抗病毒药物 | 更昔洛韦 | 白色絮状沉淀 | |
| 抗痛风药 | 别嘌醇 | 白色沉淀 | |
| 麻醉镇静药 | 苯巴比妥、戊巴比妥、硫喷妥钠 | 白色沉淀 | |
| 抗心律失常药 | 苯妥英钠 | 沉淀 | |
| 抗焦虑药 | 地西泮 | 浑浊沉淀 | 避免联用 |
| 肌肉松弛药 | 丹曲林 | 黄色沉淀 | |
| 利尿剂 | 呋塞米 | 沉淀 | |
| 抗肿瘤药 | 奥佐米星 | 微粒、聚集体、细丝 | |
| 抗肿瘤药 | 氟尿嘧啶 | 乳白色沉淀 | |
| | 盐酸多柔比星脂质体 | 浑浊 | |
| | 丝裂霉素 | 红紫色变色 | |
| | 酮咯酸 | 白色沉淀 | |
| | 甲氨蝶呤 | 沉淀 | |
| PPIs | 兰索拉唑 | 深棕色沉淀 | |
| | 泮托拉唑 | 黄色沉淀 | |

# 第 3 章　主要作用于心血管系统的药物

## 第 1 节　降血压药

### 可乐定 [药典（二）；医保（乙）]
### Clonidine

【**药理作用**】本品可使外周阻力、肾血管阻力、心率以及血压降低。肾血流量和肾小球滤过率基本保持不变。

【**适应证**】高血压；高血压急症；偏头痛、绝经期潮热、痛经，以及戒绝阿片瘾毒症状。

【**用法用量**】①降低血压：口服，起始剂量 0.1mg，每日 2 次；需要时隔 2~4 天递增，每日 0.1~0.2mg。常用维持剂量为每日 0.3~0.9mg，分 2~4 次口服。严重高血压需紧急治疗时，开始口服 0.2mg，继以每小时 0.1mg，直到舒张压控制或总量达 0.7mg，然后用维持剂量。②绝经期潮热：每次 0.025~0.075mg，每日 2 次。③严重痛经：口服，每次 0.025mg，每日 2 次，在月经前及月经时，共服 14 日。④偏头痛：每次 0.025mg，每日 2~4 次，最多为 0.05mg，每日 3 次。⑤极量：每次 0.6mg，每日 2.4mg。

【**注意事项**】下列情况慎用：脑血管病、冠状动脉供血不足、精神抑郁史、近期心肌梗死、雷诺病、慢性肾功能障碍、窦房结或房室结功能低下、血栓闭塞性脉管炎。

【**药物配伍禁忌**】内容详见可乐定的药物配伍禁忌表。

**可乐定的药物配伍禁忌表**

| 药物类别 | 禁忌药物 | 禁忌原理 | 有效措施 |
|---|---|---|---|
| 血管活性物质 | 多巴胺 | 合用发生理化性质的改变 | 避免联用 |
| | 盐酸肾上腺素 | 合用发生理化性质的改变 | |
| | 硝酸甘油 | 合用毒性和不良反应增加 | |

### 哌唑嗪 [药典（二）；基（基）；医保（甲）]
### Prazosin

【**药理作用**】可使外周血管阻力降低，血压下降。本品尚能扩张冠状动脉，减轻心脏前、后负荷，降低心肌耗氧量，改善心肌功能，但对心排出量则使其略升或不变，心率不快，血浆肾素活性一般也不致增高甚至有时下降，对肾血流量及肾小管滤过率则无明显影响。

【**适应证**】适用于轻、中度高血压，作为第二线药物，常在第一线药物治疗不满意时采用或合用。也用于治疗充血性心力衰竭，主要是严重的难治性患者。也用于治疗麦角胺过量。

【**用法用量**】口服：开始 0.5~1mg/ 次，3 次 / 日，以后逐渐增至 6~15mg/ 日，分次服用。治疗充血性心力衰竭及心肌梗死后心力衰竭，维持量通常为 4~20mg/ 日，分次服用。

【**注意事项**】过敏者禁用；初服时可有嗜睡、直立性低血压。有使老年人发生体温过低的可能性。老年人肾功能降低时，剂量需减小。剂量必须按个体化原则，服药期间应观察血压变化，以降低血压反应为准。本药应在医师指导下服用。首次用量以 0.5mg 为宜。如无不良反应可逐渐增加剂量。用药不宜过快、过多。

【**药物配伍禁忌**】西地那非、哌唑嗪都有舒张血管的作用，合用会使血压明显降低，增加心脏病和中风的风险，同时服用应调整用量。

## 特拉唑嗪 [药典（二）；基（基）；医保（甲）]
### Terazosin

【**药理作用**】能降低外周血管阻力，对收缩压和舒张压都有降低作用；对血脂有一定改善作用；降低平滑肌张力，减少下尿路阻力，缓解因前列腺增生所致的尿频、尿急、排尿困难等症状。

【**适应证**】可用于治疗良性前列腺增生症。也可用于治疗高血压，可单独使用或与其他抗高血压药物如利尿剂或 β - 肾上腺素能阻滞剂合用。

【**用法用量**】良性前列腺增生：①首次剂量为 1mg，睡前服药。②剂量应渐增至 2mg、5mg 或 10mg，每日 1 次，直至获得满意的症状和（或）流速改善。③常用剂量 10mg，每日 1 次，持续 4~6 周。应监测在给药间期的血压。如果给药 24 小时后降压效应变小，可以考虑每日 2 次给药方案。如果停药几天或更长时间，应使用首次给药方案重新开始治疗。在临床试验中，除首次用药在睡前外，其他用药时间宜在早晨。

【**注意事项**】直立性低血压甚至晕厥是特拉唑嗪最严重的直立性作用，但更常见其他低血压症状，如头晕、心悸，避免驾车或危险作业。当出现低血压症状时，应当建议患者坐下或躺下，尽管这些症状并非总是直立性的，并且当患者从坐位或卧位站起来时也应小心。如果头昏、头晕或心悸症状令人感到不舒服，应当告诉医生，以便考虑调整剂量。应当告知患者，用特拉唑嗪治疗可能出现睡意或困倦症状，必须驾车或操作重型机器的人应当小心。此外，用盐酸特拉唑嗪或其他类似药物治疗可能导致阴茎异常勃起。

【**药物配伍禁忌**】西地那非、特拉唑嗪都有舒张血管的作用，合用会使血压明显降低，增加心脏病和中风的风险，同时服用应调整用量。

## 多沙唑嗪 [医保（乙）]
### Doxazosin

【**药理作用**】本品使周围血管扩张，周围血管阻力降低而降低血压，对心排出量影响不大。对立位血压和心率影响较大。使膀胱颈、前列腺、前列腺包膜平滑肌松弛，尿道和膀胱阻力减低，从而减轻前列腺增生引起的尿道阻塞症状。

【**适应证**】原发性轻、中度高血压。对于单独用药难以控制血压的患者，可与利尿剂、β

受体阻滞剂、钙拮抗剂或血管紧张素转化酶抑制剂（ACEI）合用。良性前列腺增生的对症治疗。

**【用法用量】**初始剂量为 1mg（半片），以减少体位性低血压和首剂晕厥的发生率，体位性低血压多发生在用药后 2~6 小时之间，高血压：初始剂量为 1mg（半片），每日 1 次。以后可根据需要增至 4mg（2 片），每日 1 次，然后 6mg（3 片），每日 1 次，以获得理想的降压效果。

**【注意事项】**心绞痛患者从 β 受体阻滞剂转换为多沙唑嗪时，应充分注意 β 受体阻滞剂的撤药反应，直到患者血流动力学稳定后才开始服用多沙唑嗪。昏厥与"首过效应"：多沙唑嗪与其他 α 受体阻滞剂一样，能引起明显的低血压（特别在直立位时），可出现昏厥和其他直立症状（如头昏）。首次服药、加量或停药数日后再次用药常会出现明显的直立效应。患者用药剂量调整应谨慎以防出现昏厥。若发生昏厥，患者应平卧位，必要时采取支持治疗。患者应避免站立以防多沙唑嗪治疗开始期间昏厥而导致损伤。

**【药物配伍禁忌】**西咪替丁可轻度增加多沙唑嗪血药浓度和半衰期，不宜同用。

## 乌拉地尔 [药典（二）；基（基）；医保（乙）]
### Urapidil

**【药理作用】**本品是一种选择性 $\alpha_1$ 受体阻滞剂，且有外周和中枢双重降压作用。

**【适应证】**用于治疗高血压危象（如血压急剧升高），重度和极重度高血压以及难治性高血压。用于控制围手术期高血压。

**【用法用量】**静脉注射，缓慢静脉注射 10~15mg，监测血压变化，降压效果应在 5 分钟内出现。若效果不够满意，可重复用药。血压下降的程度由前 15 分钟内输入的药物剂量决定，然后用低剂量维持。

**【注意事项】**如果本品不是最先使用的降压药，那么在使用本品之前应间隔相应的时间，使前者显示效应，必要时调整本药的剂量。血压骤然下降可能引起心动过缓甚至心脏停搏。使用本品的疗程一般不超过 7 日。

**【药物配伍禁忌】**内容详见乌拉地尔的药物配伍禁忌表。

### 乌拉地尔的药物配伍禁忌表

| 药物类别 | 禁忌药物 | 禁忌原理 | 有效措施 |
|---|---|---|---|
| 质子泵抑制剂 | 注射用泮托拉唑 | 两者混合由澄明液体变浑浊 | 应在两者之间换输其他液体冲管过渡，避免药物配伍禁忌的发生 |
| 利尿剂 | 呋塞米 | 碱性的呋塞米注射液和酸性的乌拉地尔混合发生酸碱中和反应，失去稳定性变浑浊 | 应在两者之间换输其他液体冲管过渡，避免药物配伍禁忌的发生 |

## 利血平
### Reserpine

**【药理作用】**本品使血管舒张、血压下降、心率减慢，有中枢神经的镇静和抑制作用。

**【适应证】**高血压（不推荐为一线用药）。

【用法用量】口服，初始剂量每次 0.1~0.25mg，每日 1 次，经过 7~14 日的剂量调整期，以最小有效剂量确定维持量；极量不超过每次 0.5mg。儿童每日按体重 0.005~0.02mg/kg 或体表面积 0.15~0.6mg/m² 给药，分 1~2 次口服。

【注意事项】①有胃及十二指肠溃疡者、窦房结功能异常者、癫痫患者应慎用。②任何剂量都可能发生精神抑郁，但以大剂量（每日大于 12mg）时更常见，一旦发生即应停药，必要时须住院治疗。③慎与单胺氧化酶抑制剂合用。④高血压急症静脉应用时，须注意观察神志，以免药物所致的神志迟钝影响对病情发展的判断。

【药物配伍禁忌】内容详见利血平的药物配伍禁忌表。

利血平的药物配伍禁忌表

| 药物类别 | 禁忌药物 | 禁忌原理 | 有效措施 |
|---|---|---|---|
| 抗菌药物 | 替硝唑 | 合用发生理化反应 | 避免联用 |
| 血管活性药物 | 去甲肾上腺素 | 毒性和不良反应增加 | |

# 肼屈嗪 [医保（乙）]<br>Hydralazine

【药理作用】本品主要通过扩张小动脉，使周围血管阻力降低，心率增快，心每搏量和心排血量增加，从而达到降压作用。

【适应证】用于治疗高血压或心力衰竭。

【用法用量】成人常用量口服，每次 12.5~25mg，每日 3 次。以后按需要增至每次 50mg，每日 3 次。

【注意事项】对中度原发性高血压，肼屈嗪合并利尿药和 β 受体阻滞剂的应用则可以获得良好疗效。但本药不单独应用。合并冠心病患者因可致心肌缺血，宜慎用。动物研究中发现本品大剂量有致癌作用。已有的研究未发现本品有致突变的作用。本品可通过胎盘，但缺少在人体的研究，本品长期使用可产生血容量增大、液体潴留、反射性交感兴奋而心率加快、心排血量增加，使本品的降压作用减弱。缓慢增加剂量或合用 β 受体阻滞剂可使副作用减少。停用本品应缓慢减量以免血压突然升高。

【药物配伍禁忌】应用本品时不宜合用去甲肾上腺素，可致稳定性降低。

# 硝普钠 [药典（二）；基（基）；医保（甲）]<br>Sodium Nitroprusside

【药理作用】本品为一种速效和短时作用的血管扩张药。通过血管内皮细胞产生 NO，对动脉和静脉平滑肌均有直接扩张作用，但不影响子宫、十二指肠或心肌的收缩。对心力衰竭有益，后负荷减低可减少瓣膜关闭不全时主动脉和左心室的阻抗而减轻反流。

【适应证】用于高血压急症，如高血压危象、高血压脑病、恶性高血压、嗜铬细胞瘤手术前后阵发性高血压等的紧急降压，也可用于外科麻醉期间进行控制性降压。用于急性心力衰竭，包括急性肺水肿。亦用于急性心肌梗死或瓣膜（二尖瓣或主动脉瓣）关闭不全时的急性心力衰竭。

【用法用量】用前将本品 50mg（1 支）溶解于 5ml 5% 葡萄糖注射液中，再稀释于 250~1000ml 5% 葡萄糖注射液中，在避光输液瓶中静脉滴注。成人常用量：静脉滴注，开始每分钟按体重 0.5μg/kg。根据治疗反应以每分钟 0.5μg/kg 递增，逐渐调整剂量，常用剂量为每分钟按体重 3μg/kg，极量为每分钟按体重 10μg/kg。总量为按体重 3.5mg/kg。小儿常用量：静脉滴注，每分钟按体重 1.4μg/kg，按效应逐渐调整用量。

【注意事项】脑血管或冠状动脉供血不足时，对低血压的耐受性降低。麻醉中控制性降压时，如有贫血或低血容量应先予纠正再给药。脑病或其他颅内压增高时，扩张脑血管可进一步增高颅内压。肝、肾功能损害时，本品可能加重肝、肾损害。甲状腺功能过低时，本品的代谢产物硫氰酸盐可抑制碘的摄取和结合，因而可能加重病情。肺功能不全时，本品可能加重低氧血症。维生素 $B_{12}$ 缺乏时使用本品，可能使病情加重。应用本品过程中，应经常测血压，最好在监护室内进行；药液有局部刺激性，谨防外渗，推荐自中心静脉给药。

【药物配伍禁忌】在微量泵持续输注硝普钠的过程中，同时静脉滴注氧氟沙星甘露醇注射液后出现白色絮状物，应分开输注。

## 二氮嗪 [医保（甲）]
### Diazoxide

【药理作用】直接作用于血管平滑肌，使其松弛，降低外周血管阻力，使血压急剧下降。

【适应证】高血压危象，高血压脑病，幼儿特发性低血糖，胰岛细胞瘤引起的严重低血糖病，痛经和制止流产。但对嗜铬细胞瘤或单胺氧化酶抑制剂引起的高血压无效。

【用法用量】成人每次 150mg（或 1~3mg/kg），静脉注射。高血压危象：隔 5~15 分钟后再注射 1 次，疗效出现后按需每 4~24 小时给药 1 次，直到随后所用口服降压药发生作用，一般需 4~5 日。极量：每日 1.2g。儿童每次 1~3mg/kg，或 30~90mg/m²，用法同成人。

【注意事项】对噻嗪类利尿药、祥利尿药、碳酸酐酶抑制剂等不能耐受者，对本品也可能不耐受。急性主动脉夹层分离，代偿性高血压、冠状动脉或脑动脉供血不足、痛风、肝功能障碍、低钾血症患者慎用。儿童不宜久用。老年人减量使用。

【药物配伍禁忌】应用本品时不宜合用去甲肾上腺素，可致稳定性降低。

## 卡托普利 [药典（二）；基（基）；医保（甲）]
### Captopril

【药理作用】抑制醛固酮分泌，减少水钠潴留。对多种类型高血压均有明显降压作用，并能改善充血性心力衰竭患者的心脏功能。

【适应证】用于治疗各种类型的高血压症，尤对其他降压药治疗无效的顽固性高血压，与利尿剂合用可增强疗效，对血浆肾素活性高者疗效较好。也用于急、慢性充血性心力衰竭，与强心剂或利尿剂合用效果更佳。

【用法用量】每日 2~3 次，如仍未能满意地控制血压，可加服噻嗪类利尿药如 HCT 25mg，每日 1 次。以后可每隔 1~2 周逐渐增加利尿药的剂量，以达到满意的降压效果。心力衰竭：初始剂量25mg，每日 3 次，剂量增至 50mg，每日 3 次后，宜连服 2 周观察疗效。一般每次 50~100mg，每日 3 次。

【注意事项】下列情况慎用本品：自身免疫性疾病如严重系统性红斑狼疮；骨髓抑制；脑动脉或冠状动脉供血不足；肾功能障碍而致血钾增高；主动脉瓣狭窄；严格饮食限制钠盐或进行透析者。

【药物配伍禁忌】内容详见卡托普利的药物配伍禁忌表。

卡托普利的药物配伍禁忌表

| 药物类别 | 禁忌药物 | 禁忌原理 | 有效措施 |
| --- | --- | --- | --- |
| 锂剂 | 碳酸锂片 | 合用可致锂中毒 | 避免联用，停药后毒性反应可消失 |
| 局麻药 | 丁哌卡因 | 合用可引起严重心动过缓和低血压，甚至意识丧失 | 合用应谨慎 |

## 依那普利<sup></sup>[基（基）；医保（甲）]
### Enalapril

【药理作用】本品可使全身血管舒张，血压下降，用于治疗高血压。

【适应证】本品适用于各种程度高血压病、肾血管性高血压及糖尿病合并高血压病患者的治疗；也可用于慢性充血性心力衰竭的治疗，尤以常规应用洋地黄或利尿药难以控制者，能延缓充血性心力衰竭症状的临床进展及减少住院治疗的需要。为高血压治疗的首选药。

【用法用量】成人常用量：①降压，口服每次 5mg，每日 1 次，以后随血压反应调整剂量至每日 10~40mg，分 2~3 次服，②治疗心力衰竭，开始剂量为一次 2.5mg，每日 1~2 次，一般每日用量 5~20mg，分 2 次口服。

【注意事项】症状性低血压，如果出现低血压，患者应仰卧，必要时静脉滴注 0.9% 氯化钠注射液。短暂性低血压反应并不是继续用药的禁忌证。主动脉瓣狭窄 / 肥厚型心肌病应该谨慎。肾功能不全可能需要减少剂量和（或）停用利尿剂（和（或）马来酸依那普利）。过敏性 / 血管神经性水肿，并给予适当的监护，以保证在患者出院之前症状完全消退。用血管紧张素转换酶抑制剂能引起咳嗽，其特点是无痰、持续，停药后可能消失。

【药物配伍禁忌】服用本品时避免同服锂剂，合用可致锂中毒，停药后毒性反应可消失。

## 培哚普利<sup></sup>[医保（乙）]
### Perindopril

【药理作用】本品可扩张大、小动脉，减少血容量，降低系统血管阻力、左室充盈压和肺毛细血管楔压，增加心排血量和每搏输出量，增加心脏指数而不改变心率，提高患者运动耐量，减轻左室心肌肥厚，改善血流动力学。

【适应证】适用于治疗各型高血压和心力衰竭。

【用法用量】口服：每次 4mg，每日 1 次，1 个月后根据血压可增至 8mg/d。

【注意事项】老年人剂量应减半。

【药物配伍禁忌】服用本品时避免同服锂剂，合用可致锂中毒，停药后毒性反应可消失。

# 赖诺普利 [基(基);医保(乙)]
## Lisinopril

**【药理作用】**本品是依那普利拉的赖氨酸衍生物,具强力血管紧张素转换酶抑制作用。其特点为在体内不经肝脏转化即可产生药理效应,作用出现迟,但维持作用时间长而平稳。

**【适应证】**本品用于治疗原发性高血压及肾血管性高血压。可单独服用或与其他降压药合用。可与洋地黄或利尿剂相配合作为充血性心力衰竭的辅助治疗。

**【用法用量】**本品应口服,每日1次。和其他需每日1次服用的药物相同,本品应当在每日大致相同的时间服用。本品的吸收不受食物影响。应根据患者的情况和血压反应个体化调整剂量。

**【注意事项】**一旦发生低血压情况,患者应仰卧,如需要应静脉输注0.9%氯化钠注射液。一次短暂低血压反应不应成为继续用药的禁忌,一旦扩容后血压上升,再用药通常是可行的。若低血压持续存在(收缩压低于90mmHg持续1小时以上)应该停止使用本品。对充血性心力衰竭患者,用ACE抑制剂后产生的低血压可导致肾功能损害进一步加重。血管紧张转换酶抑制剂在黑人患者中引起血管性水肿的发生率比非黑人患者高。本品可抑制继发于代偿性肾素释放的血管紧张素Ⅱ的形成,如果认为所发生的低血压是由此机制引起,可通过扩容纠正。

**【药物配伍禁忌】**服用本品时禁用锂剂,合用期间出现可逆性的血清锂升高和毒性反应。

# 缬沙坦 [药典(二);基(基);医保(乙)]
## Valsartan

**【药理作用】**缬沙坦是一款血管紧张素Ⅱ受体拮抗剂抗高血压类药物,通过扩张血管而达到降低血压的目的。

**【适应证】**抗高血压,轻、中度原发性高血压,尤其适用肾脏损害所致继发性高血压。

**【用法用量】**推荐剂量为80mg,每日1次,与性别、年龄及种族无关。2周内出现抗高血压作用,4周后作用达最大。未能充分控制血压的患者,日剂量可增至160mg或加用利尿剂。本药可与其他抗高血压制剂合用。

**【注意事项】**服药患者在驾驶及操纵机器时应注意。给药剂量须遵循个体化原则,按疗效调整剂量。严重缺钠和(或)血容量不足的患者,如服用大剂量利尿药的患者,用缬沙坦治疗偶可出现症状性低血压。因此在治疗前应先纠正患者的低血钠和低血容量状况。如果出现喉喘鸣或面部、舌或声门的血管性水肿,则应停药。缬沙坦无过量的经验,药物过量可能出现的症状主要是明显低血压,可采取催吐治疗,必要时可静脉滴注0.9%氯化钠注射液。

**【药物配伍禁忌】**服用本品时避免同服锂剂,合用可致锂中毒,停药后毒性反应可消失。

# 氯沙坦 [医保(乙)]
## Losartan

**【药理作用】**氯沙坦能特异性的拮抗血管紧张素Ⅱ AT$_1$受体,阻断了循环和局部组织中血管紧张素Ⅱ(AGⅡ)所致的动脉血管收缩、交感神经兴奋和压力感受器敏感性增加等效应,强力和持续性降低血压,使收缩压和舒张压下降。尚可减轻左心室肥厚,抑制心肌细胞增生，延迟或逆转心肌重构，改善左室功能。

【适应证】本品适用于治疗原发性高血压。

【用法用量】对大多数患者，通常起始和维持剂量为每日 1 次，每次 50mg。治疗 3~6 周可达到最大降压效果。在部分患者中，剂量增加到每日 1 次，每次 100mg，可产生进一步的降压作用。

【注意事项】对本品过敏者禁用，孕妇禁用。对于血容量耗竭患者在开始应用本品之后可能出现低血压症状，应考虑减少剂量或在应用本品前改善症状。药代动力学资料表明，肝硬化患者氯沙坦的血浆浓度明显增加，故对有肝功能损害病史的患者应该考虑使用较低剂量，由于抑制了肾素 – 血管紧张素系统，已有关于敏感个体出现包括肾衰竭在内的肾功能变化的报道；停止治疗后，这些肾功能的变化可以恢复。

【药物配伍禁忌】服用本品时避免同服锂剂，合用可致锂中毒，停药后毒性反应可消失。

# 坎地沙坦[医保（乙）]
## Candesartan

【药理作用】坎地沙坦降低末梢血管阻力而达到降压作用。

【适应证】原发性高血压。

【用法用量】口服，一般成人每日 1 次，每次 4~8mg，必要时可增加剂量至 12mg。

【注意事项】下列患者应慎重用药：有双侧或单侧肾动脉狭窄的患者；有高血钾的患者；有肝功能障碍的患者；有严重肾功能障碍的患者；有药物过敏史的患者。

【药物配伍禁忌】服用本品时避免同服锂剂，合用可致锂中毒，停药后毒性反应可消失。

# 厄贝沙坦[医保（乙）]
## Irbesartan

【药理作用】本品抑制血管收缩和醛固酮的释放，产生降压作用。

【适应证】治疗原发性高血压，合并高血压的 2 型糖尿病肾病的治疗。

【用法用量】通常建议的初始剂量和维持剂量为每日 150mg，饮食对服药无影响。一般情况下，每日 150mg 比 75mg 能更好地控制 24 小时的血压。

【注意事项】当肾功能损害的患者使用本品时，推荐对血清钾和肌酐定期监测。

【药物配伍禁忌】服用本品时避免同服锂剂，合用可致锂中毒，停药后毒性反应可消失。

# 替米沙坦[医保（乙）]
## Telmisartan

【药理作用】替米沙坦是一种口服起效的，特异性血管紧张素 Ⅱ 受体（$AT_1$ 型）拮抗剂。

【适应证】用于原发性高血压的治疗。

【用法用量】应个体化给药，常用初始剂量为每次 40mg，每日 1 次。在 20~80mg 的剂量范围内，替米沙坦的降压疗效与剂量有关。若用药后未达到理想血压可加大剂量，最大剂量为 80mg，每日 1 次。

【注意事项】以下情况慎用：肝功能不全；肾血管性高血压；血容量不足患者；原发性醛固酮增多；主动脉瓣或二尖瓣狭窄、阻塞性肥厚性心肌病；电解质不平衡；高钾血症。

【药物配伍禁忌】内容详见替米沙坦的药物配伍禁忌表。

**替米沙坦的药物配伍禁忌表**

| 药物类别 | 禁忌药物 | 禁忌原理 | 有效措施 |
|---|---|---|---|
| 锂剂 | 碳酸锂片 | 合用可致锂中毒 | 避免联用，停药后毒性反应可消失 |

# 甲基多巴 [医保（乙）]
## Methyldopa

【药理作用】甲基多巴主要是在中枢转化成甲基去甲肾上腺素。甲基去甲肾上腺素是一种很强的中枢 α 受体激动药，能兴奋延髓孤束核与血管运动中枢之间的抑制性神经元，使外周交感神经受抑制，从而抑制对心、肾和周围血管的交感冲动传出，同时，周围血管阻力及血浆肾素活性降低，血压因而下降。

【适应证】高血压，较适用于肾性高血压和妊娠高血压。

【用法用量】口服：①成人，开始每次 0.25g，每日 2~3 次，可每 2 日递增，维持剂量为每日 0.5~2g，最大剂量不宜超过每日 3g。②儿童，每日 10mg/kg，可每 2 日递增至每日 65mg/kg，最大剂量不宜超过每日 3g。静脉注射：①成人，每次 0.25~1g，每日 3~4 次，最大剂量不宜超过每日 3g。②儿童，每次 5~10mg/kg，每日 3~4 次，可递增至每日 65mg/kg 或每日 3g。

【注意事项】冠心病、震颤麻痹、抑郁史者慎用。甲基多巴可引起荧光，干扰某些测定。也有报道血小板及白细胞抗体的补体结合试验阳性、Coombs 试验阳性、抗核抗体阳性，经停药后均可恢复。治疗期间应监测血常规、肝功能，血尿素氮、血钾、血尿酸可能增高。血转氨酶及胆红素可能增高，提示肝损害。

【药物配伍禁忌】内容详见甲基多巴的药物配伍禁忌表。

**甲基多巴的药物配伍禁忌表**

| 药物类别 | 禁忌药物 | 禁忌原理 | 有效措施 |
|---|---|---|---|
| 血管活性药 | 硝酸甘油 | 毒性、不良反应增加 | 避免联用 |
| 镇静药 | 异丙嗪 | 合用发生理化反应 | |

# 第 2 节　治疗慢性心功能不全药

# 地高辛 [药典（二）；基（基）；医保（甲、乙）]
## Digoxin

【药理作用】增强心肌收缩力，改善泵功能，减慢心率，抑制心肌传导系统，使心搏出量、输出量增加，改善肺循环及体循环。使扩大的心脏缩小，但不能改善心肌舒张功能。

【适应证】用于各种急性和慢性心功能不全以及室上性心动过速、心房颤动和扑动等。通常口服，对严重心力衰竭患者则采用静脉注射。

**【用法用量】** 由于剂型及规格不同，用法用量请仔细阅读药品说明书或遵医嘱。

**【药物配伍禁忌】** 内容详见地高辛的药物配伍禁忌表。

地高辛的药物配伍禁忌表

| 药物类别 | 禁忌药物 | 禁忌原理 | 有效措施 |
|---|---|---|---|
| 抗癫痫药 | 苯妥英钠 | 沉淀 | |
| 麻醉药 | 丙泊酚 | 物理不相容 | |
| 苯二氮䓬类抗焦虑药 | 地西泮 | 白色沉淀 | |
| 肌肉松弛药 | 丹曲林 | 黄色沉淀 | |
| 降压药 | 二氮嗪 | 不相容 | |
| 抗生素类 | 磺胺甲噁唑 / 甲氧苄啶 | 沉淀 | |
| | 米诺环素 | 雾度浊度增加 | |
| 抗真菌药 | 卡泊芬净 | 红褐色沉淀 | |
| | 两性霉素 B 常规胶体 | 黄色沉淀 | |
| | 两性霉素 B 胆固醇 | 微量沉淀 | |
| | 两性霉素 B 脂质体 | 浑浊 | 避免联用 |
| 抗病毒药 | 膦甲酸钠 | 气体逸出 | |
| 抗酸药 | 兰索拉唑 | 紫色沉淀 | |
| 抗肿瘤药 | 多柔比星、伊达比星、米托蒽醌、柠檬酸柔红霉素脂质体、盐酸托泊替康、紫杉醇 | 浑浊 | |
| 其他 | 甲基麻黄碱、麻黄碱 | 毒性增加 | |
| 抗心律失常药 | 奎尼丁 | 增强地高辛作用 | |
| | 胺碘酮 | 白色起昙 | |
| 消化系统用药 | 甘珀酸 | 增强地高辛毒性 | |
| 长效非去极化肌肉松弛药 | 泮库溴铵 | 增强地高辛毒性 | |

# 米力农 [医保（乙）]
## Milrinone

**【药理作用】** 是一种非苷、非儿茶酚类强心药，兼有正性肌力作用和血管扩张作用，但其作用较强，为氨力农的 10~30 倍，耐受性较好。其增加心脏指数优于氨力农，对动脉和心率无明显影响。

**【适应证】** 用于对洋地黄、利尿药、血管舒张药治疗无效或效果欠佳的各种原因引起的急性、慢性顽固性充血性心力衰竭的短期治疗。

**【用法用量】** 静脉注射，每分钟 12.5~75μg/kg。一般开始 10 分钟以 50μg/kg，然后以每分钟 0.375~0.75μg/kg 维持。每日最大剂量不超过 1.13mg/kg。

**【药物配伍禁忌】** 内容详见米力农的药物配伍禁忌表。

#### 米力农的药物配伍禁忌表

| 药物类别 | 禁忌药物 | 禁忌原理 | 有效措施 |
|---|---|---|---|
| 降压药 | 艾司洛尔 | 浑浊 | |
| 抗癫痫药 | 苯妥英钠 | 晶状沉淀 | |
| 苯二氮䓬类抗焦虑药 | 地西泮 | 黄白色浑浊 | |
| 肌肉松弛药 | 丹曲林 | 黄色絮状沉淀 | |
| 利尿药 | 呋塞米 | 沉淀 | |
| 抗真菌药 | 两性霉素 B 常规胶体、两性霉素 B 脂质复合物 | 黄色絮状沉淀 | |
| 抗酸药 | 兰索拉唑 | 红色沉淀 | |
| | 泮托拉唑 | 浑浊、沉淀 | 避免联用 |
| 抗心律失常药 | 利多卡因 | 产生微粒 | |
| | 普鲁卡因胺 | 含量降低 | |
| 抗组胺药 | 苯海拉明 | 白色沉淀 | |
| 抗焦虑药 | 盐酸羟嗪 | 沉淀 | |
| 止吐药 | 昂丹司琼 | 白色絮状沉淀 | |
| 抗肿瘤药 | 丝裂霉素 | 变成红紫色 | |
| 抗生素类 | 替莫西林钠 | 含量降低 | |
| | 亚胺培南西司他丁钠 | 变黄色 | |

# 第 3 节　抗心律失常药

## 普鲁卡因胺 [药典（二）；医保（甲）]
### Procainamide

【药理作用】本品属 Ia 类抗心律失常药。能延长心房的不应期，降低房室的传导性及心肌的自律性。

【适应证】用于阵发性心动过速频发期前收缩（对室性期前收缩疗效较好）、心房颤动和心房扑动，常与奎尼丁交替使用。

【用法用量】①口服：每日 3~4 次，每次 0.5~0.75g，心率正常后逐渐减至每日 2~6 次，每次 0.25g。②静脉滴注：每次 0.5~1g，溶于 5%~10% 葡萄糖注射液 100ml 内，开始 10~30 分钟内点滴速度可适当加快，于 1 小时内滴完。无效者，1 小时后再给 1 次，24 小时内总量不超过 2g。静脉滴注仅限于病情紧急情况，如室性阵发性心动过速，尤其在并发有急性心肌梗死或其他严重心脏病者，应经常注意血压、心率改变，心律恢复后，即可停止点滴。③静脉注射：每次 0.1~0.2g。④肌内注射：每次 0.25~0.5g。

【药物配伍禁忌】内容详见普鲁卡因胺的药物配伍禁忌表。

### 普鲁卡因胺的药物配伍禁忌表

| 药物类别 | 禁忌药物 | 禁忌原理 | 有效措施 |
|---|---|---|---|
| 溶媒 | 5% 葡萄糖注射液、0.9% 氯化钠注射液 | 化学不稳定 | 避免联用 |
| 抗癫痫药 | 苯妥英钠 | 物理不相容，出现沉淀 | |
| 抗焦虑药 | 地西泮 | 物理不相容，出现白色沉淀 | |
| 肌肉松弛药 | 丹曲林 | 物理不相容，出现黄色沉淀 | |
| 降压药 | 二氮嗪 | 不相容 | |
| 抗病毒药 | 阿昔洛韦 | 物理不相容，出现晶体 | |
| | 更昔洛韦 | 物理不相容，雾度 / 浊度，颗粒物和（或）颜色变化增加 | |
| 抗肿瘤药 | 卡莫司汀 | 物理不相容，混合后出现黄色 | |
| | 卡铂 | 物理不相容，混合后立刻出现黄色 | |
| | 奥佐米星 | 物理不相容，出现微粒、聚集体、细丝 | |
| 抗酸药 | 兰索拉唑 | 物理不相容，混合后出现沉淀 | |
| 免疫抑制剂 | 硫唑嘌呤钠 | 物理不相容，出现雾度或浊度 | |
| 强心药 | 米力农 | 化学性质不稳定，普鲁卡因胺浓度降低 | |
| 抗生素类 | 米诺环素、头孢唑肟、头孢孟多 | 物理不相容，雾度 / 浊度增加 | |
| | 磺胺甲噁唑 / 甲氧苄啶 | 物理不相容，浊度和沉淀量增加 | |
| | 甲硝唑 | 物理不相容，混合后出现黄色 | |

# 丙吡胺[医保（乙）]
## Disopyramide

【药理作用】本品属Ⅰa类抗心律失常药。具有抑制快钠离子内流作用，延长动作电位及有效不应期，减低心房和附加束的传导速度，降低心肌传导纤维的自律性，抑制心房及心室肌的兴奋性，减低心肌收缩力。有较明显的抗胆碱作用。

【适应证】用于其他药物无效的危及生命的室性心律失常。

【用法用量】口服成人常用量：首次 0.2g，以后 0.1~0.15g，每 6 小时 1 次。应根据需要及耐受程度调整用量。

【药物配伍禁忌】内容详见丙吡胺的药物配伍禁忌表。

### 丙吡胺的药物配伍禁忌表

| 药物类别 | 禁忌药物 | 禁忌原理 | 有效措施 |
|---|---|---|---|
| 大环内酯类抗生素 | 红霉素、阿奇霉素、克拉霉素 | 可提高这些药物的血药浓度而发生不良反应 | 不宜合用 |

# 利多卡因 <sup>[基（基）；医保（甲）]</sup>
## Lidocaine

**【药理作用】**本品是局部麻醉及抗心律失常药，它是可卡因的一种衍生物，但无可卡因产生幻觉和上瘾的成分。是非常好的局部麻醉剂，一般施用 1~3 分钟后即生效，效果维持 1~3 小时。

**【适应证】**适用于因急性心肌梗死、外科手术、洋地黄中毒及心脏导管等所致急性室性心律失常，包括室性期前收缩、室性心动过速及心室颤动。其次也用于癫痫持续状态用其他抗惊厥药无效者及局部或椎管内麻醉。还可以缓解耳鸣。

**【用法用量】**成人常用量：①肌内注射，一次按体重 4.3mg/kg，60~90 分钟后可重复 1 次；②静脉注射，按体重 1mg/kg（一般用 50~100mg）作为首次负荷量静脉注射 2~3 分钟，必要时每 5 分钟后再重复注射 1~2 次，1 小时内最大量不超过 300mg；③静脉滴注，用负荷量后可继续以每分钟 1~4mg 速度静脉滴注维持；或以每分钟按体重 0.015~0.03mg/kg 速度静脉滴注。极量：肌内或静脉注射 1 小时内最大负荷量按体重 4.5mg/kg（或 300mg）。最大维持量为每分钟 4mg。

**【药物配伍禁忌】**内容详见利多卡因的药物配伍禁忌表。

### 利多卡因的药物配伍禁忌表

| 药物类别 | 禁忌药物 | 禁忌原理 | 有效措施 |
|---|---|---|---|
| 抗生素 | 头孢噻吩钠 | 增加肾毒性 | 避免联用 |
| | 头孢唑林 | 析出白色沉淀 | |
| | 头孢匹胺、左氧氟沙星 | 理化性质存在配伍禁忌 | |
| | 头孢哌酮钠、头孢曲松钠 | 沉淀或效价降低 | |
| | 环丙沙星 | 浑浊、沉淀 | |
| 中成药 | 丹参 | 可改变利多卡因的结构 | |
| | 清开灵 | pH 下降、含量降低 | |
| 血管活性药 | 多巴胺、阿托品、硝普钠 | 发生理化反应 | |
| | 肾上腺素、异丙肾上腺素 | 稳定性降低 | |
| | 去甲肾上腺素、硝酸甘油 | 疗效或稳定性降低 | |
| PPIs | 奥美拉唑 | 发生理化反应 | |
| 镇痛药 | 吗啡 | 毒性、不良反应增加 | |

# 美西律 <sup>[药典（二）；基（基）；医保（甲）]</sup>
## Mexiletine

**【药理作用】**属 Ib 类抗心律失常药。具有抗心律失常、抗惊厥及局部麻醉作用。对心肌的抑制作用较小。

**【适应证】**用于急、慢性室性心律失常，如室性期前收缩、室性心动过速、心室颤动及洋地黄中毒引起的心律失常。

**【用法用量】**①口服：每次 50~200mg，每日 150~600mg，或每 6~8 小时 1 次。以后可

酌情减量维持。②静脉注射、静脉滴注：开始量 100mg，加入 5% 葡萄糖注射液 20ml 中，缓慢静脉注射（3~5 分钟）。如无效，可在 5~10 分钟后再给 50~100mg 一次。然后以 1.5~2mg/min 的速度静脉滴注，3~4 小时后滴速减至 0.75~1mg/min，并维持 24~48 小时。

**【药物配伍禁忌】** 内容详见美西律的药物配伍禁忌表。

### 美西律的药物配伍禁忌表

| 药物类别 | 禁忌药物 | 禁忌原理 | 有效措施 |
|---|---|---|---|
| 抗滴虫药 | 替硝唑 | 配伍发生理化反应 | |
| 血管活性药 | 阿托品 | 合用会使美西律的吸收延迟，降低二者的稳定性 | |
| 抗酸药 | 奥美拉唑 | 合用会使美西律的生物利用度减低 | |
| | 西咪替丁 | 合用会使美西律的血药浓度升高 | 避免联用 |
| 止吐药 | 甲氧氯普胺 | 合用会使美西律的吸收增加，加大毒性 | |
| 镇痛药 | 吗啡 | 合用会使美西律的吸收减慢，降低二者的稳定性和疗效 | |
| 胰岛素 | 胰岛素注射液 | 合用会增加毒性和不良反应 | |
| 抗凝血剂 | 肝素钠 | 物理不相容，出现乳光 | |

## 普罗帕酮 [药典（二）；基（基）；医保（甲）]
### Propafenone

**【药理作用】** 本品是一类新型结构 Ic 类抗心律失常药。对各种类型的实验性心律失常均有对抗作用。有微弱的钙拮抗作用（比维拉帕米弱 100 倍），并能干扰钠通道。有轻度的抑制心肌作用，增加末期舒张压，减少搏出量，其作用均与用药的剂量成正比。有轻度降压和减慢心率作用。具有与普鲁卡因相似的局部麻醉作用。

**【适应证】** 用于预防或治疗室性或室上性异位搏动，室性或室上性心动过速，预激综合征，电转复律后室发作等。对冠心病、高血压所引起的心律失常有较好的疗效。

**【用法用量】** ①口服，每次 100~200mg，每日 3~4 次。治疗量，每日 300~900mg，分 4~6 次服用。维持量，每日 300~600mg，分 2~4 次服用。由于其局部麻醉作用，宜在餐后与饮料或食物同时吞服，不得嚼碎。②必要时可在严密监护下缓慢静脉注射或静脉滴注，每次 70mg，每 8 小时 1 次。每日总量不超过 350mg。

**【药物配伍禁忌】** 内容详见普罗帕酮的药物配伍禁忌表。

### 普罗帕酮的药物配伍禁忌表

| 药物类别 | 禁忌药物 | 禁忌原理 | 有效措施 |
|---|---|---|---|
| 抗生素 | 头孢哌酮、头孢曲松钠 | 出现白色浑浊 | 应在两者之间换输其他液体冲管过渡，避免联用 |
| 其他类 | 注射用丹参多酚酸盐 | | |
| | 苦碟子注射液 | 出现棕色沉淀物 | |
| 抗凝血剂 | 肝素钠 | 物理不相容，出现乳光 | 避免联用 |

# 胺碘酮 [药典（二）；基（基）；医保（甲）]
## Amiodarone

【药理作用】为抗心绞痛药，具有选择性冠脉扩张作用，能增加冠脉血流量，降低心肌耗氧量。近年发现具有抗心律失常作用，属Ⅲ类抗心律失常药物，能延长房室结、心房和心室肌纤维的动作电位时程和有效不应期，并减慢传导。

【适应证】用于室性和室上性心动过速和期前收缩、阵发性心房扑动、预激综合征等。也可用于伴有充血性心力衰竭和急性心肌梗死的心律失常患者。对其他抗心律失常药如丙吡胺、维拉帕米、奎尼丁、β 受体拮抗剂无效的顽固性阵发性心动过速常能奏效。还用于慢性冠脉功能不全和心绞痛。

【用法用量】口服，每次 0.1~0.2g，每日 1~4 次；或开始每次 0.2g，每日 3 次。餐后服。3 天后改用维持量，每次 0.2g，每日 1~2 次。

【药物配伍禁忌】内容详见胺碘酮的药物配伍禁忌表。

### 胺碘酮的药物配伍禁忌表

| 药物类别 | 禁忌药物 | 禁忌原理 | 有效措施 |
|---|---|---|---|
| 肌肉松弛药 | 氨茶碱 | 物理不相容，出现白色沉淀 | 避免联用 |
| | 丹曲林 | 物理不相容，出现黄色不透明沉淀和絮状微粒 | |
| 抗菌药物 | 氨苄西林、氨苄西林钠舒巴坦钠、哌拉西林、头孢比罗酯、阿奇霉素、厄他培南、氯霉素 | 物理不相容，出现浑浊或沉淀 | |
| | 阿莫西林克拉维酸钾、磺胺甲噁唑/甲氧苄啶、美罗培南 | 物理不相容，混合后立即出现白色不透明沉淀 | |
| | 美洛西林 | 物理不相容，化学不稳定 | |
| 止血药 | 氨基己酸 | 物理不相容，混合后立即出现明显白色沉淀 | |
| 抗凝血药 | 比伐芦定、肝素钠 | 物理不相容，出现白色浑浊 | |
| 细胞保护剂 | 氨磷汀 | 物理不相容，混合后浑浊度增加 | |
| 降压药 | 阿替洛尔 | 物理不相容，混合后立即出现白色不透明沉淀 | |
| 抗痛风药 | 别嘌醇 | 物理不相容，混合后立刻出现白色云状沉淀 | |
| 巴比妥类 | 苯巴比妥 | 物理不相容，混合后出现致密的白色沉淀 | |
| | 硫喷妥钠 | 物理不相容 | |
| 抗癫痫类 | 苯妥英钠、磷苯妥英 | 物理不相容，混合后立即出现白色不透明沉淀 | |

续表

| 药物类别 | 禁忌药物 | 禁忌原理 | 有效措施 |
|---|---|---|---|
| 抗肿瘤药 | 多柔比星 | 物理不相容，混合后雾度增加并持续存在 | |
| | 氮芥 | 物理不相容，混合后浑浊度值增加 | |
| | 氟达拉滨、阿糖胞苷、氟尿嘧啶、美法仑、塞替派 | 物理不相容，混合后立即出现明显白色浑浊沉淀 | |
| | 奥佐米星 | 物理不相容，混合后立即出现微粒、聚集物、细丝 | |
| | 甲氨蝶呤 | 物理不相容，混合后立即出现明显黄色浑浊沉淀 | |
| | 丝裂霉素 | 物理不相容，混合后颜色改变 | |
| 抗病毒药 | 更昔洛韦、阿昔洛韦、膦甲酸钠 | 物理不相容，混合后立即出现浑浊或沉淀 | |
| 其他 | 磷酸钠 | 物理不相容，混合后立即出现白色不透明沉淀 | 避免联用 |
| | 磷酸钾、醋酸钠、醋酸钾 | 物理不相容，混合后立即出现白色云状沉淀 | |
| 抗真菌类 | 米卡芬净 | 物理不相容，混合后立即形成白色沉淀 | |
| 抗心律失常药 | 地高辛 | 物理不相容，混合后立即出现白色不透明的沉淀 | |
| | 奎尼丁 | 物理不相容，混合后立即形成白色沉淀 | |
| 激素类 | 氢化可的松 | 物理不相容，混合后出现微粒沉淀 | |
| | 地塞米松 | 物理不相容，混合后立即出现白色不透明的沉淀 | |
| 抗焦虑药 | 地西泮 | 物理上不相容，混合后立即出现密集的黄白色不透明沉淀 | |

# 托西溴苄铵 [医保（乙）]
## Bretylium Tosilate

【药理作用】本品属于Ⅲ类抗心律失常药。其电生理特点为延长心室肌及心肌传导纤维的动作电位间期及有效不应期，从而消除室内折返性心律失常。本品可扩张周围血管使血压下降。

【适应证】静脉注射适用于经常规抗心律失常药及电转复治疗无效的复发性室性心动过速与心室颤动，可防止或中止其发作。增加电转复室性心动过速或心室颤动的成功机会。

【用法用量】①治疗心室颤动：紧急情况可不必稀释，按体重 5mg/kg 快速静脉注射，如心室颤动仍持续，可每 15~30 分钟按体重注射 10mg/kg。每日总量按体重不超过 30mg/kg。为减少不良反应，最好以 5% 葡萄糖注射液或氯化钠注射液稀释至 40~50ml，静脉注射 10~20 分钟。②治疗室性心动过速：可用 500mg 加 5% 葡萄糖注射液或氯化钠注射液 50ml 稀释后静脉滴注 10~30 分钟以上。静脉滴注，稀释后以每分钟 0.5~1mg 速度滴入或按体重 5~10mg/kg，每 6~8 小时 1 次缓慢静脉滴注。肌内注射，按体重 5~10mg/kg 肌内注射，必要时 1~2 小时后重复 1 次，然后以每 6~8 小时 1 次维持治疗。

**【注意事项】**①老年人随着年龄的增长肾功能也渐减退，本品主要经肾清除，故应依肾功能情况调整剂量。②低血压时应禁用本品。③以下情况应慎用：主动脉狭窄、肺动脉高压及其他有心排出量降低的情况，因这些情况不能通过增加心排出量来代偿周围血管阻力的下降。如一定需要用，应严密观察，如发生低血压应及时用升压药；肾功能障碍。④对妊娠妇女及儿童的安全性尚未肯定。

**【药物配伍禁忌】**内容详见托西溴苄铵的药物配伍禁忌表。

### 托西溴苄铵的药物配伍禁忌表

| 药物类别 | 禁忌药物 | 禁忌原理 | 有效措施 |
| --- | --- | --- | --- |
| 抗心律失常药 | 奎尼丁或普鲁卡因 | 与本品合用时有相互拮抗作用，影响各自疗效 | 调整托西溴苄铵的用药剂量 |
| α 受体激动药 | 肾上腺素、去甲肾上腺素及多巴胺 | 本品阻止肾上腺素能神经末梢再摄取儿茶酚胺，合用可使血压明显升高 | 避免联用 |
| 三环类抗抑郁药 | 氯米帕明、阿米替林、多塞平 | 三环类抗抑郁药通过阻滞本品对肾上腺素的抑制作用，可对抗连续用本品产生的血管扩张及血压下降作用 | 调整托西溴苄铵的用药剂量 |

# 伊布利特 [基（基）；医保（乙）]
## Ibutilide

**【药理作用】**本品能延长离体或在体心肌细胞的动作电位，延长心房和心室的不应期，即发挥Ⅲ类抗心律失常药物的作用。

**【适应证】**用于近期发作的心房颤动或心房扑动逆转成窦性心律。

**【用法用量】**患者体重≥ 60kg，首次注射（10 分钟以上）1mg 富马酸伊布利特，首次注射结束后 10 分钟，若心律失常未消失，可在首次注射结束 10 分钟后再次注射等量本品，注射时间持续 10 分钟。患者体重< 60kg，首次注射（10 分钟以上）0.01mg/kg 富马酸伊布利特，首次注射结束后 10 分钟，若心律失常未消失，可在首次注射结束 10 分钟后再次注射等量本品，注射时间持续 10 分钟。

**【注意事项】**和其他抗心律失常药一样，伊布利特注射液可能诱发或加重某些患者室性心律失常症状，可导致有潜在致命性后果。通常认为，由于药物延长 Q-T 间期，发生尖端扭转型室速的风险随着 Q-T 间期的延长而逐渐增加，并且这种风险可因心动过缓和低血钾而加大。使用伊布利特之前，应纠正低钾和低镁血症以降低心律失常前兆的可能性。

**【药物配伍禁忌】**内容详见伊布利特的药物配伍禁忌表。

### 伊布利特的药物配伍禁忌表

| 药物类别 | 禁忌药物 | 禁忌原理 | 有效措施 |
| --- | --- | --- | --- |
| 抗心律失常药 | 丙吡胺、奎尼丁、普鲁卡因胺以及其他Ⅲ类抗心律失常药物 | 可能延长不应期 | 避免联用或酌情减少伊布利特的用药剂量 |
| | 胺碘酮、索他洛尔 | | |
| 三环类抗抑郁药 | 阿米替林、丙米嗪、氯米帕明、马普替林 | 增加心律失常的可能性 | |

# 普萘洛尔 [药典（二）；基（基）；医保（甲、乙）]
## Propranolol

**【药理作用】**①普萘洛尔为非选择性竞争抑制肾上腺素 β 受体阻滞剂。②抑制心脏起搏点电位的肾上腺素能兴奋，用于治疗心律失常。③竞争性拮抗异丙肾上腺素和去甲肾上腺素的作用，阻断 $\beta_2$ 受体，降低血浆肾素活性。④有明显的抗血小板聚集作用，这主要与药物的膜稳定作用及抑制血小板膜 $Ca^{2+}$ 转运有关。

**【适应证】**①作为二级预防，降低心肌梗死死亡率。②高血压（单独或与其他抗高血压药合用）。③劳力型心绞痛。④控制室上性快速心律失常、室性心律失常，特别是与儿茶酚胺有关或洋地黄引起心律失常。⑤配合 α 受体阻滞剂用于嗜铬细胞瘤患者控制心动过速。⑥用于控制甲状腺功能亢进症的心率过快，也可用于治疗甲状腺危象。

**【用法用量】**①高血压：口服，初始剂量 10mg，每日 3~4 次，可单独使用或与利尿剂合用。剂量应逐渐增加，日最大量 200mg。②心绞痛：开始时 5~10mg，每日 3~4 次；每 3 日可增加 10~20mg，可渐增至每日 200mg，分次服。③心律失常：每次 10~30mg，日服 3~4 次，应根据需要及耐受程度量。④心肌梗死：每日 30~240mg，日服 2~3 次。⑤肥厚性心肌病：10~20mg，每日 3~4 次，按需要及耐受程度调整剂量。⑥嗜铬细胞瘤：10~20mg，每日 3~4 次。术前用 3 天，一般应先用 α 受体阻滞剂，待药效稳定后加用普萘洛尔。

**【注意事项】**①本品口服可空腹或与食物共进，后者可延缓肝内代谢，提高生物利用度。②首次用本品时需从小剂量开始，逐渐增加剂量并密切观察反应以免发生意外。③冠心病患者使用本品不宜骤停，否则可出现心绞痛、心肌梗死或室性心动过速。④长期用本品者撤药须逐渐递减剂量，至少经过 3 天，一般为 2 周。⑤长期应用本品可在少数患者出现心力衰竭，倘若出现，可用洋地黄苷类和（或）利尿剂纠正，并逐渐递减剂量，最后停用。

**【药物配伍禁忌】**内容详见普萘洛尔的药物配伍禁忌表。

### 普萘洛尔的药物配伍禁忌表

| 药物类别 | 禁忌药物 | 禁忌原理 | 有效措施 |
|---|---|---|---|
| 抗高血压药物 | 利血平 | 导致体位性低血压、心动过缓、头晕、晕厥 | 避免联用或酌情减少普萘洛尔的用药剂量 |
| 强心苷类 | 洋地黄毒苷 | 可发生房室传导阻滞而使心率减慢，需严密观察 | |
| 钙拮抗剂 | 维拉帕米 | 警惕本品对心肌和传导系统的抑制 | |
| 抗休克血管活性药 | 肾上腺素、去氧肾上腺素 | 可引起显著高血压、心率过慢，也可出现房室传导阻滞 | |
| β 受体激动剂 | 异丙肾上腺素、黄嘌呤 | 异丙肾上腺素或黄嘌呤疗效减弱 | 酌情错开用药时间 |
| 抗精神病药 | 氟哌啶醇 | 导致低血压及心脏停搏 | 避免联用 |
| 中和胃酸药 | 氢氧化铝凝胶 | 降低普萘洛尔的肠吸收 | |
| 抗癫痫、抗结核药 | 苯妥英钠、苯巴比妥、利福平 | 加速普萘洛尔清除 | 增加普萘洛尔剂量 |

续表

| 药物类别 | 禁忌药物 | 禁忌原理 | 有效措施 |
|---|---|---|---|
| 中枢多巴胺受体的拮抗药 | 氯丙嗪 | 增加两者的血药浓度 | 减少普萘洛尔的用药剂量 |
| 其他 | 安替比林、茶碱类、利多卡因 | 可降低普萘洛尔的清除率 | |
| 甲状腺素 | 甲状腺素（$T_4$）和三碘甲状腺原氨酸（$T_3$） | 导致 $T_3$ 浓度的降低 | |
| $H_2$ 受体拮抗剂 | 西咪替丁 | 降低普萘洛尔的肝代谢，延缓消除，并增加血药浓度 | |
| 降血糖药 | 二甲双胍、格列本脲、格列美脲、阿卡波糖、罗格列酮 | 可影响血糖水平 | 需调整降血糖药的剂量 |

# 拉贝洛尔 [基（基）；医保（乙）]
## Labetalol

**【药理作用】**本品为具有 $\alpha_1$ 受体和非选择性 $\beta$ 受体拮抗作用,两种作用均有降压效应,口服时两种作用之比约为 1:3,大剂量时具有膜稳定作用,内源性拟交感活性甚微。本品降压强度与剂量有关,不伴反射性心动过速和心动过缓,立位血压下降较卧位明显。

**【适应证】**适用于治疗各种高血压,尤其是高血压危象。

**【用法用量】**口服。每日 2~3 次,每次 100mg,2~3 日后根据需要加量。常用维持量为每日 2 次,每次 200~400mg,饭后服。每日极量 2400mg。静脉注射:每次 100~200mg。

**【注意事项】**心脏及肝、肾功能不全者慎用。给药期间患者应保持仰卧位,用药后要平卧 10~30 分钟,以防体位性低血压发生。儿童、孕妇及哮喘、脑溢血患者忌用静脉注射。

**【药物配伍禁忌】**内容详见拉贝洛尔的药物配伍禁忌表。

拉贝洛尔的药物配伍禁忌表

| 药物类别 | 禁忌药物 | 禁忌原理 | 有效措施 |
|---|---|---|---|
| 三环抗抑郁药 | 氯米帕明、阿米替林、多塞平 | 可产生震颤 | 避免联用 |
| $H_2$ 受体拮抗剂 | 西咪替丁 | 增加本品的生物利用度 | 酌情调整拉贝洛尔的用药剂量 |
| 抗心绞痛药 | 硝酸甘油 | 减弱硝酸甘油的反射性心动过速,但降压作用可协同 | |
| 止吐药 | 甲氧氯普胺 | 可增强本品作用 | 避免联用 |
| 麻醉药 | 氟烷 | 增强氟烷对血压的作用 | |

# 美托洛尔 [药典（二）；基（基）；医保（甲、乙）]
## Metoprolol

**【药理作用】**本药属于 2A 类即无部分激动活性的 $\beta_1$ 受体阻滞剂（心脏选择性 $\beta$ 受体阻

滞剂）。它对 $\beta_1$ 受体有选择性阻断作用，无 PAA（部分激动活性），无膜稳定作用。美托洛尔也能降低血浆肾素活性。

**【适应证】** 本品用于治疗高血压，心绞痛，心肌梗死，肥厚型心肌病，主动脉夹层，心律失常，甲状腺功能亢进，心脏神经官能症，变异型心绞痛等。近年来尚用于心力衰竭的治疗，此时应在有经验的医师指导下使用。

**【用法用量】** 口服。剂量应个体化，以避免心动过缓的发生。应空腹服药，进餐时服药可使美托洛尔的生物利用度增加 40%。①治疗高血压：每日 100~200mg，分 1~2 次服用。②急性心肌梗死：主张在早期，即最初的几小时内使用，因为即刻使用在未能溶栓的患者中可减小梗死范围、降低短期（15 日）死亡率（此作用在用药后 24 小时出现）。一般用法：可先静脉注射美托洛尔 2.5~5mg（2 分钟内），每 5 分钟 1 次，共 3 次总剂量为 10~15mg。之后 15 分钟开始口服 25~50mg，每 6~12 小时 1 次，共 24~48 小时，然后口服 50~100mg，每日 2 次。③不稳定型心绞痛：也主张早期使用，用法用量可参照急性心肌梗死。④心力衰竭：应在使用洋地黄和（或）利尿剂等抗心力衰竭的治疗基础上使用本药。起初每次 6.25mg，每日 2~3 次，以后视患者病情每几日至 1 周 1 次增加 6.25~12.5mg，每日 2~3 次，最大剂量可用至每次 50~100mg，每日 2 次。最大剂量每日不应超过 300~400mg。

**【注意事项】** 美托洛尔可能使外周血管循环障碍疾病的症状如间歇性跛行加重。

**【药物配伍禁忌】** 内容详见美托洛尔的药物配伍禁忌表。

### 美托洛尔的药物配伍禁忌表

| 药物类别 | 禁忌药物 | 禁忌原理 | 有效措施 |
| --- | --- | --- | --- |
| 巴比妥类药物 | 戊巴比妥 | 可通过酶诱导作用使美托洛尔的代谢增加 | |
| 抗心律失常药 | 维拉帕米 | 维拉帕米与 β 受体阻滞剂合用时，有可能引起心动过缓和血压下降 | 避免联用 |
| | 普罗帕酮 | 可通过细胞色素 P4502D6 途径抑制美托洛尔的代谢，美托洛尔的血药浓度增高 2~5 倍 | |
| Ⅰ 类抗心律失常药物 | 奎尼丁、利多卡因、恩卡尼 | 有相加的负性肌力作用，故在左心室功能受损的患者中，有可能引起严重的血流动力学副作用 | |
| 抗心律失常药 | 胺碘酮 | 有可能发生明显的窦性心动过缓 | |
| 非甾体类抗炎 / 抗风湿药 | 布洛芬、双氯芬酸、吲哚美辛、吡罗昔康 | NSAID 抗炎镇痛药可抵消 β 受体阻滞剂的抗高血压作用 | 酌情调整美托洛尔的用药剂量 |
| $H_1$ 受体拮抗剂 | 苯海拉明 | 苯海拉明使美托洛尔通过 CYP2D6 转化代谢成 α－羟美托洛尔的清除降低 2.5 倍。美托洛尔的作用因而增强 | |
| 钙离子拮抗剂 | 地尔硫䓬 | 钙离子拮抗剂和 β 受体阻滞剂对于房室传导和窦房结功能有相加的抑制作用 | |
| 抗休克血管活性药 | 肾上腺素 | 肾上腺素在血管内给药时有可能引起高血压和心动过缓 | |
| 肾上腺素受体激动剂 | 苯丙醇胺 | 在接受大剂量苯丙胺治疗的患者中，β 受体阻滞剂可反常地引起高血压反应 | |
| 降血压药 | 可乐定 | β 受体阻滞剂有可能加重可乐定突然停用时所发生的反跳性高血压 | 停药时，先停数日美托洛尔，再停可乐定 |
| 抗结核药 | 利福平 | 利福平可诱导美托洛尔的代谢，导致后者的血药浓度降低 | 调整剂量 |

# 比索洛尔[药典（二）；基（基）；医保（乙）]
## Bisoprolol

【**药理作用**】比索洛尔是一种高选择性的 $\beta_1$ 肾上腺素受体拮抗剂，无内在拟交感活性和膜稳定活性。比索洛尔对支气管和血管平滑肌的 $\beta_1$ 受体有高亲和力，对支气管和血管平滑肌和调节代谢的 $\beta_2$ 受体仅有很低的亲和力。另外，也可通过降低血浆肾素活性而降低血压。

【**适应证**】高血压；冠心病（心绞痛）。伴有心室收缩功能减退的中度至重度慢性稳定性心力衰竭。在使用本品前，需要遵医嘱接受 ACE 抑制剂、利尿剂和选择性使用强心苷类药物治疗。

【**用法用量**】应在早晨并可以在进餐时服用本品。用水整片送服，不应咀嚼。高血压或心绞痛的治疗：通常每日 1 次，每次 5mg。轻度高血压患者可以从 2.5mg 开始治疗。如果效果均不明显，剂量可增至每日 1 次，每次 10mg。

【**注意事项**】下列情况慎用：①支气管痉挛（支气管哮喘，呼吸道梗阻疾病）；②与吸入性麻醉剂合用时；③糖尿病患者血糖水平波动较大时，可能会掩盖低血糖症状；④严格禁食；⑤有严重过敏史；⑥正在进行脱敏治疗；⑦一度房室传导阻滞；⑧变异型心绞痛；⑨外周动脉阻塞型疾病症状可能加重。

【**药物配伍禁忌**】内容详见比索洛尔的药物配伍禁忌表。

### 比索洛尔的药物配伍禁忌表

| 药物类别 | 禁忌药物 | 禁忌原理 | 有效措施 |
|---|---|---|---|
| 钙通道阻滞剂 | 硝苯地平、氨氯地平、地尔硫草、维拉帕米 | 对收缩力、房室传导和血压有负面影响 | 避免联用 |
| 三类抗心律失常药物 | 胺碘酮 | 可能延长心房传导时间 | 联用时调整剂量或两药相隔 3 小时应用 |
| 拟副交感神经药物 | 四氢氨基吖啶 | 可能延长房室传导时间 | |
| 胰岛素和口服抗糖尿病药物 | 二甲双胍、格列本脲、格列美脲、阿卡波糖、罗格列酮 | 增加降血糖效果 | |

# 阿罗洛尔[医保（乙）]
## Arotinolol

【**药理作用**】本药有 $\alpha$ 及 $\beta$ 受体阻断作用，其作用比大致为 $1:8$。本药通过适宜的 $\alpha$ 阻断作用，在不使末梢血管阻力升高的情况下，呈现 $\beta$ 阻断作用所致的降压效应。

【**适应证**】①原发性高血压（轻、中度），心绞痛，心动过速性心律失常；②原发性震颤。

【**用法用量**】原发性高血压（轻、中度），心绞痛，心动过速性心律失常每次 10~15mg，每日 2 次。原发性震颤开始剂量为 10mg/d，疗效不充分时，可增至 20mg，分 2~3 次口服，最多不超过 30mg/d。

【**注意事项**】有充血性心力衰竭可能的患者，特发性低血糖症、控制不充分的糖尿病、长时间禁食状态的患者，严重肝、肾功能障碍的患者、有末梢血循环障碍的患者（雷诺综合征，间歇性跛行等）慎用。长期给药时，须定期进行心功能检查（心率、血压、心电图、X 光等）。在出现心动过缓及低血压时，须减量或停药，必要时可使用阿托品。须监测肝、肾功能。手术前 48 小时内不宜给药。用于嗜铬细胞瘤患者时，须始终联合用 α 受体阻滞剂。本药可影响驾车和操作机械的能力。

**【药物配伍禁忌】**内容详见阿罗洛尔的药物配伍禁忌表。

阿罗洛尔的药物配伍禁忌表

| 药物类别 | 禁忌药物 | 禁忌原理 | 有效措施 |
|---|---|---|---|
| 交感神经系统抑制剂 | 利血平 | 有时可出现过度抑制症状 | 降低阿罗洛尔用药剂量 |
| 降血糖药 | 二甲双胍、格列本脲、格列美脲、阿卡波糖、罗格列酮 | 可增强降血糖作用 | |
| 降血压药 | 可乐定 | β 受体阻滞剂有可能加重可乐定突然停用时所发生的反跳性高血压 | 停药时，先停数日阿罗洛尔，再停可乐定 |

# 艾司洛尔 <sup>[药典（二）；基（基）；医保（乙）]</sup>
## Esmolol

**【药理作用】**盐酸艾司洛尔注射液是一种快速起效的作用时间短的选择性的 $\beta_1$ 肾上腺素受体阻滞剂。其主要作用于心肌的 $\beta_1$ 肾上腺素受体，大剂量时对气管和血管平滑肌的 $\beta_2$ 肾上腺素受体也有阻滞作用。在治疗剂量无内在拟交感作用或膜稳定作用。

**【适应证】**①用于心房颤动、心房扑动时控制心室率。②围手术期高血压。③窦性心动过速。

**【用法用量】**①控制心房颤动、心房扑动时心室率成人先静脉注射负荷量：0.5mg/（kg·min），约 1 分钟，随后静脉滴注维持量：自 0.05mg/（kg·min）开始，4 分钟后若疗效理想则继续维持，若疗效不佳可重复给予负荷量并将维持量以 0.05mg/（kg·min）的幅度递增。维持量最大可加至 0.3mg/（kg·min），但 0.2mg/（kg·min）以上的剂量未显示能带来明显的好处。②围手术期高血压或心动过速：即刻控制剂量为 1mg/kg，30 秒内静脉注射，继续给予 0.15mg/（kg·min）静脉滴注，最大维持量为 0.3mg/（kg·min）。逐渐控制剂量同室上性心动过速治疗。治疗高血压的用量通常较治疗心律失常用量大。

**【注意事项】**①高浓度给药（>10mg/ml）会造成严重的静脉反应，包括血栓性静脉炎，20mg/ml 的浓度在血管外可造成严重的局部反应，甚至坏死，故应尽量经大静脉给药。②本品酸性代谢产物经肾消除，半衰期约 3.7 小时，肾病患者则约为正常的 10 倍，故肾衰竭患者使用本品需注意监测。③糖尿病患者应用时应小心，因本品可掩盖低血糖反应。④支气管哮喘患者应慎用。⑤用药期间需监测血压、心率、心功能变化。⑥运动员慎用。

**【药物配伍禁忌】**内容详见艾司洛尔的药物配伍禁忌表。

**艾司洛尔的药物配伍禁忌表**

| 药物类别 | 禁忌药物 | 禁忌原理 | 有效措施 |
|---|---|---|---|
| 强心苷 | 地高辛 | 地高辛血药浓度可升高 10%~20% | 酌情调整艾司洛尔的用药剂量 |
| 镇痛药 | 吗啡 | 本品的稳态血药浓度会升高 46% | |
| 抗休克血管活性药 | 肾上腺素 | 本品会降低肾上腺素的药效 | |
| 抗心绞痛药 | 维拉帕米 | 本品与维拉帕米合用于心功能不良患者会导致心脏停搏 | 避免联用 |

# 尼群洛尔 [医保（乙）]
## Nitrendipine and Atenolol

**【药理作用】**抗高血压药。尼群地平为二氢吡啶类钙通道阻滞剂。阿替洛尔为选择性 $\beta_1$ 肾上腺素受体阻滞剂。

**【适应证】**用于治疗轻、中度原发性高血压。

**【用法用量】**空腹服，每日 1~2 次，每次 10mg，或遵医嘱。

**【注意事项】**绝大多数患者服用此药后仅有可以耐受的轻度低血压反应，但个别患者可出现严重的体循环低血压症状。这种反应常发生在初期调整药量期间或者增加药物用量的时候，故服用本品期间须定期测量血压。少数患者在开始服用此药后可出现心力衰竭的症状或使原有的症状加重，因此伴随有心力衰竭的患者需要慎用本品。有主动脉狭窄的患者这种危险性更大。

**【药物配伍禁忌】**内容详见尼群洛尔的药物配伍禁忌表。

**尼群洛尔的药物配伍禁忌表**

| 药物类别 | 禁忌药物 | 禁忌原理 | 有效措施 |
|---|---|---|---|
| 强心苷类药物 | 地高辛 | 能够增加合用的地高辛血药浓度，平均增加 45% | 酌情调整尼群洛尔用药剂量 |
| $H_2$ 受体拮抗剂 | 西咪替丁 | 由于西咪替丁可介导抑制肝脏细胞色素 P450 酶，使尼群地平的首过效应发生改变 | 减低西咪替丁用药剂量 |

# 第 4 节　抗心绞痛药

# 硝酸甘油 [药典（二）；基（基）；医保（甲、乙）]
## Nitroglycerin

【**药理作用**】松弛血管平滑肌，硝酸甘油释放氧化氮激活鸟苷酸环化酶，使平滑肌和其他组织内的环鸟苷酸（cGMP）增多，导致肌球蛋白轻链去磷酸化，调节平滑肌收缩状态，引起血管扩张。

【**适应证**】适用于治疗或预防心绞痛，亦可作为血管扩张药治疗充血性心力衰竭。

【**用法用量**】舌下含服：每次 0.25~0.5mg，按需要 5 分钟后再给药 1 次，如果 15 分钟内总量达 1.5mg 后疼痛持续存在，应立即就医。静脉滴注：开始按 5μg/min，最好用恒定的输液泵，可每 3~5 分钟增加 5μg/min，最大可用至 200~300μg/min。喷雾剂用法：发作时 1~2 喷，效果不佳可在 10 分钟内重复同样剂量。硝酸甘油贴片或贴膜用法：开始时每日使用 1 片，贴于胸前皮肤，剂量可根据需要酌情增加。

【**注意事项**】①应使用能有效缓解急性心绞痛的最小剂量，过量可能导致耐受现象。②片剂用于舌下含服，不可吞服。③小剂量可能发生严重低血压，尤其在直立位时。④舌下含服用药时患者应尽可能取坐位，以免因头晕而摔倒。⑤应慎用于血容量不足或收缩压低的患者。⑥诱发低血压时可合并反常性心动过缓和心绞痛加重。⑦可使肥厚梗阻性心肌病引起的心绞痛恶化。⑧可发生对血管作用和抗心绞痛作用的耐受性。⑨如果出现视力模糊或口干，应停药。⑩剂量过大可引起剧烈头痛。

【**药物配伍禁忌**】内容详见硝酸甘油的药物配伍禁忌表。

### 硝酸甘油的药物配伍禁忌表

| 药物类别 | 禁忌药物 | 禁忌原理 | 有效措施 |
|---|---|---|---|
| 血管活性物质 | 多巴胺 | 配伍后可产生沉淀或理化性质的改变 | |
| | 肾上腺素 | 合用毒性和不良反应增加 | |
| 烷化剂 | 环磷酰胺 | 配伍后可产生沉淀或理化性质的改变 | |
| 抗生素 | 头孢匹胺、替硝唑 | 配伍后发生理化性质的改变 | |
| | 洛美沙星 | 配伍后变色沉淀，活性降低 | |
| | 磺胺甲噁唑 / 甲氧苄啶 | 物理不相容，浊度和沉淀量增加 | 避免联用 |
| | 达托霉素 | 物理不相容，出现颜色变化 | |
| 其他 | 阿替普酶、苯妥英钠、兰索拉唑 | 物理不相容，出现浑浊或沉淀 | |
| | 地西泮 | 物理不相容，出现白色沉淀 | |
| | 丹曲林 | 物理不相容，出现黄色沉淀 | |
| | 二氮嗪、羟钴胺 | 物理不相容 | |
| | 左西替利嗪 | 物理不相容，混合后出现云状沉淀 | |

# 硝酸异山梨酯 [药典（二）；基（基）；医保（甲、乙）]
## Isosorbide Dinitrate

【**药理作用**】直接松弛平滑肌，尤其是血管平滑肌，对毛细血管后静脉血管的舒张作用较小动脉更为持久，对心肌无明显直接作用。

【适应证】用于冠状动脉粥样硬化性心脏病心绞痛、急性心肌梗死和充血性心力衰竭的治疗、预防与急救。

【用法用量】每次 5~20mg，每日 3~4 次；为减少耐药性发生，可分别于上午 7 时，中午12 时和下午 5 时口服。

【注意事项】可能引起反应迟缓而影响操作机器或驾驶车辆，与酒精共用时此效应更明显。硝酸异山梨酯气雾剂溶液只能喷入口腔中而不能吸入。按不同患者的需要和耐受性调整用量。长期含服可产生耐药性，停药一周左右疗效才恢复。

【药物配伍禁忌】与西地那非合用会增加硝酸异山梨酯片的降压作用，可能引起致命的心血管并发症，故不能同服。

# 单硝酸异山梨酯 [药典（二）；基（基）；医保（乙）]
## Isosorbide mononitrate

【药理作用】单硝酸异山梨酯属新一代长效硝酸酯类抗心绞痛药，作用机制与硝酸甘油相同，但作用时间较长。通过释放 NO 刺激鸟苷酸环化酶，使环磷酸鸟苷（cGMP）增加、血管扩张。

【适应证】用于冠状动脉粥样硬化性心脏病心绞痛的预防和治疗，心肌梗死伴有持久性心绞痛的后期治疗，肺动脉高压，严重的心肌损害；与强心苷或利尿药联合应用治疗慢性心功能不全。

【用法用量】每次 20mg，每日 2 次，或遵医嘱。

【注意事项】本品不适合治疗急性发作的心绞痛。在下列情况下使用本品应十分注意：低充盈压患者；主动脉和（或）二尖瓣狭窄患者；伴有颅内压增高的疾病，直立性低血压。少数患者可能对硝酸盐产生特异反应，使用本品应极度谨慎。长期用药可出现耐受性，尤其在单硝酸异山梨酯的血药浓度高且稳定时更是如此，因此建议将剂量保持在最低水平，并且服用当日最后一剂时，其时间不应迟于晚饭时间。本品会影响患者驾驶或机械操作的反应速度。

【药物配伍禁忌】与西地那非合用会增加单硝酸异山梨酯片的降压作用，可能引起致命的心血管并发症，故不能同服。

# 左西孟旦 [医保（乙）]
## Levosimendan

【药理作用】本品是钙增敏剂，产生正性肌力作用，增强心肌收缩力。

【适应证】本品适用于传统治疗（利尿剂、血管紧张素转换酶抑制剂和洋地黄类）疗效不佳，并且需要增加心肌收缩力的急性失代偿心力衰竭（ADHF）的短期治疗。

【用法用量】静脉注射，治疗的初始负荷剂量为 6~12μg/kg，时间应大于 10 分钟，之后应持续输注 0.1μg/（kg·min）。对于同时应用血管扩张剂和（或）正性肌力药物的患者，治疗初期的推荐负荷剂量为 6μg/kg。较高的负荷剂量会产生较强的血流动力学效应，并可能导致不良反应发生率短暂升高。在负荷剂量给药时以及持续给药开始 30~60 分钟内，密切观察患者的反应，如反应过度（低血压、心动过速），应将输注速率减至 $0.05\mu g/(kg\cdot min)$ 或停止给药。

【注意事项】对于基础收缩压或舒张压较低的患者，或存有低血压风险的患者应谨慎使用。左西孟旦在用于有轻、中度肾功能损伤的患者时要特别谨慎，肾功能损伤可能会导致活性代谢物浓度增加，从而引起更明显、更持久的血流动力学效应。心动过速、心房颤动或致命性心律失常的患者应谨慎使用本品。本品不能用于儿童。

【药物配伍禁忌】内容详见左西孟旦的药物配伍禁忌表。

### 左西孟旦的药物配伍禁忌表

| 药物类别 | 禁忌药物 | 禁忌原理 | 有效措施 |
| --- | --- | --- | --- |
| 抗心绞痛药 | 单硝酸异山梨酯 | 发生体位性低血压 | 避免联用或减少左西孟旦用药剂量 |
| 其他 | 多巴酚丁胺、氨力农、二磷酸腺苷（ADP） | 具有协同作用 | 调整左西孟旦的用药剂量 |

# 尼可地尔 [基(基)]
## Nicorandil

【药理作用】抗心绞痛药，属硝酸酯类化合物。

【适应证】用于冠心病、心绞痛的治疗。

【用法用量】口服。一日 3 次，一次 5~10mg。

【注意事项】本品性状发生改变时，禁止使用。请放在儿童不易拿到之处。孕妇及哺乳期妇女慎用。

【药物配伍禁忌】本品能促进 cGMP 的产生，而具有磷酸二酯酶 5 阻断作用的勃起障碍治疗剂如西地那非、伐地那非、他达拉非等，可抑制 cGMP 的分解，二者的合用会通过 cGMP 的增多而导致本制剂的降压作用增强。

# 去乙酰毛花苷 [药典(二)；基(基)；医保(甲)]
## Deslanoside

【药理作用】本品治疗剂量时具有正性肌力、负性频率、心脏电生理作用。

【适应证】主要用于心力衰竭。由于其作用较快，适用于急性心功能不全或慢性心功能不全急性加重的患者。亦可用于控制伴快速心室率的心房颤动、心房扑动患者的心室率。

【用法用量】静脉注射。成人常用量：用 5% 葡萄糖注射液稀释后缓慢注射，首剂 0.4~0.6mg，以后每 2~4 小时可再给 0.2~0.4mg，总量 1~1.6mg。小儿常用量：按剂量分 2~3 次间隔 3~4 小时给予。早产儿和足月新生儿或肾功能减退、心肌炎患儿，肌内或静脉注射按体重 0.022mg/kg，2~3 周岁，按体重 0.025mg/kg。

【注意事项】以下情况慎用：低钾血症；不完全性房室传导阻滞；高钙血症；甲状腺功能低下；缺血性心脏病；急性心肌梗死早期（AMI）；心肌炎活动期；肾功能损害。用药期间应注意随访检查：血压、心率及心律；心电图；心功能监测；电解质（尤其是钾、钙、镁）；肾功能；疑有洋地黄中毒时，应作地高辛血药浓度测定。过量时，由于蓄积性小，一般于停药后 1~2 日中毒表现可以消退。

**【药物配伍禁忌】**内容详见去乙酰毛花苷的药物配伍禁忌表。

去乙酰毛花苷的药物配伍禁忌表

| 药物类别 | 禁忌药物 | 禁忌原理 | 有效措施 |
|---|---|---|---|
| 电解质溶液 | 碳酸氢钠 | 产生沉淀或分解反应 | 避免联用 |
| | 氯化钙、葡萄糖酸钙 | 白色沉淀 | |
| | 复方氯化钠注射液 | 毒性、不良反应增加 | |
| 利尿剂 | 呋塞米 | 沉淀 | |
| | 氢氯噻嗪 | 合用易引起毒副作用增加 | |
| 激素 | 去甲肾上腺素、甲泼尼龙琥珀酸钠 | 合用易引起毒副作用增加 | |
| 林格液 | 乳酸钠林格注射液 | 两药混合后出现理化、药理、药动学、药效学等方面配伍禁忌 | |

# 毒毛花苷 K [医保（甲）]
## Strophanthin K

**【药理作用】**本品系从康毗毒毛旋花种子中提取的强心苷，为常用的、高效、速效、短效强心苷。具有正性肌力作用；负性频率作用；心脏电生理作用；强心苷的心外作用。

**【适应证】**适用于急性充血性心力衰竭，特别适用于洋地黄无效的患者，亦可用于心率正常或心率缓慢的心房颤动的急性心力衰竭患者。

**【用法用量】**以 10%~25% 葡萄糖注射液 20ml 稀释后缓慢静脉注射，时间不少于 5 分钟。成人首次剂量为每日 0.125~0.25mg。必要时可于 1~2 小时后重复以上剂量 1 次，总量为每日 0.25~0.5mg。待病情稳定后，可改用口服地高辛维持。

**【注意事项】**急性心肌炎、感染性心内膜炎、晚期心肌硬化等患者忌用。本品慎用于：低钾血症；不完全性房室传导阻滞；高钙血症；甲状腺功能低下；缺血性心脏病；急性心肌梗死早期；活动性心肌炎；肾功能损害；房、室期前收缩者。本品毒性剧烈，过量时可引起严重心律失常。已用全效量洋地黄者禁用，停药 7 日后慎用。强心苷中毒，一般会有恶心、呕吐、厌食、头痛、眩晕等，首先应鉴别是由于心功能不全加重，还是强心苷过量所致，因前者需调整剂量，后者则宜停药。用药期间应注意随访检查：血压、心率及心律；心电图；心功能监测；电解质尤其是钾、钙、镁；肾功能；疑有洋地黄中毒时，应作洋地黄血药浓度测定。

**【药物配伍禁忌】**内容详见毒毛花苷 K 的药物配伍禁忌表。

毒毛花苷 K 的药物配伍禁忌表

| 药物类别 | 禁忌药物 | 禁忌原理 | 有效措施 |
|---|---|---|---|
| 其他 | 碳酸氢钠 | 产生沉淀或分解反应 | 避免联用 |
| | 氨丁三醇 | 两药混合后出现理化、药理、药动学、药效学等方面配伍禁忌 | |
| 茶碱类 | 氨茶碱 | 混合后作用失效 | |

续表

| 药物类别 | 禁忌药物 | 禁忌原理 | 有效措施 |
|---|---|---|---|
| 电解质溶液 | 复方氯化钠注射液 | 配伍后两药相互作用致使毒性、不良反应增加 | 避免联用 |
| | 氯化钙、葡萄糖酸钙 | 白色沉淀 | |
| | 乳酸钠注射液 | 两药混合后出现理化性质方面的改变 | |
| | 复方氨基酸注射液 | 两药混合后出现理化性质方面的改变 | |
| 能量合剂 | 辅酶 A | 两药混合后出现理化性质方面的改变 | |
| 噻嗪类利尿药 | 氢氯噻嗪 | 可引起低血钾 | |

## 双嘧达莫 [医保（甲）]
### Dipyridamole

【**药理作用**】具有抗血栓形成作用。双嘧达莫抑制血小板聚集，高浓度（50μg/ml）可抑制血小板释放。

【**适应证**】主要用于缺血性心脏病及中风，也可用于抗血小板聚集，用于预防血栓形成。也少量用于其他疾病的治疗。

【**用法用量**】双嘧达莫注射液：0.142mg/（kg·min），静脉滴注共4分钟。双嘧达莫缓释胶囊：口服，每次200mg，每日2次。双嘧达莫片：口服，每次25~50mg，每日3次，饭前服。或遵医嘱。

【**注意事项**】本品与抗凝剂、抗血小板聚集剂及溶栓剂合用时应注意出血倾向。

【**药物配伍禁忌**】内容详见双嘧达莫的药物配伍禁忌表。

**双嘧达莫的药物配伍禁忌表**

| 药物类别 | 禁忌药物 | 禁忌原理 | 有效措施 |
|---|---|---|---|
| 平喘药 | 氨茶碱 | 连续滴注滴管内出现绿色澄明液体 | 用葡萄糖注射液冲管 |
| 中药注射液 | 清开灵 | 同时服用出现理化性质的改变 | 避免联用 |

# 第 5 节　周围血管舒张药

## 二氢麦角碱 [医保（乙）]
### Dihydroergotoxine

【**药理作用**】本品是天然麦角生物碱的四种双氢衍生物的等比例混合物，包括甲磺酸二氢麦角考宁、甲磺酸二氢麦角汀和甲磺酸二氢-α-麦角隐亭、甲磺酸二氢-β-麦角隐亭。该混合物对 α-肾上腺素、多巴胺和5-羟色胺受体具有部分激动和（或）拮抗作用。

【**适应证**】由年龄而引起的精神退化症状，阿尔茨海默病，脑血管意外，周围血管疾病，动脉性高血压引起的自觉性血管症状。

【用法用量】口服。每次 1~2mg，每日 3~6mg；饭前服，疗程遵医嘱。

【注意事项】心律稍慢者应慎用。

【药物配伍禁忌】多巴胺与二氢麦角碱联合应用时，可诱导周围血管痉挛，特别是肢体远端血管收缩，应避免联用。

# 第 6 节　抗休克的血管活性药

## 去甲肾上腺素 [药典（二）；基（基）；医保（甲）]
### Noradrenaline

【药理作用】本品是强烈的 α 受体激动药，对 $\beta_1$ 受体作用较弱，对 $\beta_2$ 受体几无作用。通过 α 受体的激动作用，可引起小动脉和小静脉血管收缩，血管收缩的程度与血管上的 α 受体有关，皮肤黏膜血管收缩最明显，其次是肾血管，对冠状动脉作用不明显。

【适应证】用于治疗急性心肌梗死、体外循环、嗜铬细胞瘤切除等引起的低血压；也可用于治疗椎管内阻滞时的低血压及心跳骤停复苏后血压维持。

【用法用量】临用前稀释，每分钟滴入 4~10μg，根据病情调整用量。可用 1~2mg 加入 0.9% 氯化钠注射液或 5% 葡萄糖注射液 100ml 内静脉滴注。

【注意事项】对其他拟交感胺类药物不能耐受者，对本品也不能耐受。

【药物配伍禁忌】内容详见去甲肾上腺素的药物配伍禁忌表。

### 去甲肾上腺素的药物配伍禁忌表

| 药物类别 | 禁忌药物 | 禁忌原理 | 有效措施 |
|---|---|---|---|
| 抗生素 | 头孢噻吩钠、头孢唑肟、头孢硫脒、头孢曲松、链霉素 | 合用发生理化性质的改变 | 避免联用 |
| | 美洛西林、氟氯西林 | 分解降效 | |
| 抗病毒药 | 利巴韦林 | 合用发生理化性质的改变 | |
| M 胆碱受体拮抗剂 | 阿托品 | 合用发生理化性质的改变 | |
| 血管活性药 | 硝酸甘油、硝普钠 | 疗效、稳定性降低 | |
| 林格液 | 乳酸钠林格注射液 | 浑浊、沉淀 | |
| 局麻药 | 利多卡因 | 疗效、稳定性降低 | |

## 去氧肾上腺素 [医保（乙）]
### Phenylephrine

【药理作用】主要兴奋 α 受体，升压作用比去甲肾上腺素弱而持久，肌内注射可维持 1 小时，静脉注射可维持 20 分钟，毒性较小。可通过收缩血管、升高血压使迷走神经反射地兴奋而心率减慢。

【适应证】可用于阵发性室上性心动过速。

【用法用量】肌内注射：每次 5~10mg，每 1~2 小时 1 次；极量每次 10mg，50mg/d。静脉注射：每次 0.25~0.5mg，稀释成 0.02% 浓度缓慢注射；极量每次 0.5mg，2.5mg/d。静脉滴注：用 10~20mg 稀释于 5% 葡萄糖注射液 500ml 中缓慢滴注。

【注意事项】可引起高血压伴头痛、呕吐、心悸、头脑发胀、皮肤麻刺感和寒冷感觉，幻觉、妄想、躁狂等精神症状也可发生。可能引起用药部位刺激和不适，静脉注射外漏可引起局部组织坏死。滴鼻、滴眼吸收后也会发生全身反应。妊娠 C 类，妊娠后期禁用。甲状腺功能亢进、高血压、主动脉瘤、动脉硬化、心动过速或心动过缓、心肌病等患者禁用，老年患者、糖尿病患者慎用。滴眼剂禁用于闭角型青光眼，婴儿也不宜应用。

【药物配伍禁忌】内容详见去氧肾上腺素的药物配伍禁忌表。

去氧肾上腺素的药物配伍禁忌表

| 药物类别 | 禁忌药物 | 禁忌原理 | 有效措施 |
|---|---|---|---|
| 抗生素 | 头孢硫脒 | 合用发生理化性质的改变 | |
| 抗病毒药 | 利巴韦林 | 合用发生理化性质的改变 | 避免联用 |
| 血管活性药 | 硝酸甘油 | 疗效、稳定性降低 | |
| | 硝普钠 | 疗效、稳定性降低 | |

# 间羟胺 [药典（二）；基（基）；医保（甲）]
## Metaraminol

【药理作用】本品主要作用于 α 受体，直接兴奋 α 受体，较去甲肾上腺素作用为弱但较持久，对心血管的作用与去甲肾上腺素相似。连续给药时，因本品间接在肾上腺素神经囊泡中取代递质，可使递质减少，内在效应减弱，故不能突然停药，以免发生低血压反跳。

【适应证】①防治椎管内阻滞麻醉时发生的急性低血压；②用于出血、药物过敏、手术并发症及脑外伤或脑肿瘤合并休克而发生的低血压的辅助性对症治疗；③也可用于心源性休克或败血症所致的低血压。

【用法用量】成人用量：①肌内或皮下注射，每次 2~10mg（以间羟胺计），由于最大效应不是立即显现，在重复用药前对初始量效应至少应观察 10 分钟；②静脉注射：初量 0.5~5mg，继而静脉滴注，用于重症休克；③静脉滴注：将间羟胺 15~100mg 加入 5% 葡萄糖注射液或氯化钠注射液 500ml 中滴注，调节滴速以维持合适的血压。成人极量每次 100mg（每分钟 0.3~0.4mg）。小儿用量：①肌内或皮下注射，按 0.1mg/kg，用于严重休克；②静脉滴注，0.4mg/kg 或按体表面积 12mg/m²，用氯化钠注射液稀释至每 25ml 中含间羟胺 1mg 的溶液，滴速以维持合适的血压水平为度。配制后应于 24 小时内用完，滴注液中不得加入其他难溶于酸性溶液配伍禁忌的药物。

【注意事项】甲状腺功能亢进、高血压、冠心病、充血性心力衰竭、糖尿病患者和疟疾病史者慎用。血容量不足者应先纠正后再用本品。本品有蓄积作用，如用药后血压上升不明显，须观察 10 分钟以上再决定是否增加剂量，以免贸然增量致使血压上升过高。给药时应选用较粗大静脉注射，并避免药液外溢。短期内连续应用，出现快速耐受性，作用会逐渐减弱。

**【药物配伍禁忌】**内容详见间羟胺的药物配伍禁忌表。

间羟胺的药物配伍禁忌表

| 药物类别 | 禁忌药物 | 禁忌原理 | 有效措施 |
|---|---|---|---|
| 抗生素 | 亚胺培南 | 合用发生理化性质的改变 | 避免联用 |
| | 红霉素 | 降效 | |
| 利尿剂 | 呋塞米 | 降效 | |
| 糖皮质激素 | 地塞米松 | 合用发生理化性质的改变 | |

# 肾上腺素 [药典（二）；基（基）；医保（甲）]
## Adrenaline

**【药理作用】**肾上腺素直接兴奋肾上腺素 α 和 β 受体，通过兴奋支气管平滑肌 β₂ 受体能缓解支气管痉挛，舒张支气管，改善通气功能，并抑制过敏介质的释放，产生平喘效应，还能抑制血管内皮通透性增高，促进黏液分泌和纤毛运动，促进肺泡Ⅱ型细胞合成和分泌表面活性物质。

**【适应证】**用于因支气管痉挛所致严重呼吸困难，可迅速缓解药物等引起的过敏性休克；用于延长浸润麻醉用药的作用时间；各种原因引起的心脏骤停。

**【用法用量】**①常用于抢救过敏性休克，如青霉素引起的过敏性休克。皮下注射或肌内注射 0.5~1mg，也可用于 0.1~0.5mg 缓慢静脉注射（以 0.9% 氯化钠注射液稀释到 10ml），如疗效不好，可改用 4~8mg 静脉滴注（溶于 5% 葡萄糖注射液 500~1000ml）。②抢救心脏骤停：可用于由麻醉和手术中的意外、药物中毒或心脏传导阻滞等原因引起的心脏骤停，以 0.25~0.5mg 心内注射，同时作心脏按压、人工呼吸和纠正酸血症。对电击引起的心脏骤停，亦可用该品配合电除颤器或利多卡因等进行抢救。③治疗支气管哮喘：效果迅速但不持久。皮下注射 0.25~0.5mg，3~5 分钟即见效，但仅能维持 1 小时。必要时可重复注射 1 次。④与局麻药合用：加少量［约 1:（20 万 ~ 50 万）］于局麻药（如普鲁卡因）内，可减少局麻药的吸收而延长其药效，并减少其毒副反应，亦可减少手术部位的出血。⑤制止鼻黏膜和牙龈出血：将浸有（1:2 万）~（1:1000）溶液的纱布填塞出血处。⑥治荨麻疹、花粉症、血清反应等：皮下注射 1:1000 溶液 0.2~0.5ml，必要时再以上述剂量注射 1 次。

**【注意事项】**在吩噻嗪类药物引起的循环容量不足或低血压中，肾上腺素的使用可导致血压进一步下降，应慎用。用于过敏性休克时，由于其血管的通透性增加，有效血容量不足，必须同时补充血容量。用药前后及用药时应当检查或监测：血压、心率和心律变化，多次应用时还须测血糖变化。长期或过量使用可产生耐药性，停药数天后再用药，效应可恢复。反复在同一部位给药可导致组织坏死，注射部位必须轮换。肾上腺素遇氧化物、碱类、光线及热均可分解变色，其水溶液露置于空气及光线中即分解变为红色，不宜使用。

**【药物配伍禁忌】**内容详见肾上腺素的药物配伍禁忌表。

肾上腺素的药物配伍禁忌表

| 药物类别 | 禁忌药物 | 禁忌原理 | 有效措施 |
|---|---|---|---|
| 抗生素 | 呋布西林 | 合用发生理化性质的改变 | 避免联用 |
| | 头孢噻吩 | 降效 | |
| 抗病毒药 | 利巴韦林 | 合用发生理化性质的改变 | |
| 利尿剂 | 呋塞米 | | |
| 血管活性药 | 胺碘酮 | 毒性和不良反应增加 | |
| | 去乙酰毛花苷 | 易引起中毒 | |
| 钙剂 | 葡萄糖酸钙 | | |
| 其他 | 碳酸氢钠 | 浑浊 | |

# 多巴胺 [药典（二）；基（基）；医保（甲）]
## Dopamine

【药理作用】为多巴胺受体激动药。在体内为合成去甲肾上腺素及肾上腺素的前体物，存在于外周交感神经、神经节和中枢神经系统，为中枢神经递质之一，但因不易透过血 – 脑脊液屏障，主要表现为外周作用。

【适应证】用于各种类型休克，包括中毒性休克、心源性休克、出血性休克、中枢性休克、特别对伴有肾功能不全、心排出量降低、周围血管阻力较低并且已补足血容量的患者更有意义。

【用法用量】成人常用量：静脉注射，开始时每分钟按体重 1~5μg/kg，10 分钟内以每分钟 1~4μg/kg 速度递增，以达到最大疗效。慢性顽固性心力衰竭，静脉滴注开始时，每分钟按体重 0.5~2μg/kg 逐渐递增。多数患者按 1~3μg/（kg·min）给予即可生效。闭塞性血管病变患者，静脉滴注开始时按 1μg/（kg·min），逐增至 5~10μg/（kg·min），直到 20μg/（kg·min），以达到最满意效应。如危重病例，先按 5μg/（kg·min）滴注，然后以 5~10μg/（kg·min）递增至 20~50μg/（kg·min），以达到满意效应。或该品 20mg 加入 5% 葡萄糖注射液 200~300ml 中静脉滴注，开始时按 75~100μg/min 滴入，以后根据血压情况，可加快速度和加大浓度，但最大剂量不超过每分钟 500μg。

【注意事项】应用多巴胺治疗前必须先纠正低血容量。突然停药可产生严重低血压，故停用时应逐渐递减。

【药物配伍禁忌】内容详见多巴胺的药物配伍禁忌表。

多巴胺的药物配伍禁忌表

| 药物类别 | 禁忌药物 | 禁忌原理 | 有效措施 |
|---|---|---|---|
| 镇痛药 | 吗啡 | 合用发生理化性质的改变 | 避免联用 |
| 利尿剂 | 呋塞米 | 产生沉淀 | |
| 溶媒 | 葡萄糖酸钙 | 产生沉淀 | |
| | 碳酸氢钠 | 产生浑浊 | |
| 抗生素 | 左氧氟沙星 | 产生沉淀 | |
| | 哌拉西林钠他唑巴坦钠 | 合用发生理化性质的改变 | |
| | 头孢噻吩 | 合用发生理化性质的改变 | |

续表

| 药物类别 | 禁忌药物 | 禁忌原理 | 有效措施 |
|---|---|---|---|
| M 胆碱受体阻滞剂 | 阿托品 | 合用发生理化性质的改变 | 避免联用 |
| 血管活性物质 | 多巴酚丁胺 | 出现乳白色浑浊伴沉淀物形成 | |

# 多巴酚丁胺 [药典（二）；基（基）；医保（甲）]
## Dobutamine

【药理作用】对心肌产生正性肌力作用；能直接激动心脏 $\beta_1$ 受体以增强心肌收缩和增加搏出量，使心排血量增加；可降低外周血管阻力（后负荷减少）；能降低心室充盈压，促进房室结传导；心肌收缩力有所增强，冠状动脉血流及心肌耗氧量常增加；由于心排血量增加，肾血流量及尿量常增加；直接作用于心脏。

【适应证】用于治疗器质性心脏病心肌收缩力下降引起的心力衰竭、心肌梗死所致的心源性休克及术后低血压。包括心脏直视手术后所致的低排血量综合征，作为短期支持治疗。

【用法用量】成人常用量：将多巴酚丁胺加于 5% 葡萄糖注射液或 0.9% 氯化钠注射液中稀释后，以滴速每分钟 2.5~10μg/kg 给予，在每分钟 15μg/kg 以下的剂量时，心率和外周血管阻力基本无变化；偶用每分钟 > 15μg/kg，但需注意过大剂量仍然有可能加速心率并产生心律失常。

【注意事项】交叉过敏反应，对其他拟交感药过敏，可能对本品也敏感。梗阻性肥厚型心肌病不宜使用，以免加重梗阻。

【药物配伍禁忌】内容详见多巴酚丁胺的药物配伍禁忌表。

### 多巴酚丁胺的药物配伍禁忌表

| 药物类别 | 禁忌药物 | 禁忌原理 | 有效措施 |
|---|---|---|---|
| 抗生素 | 哌拉西林钠他唑巴坦钠 | 出现乳白色浑浊现象 | 用 0.9% 氯化钠注射液间隔静脉滴注 |
| | 头孢美唑 | 出现乳白色浑浊现象 | |
| | 头孢匹胺钠 | 出现乳白色浑浊现象 | |
| | 头孢哌酮钠 | 出现药物浑浊、沉淀现象 | |
| | 拉氧头孢钠 | 混合摇晃后出现白色浑浊 | |
| 利尿剂 | 呋塞米 | 混合后立即出现白色浑浊 | |
| | 托拉塞米 | 出现药物浑浊、沉淀现象 | |
| 血管活性物质 | 多巴胺 | 出现乳白色浑浊伴沉淀物形成 | 避免联用 |

# 第 7 节　调血脂药

## 洛伐他汀 [药典（二）；医保（乙）]
### Lovastatin

【药理作用】可使胆固醇的合成减少，也使低密度脂蛋白受体合成增加，主要作用部位在肝脏，结果使血胆固醇和低密度脂蛋白胆固醇水平降低，由此对动脉粥样硬化和冠心病的防治产生作用。

【适应证】首选的调血脂药，最常用于治疗高胆固醇血症，尤其伴有 LDL 增高者（Ⅱ型），混合型高脂血症也可用，也可用于肾病或糖尿病伴有高胆固醇血症。

【用法用量】口服：一般自小剂量开始，每次 10~20mg，每日 1 次，晚餐时服；可增量至 40mg/d，甚至 80mg/d，分早、晚 2 次服。

【注意事项】可见到转氨酶一过性轻度增高；当肌肉疼痛，乏力和（或）CK 活性增高，考虑肌病时，则及时停药。服药期间不宜饮酒。

【药物配伍禁忌】内容详见洛伐他汀的药物配伍禁忌表。

### 洛伐他汀的药物配伍禁忌表

| 药物类别 | 禁忌药物 | 禁忌原理 | 有效措施 |
|---|---|---|---|
| 免疫抑制剂 | 环孢素 | 合用可增加发生横纹肌溶解和急性肾衰竭的风险 | 避免联用 |
| 贝特类 | 吉非贝齐、苯扎贝特 | 合用可增加不良反应（如横纹肌溶解）和两种分子间的药效拮抗作用的发生率 | |
| 细胞色素 P450 CYP3A4 强抑制剂 | 红霉素 | 合用可增加发生肌病和横纹肌溶解的风险 | |
| | 伊曲康唑 | | |
| | 克拉霉素 | | |

## 辛伐他汀 [药典（二）；基（基）；医保（甲、乙）]
### Simvastatin

【药理作用】本品可使内源性胆固醇合成减少。

【适应证】用于原发性高胆固醇血症（Ⅱa 及Ⅱb 型）。也用于合并高胆固醇血症和高甘油三酯血症，而以高胆固醇血症为主的患者。

【用法用量】口服，每日 1 次，每次 10mg，晚餐时服，必要时于 4 周内增量至每日 40mg。

【注意事项】①患者接受辛伐他汀治疗以前应接受标准胆固醇饮食并在治疗过程中继续使用。②肝脏反应：本药应慎用在大量饮酒和（或）有肝病病史的患者。有活动性肝病或无法解释的氨基转移酶升高者应禁用辛伐他汀。③肌肉反应：应用辛伐他汀治疗的患者普遍有肌酸激酶轻微的一过性升高，但这些并无任何临床意义。对于有弥漫性的肌痛、肌软弱或 / 和显著的肌酸激酶升高的情况应考虑为肌病，因此应要求患者若发现有不可解释的上述肌病征象应立即告诉医生。

**【药物配伍禁忌】**内容详见辛伐他汀的药物配伍禁忌表。

### 辛伐他汀的药物配伍禁忌表

| 药物类别 | 禁忌药物 | 禁忌原理 | 有效措施 |
|---|---|---|---|
| 制酸剂 | 碳酸铝 | 影响他汀药物吸收减少，使其血药浓度降低 | 酌情增加辛伐他汀的用药剂量 |
| 免疫抑制剂 | 环孢素 | 可导致这些药物 $C_{max}$ 和 AUC 不同程度的升高 | 联用时注意减少辛伐他汀剂量 |
| 调血脂药 | 吉非贝齐 | | |
| 抗生素 | 红霉素 | | |
| 抗真菌药 | 氟康唑 | | |
| | 伊曲康唑 | | |
| 口服避孕药 | 炔雌醇 | 可升高避孕药的血药浓度 | |
| | 炔诺孕酮 | | |
| 抗凝血药 | 华法林 | 可升高华法林的 INR 比率 | |

# 普伐他汀 [医保(乙)]
## Pravastatin

**【药理作用】**作用机制同洛伐他汀。但作用较强，对降低胆固醇的作用较明显，对甘油三酯几无降低作用。

**【适应证】**适用于饮食限制仍不能控制的原发性高胆固醇血症或合并有高甘油三酯血症患者（Ⅱa 型和Ⅱb 型）。

**【用法用量】**口服，成人开始剂量为每次 10~20mg，每日 1 次，临睡前服用，每日最高剂量40mg。开始本品治疗前以及在本品治疗过程中，患者应当接受标准的低胆固醇膳食。

**【注意事项】**①与其他 HMG-CoA 还原酶抑制剂类似，本品可能升高碱性磷酸酶及转氨酶的水平。②普伐他汀和其他同类药物偶有因横纹肌溶解引起肌红蛋白尿引发急性肾功能衰竭的病例报告。③纯合子家族性高胆固醇血症患者：本品的效果尚未确定。有报告认为该类患者由于缺乏 LDL 受体，故疗效较差。④肾功能不全的患者每日口服本品 20mg，虽未见明显药代动力学变化，但 AUC 及半衰期有轻微升高。

**【药物配伍禁忌】**内容详见普伐他汀的药物配伍禁忌表。

### 普伐他汀的药物配伍禁忌表

| 药物类别 | 禁忌药物 | 禁忌原理 | 有效措施 |
|---|---|---|---|
| 抗生素 | 红霉素 | 可导致这些药物 $C_{max}$ 和 AUC 不同程度的升高 | 避免联用或酌情调整普伐他汀的用药剂量 |
| 免疫抑制剂 | 环孢素 | | |
| 维生素 | 烟酸 | 会增加 HMG-CoA 还原酶抑制剂引起肌病的可能性 | |
| 调血脂药 | 吉非贝齐 | 可导致这些药物 $C_{max}$ 和 AUC 不同程度的升高 | |
| 抗高血压药 | 地尔硫䓬 | | |
| 抗真菌药 | 伊曲康唑 | | |

续表

| 药物类别 | 禁忌药物 | 禁忌原理 | 有效措施 |
|---|---|---|---|
| 调血脂药 | 考来烯胺 | 同时服用可降低普伐他汀的平均 AUC 约 40%~50% | 应在服用考来烯胺 1 小时前或 4 小时后服用 |
| 抗凝血药 | 华法林 | 可升高华法林的 INR 比率 | 避免联用或酌情调整普伐他汀的用药剂量 |
| 抑酸药 | 西咪替丁 | 单用普伐他汀或普伐他汀与西咪替丁合用的 AUC, 与普伐他汀合用抗酸药时的 AUC 具显著差异 | |
| 抗痛风药 | 秋水仙碱 | 合用时增加横纹肌溶解概率 | |

## 氟伐他汀[医保（乙）]
## Fluvastatin

【药理作用】作用及机制同辛伐他汀，同时具有直接抑制动脉平滑肌细胞增殖，延缓内膜增厚的功能。

【适应证】用于饮食控制无效的高胆固醇血症。

【用法用量】口服，每日 1 次，每次 20mg，晚间服用。

【注意事项】①肝功能：某些他汀类药物有致死性或非致死性肝功能衰竭的上市后报告，其中包括氟伐他汀钠。②骨骼肌功能：服用其他 HMG–CoA 还原酶抑制剂的患者有发生肌病（包括肌炎和横纹肌溶解症）的报告。③肌酸激酶的测定：目前在使用他汀类药物的患者中，在无相关症状的情况下没有证据显示需要常规监测血浆肌酸激酶或其他肌肉相关酶类。如果测定肌酸激酶，应该避免剧烈运动或者存在任何可疑的引起 CK 升高的其他情况，否则难以解释和分析。

【药物配伍禁忌】内容详见氟伐他汀的药物配伍禁忌表。

### 氟伐他汀的药物配伍禁忌表

| 药物类别 | 禁忌药物 | 禁忌原理 | 有效措施 |
|---|---|---|---|
| 调血脂药 | 吉非贝齐 | 发生肌病的危险性增加 | 避免联用或酌情调整剂量 |
| | 苯扎贝特 | | |
| 维生素 | 烟酸 | | |
| 调血脂药 | 考来烯胺 | 影响氟伐他汀的吸收 | 错开服药时间，至少间隔 3 小时 |
| 抗结核药 | 利福平 | 可降低本品生物利用度 | 增加氟伐他汀剂量 |
| 抗真菌药 | 氟康唑 | 可导致氟伐他汀的暴露量和血药浓度峰值分别升高了约 84% 和 44% | 慎重联用 |

## 阿托伐他汀[基（基）；医保（乙）]
## Atorvastatin

【药理作用】药理作用及机制同辛伐他汀。

【适应证】用于原发性高胆固醇血症、混合型高脂血症或饮食控制无效杂合于家族型高胆固醇血症患者。

【用法用量】口服，每日 10mg，如需要，4 周后可增至每日 80mg。

【注意事项】同辛伐他汀。

【药物配伍禁忌】内容详见阿托伐他汀的药物配伍禁忌表。

### 阿托伐他汀的药物配伍禁忌表

| 药物类别 | 禁忌药物 | 禁忌原理 | 有效措施 |
| --- | --- | --- | --- |
| 贝特类药物 | 吉非贝齐 | 发生肌病的危险性增加 | 避免联用或酌情调整剂量 |
| 调血脂药 | 考来烯胺 | 影响氟伐他汀的吸收 | 错开服药时间，至少间隔 3 小时以上 |
| 抗结核药 | 利福平 | 可降低本品生物利用度 | 调整利福平用药剂量 |
| 免疫抑制剂 | 环孢素 | 发生肌病的危险性增加 | 减少阿托伐他汀的用药剂量 |
| 人免疫缺陷病毒蛋白酶抑制剂 | 替拉那韦 | | |
| | 利托那韦 | | |
| 丙型肝炎蛋白酶抑制剂 | 特拉匹韦 | | |

## 瑞舒伐他汀 [基（基）；医保（乙）]
## Rosuvastatin

【药理作用】为氨基嘧啶衍生物类 HMG–CoA 还原酶的抑制剂。

【适应证】用于高脂血症和高胆固醇血症（美国 FDA 批准本品用于成年人混合型血脂异常症、原发性高胆固醇血症、纯合子家族性高胆固醇血症和高甘油三酯血症）。

【用法用量】口服，每日 5~40mg。开始治疗时应从 10mg 开始，需要时增至 20~40mg，不宜开始时直接用 40mg。

【注意事项】同辛伐他汀。

【药物配伍禁忌】内容详见瑞舒伐他汀的药物配伍禁忌表。

### 瑞舒伐他汀的药物配伍禁忌表

| 药物类别 | 禁忌药物 | 禁忌原理 | 有效措施 |
| --- | --- | --- | --- |
| 制酸剂 | 碳酸铝 | 影响他汀药物吸收减少，使其血药浓度降低 | 同服期间，增加瑞舒伐他汀的用药剂量 |
| 免疫抑制剂 | 环孢素 | 可导致这些药物 $C_{max}$ 和 AUC 不同程度的升高 | 减少瑞舒伐他汀的用药剂量 |
| 调血脂药 | 吉非贝齐 | | |
| 抗生素 | 红霉素 | | |
| 抗真菌药 | 氟康唑 | | |
| | 伊曲康唑 | | |
| 口服避孕药 | 炔雌醇 | 可升高避孕药的血药浓度 | |
| | 炔诺孕酮 | | |
| 抗凝血药 | 华法林 | 可升高华法林的 INR 比值 | |

## 普罗布考[药典（二）；医保（乙）]
### Probucol

【药理作用】可降低血浆 LDL-C 和 HDL-C，对 TG 和 VLDL 基本无影响，同时具有强大的抗氧化作用，抑制 LDL 在体内的氧化修饰，抑制泡沫细胞形成，可促进实验动物和人体动脉粥样硬化病变的减轻和消退。

【适应证】用于Ⅱa型高脂血症，与其他降血脂药物合用可用于Ⅱb和Ⅲ、Ⅳ型高脂血症。

【用法用量】口服，每日 2 次，每次 500mg，早、晚餐时服用。

【注意事项】①服用本品对诊断有干扰：可使血液中氨基转移酶、胆红素、肌酸磷酸激酶、尿酸、尿素氮短暂升高。②服用本品期间应定期检查心电图 Q-T 间期。③服用三环类抗抑郁药、Ⅰ类及Ⅲ类抗心律失常药和吩噻嗪类药物的患者服用本品发生心律失常的危险性大。

【药物配伍禁忌】内容详见普罗布考的药物配伍禁忌表。

### 普罗布考的药物配伍禁忌表

| 药物类别 | 禁忌药物 | 禁忌原理 | 有效措施 |
|---|---|---|---|
| 三环类抗抑郁药 | 氯米帕明、阿米替林、多塞平 | 可导致心律失常不良反应发生的危险性增加 | 减少普罗布考的用药剂量 |
| 抗心律失常药 | 奎尼丁、普萘洛尔、普罗帕酮、美西律、维拉帕米、胺碘酮 | | |
| 香豆素类药物 | 华法林 | 能加强香豆素类药物的抗凝血作用 | |
| 降血糖药 | 二甲双胍、格列本脲、格列美脲、阿卡波糖、罗格列酮 | 加强降血糖药的作用 | |
| 免疫抑制剂 | 环孢素 | 可明显降低环孢素的血药浓度 | 增加环孢素的用药剂量 |

# 第4章 主要作用于呼吸系统的药物

## 第1节 祛痰药

### 溴己新 [药典（二）；基（基）；医保（甲、乙）]
Bromhexine

【药理作用】本品具有较强的黏痰溶解作用。

【适应证】用于慢性支气管炎、哮喘、支气管扩张、矽肺等有白色黏痰又不易咳出的患者。脓性痰患者需加用抗生素控制感染。

【用法用量】①每日 2~3 次，每次 8~16mg。②皮下、肌内注射、静脉注射或静脉滴注：每日 1~2 次，每次 4~8mg。静脉注射用 25% 葡萄糖注射剂 20~40ml 稀释后缓慢注射。静脉滴注用 5% 葡萄糖氯化钠注射液或林格液 250~500ml 稀释后缓慢滴注。③雾化吸入：每日 1~3 次，每次 2ml。

【注意事项】①胃溃疡患者慎用。②孕妇及哺乳期妇女慎用。③脓性痰患者需加用抗生素控制感染。

【药物配伍禁忌】内容详见溴己新的药物配伍禁忌表。

溴己新的药物配伍禁忌表

| 药物类别 | 禁忌药物 | 禁忌原理 | 有效措施 |
|---|---|---|---|
| β-内酰胺类抗生素 | 阿莫西林 | 本品能增加阿莫西林、四环素类抗生素在肺内或支气管的分布浓度，合用时能增强抗菌疗效 | 调整溴己新的用药剂量 |
| 四环素类 | 四环素 | | |

### 氨溴索 [药典（二）；基（基）；医保（甲、乙）]
Ambroxol

【药理作用】本品为溴己新在体内的代谢物，具有黏痰排除促进及溶解分泌物的特性，它可促进呼吸道内黏稠分泌物的排除及减少黏液的滞留，因而显著促进排痰，改善呼吸状况。

【适应证】①适用于伴有痰液分泌不正常及排痰功能不良的急性、慢性肺部疾病。例如慢性支气管炎急性加重、喘息型支气管炎及支气管哮喘的祛痰治疗。②手术后肺部并发症的预防性治疗。③早产儿及新生儿的婴儿呼吸窘迫综合征（IRDS）的治疗。

【用法用量】①祛痰治疗和预防治疗：成人及 12 岁以上儿童，每日 2~3 次，每次 15mg；严重病例可以增至每次 30mg。6~12 岁儿童，每日 2~3 次，每次 15mg。2~6 岁儿童，每日 3 次，每次 7.5mg。2 岁以下儿童，每日 2 次，每次 7.5mg。②婴儿呼吸窘迫综合征（IRDS）的治疗：每日用药总量以婴儿体重计算，30mg/kg，分 4 次给药。

【注意事项】本品（pH 5.0）不能与 pH 大于 6.3 的其他溶液混合，因为 pH 值增加会导致产生本品游离碱沉淀。

【药物配伍禁忌】内容详见氨溴索的药物配伍禁忌表。

### 氨溴索的药物配伍禁忌表

| 药物类别 | 禁忌药物 | 禁忌原理 | 有效措施 |
|---|---|---|---|
| 抗生素 | 阿莫西林、头孢呋辛、红霉素、多西环素 | 本品与抗生素（阿莫西林、头孢呋辛、红霉素、多西环素）协同治疗可升高抗生素在肺组织浓度，无与其他药物合用的临床相关不良反应的报道 | 错开用药时间，至少间隔 2 小时以上 |
| $\beta_2$ 受体激动剂 | 沙丁胺醇、特布他林 | 有支气管扩张协同作用 | 避免联用 |
| 茶碱类 | 氨茶碱、多索茶碱 | | |

# 乙酰半胱氨酸 [药典（二）；基（基）；医保（乙）]
## Acetylcysteine

【药理作用】乙酰半胱氨酸分子结构中的巯基基团使黏蛋白分子复合物间的双硫键断裂，降低痰液黏度，使痰容易咳出。

【适应证】治疗浓稠黏液分泌物过多的呼吸道疾病如：急性支气管炎、慢性支气管炎及其病情恶化者、肺气肿、黏稠物阻塞症以及支气管扩张症。

【用法用量】口服，临用前用少量温水溶解，混匀服用，或直接口服。成人每次 1 袋（颗粒剂），每日 3 次。儿童，每次半袋（颗粒），每日 2~4 次。雾化吸入，每次 3ml，每日 1~2 次，持续 5~10 日，由于本品有良好的安全性，医师可根据患者的临床反应和治疗效果对用药的相关剂量和次数进行调整。不必区别成人和儿童的使用剂量。

【注意事项】哮喘患者禁用。使用乙酰半胱氨酸，特别是开始用喷雾剂方式治疗时可液化支气管内的分泌物，并刺激分泌物量增加。如果患者不能适当排痰，应做体位引流或通过支气管内吸痰方式将分泌物排出，以避免分泌物潴留阻塞气道。

【药物配伍禁忌】内容详见乙酰半胱氨酸的药物配伍禁忌表。

### 乙酰半胱氨酸的药物配伍禁忌表

| 药物类别 | 禁忌药物 | 禁忌原理 | 有效措施 |
|---|---|---|---|
| 抗心绞痛药 | 硝酸甘油 | 合用会导致明显的低血压并增强颞动脉扩张，应监控患者是否有低血压现象 | |
| 镇咳药 | 右美沙芬、喷托维林、苯丙哌林 | 镇咳药对咳嗽反射的抑制作用可能会导致支气管分泌物的积聚 | 调整乙酰半胱氨酸的用药剂量 |
| 抗生素 | 青霉素、四环素、头孢菌素 | 可减弱抗菌活性 | |
| 金制剂 | 金硫丁二钠、金硫葡糖、金诺芬 | 可增加金制剂的排泄 | |

## 羧甲司坦[基（基）；医保（乙）]
### Carbocisteine

【药理作用】本品为黏液调节剂，主要作用于支气管腺体的分泌，使低黏度的唾液黏蛋白分泌增加，高黏度的岩藻黏蛋白产生减少，因而使痰液的黏稠性降低而易于咳出。

【适应证】用于治疗慢性支气管炎、支气管哮喘等疾病引起的痰液黏稠、咳痰困难的患者。

【用法用量】口服。2~5 岁儿童，每次 0.125g。6~12 岁儿童，每次 0.25g。12 岁以上儿童及成人，每次 0.5g。每日 3 次。

【注意事项】①用药 7 日后，如症状未缓解，应立即就医。②有消化道溃疡史者慎用。③2 岁以下儿童用量请咨询医师或药师。④孕妇、哺乳期妇女慎用。⑤对本品过敏者禁用，过敏体质者慎用。⑥本品性状发生改变时禁止使用。⑦请将本品放在儿童不能接触的地方。⑧儿童必须在成人监护下使用。⑨如正在使用其他药品，使用本品前请咨询医师或药师。

【药物配伍禁忌】应避免同时服用强镇咳药（如：右美沙芬、喷托维林、苯丙哌林），以免痰液堵塞气道。

# 第 2 节　镇咳药

## 可待因[药典（二）；基（基）；医保（乙）]
### Codeine

【药理作用】对延髓的咳嗽中枢有选择性地抑制，镇咳作用强而迅速。也有镇痛作用，其镇痛作用约为吗啡的 1/2，但强于一般解热镇痛药。不宜用于痰多黏稠的患者。

【适应证】①镇痛：用于中度以上的疼痛。②镇静：用于局麻或全麻时。③镇咳：用于剧烈、阵发性、痉挛性干咳。

【用法用量】成人常用量：皮下注射，每日 30~90mg，每次 15~30mg。

【注意事项】下列情况应慎用：支气管哮喘；急腹症，在诊断未明确时，可能因疼痛缓解而掩盖疾病本质造成误诊；胆结石，可引起胆管痉挛；原因不明的腹泻，可使肠道蠕动减弱、减轻腹泻症状而误诊；颅脑外伤或颅内病变，本品可引起瞳孔变小，模糊临床体征；前列腺肥大病因本品易引起尿潴留而加重病情；重复给药可产生耐药性，久用有成瘾性。孕妇自乳汁排出，哺乳期妇女慎用。

【药物配伍禁忌】内容详见可待因的药物配伍禁忌表。

### 可待因的药物配伍禁忌表

| 药物类别 | 禁忌药物 | 禁忌原理 | 有效措施 |
|---|---|---|---|
| 抗胆碱药 | 阿托品、山莨菪碱、东莨菪碱、颠茄、丁溴东莨菪碱、溴丙胺太林 | 可加重便秘或尿潴留的不良反应 | 调整可待因的用药剂量 |

续表

| 药物类别 | 禁忌药物 | 禁忌原理 | 有效措施 |
|---|---|---|---|
| 阿片受体激动剂 | 美沙酮 | 可加重中枢性呼吸抑制作用 | 避免联用 |
| 肌肉松弛药 | 维库溴铵、氯化琥珀胆碱、筒箭毒碱 | 呼吸抑制更为显著 | |
| H₂ 受体拮抗剂 | 西咪替丁 | 可诱发精神错乱，定向力障碍及呼吸急促 | |
| 抗病毒药 | 齐多夫定 | 合用抑制齐多夫定的代谢 | 调整可待因的用药剂量 |
| 镇静催眠药 | 甲喹酮 | 增强本品的镇咳和镇痛作用 | |
| 解热镇痛药 | 阿司匹林、布洛芬、帕瑞昔布 | 增强解热镇痛药的镇痛作用 | |
| 巴比妥类药 | 苯巴比妥、异戊巴比妥 | 加重中枢抑制作用 | |

# 右美沙芬 [药典（二）；医保（乙）]
## Dextromethorphan

【**药理作用**】本品为非成瘾性中枢性镇咳药，通过抑制延髓咳嗽中枢而起作用。其镇咳作用强度与麻醉性镇咳药可待因相似。本品无镇痛作用及成瘾性，治疗剂量不会抑制呼吸中枢，毒性低。

【**适应证**】适用于上呼吸道感染（感冒、咽喉炎、鼻窦炎等）、急性或慢性支气管炎、支气管哮喘、支气管扩张症、肺炎、肺结核等引起的咳嗽症状的控制，也可用于胸膜腔穿刺术、支气管造影术及支气管镜检查时引起咳嗽的治疗。尤其适用于干咳及手术后无法进食的咳嗽患者。

【**用法用量**】皮下或肌内注射，通常成人每次 1~2ml，每日 1~2 次，可由临床医师根据患者年龄及咳嗽严重程度情况增减本品用量。

【**注意事项**】本品具有催眠作用，用药后的患者应避免从事高空作业和汽车驾驶等危险类的操作；一旦出现呼吸抑制或过敏症状，应立即停药，并给予相应治疗措施；老年人剂量酌减；应避免在神经分布丰富部位注射，也应避免在同一个部位反复注射；痰多难以咳出的患者应慎用本品。孕妇慎用；妊娠 3 个月内妇女及有精神病史者禁用。

【**药物配伍禁忌**】内容详见右美沙芬的药物配伍禁忌表。

右美沙芬的药物配伍禁忌表

| 药物类别 | 禁忌药物 | 禁忌原理 | 有效措施 |
|---|---|---|---|
| 单胺氧化酶抑制剂 | 异烟肼、呋喃唑酮、酮康唑、灰黄霉素、苯乙肼、溴法罗明、托洛沙酮、异卡波肼、苯环丙胺、吗氯贝胺、司来吉兰 | 本品与 MAO 抑制剂合用后，会出现痉挛、反射亢进、异常发热、昏睡等症状 | 错开用药时间，至少间隔 3 小时以上 |
| 抗心律失常药 | 奎尼丁、胺碘酮 | 可增高本品的血药浓度，出现中毒反应 | 避免联用 |
| 抗抑郁药 | 氟西汀、帕罗西汀 | 加重本品的不良反应 | 调整用药剂量 |

# 第3节 平喘药

## 麻黄碱 [药典（二）；基（基）；医保（甲）]
Ephedrine

【药理作用】本品可直接激动肾上腺素受体，也可通过促使肾上腺素能神经末梢释放去甲肾上腺素而间接激动肾上腺素受体，对 α 和 β 受体均有激动作用。

【适应证】①预防支气管哮喘发作和缓解轻度哮喘发作，对急性重度哮喘发作效果不佳。②用于蛛网膜下腔麻醉或硬膜外麻醉引起的低血压及慢性低血压症。③治疗各种原因引起的鼻黏膜充血、肿胀引起的鼻塞。

【用法用量】常用量，皮下或肌内注射，每次 15~30mg，每日 3 次。极量，皮下或肌内注射每次 60mg，每日 150mg。

【注意事项】①对其他拟交感胺类药，如肾上腺素、异丙肾上腺素等过敏者，对本品也过敏。②如有头痛、焦虑不安、心动过速、眩晕、多汗等症状，应注意停药或调整剂量。③短期内反复用药，作用可逐渐减弱（快速耐受现象），停药数小时后可以恢复。每日用药如不超过 3 次，则耐受现象不明显。

【药物配伍禁忌】内容详见麻黄碱的药物配伍禁忌表。

### 麻黄碱的药物配伍禁忌表

| 药物类别 | 禁忌药物 | 禁忌原理 | 有效措施 |
|---|---|---|---|
| 尿碱化剂 | 制酸药、钙或镁的碳酸盐、枸橼酸盐、碳酸氢钠 | 影响本品在尿中的排泄，增加本品的半衰期，延长作用时间，特别是如尿保持碱性几日或更长，患者大多致麻黄碱中毒 | 避免联用或酌情调整用药剂量 |
| 其他 | 酚妥拉明、哌唑嗪、妥拉唑林以及酚噻嗪类 | 可对抗本品的加压作用 | |
| 单胺氧化酶抑制剂 | 帕吉林 | 可引起血压过高 | |
| 全麻药 | 三氯甲烷、氟烷、异氟烷 | 可使心肌对拟交感胺类药反应更敏感，有发生室性心律失常危险 | 减小麻黄碱剂量 |
| 三环类抗抑郁药 | 马普替林 | 降低本品的加压作用 | 调整剂量 |
| 强心苷 | 洋地黄毒苷 | 可致心律失常 | |

## 异丙肾上腺素 [药典（二）；基（基）；医保（甲）]
Isoprenaline

**【药理作用】** 为 $\beta$ 受体激动剂，对 $\beta_1$ 和 $\beta_2$ 受体均有强大的激动作用。

**【适应证】** ①治疗心源性或感染性休克。②治疗完全性房室传导阻滞、心搏骤停。

**【用法用量】** ①救治心脏骤停，心腔内注射 0.5~1mg。②三度房室传导阻滞，心率每分钟不及 40 次时，可以本品 0.5~1mg 加在 5% 葡萄糖注射液 200~300ml 内缓慢静脉滴注。

**【注意事项】** ①心律失常并伴有心动过速；心血管疾患，包括心绞痛、冠状动脉供血不足；糖尿病；高血压；甲状腺功能亢进；洋地黄中毒所致的心动过速慎用。②遇有胸痛及心律失常应及早重视。③交叉过敏，患者对其他肾上腺能激动药过敏者，对本品也常过敏。

**【药物配伍禁忌】** 内容详见异丙肾上腺素的药物配伍禁忌表。

异丙肾上腺素的药物配伍禁忌表

| 药物类别 | 禁忌药物 | 禁忌原理 | 有效措施 |
|---|---|---|---|
| 拟肾上腺素药物 | 沙丁胺醇、特布他林、氯丙那林 | 与其他拟肾上腺素药物合用可增效，但不良反应也增多 | 错开用药时间，至少间隔 3 小时以上 |
| $\beta$ 受体拮抗剂 | 普萘洛尔 | 并用普萘洛尔时本品的作用受到拮抗 | 避免联用或酌情调整用药剂量 |
| 三环类抗抑郁药 | 丙米嗪、氯米帕明、阿米替林、多塞平 | 可增强本品作用 | |
| 洋地黄类 | 洋地黄毒苷 | 加剧心动过速 | |
| 平喘药 | 茶碱、氨茶碱、多索茶碱 | 降低茶碱的血药浓度 | |

## 沙丁胺醇 [药典（二）；基（基）；医保（甲、乙）]
Salbutamol

**【药理作用】** 本药为选择性较强的 $\beta_2$ 受体激动剂，气雾吸入时对心脏的兴奋作用比异丙肾上腺素小，沙丁胺醇扩张支气管作用，第一秒钟最大呼吸量和心率增加作用随剂量平行上升，但前者加速度较后者快，其扩张支气管约为增加心率作用的 8 倍。对一般患者有4~6 小时的缓解效用。

**【适应证】** 本品适用于对传统治疗方法无效的慢性支气管痉挛的常规处理及治疗严重的急性哮喘发作。

**【用法用量】** 本品应通过喷雾器并在医生的指导下使用，不可注射或口服。患者可采用间歇疗法或连续疗法进行治疗。沙丁胺醇对大多数患者的作用时间可持续 4~6 小时。用药时需以毫升（ml）计算药量。①间歇疗法：成人用注射用 0.9% 氯化钠注射液将 0.5ml本品（含 2.5mg 沙丁胺醇）稀释至 2ml；也可将 1ml 本品稀释至 2.5ml。②连续疗法：将本品用注射用 0.9% 氯化钠注射液稀释至每毫升含 50~100g 沙丁胺醇（1~2ml 药液稀释成 100ml）。

**【注意事项】** 哮喘的控制应常规按照阶梯治疗原则进行，并通过临床和肺功能试验监测患者的治疗反应。支气管扩张剂不应该作为患有严重哮喘及不稳定型哮喘患者的唯一的或主要的治疗药物。医生应该考虑给这些患者使用最大推荐剂量的吸入皮质激素和（或）给予口服皮质激素进行治疗。若需要更大剂量的短效支气管扩张药，特别是短效吸入型 β₂ 激动剂以缓解症状，表明哮喘的控制恶化。

**【药物配伍禁忌】**内容详见沙丁胺醇的药物配伍禁忌表。

沙丁胺醇的药物配伍禁忌表

| 药物类别 | 禁忌药物 | 禁忌原理 | 有效措施 |
|---|---|---|---|
| β 受体激动剂 | 特布他林 | 药效可增加，但也导致不良反应增加 | 调整沙丁胺醇用药剂量 |
| β₂受体阻滞剂 | 普萘洛尔、比索洛尔 | 药效减弱或消失 | |
| 茶碱类 | 氨茶碱、多索茶碱 | 可增加松弛支气管平滑肌的作用，但也可能增加不良反应 | |
| 抗高血压药 | 甲基多巴 | 可致严重急性低血压反应 | 避免联用 |
| 强心苷 | 洋地黄毒苷 | 增加洋地黄诱发心动过速的危险性 | 调整沙丁胺醇用药剂量 |
| 麻醉药 | 氟烷 | 可加重宫缩无力，引起大出血 | 避免联用 |
| 单胺氧化酶抑制剂、三环类抗抑郁药、抗组胺药 | 苯乙肼、溴法罗明、托洛沙酮、异卡波肼、阿米替林、多塞平、丙米嗪、氯米帕明、西咪替丁、雷尼替丁、苯海拉明、左甲状腺素 | 可增加本品的不良反应 | 错开用药时间，间隔 3 小时以上 |

# 特布他林 [药典（二）；医保（乙）]
## Terbutaline

**【药理作用】**本品是一种肾上腺素能激动剂。可选择性激动 β₂ 受体，而舒张支气管平滑肌、抑制内源性致痉挛物质的释放及内源性介质引起的水肿，提高支气管黏膜纤毛上皮廓清能力，也可舒张子宫平滑肌。

**【适应证】**用于支气管哮喘，慢性支气管炎，肺气肿和其他肺部疾病引起的支气管痉挛。

**【用法用量】**成人，开始 1~2 周，每日 2~3 次，每次 1.25mg，以后可加至每日 3 次，每次 2.5mg。儿童每日 0.065mg/kg，分 3 次口服。

**【注意事项】**①少数病例有手指震颤、头痛、心悸及胃肠障碍。口服 5mg 时，手指震颤发生率可达 20%~33%。②甲状腺功能亢进、冠心病、高血压、糖尿病患者慎用。③大剂量应用可使有癫痫病史的患者发生酮症酸中毒。④长期应用可形成耐药，疗效降低。

**【药物配伍禁忌】**内容详见特布他林的药物配伍禁忌表。

特布他林的药物配伍禁忌表

| 药物类别 | 禁忌药物 | 禁忌原理 | 有效措施 |
|---|---|---|---|
| 肾上腺素受体激动剂 | 沙丁胺醇、异丙肾上腺素 | 可使疗效增加，但不良反应也可能加重 | 避免联用或酌情调整用药剂量 |
| 茶碱类 | 茶碱、氨茶碱、多索茶碱 | 可增加松弛支气管平滑肌的作用，但也可能增加不良反应 | |
| β 受体拮抗剂 | 普萘洛尔、醋丁洛尔、阿替洛尔、美托洛尔 | 可拮抗本品的作用，使疗效降低，并可致严重的支气管痉挛 | |
| 单胺氧化酶抑制剂、三环类抗抑郁药、抗组胺药 | 苯乙肼、溴法罗明、托洛沙酮、异卡波肼、阿米替林、多塞平、丙米嗪、氯米帕明、西咪替丁、雷尼替丁、苯海拉明、左甲状腺素 | 可增加本品的不良反应 | |

# 福莫特罗 [医保（乙）]
## Formoterol

【药理作用】本品是一种长效的选择性肾上腺素 $\beta_2$ 受体激动药，具有支气管扩张作用，且呈剂量依赖关系。能使第 1 秒用力呼气量（FEV1）、用力肺活量（FVC）和呼气峰流速（PER）增加。口服 80g 本品，4 小时后，扩张作用最强，其效应与口服 4mg 沙丁胺醇相当，但作用持久。本品还有抗组胺作用，能抑制肺肥大细胞释放组胺，其作用与组胺 $H_1$ 受体拮抗药、肥大细胞稳定药酮替芬类似。

【适应证】用于治疗支气管哮喘、慢性气管炎、喘息型支气管炎、肺气肿等气道阻塞性疾病所引起的呼吸困难。尤其适用于需要长期服用肾上腺素 $\beta_2$ 受体激动药的患者和夜间发作型的哮喘患者。

【用法用量】口服。成人，每日 160mg，分 2 次服。儿童，按体重每日 4mg/kg，分 2~3 次服。

【注意事项】慎用：①心血管功能紊乱者；②糖尿病患者；③使用洋地黄者；④肝功能不全者；⑤低钾血症患者；⑥嗜铬细胞瘤患者；⑦肾功能不全者；⑧甲状腺功能亢进症患者；⑨高血压患者。依病情及年龄调节剂量。正确使用本品无疗效时应停药。

【药物配伍禁忌】内容详见福莫特罗的药物配伍禁忌表。

福莫特罗的药物配伍禁忌表

| 药物类别 | 禁忌药物 | 禁忌原理 | 有效措施 |
|---|---|---|---|
| β 受体激动剂 | 异丙肾上腺素 | 可能引起心律不齐，甚至可能导致心搏停止 | 避免联用或酌情调整用药剂量调整用药剂量 |
| 单胺氧化酶抑制剂 | 苯乙肼、溴法罗明、托洛沙酮、异唑肼 | 可增加室性心律失常发生率，并可加重高血压 | |
| 利尿药 | 呋塞米、托拉塞米、氢氯噻嗪 | 可增加发生低钾血症的危险性 | |
| 肌肉松弛药 | 泮库溴铵、维库溴铵 | 增强神经 – 肌肉阻滞作用 | |
| 茶碱类 | 氨茶碱、多索茶碱 | 可增加发生低钾血症的危险性 | |

# 克仑特罗
## Clenbuterol

【药理作用】为选择性 $\beta_2$ 受体激动剂，其松弛支气管平滑肌作用强而持久。有增强纤毛运动、溶解黏液促进痰液排出的作用。但对心血管系统影响较少。

【适应证】用于缓解支气管哮喘以及慢性喘息性支气管炎所致的支气管痉挛。

【用法用量】口服。每日 3 次，每次 20~40μg。舌下含服，每次 60~120μg，先舌下含服，待哮喘缓解后，将所余部分用温开水送下。气雾吸入，每次 10~200μg，每日 3~4 次。直肠给药，每次 600μg，每日 2 次，也可于睡前给药 1 次。

【注意事项】心律失常，高血压和甲状腺功能亢进症患者慎用。

【药物配伍禁忌】与单胺氧化酶抑制剂合用，可使心动过速或轻度躁狂等的发生率增加。

# 沙美特罗 [医保（乙）]
## Salmeterol

【药理作用】为新型选择性长效 $\beta_2$ 受体激动剂。具有支气管扩张作用。

【适应证】用于哮喘（包括夜间哮喘和运动性哮喘）、喘息性支气管炎和可逆性气道阻塞。

【用法用量】粉雾吸入：成人，每日 2 次，每次 50μg；儿童，每日 2 次，每次 25μg。气雾吸入：剂量用法同上。

【注意事项】①吸入本品有时可产生异常的支气管痉挛，加重哮喘，此时应立即停用，并使用短效 $\beta_2$ 受体激动剂。②不宜同时使用非选择性 $\beta$ 受体拮抗剂、单胺氧化酶抑制剂及三环类抗抑郁药。③本品不适用于急性哮喘发作患者，此时应先用短效 $\beta_2$ 受体激动剂。

【药物配伍禁忌】内容详见沙美特罗的药物配伍禁忌表。

### 沙美特罗的药物配伍禁忌表

| 药物类别 | 禁忌药物 | 禁忌原理 | 有效措施 |
| --- | --- | --- | --- |
| $\beta$ 受体阻滞剂 | 普萘洛尔、美托洛尔 | 患哮喘的患者，除非迫不得已，应避免使用 $\beta$ 受体阻滞剂 | 尽量避免联用或酌情调整用药剂量 |
| 抗真菌药 | 酮康唑 | 导致血浆中沙美特罗的暴露量明显增加 | |

# 甲氧那明 [医保（乙）]
## Methoxyphenamine

【药理作用】本品可抑制支气管痉挛，缓解哮喘发作时的咳嗽。

【适应证】用于支气管哮喘和喘息性支气管炎，以及其他呼吸系统疾病引起的咳嗽、咳痰、喘息等症状。

【用法用量】15 岁以上，每日 3 次，每次 25mg，饭后口服。8 岁以上 15 岁未满，每日 3 次，每次 12.5mg。

【注意事项】服用本品后出现皮疹、发红、呕吐、食欲不振、眩晕、排尿困难等症状时，应停止服药并请教医师。有心脏疾患、高血压或高龄者，青光眼、甲状腺功能亢进、排尿困难者及正在接受治疗者需遵医嘱服用。服用本品后，有时引起困倦，故不要驾驶或操作机械。发热中的儿童及有痉挛史的儿童应在医师指导下服用本品。哺乳期妇女禁用，妊娠妇女慎用。

**【药物配伍禁忌】**请勿与其他镇咳祛痰药、抗感冒药、抗组胺药、镇静药等联合使用。

## 异丙托溴铵 [基(基)；医保(乙)]
### Ipratropium Bromide

**【药理作用】**本品是一种具有抗胆碱能（副交感）特性的四价铵化合物。作用只限于肺部而扩张支气管。

**【适应证】**本品适用于需要多种支气管扩张剂联合应用的患者，用于治疗气道阻塞性疾病有关的可逆性支气管痉挛。

**【用法用量】**气雾吸入：成人每次 40~80μg，每日 3~4 次，雾化吸入：成人每次 100~500μg（14 岁以下儿童 50~250μg），用 0.9% 氯化钠注射液稀释到 3~4ml 置雾化器中吸入。

**【注意事项】**极少病例报道，使用本品后可能会迅速发生过敏反应，如荨麻疹、血管水肿、皮疹、支气管痉挛和口咽部水肿。当雾化的异丙托溴铵单独或与肾上腺素 β₂ 受体激动剂合用雾化剂进入眼睛时，有个别报告出现眼部并发症（如瞳孔散大、眼内压增高、闭角性青光眼、眼痛）。

**【药物配伍禁忌】**内容详见异丙托溴铵的药物配伍禁忌表。

### 异丙托溴铵的药物配伍禁忌表

| 药物类别 | 禁忌药物 | 禁忌原理 | 有效措施 |
|---|---|---|---|
| 黄嘌呤衍生物 | 咖啡因、茶碱 | 增强支气管扩张作用 | |
| β 受体激动剂 | 异丙肾上腺素、麻黄碱、沙丁胺醇、特布他林、非诺特罗、氯丙那林、妥洛特罗、克仑特罗、丙卡特罗 | 有闭角型青光眼病史的患者可能增加急性青光眼发作的危险 | 避免联用 |
| 吩噻嗪类抗精神药 | 氯丙嗪、奋乃静、癸氟奋乃静 | | |
| 三环类抗抑郁药 | 阿米替林、丙米嗪、氯米帕明、马普替林 | | 调整异丙托溴铵的用药剂量或两药间隔 3 小时使用 |
| 单胺氧化酶抑制剂 | 苯乙肼、溴法罗明、托洛沙酮、异卡波肼 | 可增强本品作用 | |
| 抗组胺药 | 苯海拉明、雷尼替丁 | | |
| 抗病毒药 | 金刚烷胺 | | |

## 噻托溴铵 [基(基)；医保(乙)]
### Tiotropium Bromide

**【药理作用】**噻托溴铵是一个长效抗胆碱能药物。通过和支气管平滑肌上的毒蕈碱受体结合，噻托溴铵可抑制副交感神经末端所释放的乙酰胆碱的胆碱能（支气管收缩）作用。其支气管扩张作用基本上是局部性（气道）作用，而非全身性作用。

【适应证】用于治疗支气管哮喘、慢性气管炎、喘息型支气管炎、肺气肿等气道阻塞性疾病所引起的呼吸困难。尤其适用于需要长期服用肾上腺素 $\beta_2$ 受体激动药的患者和夜间发作型的哮喘患者。

【用法用量】本品只能吸入使用。成人的推荐剂量是通过吸入装置每日相同时间吸入 1 次，每次吸入 2 揿。不应超过推荐剂量使用本品。

【注意事项】本品作为一种每日 1 次维持治疗的支气管扩张剂，不应用于支气管痉挛急性发作的初始治疗，即不应用作抢救治疗药物。与其他抗胆碱能药物一样，本品应慎用于闭角型青光眼、前列腺增生或膀胱颈梗阻患者。吸入药物可能会引起吸入性支气管痉挛。伴有明确心律不齐的患者应当慎用本品。应告知患者药物进入眼内可能引发或加重闭角型青光眼、眼睛疼痛或不适、暂时性视力模糊。视觉晕轮或彩色影像并伴有结膜充血引起的红眼和角膜水肿。本品每日最多使用 1 次（2 揿）。本品的药瓶只能和吸入装置一起使用。

【药物配伍禁忌】内容详见噻托溴铵的药物配伍禁忌表。

### 噻托溴铵的药物配伍禁忌表

| 药物类别 | 禁忌药物 | 禁忌原理 | 有效措施 |
|---|---|---|---|
| 儿茶酚胺类 | 肾上腺素及异丙肾上腺素 | 可能引起心律不齐，甚至可能导致心搏停止 | 调整噻托溴铵的用药剂量 |
| 强心苷 | 洋地黄毒苷 | 导致心律失常的易感性 | |
| 利尿药 | 呋塞米、氢氯噻嗪 | 可增加发生低钾血症的危险性 | |
| 肌肉松弛药 | 潘库溴铵、维库溴铵 | 可增强潘库溴铵、维库溴铵的神经－肌肉阻滞作用 | |
| 单胺氧化酶抑制剂 | 异烟肼、呋喃唑酮、酮康唑、苯乙肼、溴法罗明、托洛沙酮 | 本品与单胺氧化酶抑制药合用，可出现毒副反应 | |
| 茶碱类 | 氨茶碱 | 本品与茶碱合用，可增加发生低钾血症的危险性 | |

# 氨茶碱 [药典（二）；基（基）；医保（甲）]
## Aminophylline

【药理作用】本品为茶碱和乙二胺的复合物，乙二胺可增加茶碱的水溶性。茶碱通过松弛支气管平滑肌和抑制肥大细胞释放过敏性介质。在解痉的同时还可减轻支气管的充血和水肿。

【适应证】适用于支气管哮喘、喘息型支气管炎、阻塞性肺气肿等缓解喘息症状，也可用于急性心功能不全和心源性哮喘。

【用法用量】①成人常用量：静脉注射，每日 0.5~1g，每次 0.125~0.25g；或每次用 0.25g，以 50% 葡萄糖注射液稀释至 40ml，注射时间不得短于 10 分钟。静脉滴注，每日 0.5~1g，每次 0.25~0.5g，以 5%~10% 葡萄糖注射液稀释后缓慢滴注。静脉给药极量：每日 1g，每次 0.5g。②小儿常用量：静脉注射，每次按体重 2~4mg/kg，以 5%~25% 葡萄糖注射液稀释后缓慢注射。

【注意事项】①对诊断的干扰：本品可使血清尿酸及尿中儿茶酚胺的测定值增高；②下列情况应慎用，并注意监测血清茶碱浓度：酒精中毒；心律失常；严重心脏病；充血性心力衰竭；肺源性心脏病；肝脏疾患；高血压；甲状腺功能亢进；严重低氧血症；急性心肌损害；活动性消化道溃疡或有溃疡病史者；肾脏疾患；年龄超过 55 岁，特别是男性和伴发慢性肺部疾病的患者；持续发热患者；茶碱清除率减低者。③静脉用药时，应避免与维生素 C、促皮质激素、去甲肾上腺素、四环素类盐酸盐配伍；④用于心功能不全的患者时应注意计算氯化钠的摄入量；⑤用量应根据标准体重计算，理论上给予茶碱 0.5mg/kg，即可使血清茶碱浓度升高 1μg/ml。

【药物配伍禁忌】内容详见氨茶碱的药物配伍禁忌表。

氨茶碱的药物配伍禁忌表

| 药物类别 | 禁忌药物 | 禁忌原理 | 有效措施 |
|---|---|---|---|
| 其他 | 别嘌醇（大剂量）、西咪替丁、普萘洛尔及口服避孕药 | 合用可使茶碱清除率降低，血清浓度增高 | 调整氨茶碱的用药剂量 |
| 抗结核药 | 利福平 | 合用可使茶碱血清浓度降低 | |
| 非选择性 β 受体阻滞剂 | 普萘洛尔 | 它们的药理作用相互拮抗，本品的支气管扩张作用可能受到抑制 | |
| 其他 | 巴比妥类、卡马西平、其他肝微粒体酶诱导剂 | 合用可加快茶碱的代谢和清除 | |
| 大环内酯类、喹诺酮类及其他类抗菌药 | 克林霉素、林可霉素及某些大环内酯类（红霉素、罗红霉素、克拉霉素）、喹诺酮类抗菌药（伊诺沙星、环丙沙星） | 合用时，可降低本品在肝脏的清除率，使血药浓度升高，甚至出现毒性反应 | |
| 锂盐 | 碳酸锂 | 可加速肾脏对锂的排出，锂盐疗效因而降低 | 避免联用 |
| 茶碱类 | 多索茶碱 | 不良反应可增多 | |

# 多索茶碱 [医保（乙）]
## Doxofylline

【药理作用】多索茶碱是甲基黄嘌呤的衍生物，它是一种支气管扩张剂，可直接作用于支气管，松弛支气管平滑肌。

【适应证】支气管哮喘、喘息性慢性支气管炎及其他支气管痉挛引起的呼吸困难。

【用法用量】成人每次 200mg，12 小时 1 次，以 25% 葡萄糖注射液稀释至 40ml 缓慢静脉注射，时间应在 20 分钟以上，5~10 日为 1 个疗程或遵医嘱。也可将本品 300mg 加入 5% 葡萄糖注射液或 0.9% 氯化钠注射液 100ml 中，缓慢静脉滴注，每日 1 次。

【注意事项】①茶碱类药物个体差异较大，多索茶碱剂量亦要视个体病情变化选择最佳剂量和用药方法，并监测血药浓度。②患有甲状腺功能亢进、窦性心动过速、心律失常者，请遵医嘱用药。③严重心、肺、肝、肾功能异常者以及活动性胃、十二指肠溃疡患者慎用。

**【药物配伍禁忌】**本品不得与其他黄嘌呤类药物同时使用。

# 茶碱 [药典（二）；基（基）；医保（甲）]
## Theophylline

**【药理作用】**本品对呼吸道平滑肌有直接松弛作用。能增强膈肌收缩力，尤其在膈肌收缩无力时作用更显著，因此有益于改善呼吸功能。

**【适应证】**用于支气管哮喘、喘息型支气管炎、阻塞性肺气肿等缓解喘息症状；也可用于心源性肺水肿引起的哮喘。

**【用法用量】**口服。本品不可压碎或咀嚼。成人或 12 岁以上儿童，起始剂量为 0.1~0.2g，每日 2 次，早、晚用 100ml 温开水送服。剂量视病情和疗效调整，但日剂量不超过 0.9g，分 2 次服用。

**【注意事项】**①与其他茶碱缓释制剂一样，本品不适用于哮喘持续状态或急性支气管痉挛发作的患者。②应定期监测血清茶碱浓度，以保证最大的疗效而不发生血药浓度过高的危险。③茶碱制剂可致心律失常和（或）使原有的心律失常恶化；患者心率和（或）节律的任何改变均应进行监测和研究。④低氧血症、高血压或者消化道溃疡病史的患者慎用本品。

**【药物配伍禁忌】**内容详见茶碱的药物配伍禁忌表。

### 茶碱的药物配伍禁忌表

| 药物类别 | 禁忌药物 | 禁忌原理 | 有效措施 |
|---|---|---|---|
| 抗心律失常药 | 地尔硫䓬、维拉帕米 | 可干扰茶碱在肝内的代谢，与本品合用时，增加本品血药浓度和毒性 | 调整茶碱的用药剂量 |
| H$_2$ 受体拮抗剂 | 西咪替丁 | 可降低本品肝清除率，合用时可增加茶碱的血清浓度和（或）毒性 | |
| 大环内酯类 | 红霉素、罗红霉素、克拉霉素 | 可降低茶碱清除率，升高其血药浓度 | |
| 喹诺酮类 | 依诺沙星、环丙沙星、氧氟沙星、左氧氟沙星 | | |
| 林可霉素类 | 克林霉素、林可霉素 | | |
| 抗癫痫、抗结核药 | 苯巴比妥、苯妥英钠、利福平 | 加快茶碱的肝清除率，两者血浆中浓度均下降 | 适度增加两者用药剂量 |

# 倍氯米松 [药典（二）；医保（乙）]
## Beclometasone

**【药理作用】**抗炎、抗过敏、止痒及减少渗出作用，能抑制支气管渗出物，消除支气管黏膜肿胀，解除支气管痉挛。可以减轻和防止组织对炎症的反应，能消除局部非感染性炎症引起的发热、发红及肿胀，从而减轻炎症的表现。免疫抑制作用。局部应用，对钠潴留及肝糖原异生作用很弱。

**【适应证】**本品用于治疗和预防支气管哮喘及变应性鼻炎。

【用法用量】成人一般每次喷药 0.05~0.1mg（每揿 1 次约喷出主药 0.05mg），每日 3~4 次。重症用全身性皮质激素控制后再用本品治疗，每日最大量不超过 1mg。儿童用量按年龄酌减，每日最大量不超过 0.8mg。症状缓解后逐渐减量。

【注意事项】①气雾剂只用于慢性哮喘，急性发作时应使用其他平喘药，待控制症状后再加用本品气雾吸入。②用药后应在哮喘控制良好的情况下逐渐停用口服皮质激素，一般在本品治疗 4~5 天后才慢慢减量停用。

【药物配伍禁忌】本品与胰岛素类药物产生拮抗作用，故应避免联用。

# 扎鲁司特 [医保（乙）]
## Zafirlukast

【药理作用】本品能有效地预防白三烯多肽所致的血管通透性增加而引起的气道水肿，同时抑制白三烯多肽产生的气道嗜酸细胞的浸润，减少气管收缩和炎症，减轻哮喘症状。

【适应证】适用于支气管哮喘的预防和长期治疗。

【用法用量】口服，成人和 12 岁以上（包括 12 岁）儿童，起始剂量每日 20mg，每日 2 次。一般维持剂量为每次 20mg，每日 2 次，剂量可逐步增加至每次最大量 40mg，每日 2 次，可能疗效最佳，但不应超过最大推荐剂量。用于预防哮喘，应持续用药。老年人及肝损害患者，起始剂量为每次 20mg，每日 2 次，然后根据临床反应调整剂量。

【注意事项】①本品不适用于解除哮喘急性发作时的支气管痉挛。②不宜用本品突然替代吸入或口服的糖皮质激素，在重度哮喘患者的治疗中，在考虑减少激素用量时应谨慎，在停用口服激素的重度哮喘患者中，极少数发生嗜酸性细胞浸润，应注意。③不推荐用于包括肝硬化在内的肝损害患者。④哮喘缓解期和急性发作期，通常应维持治疗。

【药物配伍禁忌】内容详见扎鲁司特的药物配伍禁忌表。

### 扎鲁司特的药物配伍禁忌表

| 药物类别 | 禁忌药物 | 禁忌原理 | 有效措施 |
|---|---|---|---|
| 解热镇痛药 | 阿司匹林 | 可使扎鲁司特的血药浓度升高约 45% | 减少扎鲁斯特用药剂量 |
| 大环内酯类抗生素 | 红霉素 | 合用使扎鲁司特血药浓度降低约 40% | 增加扎鲁斯特用药剂量 |
| 茶碱类 | 氨茶碱、多索茶碱 | 联合使用可出现血浆中扎鲁司特水平下降大约 30%，但对于血浆中的茶碱水平无影响 | |
| 抗凝血药 | 华法林 | 与华法林合用能导致最大凝血酶原时间延长约 35% | |
| 抗真菌药 | 氟康唑 | 合用升高抗真菌药和他汀类调血脂药血药浓度 | 减少扎鲁斯特用药剂量 |
| 他汀类调血脂药 | 氟伐他汀 | | |

# 孟鲁司特钠 [医保（乙）]
## Montelukast Sodium

【药理作用】本品对哮喘变应性鼻炎等疾病的症状有效。

【适应证】本品适用于 15 岁及 15 岁以上成人哮喘的预防和长期治疗，包括预防白天和夜间的哮喘症状，治疗对阿司匹林敏感的哮喘患者以及预防运动诱发的支气管收缩。本品适用于减轻变应性鼻炎引起的症状（15 岁及 15 岁以上成人的季节性变应性鼻炎和常年性变应性鼻炎）。

【用法用量】每日 1 次，每次 10mg。哮喘患者应在睡前服用。变应性鼻炎患者可根据自身情况在需要时服用。同时患有哮喘和变应性鼻炎的患者应每晚用药 1 次。

【注意事项】虽在医师指导下可逐渐减少合并使用的吸入糖皮质激素剂量，但不应用本品突然替代吸入或口服糖皮质激素。

【药物配伍禁忌】内容详见孟鲁司特钠的药物配伍禁忌表。

### 孟鲁司特钠的药物配伍禁忌表

| 药物类别 | 禁忌药物 | 禁忌原理 | 有效措施 |
| --- | --- | --- | --- |
| 镇静催眠药 | 苯巴比妥 | 孟鲁司特的血药浓度 – 时间曲线下面积（AUC）减少大约 40% | 酌情调整孟鲁司特钠的用药剂量 |
| 抗病毒药 | 依非韦伦、茚地那韦 | 可诱导 CYP3A 活性，合用时可降低本品血药浓度 | |
| 其他 | 克拉霉素、红霉素、酮康唑、齐多夫定、沙喹那韦 | 可抑制 CYP3A 活性，合用时可升高本品血药浓度或毒性 | |

# 第 5 章　主要作用于消化系统的药物

## 第 1 节　治疗消化性溃疡和
## 胃食管反流药

## 雷尼替丁 [药典（二）；基（基）；医保（甲）]
### Ranitidine

【药理作用】本品为 $H_2$ 受体拮抗剂，具有抑制胃酸分泌作用。口服后经胃肠道吸收迅速。

【适应证】用于治疗十二指肠溃疡、良性胃溃疡、术后溃疡、反流性食管炎及卓 – 艾综合征等。静脉注射可用于上消化道出血。

【用法用量】口服：每日 2 次，每次 150mg，早晚饭时服。维持剂量每日 150mg，于餐前顿服。有报道每晚 1 次服 300mg，比每日服 2 次、每次 150mg 的疗效好。用于反流性食管炎的治疗，每日 2 次，每次 150mg，共用 8 周。对卓 – 艾综合征，开始每日 3 次，每次 150mg，必要时剂量可加至每日 900mg。

【注意事项】①本品连续使用不得超过 7 日，症状未缓解，请咨询医师或药师。②老年患者与肝肾功能不全患者慎用。③如服用过量或出现严重不良反应，请立即就医。④ 8 岁以下儿童禁用，8 岁以上儿童用量请咨询医师或药师。⑤对本品过敏者禁用，过敏体质者慎用。

【药物配伍禁忌】内容详见雷尼替丁的药物配伍禁忌表。

### 雷尼替丁的药物配伍禁忌表

| 药物类别 | 禁忌药物 | 禁忌原理 | 有效措施 |
| --- | --- | --- | --- |
| 抗心律失常药 | 普鲁卡因胺、普萘洛尔、利多卡因 | 可使普鲁卡因胺的清除率降低，延缓药物作用 | 减少雷尼替丁用药剂量 |
| 维生素 | 维生素 $B_{12}$ | 可降低维生素 $B_{12}$ 的吸收，长期使用可致维生素 $B_{12}$ 缺乏 | 避免长期联合使用 |

## 法莫替丁 [药典（二）；基（基）；医保（甲）]
## Famotidine

【药理作用】本品为组胺 $H_2$ 受体拮抗剂。对胃酸分泌具有明显的抑制作用，也可抑制胃蛋白酶的分泌，对动物实验性溃疡有一定保护作用。服药后约 1 小时起效，作用可维持 12 小时以上。

【适应证】适用于消化性溃疡病（胃、十二指肠溃疡），应激性溃疡、急性胃黏膜出血、胃泌素瘤以及反流性食道炎等。

【用法用量】口服，每次 20mg，每日 2 次，早、晚餐后或睡前服。4~6 周为 1 个疗程。溃疡愈合后的维持量减半。

【注意事项】应排除胃癌后才能使用本品。对本品过敏、严重肾功能不全及孕妇、哺乳期妇女禁用。肝、肾功能不全及婴幼儿慎用。

【药物配伍禁忌】丙磺舒会抑制本品从肾小管的排泄，故不宜联用。

## 西咪替丁 [药典（二）]
## Cimetidine

【药理作用】主要作用于胃壁细胞上 $H_2$ 受体，起竞争性抑制组胺作用，抑制基础胃酸分泌，也抑制由食物、组胺胃泌素、咖啡因及胰岛素等刺激所刺激的胃酸分泌。

【适应证】用于消化道溃疡。

【用法用量】静脉滴注：本品 0.2g 用 5% 葡萄糖注射液或 0.9% 氯化钠注射液或葡萄糖氯化钠注射液 250~500ml 稀释后静脉滴注，滴速为每小时 1~4mg/kg，每次 0.2~0.6g。静脉注射：用上述溶液 20ml 稀释后缓慢静脉注射（2~3 分钟），6 小时 1 次，每次 0.2g。肌内注射：每次 0.2g，6 小时 1 次。

【注意事项】①不宜用于急性胰腺炎。②用药期间应注意检查肾功能和血常规。③应避免本品与中枢抗胆碱药同时使用，以防加重中枢神经毒性反应。④用本品时应禁用咖啡因及含咖啡因的饮料。⑤慢性消化性溃疡突然停药可能导致穿孔，估计为停用后回跳的高酸度所致。故完成治疗后尚需继续服药（每晚 400mg）3 个月。

【药物配伍禁忌】内容详见西咪替丁的药物配伍禁忌表。

### 西咪替丁的药物配伍禁忌表

| 药物类别 | 禁忌药物 | 禁忌原理 | 有效措施 |
|---|---|---|---|
| 其他 | 氢氧化铝、氧化镁、甲氧氯普胺 | 合用可使本品血药浓度降低 | 两者应至少相隔 1 小时 |
| 中和胃酸药 | 硫糖铝 | 合用可能降低硫糖铝疗效（因硫糖铝需经胃酸水解后才能发挥作用） | |
| 其他 | 普萘洛尔、苯妥英钠 | 使合用药物的血药浓度升高 | 避免联用 |
| 阿片类药物 | 吗啡、芬太尼、哌替啶 | 慢性肾衰竭患者合用时可产生呼吸抑制、精神错乱、定向力丧失 | 应减小阿片制剂的用量 |

续表

| 药物类别 | 禁忌药物 | 禁忌原理 | 有效措施 |
|---|---|---|---|
| 抗心律失常药 | 维拉帕米 | 可使维拉帕米的绝对生物利用度提高近一倍 | 调整西咪替丁剂量 |
| 抗真菌药 | 酮康唑 | 可干扰酮康唑的吸收，降低其抗真菌活性 | |
| 黄嘌呤类 | 茶碱、咖啡因、氨茶碱 | 肝代谢降低，可导致清除延缓，血药浓度升高，可能发生中毒反应 | |
| 香豆素类抗凝血药 | 华法林 | 凝血酶原时间可进一步延长 | 调整抗凝血药用量 |
| 解热镇痛药 | 阿司匹林 | 可使阿司匹林作用增强 | 调整剂量 |
| 抗高血压药 | 卡托普利 | 可能引起精神病症状 | 避免联用 |
| 氨基糖苷类 | 链霉素、庆大霉素、卡那霉素 | 本品有与氨基糖苷类相似的神经－肌肉阻断作用，合用可能导致呼吸抑制或呼吸停止 | |

# 尼扎替丁
## Nizatidine

【药理作用】与组胺 $H_2$ 受体结合，可逆性抑制受体功能的发挥，特别是作用于分泌胃酸的胃壁细胞上的 $H_2$ 受体，阻断胃酸形成并使基础胃酸降低，亦可抑制食物和化学刺激所致的胃酸分泌。

【适应证】适用于预防和缓解因膳食引发的发作性胃灼热和胃食管反流性疾病（GERD）以及因 GERD 出现的胃灼热等症状；治疗内镜诊断的食道炎（包括糜烂和溃疡性食道炎）、良性胃溃疡、活动性十二指肠溃疡以及十二指肠溃疡愈合后的维持治疗。

【用法用量】膳食引发的发作性胃灼热等：每日 1 次，每次 75mg，用餐前 0.5~1 小时口服；活动性十二指肠溃疡：成人每日 1 次，每次 300mg，睡前口服；十二指肠溃疡愈合后的维持治疗：成人每日 1 次，每次 150mg，睡前口服。胃食管反流性疾病（GERD）：成人每日 2 次，每次 150mg，良性胃溃疡：每日 1 次，每次 300mg，睡前口服。

【注意事项】应用本品前需排除胃恶性肿瘤。因本品主要经肾脏排泄，中至重度肾功能不全的患者应减量用药。本品部分在肝脏代谢。肾功能正常且无合并症的肝功能不全患者，用药与正常者相似。

【药物配伍禁忌】有报道，每日服用大剂量阿司匹林（3900mg），同时口服本品 150mg，每日 2 次，则出现患者血清水杨酸盐浓度升高，故不宜联用。

# 奥美拉唑 [药典（二）；基（基）；医保（乙）]
## Omeprazole

【药理作用】奥美拉唑与胆碱能及组胺受体无作用，和 $H_2$ 受体拮抗剂相似，可降低胃内酸度，使胃泌素的增加与酸度降低成反比，胃泌素的增加是可逆的。

【适应证】本品用于胃酸过多引起的胃灼热和反酸症状的短期缓解。

【用法用量】口服。每次 20~60mg，每日 1~2 次。每日总剂量根据患者病情调整。若每日总剂量超过 80mg，应分 2 次服用。

【注意事项】当怀疑胃溃疡有恶化问题的可能时。应明确诊断，因给予治疗会减轻症状而延误诊断。

【药物配伍禁忌】内容详见奥美拉唑的药物配伍禁忌表。

### 奥美拉唑的药物配伍禁忌表

| 药物类别 | 禁忌药物 | 禁忌原理 | 有效措施 |
|---|---|---|---|
| 抗真菌药 | 酮康唑、伊曲康唑 | 用奥美拉唑或其他酸抑制剂或抗酸剂治疗时，酮康唑和伊曲康唑的吸收会下降 | 增加酮康唑、伊曲康唑用药剂量 |
| 抗生素 | 克拉霉素 | 他们的血药浓度都会上升，可增加中枢神经系统及胃肠道不良反应的发生率 | 酌情调整奥美拉唑用药剂量 |
| 其他 | 地西泮、华法林和苯妥英钠 | 延长其他酶降解物如安定、华法林和苯妥英钠的清除 | 必要时调整剂量 |

# 兰索拉唑 [药典（二）；医保（乙）]
## Lansoprazole

【药理作用】抑制胃酸分泌的药理作用与奥美拉唑相同，同时也有升高胃泌素、胃黏膜保护作用及抗幽门螺杆菌作用，但抑制胃酸分泌作用及抗幽门螺杆菌作用较奥美拉唑更强。

【适应证】胃溃疡、十二指肠溃疡、反流性食管炎、卓－艾综合征（胃泌素瘤）。

【用法用量】片剂或胶囊剂：每日清晨口服 1 次，1 次 15~30mg。注射剂：静脉滴注，通常成人 1 次 30mg，用 0.9% 氯化钠注射液 100ml 溶解后，每日 2 次，推荐静脉滴注时间 30 分钟，疗程不超过 7 日。

【注意事项】肝功能障碍者及高龄者须慎用。哺乳期妇女最好避免用药，必须应用时应避免哺乳。兰索拉唑片在服用时不宜掰开服用或咀嚼，应整片吞服。

【药物配伍禁忌】内容详见兰索拉唑的药物配伍禁忌表。

### 兰索拉唑的药物配伍禁忌表

| 药物类别 | 禁忌药物 | 配伍变化 | 有效措施 |
|---|---|---|---|
| 祛痰药 | 盐酸溴己新 | 白色浑浊 | 避免联用 |
|  | 盐酸氨溴索 | 乳白浑浊，最后变为米白浑浊 |  |
| 保肝药 | 还原型谷胱甘肽 | 白色浑浊，最后出现白色结晶 |  |
| 心脑血管药物 | 长春西汀 | 乳白色浑浊，最后出现淡黄色浑浊 |  |
|  | 银杏提取物 | 绿色浑浊伴絮状沉淀 |  |
|  | 果糖二磷酸钠 | 出现蓝灰色浑浊，最后变成蓝黑色 |  |
|  | 盐酸罂粟碱 | 白色浑浊，最后变成灰紫色浑浊 |  |
|  | 丹参多酚酸盐 | 等体积混合后药液瞬间变为黄绿色，最后变成棕绿色浑浊 |  |
| 维生素类 | 维生素 $B_6$ | 灰色浑浊，最后变成铁锈色浑浊 |  |

续表

| 药物类别 | 禁忌药物 | 配伍变化 | 有效措施 |
|---|---|---|---|
| 止血药 | 酚磺乙胺 | 混合后颜色变深,10 分钟后明显变黄,30 分钟后呈浅红色,最后变成深红色 | 避免联用 |
| | 氨甲苯酸 | 混合立即乳白色絮状物,震荡后消失,溶液变成黄亮茶色 | |
| | 血凝酶 | 出现黄色浑浊,振荡混合液浑浊无改变,静置 10 分钟混合液变为棕色,30 分钟后变为红棕色,并可见微小悬浮颗粒沉淀 | |
| 营养药 | 复方氨基酸 | 白色絮状浑浊 | |
| 抗菌药物 | 头孢替安、头孢哌酮钠舒巴坦钠 | 白色浑浊 | |
| | 盐酸左氧氟沙星 | 淡灰褐色浑浊,最后出现深灰褐色颗粒沉淀 | |
| | 氨曲南 | 乳白色浑浊,最后出现白色颗粒 | |
| 抗肿瘤药物 | 柔红霉素 | 紫色 | |
| 电解质 | 门冬氨酸钾镁 | 乳白色浑浊 | |
| 镇静催眠药 | 咪达唑仑 | 白色浑浊 | |
| α 受体阻滞剂 | 酚妥拉明 | 白色浑浊 | |
| 止呕药 | 昂丹司琼 | 白色浑浊和颗粒样悬浮物 | |
| | 甲氧氯普胺 | 乳白色伴有颗粒样悬浮物 | |

# 泮托拉唑 [药典(二);医保(乙)]
## Pantoprazole

【药理作用】通过特异性地作用于胃黏膜壁细胞,降低壁细胞中的 $H^+$,$K^+$-ATP 酶的活性,从而抑制胃酸的分泌,本品对细胞色素 P450 依赖性酶的抑制作用较弱。

【适应证】十二指肠溃疡,胃溃疡,中、重度反流性食管炎。与其他抗菌药物(克拉霉素、阿莫西林和甲硝唑)配伍能够根除幽门螺杆菌感染。

【用法用量】片剂或胶囊剂:伴有幽门螺杆菌感染的十二指肠溃疡或胃溃疡患者的联合疗法,本药每次 40mg,每日 2 次,阿莫西林每次 1g,每日 2 次,克拉霉素每次 500mg,每日 2 次;或本药每次 40mg,每日 2 次,甲硝唑每次 500mg,每日 2 次,克拉霉素每次 500mg,每日 2 次;或本药每次 40mg,每日 2 次,阿莫西林每次 1g,每日 2 次,甲硝唑每次 500mg,每日 2 次,一般持续 7 日。其他十二指肠、胃溃疡、反流性食管炎,每次 40mg,每日 1 次。个别病例,特别在其他治疗方法无效的情况下,可将剂量加倍。肾功能受损和老年患者剂量不宜超过每日 40mg。严重肝衰竭的患者每次 40mg,隔日 1 次。注射剂:静脉滴注,每次 40mg,每日 1~2 次。使用前,将 10ml 0.9% 氯化钠注射液注入冻干粉小瓶内,将溶解后溶液加入 0.9% 氯化钠注射液 100ml 中静脉滴注,要求 15~60 分钟内滴完。在溶解和稀释后必须在 4 小时内用完,禁止用其他溶剂或其他药物溶解和稀释。

【注意事项】①肝肾功能不全者慎用,遇有严重肝功能障碍(肝衰竭)的患者,应定期监测肝脏酶谱的变化,若其测定值高,必须停止用药。②当怀疑胃溃疡时,应首先排除癌症的可能性,因为本品治疗可减轻其症状,从而延误诊断。③不宜同时再服用其他抗酸剂和抑酸剂。④对妊娠和哺乳期妇女，泮托拉唑必须严格限制使用，因为目前还没有将之用于此种情况的经验。尽管动物实验未发现其对胚胎的任何损害，但确定可见少量药物进入动力的乳汁。⑤中、重度肝肾功能障碍的患者禁用根除幽门螺杆菌感染的联合疗法，因为目前尚缺乏联合疗法对这类患者疗效及安全性的临床经验。

【药物配伍禁忌】内容详见泮托拉唑的药物配伍禁忌表。

泮托拉唑的药物配伍禁忌表

| 药物类别 | 禁忌药物 | 配伍变化 | 有效措施 |
|---|---|---|---|
| 抗菌药物 | 克林霉素磷酸酯 | 开始没有明显变化，3分钟后颜色变为微黄，最后变为砖红色浑浊 | 避免联用 |
| | 马来酸阿奇霉素 | 瞬间产生白色絮状沉淀，1分钟后消失 | |
| | 左氧氟沙星 | 淡黄色溶液立即变为白色浑浊液体 | |
| | 甲磺酸帕珠沙星、硫酸阿米卡星 | 白色浑浊 | |
| 维生素类 | 维生素 $B_6$ | 黄色浑浊 | |
| 止血药 | 氨苯甲酸 | 黄色浑浊 | |
| | 酚磺乙胺 | 出现粉紫色，静置，颜色逐渐加深至紫红色 | |
| | 白眉蛇毒血凝酶 | 乳白色浑浊 | |
| 心脑血管药物 | 红花黄色素 | 液体立即由淡黄色变为棕黄色 | |
| | 果糖二磷酸钠 | 白色浑浊 | |
| 抗肿瘤药物 | 盐酸阿柔比星 | 黄色浑浊 | |
| 解热镇痛药 | 盐酸丙帕他莫 | 白色浑浊 | |
| 抗风湿 | 复方骨肽 | 溶液变为乳白色 | |
| 辅酶类药物 | 肌苷 | 如白色浑浊 | |
| 免疫调节药 | 胸腺肽 | 白色沉淀，静置1小时，液体呈现微黄色，内部出现沉淀物 | |
| 胃肠动力药 | 甲氧氯普胺 | 白色浑浊 | |

# 埃索美拉唑（艾司奥美拉唑） [药典（二）；医保（乙）]
## Esomeprazole

【药理作用】埃索美拉唑是奥美拉唑的 $S-$ 异构体，通过特异性的靶向作用机制减少胃酸分泌，为胃壁细胞中质子泵的特异性抑制剂。

【适应证】用于胃食管反流性疾病（GORD）包括侵蚀性反流性食管炎（包括糜烂性食管炎）的起始和长期治疗。可用于食管炎的长期维持治疗和预防 GORD 复发，以及 GORD 病的对症治疗。与抗生素联用于根除幽门螺杆菌，治疗幽门螺旋杆菌引起的十二指肠溃疡，以及预防幽门螺杆菌相关的消化道溃疡的复发。

【用法用量】口服：每次 20~40mg，每日 1 次。对于不能口服用药的患者，推荐每日 1 次静脉注射或静脉滴注 20~40mg。

【注意事项】当出现任何报警症状（如显著的非有意的体重下降，反复的呕吐，吞咽困难，吐血或黑便），怀疑有胃溃疡或已患有胃溃疡时，应排除恶性肿瘤，因为使用埃索美拉唑镁肠溶片治疗可减轻症状，延误诊断。长期使用该药治疗的患者（特别是使用1年以上者）应定期进行监测。已知对埃索美拉唑、其他苯并咪唑类化合物过敏者禁用。

**【药物配伍禁忌】**内容详见埃索美拉唑的药物配伍禁忌表。

埃索美拉唑的药物配伍禁忌表

| 药物类别 | 禁忌药物 | 配伍变化 | 有效措施 |
|---|---|---|---|
| 抗菌药物 | 万古霉素 | 颜色变为咖啡色 | |
| 水、电解质营养液 | 门冬氨酸钾镁 | 乳白色浑浊 | |
| | 果糖二磷酸钠 | 液体由无色透明变为淡黄色，后逐渐变为深茶色，静置24小时后茶色液体上层出现黑色悬浮颗粒，瓶底有部分沉淀 | |
| | 复方氨基酸 | 乳白色絮状物 | |
| 止血药 | 白眉蛇毒血凝酶 | 白色浑浊 | 避免联用 |
| | 生长抑素 | 白色颗粒样结晶 | |
| 心脑血管药 | 长春西汀 | 乳白色浑浊 | |
| 维生素类 | 维生素 $B_6$ | 药液变为黄色，最后变为咖啡色 | |
| 祛痰药 | 盐酸氨溴索 | 白色浑浊 | |
| 肝脏治疗药物 | 门冬氨酸鸟氨酸 | 乳白色浑浊 | |
| 镇痛药 | 帕瑞昔布 | 白色浑浊，放置会有白色絮状物出现 | |

# 艾普拉唑 <sup>[医保（乙）]</sup>
## Ilaprazole

**【药理作用】**艾普拉唑属不可逆型质子泵抑制剂，其结构属于苯并咪唑类。艾普拉唑经口服后选择性地进入胃壁细胞，转化为次磺酰胺活性代谢物，与 $H^+$、$K^+$-ATP 酶上的巯基作用，形成二硫键的共价结合，不可逆抑制 $H^+$、$K^+$-ATP 酶，产生抑制胃酸分泌的作用。

**【适应证】**本品适用于治疗十二指肠溃疡。

**【用法用量】**本品用于成人十二指肠溃疡，每日晨起空腹吞服（不可咀嚼），每日1次，每次 10mg。疗程为4周，或遵医嘱。

**【注意事项】**对艾普拉唑及其他苯并咪唑类化合物过敏者禁用。由于目前尚无肝、肾功能不全者的临床试验资料，肝、肾功能不全者禁用。目前尚无孕妇及哺乳期妇女使用本品的临床试验资料，不建议孕妇及哺乳期妇女服用。若哺乳期妇女必须用药时，应暂停哺乳。一般而言，老年患者的胃酸分泌能力和其他生理机能均会降低，用药应慎重。本品临床试验中18例60~65岁患者使用10mg治疗4周，其安全性和有效性与一般人群无明显区别。

**【药物配伍禁忌】**由于艾普拉唑抑制胃酸分泌，可影响依赖于胃内 pH 值吸收的药物（如酮康唑、伊曲康唑等）的生物利用度，合用时应注意调整剂量或避免联用。

# 胶体果胶铋 <sup>[药典（二）；基（基）；医保（乙）]</sup>
## Colloidal Bismuth Pectin

**【药理作用】**应用生物大分子果胶酸代替现有铋制剂中的小分子酸根（如碳酸根、硝酸根及枸橼酸根等），从而增强了本药的胶体特性，使其在酸性介质中能形成高黏度溶胶。

【适应证】用于治疗消化性溃疡（特别是幽门螺杆菌相关性溃疡），也可用于治疗浅表性胃炎、慢性胃萎缩及消化道出血。

【用法用量】①消化性溃疡和慢性胃炎：每次 150mg，每日 4 次，分别于三餐前 1 小时及临睡时服用。疗程一般为 4 周。②并发消化道出血：将日服剂量 1 次服用。方法为将胶囊内容物取出，用水冲开搅匀后服用。

【注意事项】对本品过敏者禁用，肾功能不全者、孕妇禁用，用药期间暂停哺乳。

【药物配伍禁忌】内容详见胶体果胶铋的药物配伍禁忌表。

#### 胶体果胶铋的药物配伍禁忌表

| 药物类别 | 禁忌药物 | 禁忌原理 | 有效措施 |
|---|---|---|---|
| 抑酸药 | H₂ 受体拮抗剂 | 降低胃内酸性水平，阻碍本药溶胶态的形成，从而降低本药疗效 | 避免联用 |
| | 质子泵抑制剂 | | |

## 复方铝酸铋 [药典（二）；医保（乙）]
### Compound Bismuth Aluminate

【药理作用】本药为抗消化性溃疡药，内含的主要成分为铝酸铋，口服后可在溃疡表面形成一层保护性的铋钛复合物膜，碳酸氢钠和碳酸镁可中和部分胃酸，从而防止胃酸和胃蛋白酶对胃黏膜的侵蚀及破坏，促进黏膜再生和溃疡的愈合。

【适应证】胃及十二指肠溃疡；慢性浅表性胃炎、十二指肠球炎；胃酸过多引起的胃痛、胃灼热感、反酸及功能性消化不良。

【用法用量】以铝酸铋计，每次 200~400mg，每日 3 次，餐后服用。

【注意事项】肾功能不全者、孕妇、哺乳期妇女禁用。

【药物配伍禁忌】内容详见复方铝酸铋的药物配伍禁忌表。

#### 复方铝酸铋的药物配伍禁忌表

| 药物类别 | 禁忌药物 | 禁忌原理 | 有效措施 |
|---|---|---|---|
| 抑酸药 | H₂ 受体拮抗剂 | 降低本药疗效 | 间隔半小时以上 |
| | 质子泵抑制剂 | | |
| 四环素类抗生素 | 四环素 | 影响四环素的吸收 | 避免联用 |
| 喹诺酮类抗生素 | 诺氟沙星、环丙沙星 | 喹诺酮类药物可络合金属离子，使两类药的活性降低 | 间隔 2~3 小时 |

## 枸橼酸铋钾 [药典（二）；基（基）；医保（甲）]
### Bismuth Potassium Citrate

【药理作用】本药为抗溃疡药，抗胃蛋白酶作用，改变胃黏液成分，防止氢离子逆弥散。提高胃及十二指肠黏膜中前列腺素 E₂ 浓度，并使唾液腺分泌的上皮生长因子富集于溃疡部位并保护其不受胃酸灭活，从而起到保护胃黏膜、促进溃疡组织修复和愈合的作用。

【适应证】用于胃、十二指肠溃疡及慢性胃炎，可缓解胃酸过多引起的胃痛、胃灼热感及反酸等。

【用法用量】口服，每次 0.3g，每日 4 次，餐前半小时及睡前服用。

【注意事项】对本品过敏者禁用，严重肾功能不全者、孕妇禁用。

【药物配伍禁忌】内容详见枸橼酸铋钾的药物配伍禁忌表。

枸橼酸铋钾的药物配伍禁忌表

| 药物类别 | 禁忌药物 | 禁忌原理 | 有效措施 |
|---|---|---|---|
| 抑酸药 | H$_2$ 受体拮抗剂 | 降低胃内酸性水平，阻碍本药溶胶态的形成，从而降低本药疗效 | 避免联用 |
| | 质子泵抑制剂 | | |
| 抗生素 | 四环素 | 影响四环素的吸收 | |

# 枸橼酸铋钾／克拉霉素／替硝唑<br>Bismuth Potassium Citrate–Clarithromycin–Tinidazole

【药理作用】本药中的枸橼酸铋钾在胃酸的作用下迅速崩解而形成微小的胶肽物质，与溃疡面的蛋白质密切结合并形成致密、均匀的保护膜，阻止胃酸和胃蛋白酸对溃疡面的侵蚀，促进内源性前列腺素的生成、上皮细胞的再生，加速溃疡组织的自身修复。

【适应证】用于十二指肠溃疡、胃溃疡（伴幽门螺杆菌感染者），尤其是复发性和难治性溃疡以及慢性胃炎（伴幽门螺杆菌感染者），尤其是其他药物治疗无效且症状较重者。

【用法用量】枸橼酸铋钾片（白色片）：每日 2 次，每次 220mg，早、晚餐前半小时空腹服用。替硝唑片（绿色片）：每日 2 次，每次 500mg，早、晚餐后服用。克拉霉素片（黄色片）：每日 2 次，每次 250mg，早、晚餐后服用。疗程为 1 周，根据病情，必要时可加服 1 个疗程。

【注意事项】对本药任何成分过敏及对吡咯类或大环内酯类药物过敏禁用，严重肝、肾功能损害者、电解质紊乱、中枢神经系统疾病患者、血液病患者、心律失常、心动过缓、Q–T 间期延长、缺血性心脏病、充血性心力衰竭等心脏病患者、孕妇和哺乳期妇女禁用。

【药物配伍禁忌】内容详见枸橼酸铋钾／克拉霉素／替硝唑的药物配伍禁忌表。

枸橼酸铋钾／克拉霉素／替硝唑的药物配伍禁忌表

| 药物类别 | 禁忌药物 | 禁忌原理 | 有效措施 |
|---|---|---|---|
| 抑酸药 | H$_2$ 受体拮抗剂 | 降低胃内酸性水平，阻碍本药中枸橼酸铋钾溶胶态的形成，从而降低本药疗效 | 避免联用 |
| | 质子泵抑制剂 | | |
| 抗生素 | 四环素 | 影响四环素的吸收 | |
| 抗过敏药 | 特非那定 | 特非那定不可与大环内酯类抗生素合用 | |

# 胶体酒石酸铋<br>Colloidal Bismuth Tartrate

【药理作用】可在肠胃黏膜表面形成保护层，有利于溃疡的愈合和炎症的消除；亦可刺激黏膜上皮细胞分泌黏液，增强对黏膜的保护作用。

**【适应证】**用于消化性溃疡，尤其是幽门螺杆菌相关性溃疡；慢性结肠炎、溃疡性结肠炎所致的腹泻以及慢性浅表性和萎缩性胃炎。

**【用法用量】**口服，每次 165mg，每日 4 次，分别于三餐前 1 小时及临睡前服用。

**【注意事项】**对本品过敏者禁用，肾功能不全者、妊娠期妇女禁用。

**【药物配伍禁忌】**内容详见胶体酒石酸铋的药物配伍禁忌表。

胶体酒石酸铋的药物配伍禁忌表

| 药物类别 | 禁忌药物 | 禁忌原理 | 有效措施 |
|---|---|---|---|
| 抑酸药 | $H_2$ 受体拮抗剂 | 降低胃内酸性水平，阻碍本药溶胶态的形成，从而降低本药疗效 | 避免联用 |
| | 质子泵抑制剂 | | |

# 米索前列醇 [基（基）；医保（甲）]
## Misoprostol

**【药理作用】**本药为抗消化性溃疡药前列腺素 $E_1$ 衍生物，具有较强的抑制胃酸分泌的作用，还能抑制胃蛋白酶的分泌，刺激胃黏液及碳酸氢盐的分泌，促进磷脂合成，增加胃黏膜的血流量，从而保护胃黏膜。

**【适应证】**用于治疗胃、十二指肠溃疡和预防非甾体抗炎药引起的出血性消化性溃疡；与米非司酮序贯应用，用于终止停经 49 日内的早期妊娠。

**【用法用量】**①胃溃疡和十二指肠溃疡：每次 0.2mg，每日 4 次，于餐前和睡前服用。②预防非甾体抗炎药所致的消化性溃疡：每次 0.2mg，每日 2~4 次。③终止早期妊娠：停经小于或等于 49 日的健康早孕妇女要求药物流产时，给予米非司酮 150mg，分次服用（每次 25mg，每日 2 次，连服 3 日）。

**【注意事项】**对前列腺素类药物过敏者、有使用前列腺素类药物禁忌证者（青光眼、哮喘、过敏性结肠炎及过敏体质等）、心、肝、肾疾病患者和肾上腺皮质功能不全者、脑血管或冠状动脉疾患者、非宫内节育器和怀疑宫外孕者、无终止妊娠目的的孕妇禁用。

**【药物配伍禁忌】**本品不可与含镁抗酸药同服，可加重本药的腹泻、腹痛等不良反应。

# 硫糖铝 [药典（二）；医保（乙）]
## Sucralfate

**【药理作用】**促进溃疡愈合的作用。

**【适应证】**用于治疗胃炎、胃及十二指肠溃疡。

**【用法用量】**口服给药，每次 1g，每日 3~4 次，餐前 1 小时或睡前服用。

**【注意事项】**对本药过敏者、习惯性便秘者禁用，肝肾功能不全、哺乳期妇女慎用。

**【药物配伍禁忌】**内容详见硫糖铝的药物配伍禁忌表。

硫糖铝的药物配伍禁忌表

| 药物类别 | 禁忌药物 | 禁忌原理 | 有效措施 |
|---|---|---|---|
| 脂溶性维生素 | 维生素 A、维生素 D、维生素 E、维生素 K | 干扰脂溶性维生素的吸收 | 避免联用 |
| 其他脂溶性药物 | 华法林、地高辛、喹诺酮类、苯妥英钠、布洛芬、吲哚美辛、氨茶碱、甲状腺素 | 影响该类药物在胃肠道的吸收 | |
| 抗抑郁药 | 阿米替林 | 明显影响阿米替林的吸收 | 延长两药间隔或增加阿米替林剂量 |
| 四环素类抗生素 | 四环素 | 与铝形成不溶性络合物 | 避免同服或服用四环素后 2 小时，不可在给予本药后再服用四环素 |
| 助消化药 | 多酶片 | 本药可络合胃蛋白酶 | 避免联用 |
| 制酸药 | H₂ 受体拮抗剂、质子泵抑制剂 | 干扰本药不溶性胶体的形成 | 避免联用或间隔 0.5~1 小时 |

# 甘草锌<br>Licorzinc

【药理作用】本品的抗溃疡成分能增加胃黏膜细胞的"己糖胺"成分，提高胃黏膜的防御能力，延长胃黏膜上皮细胞的寿命，加速溃疡愈合；锌参与纤维细胞的分裂及胶原合成，能促进胃黏膜分泌黏液，加强黏液屏障功能，促进黏膜再生，加速溃疡愈合。

【适应证】用于口腔、胃、十二指肠及其他部位的溃疡症；促进创伤和烧伤的愈合；儿童畏食、异食癖、生长发育不良、肠病肢端性皮炎及其他儿童锌缺乏症；成人锌缺乏症；寻常型痤疮。

【用法用量】口服给药。①消化性溃疡：片剂每次 0.5g，颗粒剂每次 10g，每日 3 次；②保健营养性补锌：片剂每日 0.25g，每日 3 次，颗粒剂每次 1.5g，每日 2~3 次；③青春期痤疮、口腔溃疡及其他缺锌病症：片剂每次 0.25g，每日 3 次，颗粒剂每次 5g，每日 2~3 次。

【注意事项】心功能不全者、肾功能不全者及高血压患者慎用。

【药物配伍禁忌】本药与四环素类、氟喹诺酮类抗生素合用时可降低该类药物的活性，应避免同服。

# 吉法酯 [医保（乙）]<br>Gefarnate

【药理作用】具有促进溃疡愈合，调节胃肠功能和胃酸分泌、保护胃肠黏膜等作用。

【适应证】用于治疗胃、十二指肠溃疡及急、慢性胃炎，也可用于空肠溃疡、结肠炎和胃痉挛等。

【用法用量】口服给药。①治疗性用药：每次 100mg，每日 3 次；②维持性用药：每次

50~100mg，每日 3 次；③预防性用药：每次 50mg，每日 3 次。

**【注意事项】**有前列腺素类药物禁忌证者（如青光眼）慎用。

**【药物配伍禁忌】**内容详见吉法酯的药物配伍禁忌表。

### 吉法酯的药物配伍禁忌表

| 药物类别 | 禁忌药物 | 禁忌原理 | 有效措施 |
|---|---|---|---|
| 保钾利尿药 | 螺内酯 | 螺内酯可降低本药的吸收 | 避免联用 |
| | 阿米洛利 | 延缓本药的代谢、降低本药的疗效 | |

# 甘珀酸钠
## Carbenoxolone Sodium

**【药理作用】**加强胃黏膜屏障，保护胃黏膜不受胆汁的损伤。可减少胃上皮细胞脱落，促进组织再生和愈合，具有自体保护作用和抗溃疡作用。能在胃黏膜细胞内抑制胃蛋白酶原，预防胆汁返流入胃，避免 $H^+$ 反弥散透入胃黏膜上皮。

**【适应证】**用于治疗慢性胃溃疡，对不宜手术的患者尤为适用，对十二指肠溃疡疗效略差；可适用于治疗轻度肾上腺皮质功能不全；可与抗酸药联用作用于胃食管反流综合征；本药凝胶或糖锭可用于治疗口腔溃疡。

**【用法用量】**口服。消化性溃疡：每次 50~100mg，每日 3 次，连用 1 周，以后每次 50mg，每日 3 次，餐后服用。

**【注意事项】**对本药过敏者、醛固酮增多症患者、低钾血症、孕妇、哺乳期妇女禁用。

**【药物配伍禁忌】**本药所导致的低血钾可明显增加地高辛的毒性，应避免联用，如必须合用，需随时关注患者的电解质情况。

# 铝碳酸镁 [基（基）；医保（乙）]
## Hydrotalcite

**【药理作用】**本药为抗酸药、直接作用于病变部位，不吸收入血。可迅速、持久地中和胃酸，可逆性、选择性的结合胆酸，还可持续性阻止胃蛋白酶对胃的损伤，并可增强胃黏膜保护因子的作用。

**【适应证】**用于急慢性胃炎、十二指肠球炎、胃溃疡、十二指肠溃疡，可缓解胃酸过多引起的胃灼痛、反酸、恶心、呕吐、腹胀等；还可用于反流性食管炎及胆汁反流；同时亦可用于预防非甾体抗炎药所造成的胃黏膜损伤。

**【用法用量】**口服给药。①片剂：每次 0.5~1g，每日 3 次，嚼服。用于治疗胃、十二指肠溃疡时，每次 1g，每日 3~4 次，且症状缓解后应再维持治疗至少 4 周。②咀嚼片：每次 0.5~1g，每日 3 日，咀嚼成粉末后与温水吞服。③颗粒：每次 0.5~1g，每日剂量为 1.5~2g，直接口服或用温水冲服。

**【注意事项】**对本药过敏者、严重肝肾功能不全者、低磷血症者禁用。

**【药物配伍禁忌】**内容详见铝碳酸镁的药物配伍禁忌表。

铝碳酸镁的药物配伍禁忌表

| 药物类别 | 禁忌药物 | 禁忌原理 | 有效措施 |
|---|---|---|---|
| 脂溶性维生素 | 维生素 A、维生素 D、维生素 E、维生素 K | 减少脂溶性维生素的吸收 | 避免联用 |
| 易与铝结合药物 | 四环素、地高辛、铁剂、去氧胆酸、香豆素衍生物、法莫替丁、雷尼替丁、西咪替丁 | 铝在胃肠道中可与该类药品结合，影响该类药物的吸收 | |

# 氢氧化镁
## Magnesium Hydroxide

【**药理作用**】本药可通过渗透性地潴留液体而扩张结肠，并增强其蠕动功能，从而促进肠道排空；还可与胃中的盐酸反应生成氯化镁。口服后 0.5~6 小时可起通便作用，药物随尿液及粪便排泄。

【**适应证**】用于短期治疗偶发性便秘及胃酸过多症。

【**用法用量**】口服给药。偶发性便秘：咀嚼片，每次 2.488g，睡前 1 次或分数次服用；混悬液：每日 2.4~4.8g，睡前 1 次或分数次服用。胃酸过多症：咀嚼片，每次 0.622~1.244g，每 4 小时 1 次，每日最多 4 次；混悬液：根据需要每次 0.4~1.2g，每日最多 4 次。

【**注意事项**】对本药过敏者禁用。

【**药物配伍禁忌**】内容详见氢氧化镁的药物配伍禁忌表。

氢氧化镁的药物配伍禁忌表

| 药物类别 | 禁忌药物 | 禁忌原理 | 有效措施 |
|---|---|---|---|
| 降血钾药 | 聚苯乙烯磺酸钙、聚磺苯乙烯 | 合用可导致代谢性碱中毒 | 避免联用 |
| 促泻药 | 比沙可啶 | 导致比沙可啶肠溶片在到达大肠前释放，造成胃刺激和腹部绞痛 | |

# 三硅酸镁[药典（二）]
## Magnesium Trisilicate

【**药理作用**】本药可中和胃酸，但作用较弱，吸收缓慢，约 10% 的镁经肠道吸收，随尿排出，其余大部分以可溶性和不可溶性形式随粪便排出。

【**适应证**】用于缓解胃酸过多引起的胃痛、胃灼热感、反酸以及胃溃疡、十二指肠溃疡。

【**用法用量**】胃酸过多引起的胃痛、胃灼热感、反酸：每次 300~900mg，每日 3~4 次；胃溃疡、十二指肠溃疡：每次 1000mg，每日 3~4 次。

【**注意事项**】对本药过敏者禁用，妊娠早期妇女慎用。

【**药物配伍禁忌**】本药与氯丙嗪合用时可抑制氯丙嗪的吸收，避免联用。

# 氧化镁 [药典(二)]
## Magnesium Oxide

【药理作用】本药的作用包括：中和胃酸；保护胃黏膜；吸附和结合胃蛋白酶。本药口服后不被胃肠道吸收，经粪便排出体外。

【适应证】本药与氢氧化镁合用用于治疗有便秘的胃酸过多、消化性溃疡；大剂量时可用于促进胃排空，治疗便秘。

【用法用量】口服给药。胃酸过多、消化性溃疡：每次 0.2~1g，每日 3 次；便秘：每次 3g，每日 3 次。

【注意事项】对本药过敏者、严重肾功能不全者、急腹症患者、消化道出血诊断不明者、溃疡性结肠炎、慢性腹泻者禁用。

【药物配伍禁忌】内容详见氧化镁的药物配伍禁忌表。

### 氧化镁的药物配伍禁忌表

| 药物类别 | 禁忌药物 | 禁忌原理 | 有效措施 |
|---|---|---|---|
| 磷酸盐类 | 磷酸盐类药物 | 本药可与磷酸根结合，阻碍磷酸盐的吸收 | 避免联用 |
| 四环素类 | 四环素 | 干扰四环素的吸收 | |

# 复方氢氧化铝 [药典(二)；基(基)；医保(甲)]
## Compound Aluminium Hydroxide

【药理作用】具有抗酸、吸附、局部止血和保护溃疡面对等作用。

【适应证】用于缓解胃酸过多而引起的反酸等症状，适用于胃及十二指肠溃疡病、反流性食管炎、上消化道出血等的治疗；与钙剂和维生素 D 合用可治疗新生儿低钙血症；大剂量可用于尿毒症患者，以减轻高磷酸血症。

【用法用量】口服给药。凝胶剂：每次 0.2~0.32g，每日 3 次，餐前 1 小时服用；片剂：每次 0.6~0.9g，每日 3 次，餐前 1 小时服用。

【注意事项】对本药过敏者、骨折患者、低磷酸血症、有胆汁、胰液分泌不足或排泄障碍者禁用。

【药物配伍禁忌】内容详见复方氢氧化铝的药物配伍禁忌表。

### 复方氢氧化铝的药物配伍禁忌表

| 药物类别 | 禁忌药物 | 禁忌原理 | 有效措施 |
|---|---|---|---|
| 枸橼酸盐 | 枸橼酸盐 | 可导致血铝含量大幅上升 | 避免联用 |
| 四环素类 | 四环素 | 四环素可络合铝离子 | |
| 肠溶衣制剂 | 各类药物的肠溶衣剂型 | 可使肠溶衣加快溶解 | |
| 其他 | 地高辛、华法林、双香豆素、奎宁、奎尼丁、氯丙嗪、普萘洛尔、吲哚美辛、异烟肼、维生素、巴比妥类 | 氢氧化铝会影响其的吸收或消除 | |

# 铝镁加
## Almagate

【药理作用】本药为抗酸药，可中和胃酸，亦可部分降低胃蛋白酶活性且不影响消化功能，同时还可大量吸附胆酸，对胆汁反流引起的胃溃疡有一定作用。

【适应证】用于治疗胃及十二指肠溃疡，胃酸过多引起的反酸、胃灼热、疼痛、腹胀、嗳气能症状。

【用法用量】口服给药。每次1.5g，每日3~4次，餐后1~2小时或睡前服用。

【注意事项】禁忌证尚不明确。

【药物配伍禁忌】本药与四环素合用时会影响四环素的吸收，不宜合用。

# 铝镁二甲硅油
## Alumina,Magnesia and Dimethicone

【药理作用】本品对胃内已存在的胃酸起中和或缓冲作用，从而缓解胃酸过多的症状。

【适应证】用于胃酸过多、胃及十二指肠溃疡、胃肠胀气。

【用法用量】口服给药。每次1~2片（每片含氢氧化铝153mg、氢氧化镁200mg、二甲硅油18.9mg），每日4次。

【注意事项】禁忌证尚不明确。

【药物配伍禁忌】内容详见铝镁二甲硅油的药物配伍禁忌表。

### 铝镁二甲硅油的药物配伍禁忌表

| 药物类别 | 禁忌药物 | 禁忌原理 | 有效措施 |
| --- | --- | --- | --- |
| 四环素类 | 四环素 | 阻碍四环素的吸收 | 避免联用 |
| 脂溶性维生素 | 维生素A、维生素D、维生素E等 | 减少脂溶性维生素的吸收 | |

# 第2节　胃肠解痉药

丁溴东莨菪碱（191）　　　　　　山莨菪碱（192）

# 丁溴东莨菪碱 [药典（二）；医保（乙）]
## Scopolamine Butylbromide

【药理作用】本品能选择性地缓解胃肠道、胆道及泌尿道平滑肌痉挛和抑制其蠕动，对呼吸中枢具有兴奋作用；抗眩晕及抗震颤麻痹作用较阿托品强。

【适应证】①用于胃、十二指肠、结肠内窥镜检查的术前准备，内镜逆行胰胆管造影，和胃、十二指肠、结肠的气钡低张造影或腹部CT扫描的术前准备，可减少或抑制胃肠道蠕动；

②用于各种病因引起的胃肠道痉挛、胆绞痛、肾绞痛或胃肠道蠕动亢进等。

**【用法用量】**肌内注射、静脉注射或溶于 5% 葡萄糖注射液、氯化钠注射液静脉滴注。成人每次 10~20mg，或 1 次用 10mg，间隔 20~30 分钟后再用 10mg。

**【注意事项】**①本品应用出现过敏反应时应停药；②对于血压偏低者应用本品时，应注意防止产生体位性低血压；③皮下或肌内注射时要注意避开神经与血管，如需反复注射应不在同一部位，宜左右交替注射；④禁与碱、碘及鞣酸配伍。

**【药物配伍禁忌】**内容详见丁溴东莨菪碱的药物配伍禁忌表。

### 丁溴东莨菪碱的药物配伍禁忌表

| 药物类别 | 禁忌药物 | 禁忌原理 | 有效措施 |
|---|---|---|---|
| 抗胆碱能药 | 阿托品、山莨菪碱、东莨菪碱 | 合用时会增加毒性 | 避免联用 |
| 吩噻嗪类 | 氯丙嗪、奋乃静 | | |
| 拟肾上腺素能药物 | 右苯丙胺 | 可增强止吐作用，减少本品的嗜睡作用，但口干更显著 | 酌情调整用药剂量 |
| 三环类抗抑郁药 | 阿米替林 | 两者均具有抗胆碱能效应，口干、便秘、视力模糊等副作用加剧，可使老年患者发生尿潴留，诱发急性青光眼及麻痹性肠梗阻等 | |
| 其他 | 地高辛、呋喃妥因、维生素 $B_2$ | 合用时会明显增加后者的吸收 | 降低丁溴东莨菪碱的用药剂量 |
| 抗心绞痛药 | 硝酸甘油 | 因唾液减少使后者崩解减慢，从而影响其吸收，作用有可能推迟和（或）减弱 | 增加用药剂量 |

## 山莨菪碱 [药典（二）；基（基）；医保（甲）]
### Anisodamine

**【药理作用】**为阻断 M 胆碱受体的抗胆碱药，作用与阿托品相似或稍弱。

**【适应证】**用于解除平滑肌痉挛，胃肠绞痛、胆道痉挛以及急性微循环障碍、有机磷中毒等。

**【用法用量】**口服：成人 1 次 5~10mg，每日 3 次。肌内注射或静脉注射：成人一般剂量 1 次 5~10mg，小儿 1 次 0.1~0.2mg/kg，每日 1~2 次，也可经稀释后静脉滴注。

**【注意事项】**①急腹症诊断未明确时，不宜轻易使用。②夏季用药时，因其闭汗作用，可使体温升高。③静脉滴注过程中若出现排尿困难，对于成人可肌内注射新斯的明 0.5~1.0mg 或氢溴酸加兰他敏 2.5~5mg，对于小儿可肌内注射新斯的明 0.01~0.02mg/kg，以解除症状。颅内压增高、脑出血急性期、青光眼、幽门梗阻、肠梗阻及前列腺肥大者禁用；反流性食管炎、重症溃疡性结肠炎慎用。

**【药物配伍禁忌】**高浓度消旋山莨菪碱注射液与多烯磷脂酰胆碱注射液配伍会有白色沉淀且浑浊的表现，且静置后白色沉淀物无变化。禁止混合使用。若必须使用，需实施间隔输液，清除管内残余药液。

# 第 3 节　助消化药

## 胃蛋白酶[药典（二）]
### Pepsin

【药理作用】本药为一种蛋白水解酶，可在胃酸参与下使凝固的蛋白质分解为多肽，但不可进一步使之分解为氨基酸。其消化能力以含 0.2%~0.4% 盐酸（pH 1.6~1.8）时最强，故常与稀盐酸合用。

【适应证】用于胃蛋白酶缺乏或消化功能减退引起的消化不良。

【用法用量】口服。片剂：每次 240~480U，每日 3 次；颗粒：每次 480U，每日 3 次；口服溶液：每次 10ml，每日 3 次。

【注意事项】对本药过敏者禁用。

【药物配伍禁忌】内容详见胃蛋白酶的药物配伍禁忌表。

### 胃蛋白酶的药物配伍禁忌表

| 药物类别 | 禁忌药物 | 禁忌原理 | 有效措施 |
| --- | --- | --- | --- |
| 铝剂 | 含铝药物 | 与本药形成螯合物，降低本药生物活性 | 避免联用 |
| 酸和重金属 | 鞣酸、没食子酸、多数重金属 | 本药水溶液遇以上溶液可产生沉淀 | |

# 第 4 节　促胃肠动力药及止吐、催吐药

## 甲氧氯普胺[药典（二）；基（基）；医保（甲）]
### Metoclopramide

【药理作用】本品能阻断中枢 CTZ 多巴胺（$D_2$）受体发挥止吐作用，较大剂量时也可作用于 $5-HT_3$ 受体产生止吐作用；外周则表现为阻断胃肠多巴胺受体，增加胃肠蠕动，引起从食管到近端小肠平滑肌运动，增加贲门括约肌张力，松弛幽门，加速胃的正向排空。

【适应证】各种病因所致恶心、呕吐、嗳气、消化不良、胃部胀满、胃酸过多等症状的对症治疗；反流性食管炎、胆汁反流性胃炎、功能性胃滞留、胃下垂等；残胃排空延迟症、迷走神经切除后胃排空延缓；糖尿病性胃轻瘫、尿毒症、硬皮病等疾患所致胃排空障碍。

【用法用量】口服：成人每次 5~10mg，每日 3~4 次，总剂量不得超过每日 0.5mg/kg。5~14 岁儿童每次用 2.5~5mg，每日 3 次，餐前 30 分钟服，宜短期服用，总剂量不得超过

每日 0.1mg/kg。肌内或静脉注射：成人每次 10~20mg，每日剂量不超过 0.5mg/kg。6 岁以下小儿，每次 0.1mg/kg，6~14 岁，每次 2.5~5mg。肾功能不全者，剂量减半。

【注意事项】本品对晕动病所致呕吐无效。醛固酮与血清催乳素浓度可因甲氧氯普胺的使用而升高。严重肾功能不全患者剂量至少须减少 60%，这类患者容易出现锥体外系症状。因本品可降低西咪替丁的口服生物利用度，若两药必须合用，间隔时间至少要 1 小时。下列情况禁用：癫痫发作的频率与严重性均可因用药而增加；胃肠道出血、机械性肠梗阻或穿孔，可因用药使胃肠道的动力增加，病情加重；嗜铬细胞瘤可因用药出现高血压危象；不能用于因行化疗和放疗而呕吐的乳癌患者。下列情况慎用：肝功能衰竭时，丧失了与蛋白结合的能力；肾衰竭，即重症慢性肾功能衰竭，可使锥体外系反应危险性增加，用量应减少。

【药物配伍禁忌】内容详见甲氧氯普胺的药物配伍禁忌表。

### 甲氧氯普胺的药物配伍禁忌表

| 药物类别 | 禁忌药物 | 配伍变化 | 有效措施 |
|---|---|---|---|
| 抑酸药 | 泮托拉唑 | 白色浑浊 | |
| 利尿剂 | 呋塞米 | 乳白色絮状物 | 避免联用 |
| 抗菌药物 | 夫西地酸钠、左氧氟沙星、头孢哌酮钠他唑巴坦钠、头孢匹胺钠 | 浑浊 | |

# 昂丹司琼 [药典（二）；基（基）；医保（乙）]
## Ondansetron

【药理作用】本品为一种高选择性的 5- 羟色胺 3（5-$HT_3$）受体拮抗剂。抗肿瘤的化疗药物或放射治疗可能诱发小肠嗜铬细胞释放 5-$HT_3$ 而导致患者恶心呕吐，本品选择性抑制外周神经系统突触前膜 5-$HT_3$，阻断呕吐反射，从而发挥强镇吐作用。

【适应证】止吐药。用于细胞毒性药物化疗和放射治疗引起的恶心呕吐，预防和治疗手术后的恶心呕吐。

【用法用量】对于高度催吐的化疗药引起的呕吐：化疗前 15 分钟、化疗后 4 小时、8 小时各静脉注射昂丹司琼注射液 8mg，停止化疗以后每 8~12 小时口服昂丹司琼 8mg，连用 5 日。儿童：化疗前按体表面积计算，静脉注射 $5mg/m^2$，12 小时后再口服 $4mg/m^2$，化疗后应持续给予病儿口服 $4mg/m^2$，每日 2 次，连服 5 日。老年人：可依成年人给药法给药，一般不需调整。

【注意事项】对肾脏损害患者，无需调整剂量；肝功能损害患者，用药剂量每日不应超过 8mg。腹部手术后不宜使用本品，以免掩盖回肠或胃扩张症状。对本品过敏者禁用。胃肠梗阻者禁用。怀孕期间（尤其头 3 个月）除非用药的益处大大超过可能引起的危险，否则不宜使用本品。由于本品可经乳汁分泌，故哺乳妇女服用本品时应停止哺乳。

【药物配伍禁忌】内容详见昂丹司琼的药物配伍禁忌表。

昂丹司琼的药物配伍禁忌表

| 药物类别 | 禁忌药物 | 配伍变化 | 有效措施 |
|---|---|---|---|
| 保肝药 | 异甘草酸镁 | 白色浑浊 | 避免联用 |
| 抗菌药物 | 左氧氟沙星、头孢孟多酯、阿莫西林钠舒巴坦钠 | 白色絮状浑浊 | |
| | 美洛西林 | 白色浑浊 | |
| 利尿剂 | 呋塞米 | 白色浑浊 | |
| 激素类 | 地塞米松磷酸钠 | 白色絮状物 | |
| 抗肿瘤 | 氟尿嘧啶 | 白色絮状物浑浊 | |
| 质子泵抑制剂 | 泮托拉唑 | 乳白色絮状物 | |
| 辅酶类药物 | 肌苷 | 白色絮状沉淀物 | |
| 其他 | 碳酸氢钠 | 白色絮状沉淀 | |
| | 丹参多酚酸盐 | 出现浑浊絮状物，静置 2 小时后，液体变清，但是注射器壁上附着棕色的颗粒状物 | |

# 第 5 节　泻药及止泻药

## 硫酸镁 [药典（二）；基（基）；医保（甲）]
### Magnesinm Sulfate

【**药理作用**】预防和治疗子痫，导泻作用，利胆作用，消炎去肿。

【**适应证**】作为抗惊厥药，用于妊娠高血压，以降低血压，治疗先兆子痫及子痫；用于急性便秘、食物或药物中毒时清洗肠道；用于肠内异常发酵引起的下腹膨胀，还可与驱虫药合用。

【**用法用量**】妊娠高血压、先兆子痫、子痫：静脉给药，首次剂量为 2.5~4g，用 25% 葡萄糖注射液 20ml 稀释后，5 分钟内缓慢注射，随后以 1~2g/h 的速度静脉滴注。24 小时总量不超过 30g。根据膝腱反射、呼吸频率和尿量监测调整用量，治疗应持续至发作停止。导泻：口服给药，每次 5~20g，宜早晨空腹服用，并大量饮水以加速导泻及缓解脱水。利胆：口服给药，每次 2~5g，每日 3 次，餐前或两餐间服用。

【**注意事项**】心肌损害、心脏传导阻滞者禁用本药注射剂，肠道出血患者禁用本药导泻，急腹症患者禁用本药导泻，经期妇女及妊娠期妇女禁用本药导泻，哺乳期妇女禁用。

【**药物配伍禁忌**】与利托君合用易引起心血管不良反应，应避免联用。

# 欧车前亲水胶
## Psyllium Hydrophilic Mucilloid

【**药理作用**】本药系一种纯天然水溶性纤维，属膨胀性泻药。本药具有吸水性和膨胀性，亦有降低胆固醇的作用，可在肠道与胆汁酸结合，减少胆汁酸在肠道的重吸收，增加胆汁酸的排出量，使血中胆固醇含量降低。

【**适应证**】用于便秘及相关疾病（如功能性便秘、肠易激综合征、憩室病、痔疮、肛裂、肛肠手术及其他外科手术后），以维持正常排便功能，还用于非特异性腹泻，亦可用于高胆固醇血症及非胰岛素依赖型糖尿病的辅助治疗。

【**用法用量**】口服。每次 1 袋，每日 1~3 次，餐后 30 分钟服用。

【**注意事项**】对本药过敏者、不明原因腹痛者、胃肠出血者、肠梗阻患者、粪便嵌塞者、长期卧床或吞咽困难者、炎症性肠道病变患者、婴幼儿、妊娠及哺乳期妇女禁用。

【**药物配伍禁忌**】内容详见欧车前亲水胶的药物配伍禁忌表。

### 欧车前亲水胶的药物配伍禁忌表

| 药物类别 | 禁忌药物 | 禁忌原理 | 有效措施 |
|---|---|---|---|
| 抗凝血药 | 华法林 | 降低华法林的药效 | |
| 水杨酸盐类药物 | 水杨酸盐 | 降低水杨酸的疗效 | 避免联用 |
| 保钾利尿药 | 螺内酯 | 降低保钾利尿药的疗效 | |

# 洛哌丁胺 [药典（二）；基（基）；医保（乙）]
## Loperamide

【**药理作用**】本药可与肠壁的阿片受体结合，抑制乙酰胆碱和前列腺素的释放，从而减少推动性蠕动，增加肠道转运时间。还可增强肛门括约肌的张力，从而减少大便失禁和便急。口服后大部分被肠壁吸收，首过作用明显，生物利用度仅 0.3%，血浆蛋白结合率 97%，半衰期为 11 小时。

【**适应证**】用于控制急、慢性腹泻症状；也用于回肠造口术患者，以减少排便量及次数、增加大便稠度。

【**用法用量**】口服给药。急性腹泻：起始剂量为每次 4mg，以后每次腹泻后服用 2mg，最大日剂量为 16mg。慢性腹泻：起始剂量为每次 4mg，以后可调整日剂量以维持每日 1~2 次大便为准。通常维持剂量为每日 2~12mg，最大日剂量为 16mg。

【**注意事项**】对本药过敏者、2 岁以下儿童禁用。

【**药物配伍禁忌**】本药与去氨加压素合用时可使去氨加压素的血药浓度增加 3 倍，避免联用。

## 复方地芬诺酯 [药典（二）；医保（甲）]
### Compound Diphenoxylate

【药理作用】对肠道作用类似吗啡，直接作用于肠平滑肌，通过抑制肠黏膜感受器，消除局部黏膜的蠕动反射而减弱蠕动，同时可增加肠的节段性收缩，从而延长肠内容物与肠黏膜的接触，促进肠内水分的回吸收。配以抗胆碱药阿托品，协同加强对肠管蠕动的抑制作用。

【适应证】用于急慢性功能性腹泻及慢性肠炎。

【用法用量】制剂规格：每片含盐酸地芬诺酯 2.5mg，硫酸阿托品 25μg。成人：每次 1~2 片，每日 2~3 次，首剂加倍，饭后服。至腹泻控制时，即可减少剂量。小儿：8~12 岁，每次 1 片，每日 4 次；6~8 岁，每次 1 片，每日 3 次；2~5 岁，每次 1 片，每日 2 次。

【注意事项】肝病患者及正在服用成瘾性药物患者宜慎用；只宜用常量短期治疗，以免产生依赖性；腹泻早期和腹胀者应慎用；由志贺菌属、沙门菌和某些大肠埃希菌引起的急性腹泻，细菌常侵入肠壁黏膜，本品不能用作细菌性腹泻的基本治疗药物。哺乳期妇女慎用。严重溃疡性结肠炎患者有发生中毒性巨结肠可能，应禁用。肝硬化、黄疸患者因可诱发肝性脑病，应慎用。孕妇、2 岁以下小儿禁用。

【药物配伍禁忌】内容详见复方地芬诺酯的药物配伍禁忌表。

复方地芬诺酯的药物配伍禁忌表

| 药物类别 | 禁忌药物 | 禁忌原理 | 有效措施 |
| --- | --- | --- | --- |
| 中枢抑制药 | 苯巴比妥、吗啡、水合氯醛、格鲁米特 | 可加强中枢抑制药的作用 | 避免联用 |
| 单胺氧化酶抑制剂 | 异烟肼、呋喃唑酮、酮康唑、灰黄霉素、帕吉林 | 合用可能有发生高血压危象的潜在危险 |  |
| 抗菌药物 | 呋喃妥因 | 可使呋喃妥因的吸收加倍 | 减少复方地芬诺酯的用药剂量 |

# 第 6 节　微生态药

## 地衣芽孢杆菌活菌 [基（基）；医保（甲）]
### Live Bacillus Licheniformis

【药理作用】可促使机体产生抗菌活性物质，杀灭致病菌；同时通过夺氧生物效应，使肠道缺氧，利于大量厌氧菌生长。

【适应证】用于治疗细菌或真菌引起的急慢性肠炎、腹泻；防治其他原因引起的肠道菌群失调。

【用法用量】口服。每次 0.5g，每日 3 次，首剂量加倍。儿童减半服用。

【注意事项】对本药过敏者禁用。

【药物配伍禁忌】内容详见地衣芽孢杆菌活菌的药物配伍禁忌表。

地衣芽孢杆菌活菌的药物配伍禁忌表

| 药物类别 | 禁忌药物 | 禁忌原理 | 有效措施 |
|---|---|---|---|
| 抗生素 | 所有抗生素 | 合用可减弱本药的疗效 | 避免联用或间隔 3 小时以上 |
| 吸附剂 | 铋剂、鞣酸、活性炭 | 可抑制或者吸附活菌 | 避免联用 |

## 双歧杆菌活菌 [医保（乙）]
## Live Bifidobacterium

【药理作用】双歧杆菌与其他厌氧菌共同占据肠黏膜的表面，形成一个生物屏障，阻止病菌的定植与入侵，产生乳酸与乙酸，降低肠道内 pH 值，抑制致病菌的生长。人体患病或长期服用抗菌药物后，常引起菌群失调，有害细菌大量繁殖而引起腹泻，本药可重建人体肠道内正常微生态系统而调整肠道菌群以止泻。

【适应证】用于肠道菌群失调引起的肠道功能紊乱，如急慢性腹泻、便秘。

【用法用量】口服。胶囊：每次 0.35~0.7g，早晚各 1 次；散剂：每次 1g，早晚各 1 次，以凉水调服。

【注意事项】对本药过敏者禁用。

【药物配伍禁忌】内容详见双歧杆菌活菌的药物配伍禁忌表。

双歧杆菌活菌的药物配伍禁忌表

| 药物类别 | 禁忌药物 | 禁忌原理 | 有效措施 |
|---|---|---|---|
| 抗生素 | 所有抗生素 | 合用可减弱本药疗效 | 避免联用或间隔服用 |
| 抗酸药 | 质子泵抑制剂、H$_2$ 受体拮抗剂、胃酸中和剂等 | 合用可减弱本药疗效 | 避免联用 |
| 吸附剂 | 铋剂、鞣酸、活性炭、酊剂 | 抑制、吸附或杀灭活菌 | |

## 复方嗜酸乳杆菌
## Compound Eosinophil Lactobacillus

【药理作用】本药为肠道菌群调整药，可分解糖类产生乳酸。提高肠道酸度，从而抑制肠道致病菌繁殖。

【适应证】用于肠道菌群失调引起的肠功能紊乱，如轻急性腹泻。

【用法用量】口服给药。每次 1~2 片，每日 3 次。

【注意事项】对本药过敏者禁用。

【药物配伍禁忌】内容详见复方嗜酸乳杆菌的药物配伍禁忌表。

复方嗜酸乳杆菌的药物配伍禁忌表

| 药物类别 | 禁忌药物 | 禁忌原理 | 有效措施 |
|---|---|---|---|
| 抗菌药物 | 全部抗菌药物 | 可减弱本药的疗效 | 避免联用或至少间隔 3 小时 |

续表

| 药物类别 | 禁忌药物 | 禁忌原理 | 有效措施 |
|---|---|---|---|
| 抗酸药 | 质子泵抑制剂、H₂ 受体拮抗剂、胃酸中和剂等 | 可减弱本药的疗效 | 避免联用 |
| 吸附剂 | 铋剂、鞣酸、药用炭、酊剂 | 抑制、吸附活菌 | |

# 酪酸梭菌肠球菌三联活菌
## Clostridium Butyricum TO–A, Bacillus Mesentericus
## To–A，Streptococcus Faecalis T–110

【药理作用】本品使肠内菌群正常化，可提高增殖性、对肠道具有调整作用、对病原性细菌具有抑制作用、对有益菌具有助长作用。

【适应证】用于改善肠内菌群失调引起的各种症状，包括腹泻、便秘、腹泻便秘交替症及胃肠炎。

【用法用量】口服给药。每次 2 片，每日 3 次。

【注意事项】对本药过敏者、牛乳过敏者禁用。

【药物配伍禁忌】内容详见酪酸梭菌肠球菌三联活菌的药物配伍禁忌表。

### 酪酸梭菌肠球菌三联活菌的药物配伍禁忌表

| 药物类别 | 禁忌药物 | 禁忌原理 | 有效措施 |
|---|---|---|---|
| 平喘药 | 氨茶碱 | 合用可混合着色 | 避免联用 |
| 抗结核药 | 异烟肼 | 合用可混合着色 | |
| 抗菌药物 | 所有抗菌药物 | 可减弱本药的疗效 | 避免联用或至少间隔 3 小时 |

# 双歧杆菌三联活菌 [基（基）；医保（乙）]
## Live Combined Bifidobacterium, Lactobacillus and Enterococcus

【药理作用】本药可直接补充人体正常生理细菌，调整肠道菌群平衡，抑制并清除肠道中致病菌，减少肠源性毒素的产生，促进机体对营养素的消化，合成机体所需的维生素，激发机体免疫力。

【适应证】用于治疗肠道菌群失调引起的急慢性腹泻、便秘，亦可用于治疗轻中度急慢性腹泻、消化不良、腹胀；辅助治疗肠道菌群失调引起的内毒素血症。

【用法用量】口服。每次 420~840mg，每日 2 次，重症加倍。散剂：每次 2g，每日 3 次。

【注意事项】对本药过敏者禁用。

【药物配伍禁忌】内容详见双歧杆菌三联活菌的药物配伍禁忌表。

### 双歧杆菌三联活菌的药物配伍禁忌表

| 药物类别 | 禁忌药物 | 禁忌原理 | 有效措施 |
|---|---|---|---|
| 抗菌药物 | 所有抗菌药物 | 可减弱本药的疗效 | 避免联用或至少间隔 3 小时 |

续表

| 药物类别 | 禁忌药物 | 禁忌原理 | 有效措施 |
|---|---|---|---|
| 抗酸药 | 质子泵抑制剂、H$_2$受体拮抗剂、胃酸中和剂等 | 可减弱本药的疗效 | 避免联用 |
| 吸附剂 | 铋剂、鞣酸、药用炭、酊剂 | 抑制、吸附活菌 | |

# 枯草杆菌肠球菌二联活菌 [医保（乙）]
## Live Combined Bacillus Subtilis and Enterococcus Faecium

【**药理作用**】本药含有屎肠球菌和枯草杆菌，这两种菌属于健康人肠道正常菌群。本药可直接补充正常生理活菌，抑制肠内有害细菌过度繁殖，调整肠道菌群。

【**适应证**】用于治疗肠道菌群失调引起的腹泻、便秘、肠炎、腹胀、消化不良、食欲缺乏等。

【**用法用量**】口服给药。每次 250~500mg，每日 2~3 次。

【**注意事项**】对本药过敏者或对微生态制剂有过敏史者禁用。

【**药物配伍禁忌**】内容详见枯草杆菌肠球菌二联活菌的药物配伍禁忌表。

### 枯草杆菌肠球菌二联活菌的药物配伍禁忌表

| 药物类别 | 禁忌药物 | 禁忌原理 | 有效措施 |
|---|---|---|---|
| 抗菌药物 | 所有抗菌药物 | 可减弱本药的疗效 | 避免联用或至少间隔 3 小时 |
| 吸附剂 | 铋剂、鞣酸、药用炭、酊剂 | 抑制、吸附活菌 | 避免联用 |

# 消旋卡多曲 [药典（二）；医保（乙）]
## Racecadotril

【**药理作用**】本药可选择性的、可逆性的抑制脑啡肽酶，保护内源性的脑啡肽免受降解，延长消化道内源性脑啡肽的生理活性时间，减少水和电解质的过度分泌。

【**适应证**】用于急性腹泻。

【**用法用量**】口服给药。成人每次 100mg，每日 3 次，餐前服用，连续用药不超过 7 日，儿童按 1.5mg/kg，每日 3 次给药。

【**注意事项**】对本药过敏者、肝肾功能不全者禁用。

【**药物配伍禁忌**】内容详见消旋卡多曲的药物配伍禁忌表。

### 消旋卡多曲的药物配伍禁忌表

| 药物类别 | 禁忌药物 | 禁忌原理 | 有效措施 |
|---|---|---|---|
| 细胞色素 P4503A4 抑制药 | 红霉素、酮康唑 | 增加本药毒性 | 避免联用 |
| 细胞色素 P4503A4 诱导药 | 利福平 | 减弱本药作用 | |

## 胰酶 [药典（二）；医保（乙）]
### Pancreatin

【药理作用】本药在中性或弱碱性条件下活性较强，其中的胰蛋白酶可将蛋白转化为蛋白胨，胰淀粉酶可将淀粉转化为糊精与糖，胰脂肪酶可将脂肪分解为甘油和脂肪酸，从而起到促进消化和增进食欲的作用。

【适应证】用于治疗胰腺外分泌不足。胰腺外分泌不足常见于囊性纤维化、慢性胰腺炎、胰腺切除术后、胃切除术后、胰腺癌、胃肠道旁路重建术后、胰管或胆总管阻塞、西塞 – 席汉综合征患者，另外本药可用于治疗消化不良。

【用法用量】口服给药。囊性纤维化引起的胰酶外分泌不足：每次 0.0075g/kg，每日 3 次，最大日剂量 0.15g/kg；其他原因引起的胰酶外分泌不足：常用剂量为每次 0.3~0.6g，每日 3 次；消化不良：每次 0.3~1g，每日 3 次。

【注意事项】对本药过敏者禁用。

【药物配伍禁忌】酸性条件会减弱本品活性，故不宜与酸性药物如维生素 C 等合用。

## 复合乳酸菌
### Lactobacillus Complex

【药理作用】本药含乳酸杆菌、嗜酸乳杆菌和乳酸链球菌三种活乳酸菌。活乳酸菌可在肠内繁殖，产生乳酸，抑制肠道内腐败细菌的繁殖，调整肠道菌群，防止肠内发酵，减少胀气，从而具有促进消化和止泻作用。

【适应证】用于肠道菌群失调引起的肠功能紊乱，如急、慢性腹泻。

【用法用量】口服给药。每次 0.33~0.66g，每日 3 次。

【注意事项】对本药过敏者禁用。

【药物配伍禁忌】铋剂、鞣酸、药用炭、酊剂等可吸附抑制活菌，不宜与本品合用。

## 乳酶生 [药典（二）；基（基）；医保（甲）]
### Lactasin

【药理作用】本药含活屎肠球菌，在肠内分解糖类生成乳酸，使肠内酸度增高，从而抑制肠内腐败菌的生长繁殖，并防止肠内发酵，减少肠内产气，有促进消化和止泻作用。

【适应证】用于消化不良、腹胀，小儿饮食失调引起的腹泻、绿便等。

【用法用量】口服给药。每次 0.3~0.9g，每日 3 次。

【注意事项】对本药过敏者禁用。

【药物配伍禁忌】铋剂、鞣酸、药用炭、酊剂等可吸附抑制活菌，不宜与本品合用。

# 第7节　肝胆疾病辅助用药

## 门冬氨酸鸟氨酸 [药典（二）；医保（乙）]
### Ornithine Aspartate

【药理作用】在生理和病理条件下，尿素的合成及谷氨酰胺的合成会受到鸟氨酸、门冬氨酸和其他二羧基化合物的影响。鸟氨酸几乎涉及尿素循环的活化和氨的解毒的全过程。

【适应证】因急、慢性肝病（如各型肝炎、肝硬化，脂肪肝、肝炎后综合征）引发的血氨升高及治疗肝性脑病，如伴发或继发于肝脏解毒功能受损（如肝硬化）的潜在性或发作期肝性脑病，尤其适用于治疗肝昏迷早期或肝昏迷期的意识模糊状态。

【用法用量】口服制剂：除非特别说明，每日 1~3 次，每次 3g。注射剂：急性肝炎，每日 5~10g 静脉滴注。慢性肝炎或肝硬化，每日 10~20g，静脉滴注。

【注意事项】静脉输入速度最大不要超过每小时 5g 门冬氨酸鸟氨酸。如果患者的肝功能已经完全受损，输液速度必须根据患者的个体情况来调整，以免引起恶心和呕吐。严重肾功能不全的患者（诊断标准是血清中肌酐水平超过 3mg/100ml）禁用本品。

【药物配伍禁忌】本品与维生素 $K_1$ 混合会出现黄色浑浊，放置一段时间后，有黄色絮状物漂浮在液体表面，应避免联用。

## 门冬氨酸钾镁 [医保（乙）]
### Potassium Magnesium Aspartate

【药理作用】本品为电解质补充剂。门冬氨酸是体内草酰乙酸的前体，在三羧酸循环中起重要作用，并参加鸟氨酸循环，促进氨和 $CO_2$ 的代谢，降低血中氨和 $CO_2$ 的含量。门冬氨酸与细胞有很强的亲和力，可作为 $K^+$、$Mg^{2+}$ 进入细胞的载体，促进细胞除极化和细胞代谢。

【适应证】用于低钾血症，低钾及洋地黄中毒引起的心律失常，病毒性肝炎，肝硬化和肝性脑病的治疗，还可用于充血性心力衰竭，心肌梗死的辅助治疗。

【用法用量】注射剂：静脉滴注，每次 10~20ml（含量为相当于 103.3mg/10ml $K^+$，33.7mg/10ml $Mg^{2+}$），加入 5% 葡萄糖注射液 250ml 或 500ml 中缓慢滴注。如有需要可在 4~6 小时后重复此剂量。口服制剂：每次 2~4 片（每片含无水天门冬氨酸钾 0.158g，无水天门冬氨酸镁 0.14g），每日 3 次。预防用药，每次 1~2 片，每日 3 次。

【注意事项】①注射剂不能肌内注射和静脉注射，静脉滴注速度宜缓慢；未经稀释不得进行注射。②肾功能损害、房室传导阻滞患者及老年人应慎用。③有电解质紊乱的患者应常规性检测血钾、镁离子浓度。④可抑制四环素、铁盐和氟化钠的吸收，同时服用上述药物和门冬氨酸钾镁时需间隔 3 小时。⑤不易与保钾利尿剂合用。⑥高钾血症、高镁血症、急性和慢性肾功能衰竭、艾迪生病、三度房室传导阻滞、心源性休克（收缩压低于90mmHg）禁用。

【**药物配伍禁忌**】内容详见门冬氨酸钾镁的药物配伍禁忌表。

门冬氨酸钾镁的药物配伍禁忌表

| 药物类别 | 禁忌药物 | 配伍变化 | 有效措施 |
|---|---|---|---|
| 抑酸药 | 奥美拉唑、埃索美拉唑、兰索拉唑、泮托拉唑 | 乳白色浑浊物 | |
| 心血管系统药物 | 盐酸胺碘酮 | 白色浑浊物 | |
| | 果糖二磷酸钠、罂粟碱 | 白色絮状物 | |
| | 硝酸甘油 | 乳白色沉淀物 | |
| 祛痰药 | 盐酸氨溴索 | 白色浑浊物 | |
| 心脏兴奋药 | 盐酸多巴胺 | 由无色变成浅蓝色 | |
| 维生素 | 多种微量元素 | 有无色变成蓝色 | 避免联用 |
| | 复方维生素 | 淡黄色浑浊、絮状 | |
| 其他 | 丹参多酚酸盐 | 浅棕色颜色加深 | |
| | 丹参酮ⅡA磺酸钠 | 铁锈色絮状沉淀 | |
| | 磷酸川芎嗪 | 针尖样结晶、白色絮状物 | |
| | 炎琥宁 | 白色絮状物 | |
| | 舒血宁 | 白色豆渣样悬浮物 | |
| | 茵栀黄 +10% 氯化钾 | 浑浊、絮状沉淀 | |

# 促肝细胞生长素 [医保（乙）]
## Hepatocyte Growth–promoting Factors

【**药理作用**】①能明显刺激新生肝细胞的 DNA 合成，促进损伤的肝细胞线粒体、粗面内质网恢复，促进肝细胞再生。②改善肝脏细胞的吞噬功能，防止来自肠道的毒素对肝细胞的进一步损害，抑制肿瘤坏死因子（TNF）活性和 $Na^+$，$K^+$–ATP 酶活性抑制因子活性，从而促进肝坏死后的修复。

【**适应证**】用于中、重度慢性肝炎的辅助治疗。

【**用法用量**】口服制剂：以多肽计，每次 100~150mg，每日 3 次。3 个月为 1 个疗程。注射剂：本品 80~100mg 加入 10% 葡萄糖注射液 250ml 缓慢静脉滴注，每日 1 次，疗程视病情而定，一般为 4~6 周，慢性重型肝炎，疗程为 8~12 周。本品 40mg 用 0.9% 氯化钠注射液稀释后也可用于肌内注射，每日 2 次。

【**注意事项**】本品现用现溶，溶后应为淡黄色透明液体，如有沉淀、浑浊禁用。冻干制品已变棕黄色时忌用。肌内注射用的制剂不能用于静脉滴注。用药期间注意观察肝功能和血清甲胎蛋白（AFP）的改变。

【**药物配伍禁忌**】本品与前列地尔注射液混合会出现白色浑浊，应避免联合应用。

# 复方甘草酸苷（复方甘草甜素）<sub></sub>[医保（乙）]
## Compound Glycyrrhizin

【药理作用】甘草酸苷能够抑制兔的局部过敏坏死反应及抑制施瓦茨曼现象等抗过敏作用。对皮质激素、拮抗激素的抗肉芽形成和胸腺萎缩有作用；并能够阻碍花生四烯酸代谢酶的磷酸化从而起到抗炎的作用。

【适应证】治疗慢性肝病，改善肝功能异常。可用于治疗湿疹、皮肤炎、斑秃。

【用法用量】口服制剂：成人通常每次 50~75mg，小儿每次 25mg，每日 3 次，饭后口服。注射剂：成人通常每日 1 次，每次 10~40mg（以甘草酸苷计），可依年龄、症状适当增减。慢性肝病可每日 1 次，每次 80~120mg（以甘草酸苷计），可依年龄、症状适当增减，最大用药剂量为每日 200mg（以甘草酸苷计）。

【注意事项】①由于该制剂中含有甘草酸苷，所以与含其他甘草制剂并用时，可增加体内甘草酸苷含量，容易出现假性醛固酮增多症，应予注意。②对高龄患者应慎重给药（高龄患者低钾血症发生率高）。③醛固酮增多症患者、肌病患者、低钾血症患者（可加重低钾血症和高血压症）禁用。有血氨升高倾向的末期肝硬化患者禁用（该制剂中所含有的蛋氨酸的代谢物可以抑制尿素合成，而使对氨的处理能力低下）。

【药物配伍禁忌】内容详见复方甘草酸苷的药物配伍禁忌表。

### 复方甘草酸苷的药物配伍禁忌表

| 药物类别 | 禁忌药物 | 混合变化 | 有效措施 |
|---|---|---|---|
| 祛痰药 | 盐酸氨溴索 | 乳白色浑浊 | |
| 抑酸药 | 奥美拉唑钠 | 白色浑浊 | |
| | 法莫替丁 | 白色絮状物 | |
| 抗菌药物 | 加替沙星 | 白色浑浊 | 避免联用 |
| | 依替米星 | 白色浑浊，有絮状物析出 | |
| | 氟罗沙星 | 乳白色 | |
| 蛋白酶抑制药 | 甲磺酸加贝酯 | 白色浑浊 | |

# 甘草酸二铵<sub></sub>[基（基）；医保（乙）]
## Diammonium Glycyrrhizinate

【药理作用】本品是一种药理活性较强的治疗慢性肝炎药。具有较强的抗炎、保护肝细胞膜及改善肝功能的作用，对多种肝毒剂所致肝脏损伤均有防治作用，并呈剂量依赖性；对复合致病因子引起的慢性肝损害，能明显提高存活率及改善肝功能。

【适应证】适用于急慢性病毒性肝炎的治疗，特别对乙型慢性活动性肝炎和丙型慢性活动性肝炎，可明显改善临床症状和肝功能，其疗效优于甘草酸单铵和肾上腺皮质激素。

【用法用量】口服制剂：每次 150mg，每日 3 次。注射剂：静脉滴注，每次 150mg，用注射用水溶解后，再以 10% 葡萄糖注射液 250ml 稀释后缓慢滴注，每日 1 次。

【注意事项】①注射剂未经稀释不得进行注射。②治疗过程中应定期检测血压、血清钾、钠浓度，如出现高血压、血钠潴留、低血钾等情况应停药或适当减量。③严重低钾血症、高钠血症、心力衰竭、肾功能衰竭、孕妇、新生儿、婴幼儿禁用。

**【药物配伍禁忌】**内容详见甘草酸二铵的药物配伍禁忌表。

甘草酸二铵的药物配伍禁忌表

| 药物类别 | 禁忌药物 | 混合变化 | 有效措施 |
|---|---|---|---|
| 止呕药 | 昂丹司琼 | 乳白色絮状沉淀 | |
| 喹诺酮类广谱抗菌药 | 加替沙星、左氧氟沙星、氟罗沙星、环丙沙星、培氟沙星 | 白色絮状沉淀 | |
| 氨基糖苷类抗生素 | 庆大霉素 | 浑浊 | 避免联用 |
| | 妥布霉素、阿米卡星、萘替米星、依替米星 | 白色絮状沉淀 | |
| 心脑血管药物 | 冠心宁注射液 | 白色浑浊沉淀 | |
| 其他 | 葡萄糖酸钙 | 乳白色浑浊 | |

# 异甘草酸镁 [医保（乙）]
## Magnesium Isoglycyrrhizinate

**【药理作用】**本品具有抗炎、保护肝细胞膜及改善肝功能的作用。其能阻止动物血清转氨酶升高，减轻肝细胞变性、坏死及炎症细胞浸润；改善四氯化碳引起慢性肝损伤大鼠的肝功能，降低 NO 水平，减轻肝组织炎症活动度及纤维化程度；降低 Gal/FCA 诱导的小鼠血清转氨酶及血浆 NO 水平，减轻肝组织损害。

**【适应证】**适用于慢性病毒性肝炎。改善肝功能异常。

**【用法用量】**每日 1 次，每次 0.1g。以 10% 葡萄糖注射液 250ml 稀释后静脉滴注，4 周为 1 个疗程或遵医嘱。如病情需要，每日可用至 0.2g。

**【注意事项】**治疗过程中，应定期测血压和血清钾、钠浓度。本品可能引起假性醛固酮症增多，在治疗过程中如出现发热、皮疹、高血压、血钠潴留、低血钾等情况，应予停药。严重低钾血症、高钠血症、高血压、心力衰竭、肾功能衰竭的患者禁用。

**【药物配伍禁忌】**内容详见异甘草酸镁的药物配伍禁忌表。

异甘草酸镁的药物配伍禁忌表

| 药物类别 | 禁忌药物 | 混合变化 | 有效措施 |
|---|---|---|---|
| 祛痰药 | 盐酸氨溴索 | 白色絮状物 | |
| 止呕药 | 昂丹司琼 | 白色浑浊 | 避免联用 |
| 氨基糖苷类抗生素 | 硫酸依替米星 | 白色浑浊，静置后有细小颗粒悬浮物 | |
| 喹诺酮类广谱抗生素 | 乳酸环丙沙星、加替沙星 | 白色絮状物 | |

# 多烯磷脂酰胆碱 [医保（乙）]
## Polyene Phosphatidyl Choline

**【药理作用】**本品可以通过直接影响膜结构使受损的肝功能和酶活力恢复正常；调节肝脏的能量平衡；促进肝组织再生；将中性脂肪和胆固醇转化成容易代谢的形式；稳定胆汁。

【适应证】各种类型的肝病，如肝炎、慢性肝炎、肝坏死、肝硬化、肝昏迷（包括前驱肝昏迷）、脂肪肝（也见于糖尿病患者）、胆汁阻塞、中毒、预防胆结石复发。

【用法用量】口服制剂：成人开始每次 456mg，每日 3 次，每日最大服用量不得超过 1368mg。一段时间后，剂量可减至每次 228mg，每日 3 次维持剂量。应餐后用足量液体整粒吞服。儿童用量酌减。注射制剂：静脉注射或滴注，成人和青少年一般每日 232.5~465mg，严重病例每日 465~930mg。

【注意事项】如果忘记了 1 次剂量，可在下次服用时将剂量加倍。然而，如果漏服了 1 天的剂量，就不要再补服已漏服的胶囊，而应接着服第 2 日的剂量。制剂中含有苯甲醇，新生儿和早产儿禁用，孕妇慎用。

【药物配伍禁忌】内容详见多烯磷脂酰胆碱的药物配伍禁忌表。

多烯磷脂酰胆碱的药物配伍禁忌表

| 药物类别 | 禁忌药物 | 混合变化 | 有效措施 |
|---|---|---|---|
| 维生素类 | 维生素 C | 出现浑浊，放置后出现沉淀 | 避免联用 |
| | 维生素 B<sub>6</sub> | 雾状浑浊液，静置后出现白色絮状物 | |
| 平喘药 | 多索茶碱 | 黄白色浑浊，并产生结晶状细小不溶性悬浮颗粒 | |
| 止血药 | 氨甲环酸 | 絮状沉淀物 | |
| | 氨甲苯酸 | 浑浊乳白色絮状物 | |
| 营养药 | 复方氨基酸 | 絮状沉淀物 | |
| 抗胆碱药 | 消旋山莨菪碱 | 白色浑浊沉淀 | |
| 其他 | 丹参注射液 | 咖啡色沉淀物 | |
| 利胆药 | 丁二磺酸腺苷蛋氨酸 | 白色絮状物 | |
| 止呕药 | 昂丹司琼 | 溶液变为乳白色 | |
| 祛痰药 | 氨溴索 | 白色絮状物 | |
| 抗菌药 | 头孢曲松钠 | 白色小团块状结晶体 | |
| | 万古霉素 | 白色浑浊伴有絮状物，静置有沉淀 | |
| 中枢神经兴奋药 | 盐酸甲氯芬酯 | 白色浑浊物 | |
| 肝脏治疗药物 | 硫普罗宁 | 浑浊 | |

# 硫普罗宁 [医保（乙）]
## Tiopronin

【药理作用】本品具有保护肝脏组织及细胞的作用。它能够通过提供巯基，防止四氯化碳、乙硫氨酸、对乙酰氨基酚等造成的肝脏损害，并对慢性肝损伤的甘油三酯的蓄积有抑制作用。可以使肝细胞线粒体中 ATP 酶的活性降低，从而保护肝线粒体结构。

【适应证】用于改善各类急慢性肝炎的肝功能。用于脂肪肝、酒精肝、药物性肝损伤的治疗及重金属的解毒。可降低放化疗的毒副反应，并可预防放化疗所致的外周白细胞减少和二次肿瘤的发生。对老年性早期白内障和玻璃体浑浊有显著的治疗作用。

【用法用量】口服。每次 0.1~0.2g，每日 3 次，疗程一般为 2~3 个月。静脉滴注，每次 0.2g，每日 1 次，连续 4 周。

【注意事项】①出现过敏反应应立即停药，老年患者、有哮喘病史患者、既往曾使用过青霉胺或使用青霉胺时发生过严重不良反应的患者应慎用。②用药前后及用药时应定期进行下列检查以监测本药的毒性作用：外周血细胞计数、血小板计数、血红蛋白量、血浆白蛋白量、肝功能、24 小时尿蛋白。此外，治疗中每 3 个月或 6 个月应检查一次尿常规。③以下情况禁用：对本品成分过敏的患者；儿童、妊娠期、哺乳期妇女；重症肝炎并伴有高度黄疸、顽固性腹水、消化道出血等并发症的肝病患者；肾功能不全合并糖尿病者；急性重症铅、汞中毒患者；既往使用本药时发生过粒细胞缺乏症、再生障碍性贫血、血小板减少或其他严重不良反应者。

【药物配伍禁忌】内容详见硫普罗宁的药物配伍禁忌表。

### 硫普罗宁的药物配伍禁忌表

| 药物类别 | 禁忌药物 | 混合变化 | 有效措施 |
|---|---|---|---|
| 肝脏治疗药物 | 多烯磷脂酰胆碱 | 浑浊 | |
| 心脑血管药 | 灯盏花素 | 浑浊，10 分钟后出现黄色絮状物 | |
| 抗菌药物 | 头孢哌酮钠舒巴坦钠 | 白色絮状浑浊 | 避免联用 |
| | 头孢匹胺钠 | 白色浑浊 | |
| | 头孢地嗪钠 | 乳白色絮状悬浮物 | |
| | 头孢替唑钠 | 乳白色浑浊及絮状物 | |
| | 阿洛西林钠 | 白色浑浊 | |
| | 美洛西林钠 | 乳白色浑浊 | |
| | 利福霉素 | 红色絮状物 | |
| 利尿剂 | 呋塞米 | 立即出现牛奶样浑浊，3 分钟后形成乳白色絮状物 | |
| 利胆药 | 亮菌甲素 | 溶液变为黄绿色 | |
| 其他 | 炎琥宁 | 白色絮状物 | |
| | 痰热清 | 乳白色浑浊液体 | |

## 谷胱甘肽 [药典（二）；医保（乙）]
### Glutathione

【药理作用】本品能激活体内的 SH 酶等，促进碳水化合物、脂肪及蛋白质的代谢，以调节细胞膜的代谢过程。还原型谷胱甘肽参与多种外源性、内源性有毒物质结合生成减毒物质。

【适应证】化疗患者；放射治疗患者；各种低氧血症；肝脏疾病；亦可用于有机磷、氨基或硝基化合物中毒的辅助治疗；解药物毒性（如肿瘤化疗药物、抗结核药物、精神神经科药物、抗抑郁药物、对乙酰氨基酚等）。

【用法用量】口服制剂：成人每次 400mg，每日 3 次，疗程 12 周。注射制剂：①化疗患者：给化疗药物前 15 分钟内将 1.5g/m² 本品溶解于 100ml 0.9% 氯化钠注射液中，于 15 分钟内静脉滴注，第 2~5 日，每日肌内注射本品 600mg。②肝脏疾病：轻症每日 1~2 次，每次

0.3g 肌内注射或静脉滴注。重症每日 1~2 次，每次 0.6g 肌内注射或静脉滴注。③其他疾病：如低氧血症，可将 1.5g/m² 本品溶解于 100ml 0.9% 氯化钠注射液中静脉滴注，病情好转后每日肌内注射 300~600mg 维持。

**【注意事项】**①如在用药过程中出现皮疹、面色苍白、血压下降、脉搏异常等症状，应立即停药。②溶解后的溶液立即使用，剩余的药液不能再用。③肌内注射仅限于需要此途径给药时使用，并应避免同一部位反复注射。

**【药物配伍禁忌】**内容详见谷胱甘肽的药物配伍禁忌表。

#### 谷胱甘肽的药物配伍禁忌表

| 药物类别 | 禁忌药物 | 混合变化 | 有效措施 |
|---|---|---|---|
| 中药注射剂 | 川芎嗪注射液 | 白色絮状物 | |
| 抑酸药 | 泮托拉唑钠 | 乳白色浑浊 | 避免联用 |
| | 兰索拉唑 | 乳白色浑浊，振荡后消失 | |
| | 奥美拉唑 | 白色絮状物 | |

# 前列地尔 [药典（二）；医保（乙）]
## Alprostadil

**【药理作用】**本品具有扩张血管、抑制血小板聚集的作用，还具有稳定肝细胞膜及改善肝功能的作用。

**【适应证】**①治疗慢性动脉闭塞症（血栓闭塞性脉管炎、闭塞性动脉硬化症等）引起的四肢溃疡及微小血管循环障碍引起的四肢静息疼痛，改善心脑血管微循环障碍。②脏器移植术后抗栓治疗，用以抑制移植后血管内的血栓形成。③动脉导管依赖性先天性心脏病，用以缓解低氧血症，保持导管血流以等待时机手术治疗。④用于慢性肝炎的辅助治疗。

**【用法用量】**注射剂：成人每日 1 次，前列地尔 5~10μg+10ml 0.9% 氯化钠注射液（或 5% 的葡萄糖注射液）静脉注射，或直接入小壶缓慢静脉滴注。

**【注意事项】**小儿先天性心脏病患者用药，推荐输注速度为 5ng/（kg·min）。由于本药的治疗是对症治疗，停止给药后，有再复发的可能性。心力衰竭（心功能不全）患者、青光眼或眼压亢进患者、既往有胃溃疡合并症的患者及间质性肺炎的患者应该慎用。本制剂与输液混合后在 2 小时内使用。残液不能再使用。不能使用冻结的药品。严重心力衰竭（心功能不全）患者、妊娠或可能妊娠、哺乳的妇女、既往对本制剂有过敏史的患者禁用。

**【药物配伍禁忌】**内容详见前列地尔的药物配伍禁忌表。

#### 前列地尔的药物配伍禁忌表

| 药物类别 | 禁忌药物 | 混合变化 | 有效措施 |
|---|---|---|---|
| 中药注射液 | 舒血宁注射液 | 白色絮状沉淀物 | |
| | 肾康注射液 | 黄色絮状浑浊 | |
| 肝脏保护药 | 促肝细胞生长素 | 白色浑浊 | 避免联用 |
| 糖肽类抗菌药物 | 替考拉宁 | 白色浑浊沉淀物和絮状物 | |

# 肝水解肽
## Heparolysate

【药理作用】本品能促进蛋白质合成、减少蛋白质分解，促进正常肝细胞的增殖和再生。对四氯化碳诱导的肝细胞损伤有较好的保护作用，降低谷丙转氨酶，促进病变组织恢复。

【适应证】用于慢性肝炎、肝硬化等疾病的辅助治疗。

【用法用量】肌内注射：每次 20~40mg，用注射用水 2ml 溶解后注射，每日 1 次。静脉滴注：每次 100mg，每日 1 次，用 5% 或 10% 葡萄糖注射液 500ml 溶解后缓慢滴注。

【注意事项】①本品为生物制剂，长时间高温，能使本品变浊或沉淀，应立即停止使用。②当药品性状发生改变时禁止使用。③对本品过敏者禁用。肝昏迷、严重氮质血症及氨基酸代谢障碍者禁用。

【药物配伍禁忌】注射用肝水解肽与注射用对氨基水杨酸钠直接混合，混合液由白色立即变为褐色，存在配伍禁忌。

# 乳果糖 [药典（二）；基（基）；医保（乙）]
## Lactulose

【药理作用】本品通过保留水分，增加粪便体积，刺激结肠蠕动，保持大便通畅，同时恢复结肠的生理节律。在肝性脑病（PSE）、肝昏迷和昏迷前期，能够促进肠道嗜酸菌（如乳酸杆菌）的生长，抑制蛋白分解菌，使氨转变为离子状态。通过降低接触 pH 值，发挥渗透效应，并改善细菌氨代谢，从而发挥导泻作用。

【适应证】①用于防治高血氨症及血氨增高所致的肝性脑病。②作为缓泻剂，用于慢性功能性便秘。③用于当临床需要保持软便的情况。④可作为促生素。⑤作为治疗内毒素血症和炎性肠病的辅助用药。

【用法用量】口服给药：①肝性脑病，成人起始剂量为每次 20~33.4g。儿童初始剂量为每次 1.7~6.7g，分次给予；年龄较大的儿童和青少年每日可用 27~60g，然后调整剂量到每日 2~3 次软便为宜。②便秘，成人起始剂量为每日 10~30g，维持剂量为每日 6.7~16.7g；婴儿，起始剂量与维持剂量皆为每日 3.3g。3~6 岁，每日 3.3~6.7g。7~14 岁，起始剂量为每日 10g，维持剂量为每日 6.7g。宜在早餐时顿服。③临床需要维持软便的情况，同便秘治疗。灌肠给药，用于肝性脑病时，可将本药 200g 加于 700ml 水或 0.9% 氯化钠注射液中，保留灌肠 30~60 分钟，每 4~6 小时 1 次。

【注意事项】①本品如用于乳糖酶缺乏症患者，需注意本品中乳糖的含量。②本品在便秘治疗剂量下，不会对糖尿病患者带来任何问题。用于治疗肝昏迷或昏迷前期的剂量较高，糖尿病患者应慎用。③禁忌证：半乳糖血症；肠梗阻、急腹痛及与其他导泻剂同时使用；对乳果糖及其组分过敏者。

【药物配伍禁忌】乳果糖不建议与抗酸药联用，例如碳酸氢钠等，会使肠道内 pH 值升高，降低本药的疗效。

# 丁二磺酸腺苷蛋氨酸
## Ademetionine 1,4-butanedisulfonate

【**药理作用**】通过使质膜磷脂甲基化而调节肝脏细胞膜的流动性，而且通过转硫基反应可以促进解毒过程中硫化产物的合成。只要肝内腺苷蛋氨酸的生物利用度在正常范围内，这些反应就有助于防止肝内胆汁郁积。

【**适应证**】适用于肝硬化前和肝硬化所致肝内胆汁郁积。适用于妊娠期肝内胆汁郁积。

【**用法用量**】初始治疗：使用注射用丁二磺酸腺苷蛋氨酸，每日 500 ~1000mg，肌肉或静脉注射，共 2 周。维持治疗：使用丁二磺酸腺苷蛋氨酸肠溶片，每日 1000 ~2000mg，口服。

【**注意事项**】①注射用冻干粉针须在临用前用所附溶剂溶解。②静脉注射必须非常缓慢。③请远离热源。若粉针安瓿由于储存不当而有微小裂口或暴露于热源，结晶由白色变为其他颜色时，应将本品连同整个包装去药房退换。

【**药物配伍禁忌**】本品不应与碱性溶液或含钙的溶液混合。内容详见丁二磺酸腺苷蛋氨酸的药物配伍禁忌表。

### 丁二磺酸腺苷蛋氨酸的药物配伍禁忌表

| 药物类别 | 禁忌药物 | 混合变化 | 有效措施 |
|---|---|---|---|
| 抗菌药物 | 头孢地嗪、阿洛西林 | 白色浑浊 | 避免联用 |
| | 头孢哌酮钠舒巴坦钠、哌拉西林钠舒巴坦钠、头孢匹胺、万古霉素、头孢甲肟、夫西地酸钠 | 白色絮状物 | |
| | 美洛西林 | 乳白色絮状物 | |
| 肝脏治疗药 | 异甘草酸镁 | 白色浑浊 | |
| | 复方甘草酸苷 | 乳白色浑浊 | |
| | 多烯磷脂酰胆碱 | 白色浑浊 | |
| 电解质补充剂 | 钠钾镁钙葡萄糖 | 白色絮状物 | |
| 消化系统药物 | 甲磺酸加贝酯、法莫替丁 | 白色絮状物 | |
| 利尿剂 | 呋塞米 | 白色絮状物 | |
| 营养素 | 复方氨基酸 | 白色沉淀 | |
| 血小板聚集抑制药 | 前列地尔 | 白色絮状物 | |
| 免疫调节药 | 核糖核酸Ⅱ | 白色絮状物 | |
| 糖皮质激素 | 甲泼尼龙琥珀酸钠 | 白色浑浊 | |
| 抑酸药 | 奥美拉唑 | 白色浑浊 | |

# 精氨酸 [药典（二）；基（基）；医保（甲）]
## Arginine

【**药理作用**】本品在人体内参与鸟氨酸循环，促进尿素的形成，使人体内产生的氨经鸟氨酸循环转变成无毒的尿素，由尿中排出，从而降低血氨浓度。本品有较高浓度的氢离子，有助于纠正肝性脑病时的酸碱平衡。

**【适应证】**适用于血氨增高的肝昏迷，特别是伴有碱中毒的患者。用于辅助测定脑垂体功能。口服用于精液分泌不足和精子缺乏引起的男性不育症。还可用于婴幼儿补充精氨酸。

**【用法用量】**静脉滴注：每次 15~20g，加入 10% 的葡萄糖注射液中慢滴（大于 4 小时），每日 1~2 次。小儿酌减。

**【注意事项】**长期大剂量应用可引起高氯性酸中毒。用药期间应监测血气分析、酸碱平衡和电解质，有酸中毒和高钾血症者不宜使用。对本品及其中任何成分过敏者禁用；肾功能不全及无尿者禁用；暴发性肝功能衰竭患者，因体内缺乏精氨酸酶不宜使用本品；有酸中毒（特别是高氯性酸中毒者）者禁用。

**【药物配伍禁忌】**内容详见精氨酸的药物配伍禁忌表。

精氨酸的药物配伍禁忌表

| 药物类别 | 禁忌药物 | 混合变化 | 有效措施 |
|---|---|---|---|
| 利尿药 | 呋塞米 | 白色絮状浑浊，静止后出现冰霜样结晶 | |
| 肝脏治疗药 | 多烯磷脂酰胆碱 | 白色絮状物 | |
| 抑酸药 | 奥美拉唑 | 白色雾状浑浊 | 避免联用 |
| 中药注射剂 | 清开灵注射液 | 白色絮状物 | |

# 生长抑素 [药典（二）；医保（乙）]
## Somatostatin

**【药理作用】**本品可抑制生长激素、甲状腺刺激激素、胰岛素和胰高血糖素的分泌，并抑制胃酸的分泌。还影响胃肠道的吸收、动力、内脏血流和营养功能。

**【适应证】**①严重急性食道静脉曲张出血。②严重急性胃或十二指肠溃疡出血或并发急性糜烂性胃炎或出血性胃炎。③胰胆和肠瘘的辅助治疗。④胰腺术后并发症的预防和治疗。⑤糖尿病酮症酸中毒的辅助治疗。

**【用法用量】**注射冻干粉须在使用前用 0.9% 氯化钠注射液溶解。本品采用静脉给药，通过慢速注射（3~5 分钟）250μg 或以每小时 250μg 的速度连续滴注 [约相当于 3.5 μg/（kg·h）] 给药。对于连续滴注给药，须用 3mg 的本品配制足够使用 12 小时的药液，溶剂既可以是 0.9% 氯化钠注射液，也可以是 5% 的葡萄糖注射液，输液量应调节为每小时 250μg，并建议使用输液注射器。

**【注意事项】**由于本品抑制胰岛素及胰高血糖素的分泌，在治疗初期会引起短暂的血糖水平下降。更应注意的是，胰岛素依赖型糖尿病患者使用本品后，每隔 3~4 小时应测试一次血糖浓度。同时，如果可能，应避免给予葡萄糖，如果必须给予，应同时给予胰岛素。对于本品过敏的患者，不得使用此药。孕妇不得使用本品，除非无其他安全替代措施。

**【药物配伍禁忌】**本品与埃索美拉唑注射液混合后会出现白色结晶，尽量避免这两种药物同时滴注，若患者需要，应该在不同血管通路分别滴注。

## 乌司他丁 [药典（二）；医保（乙）]
### Ulinastatin

【药理作用】本品具有抑制胰蛋白酶等各种胰酶活性的作用，常用于胰腺炎的治疗。此外，本品尚有稳定溶酶体膜、抑制溶酶体酶的释放和抑制心肌抑制因子产生等作用，也可用于急性循环衰竭的抢救治疗当中。

【适应证】①急性胰腺炎；②慢性复发性胰腺炎；③急性循环衰竭的抢救辅助用药。

【用法用量】急性胰腺炎、慢性复发性胰腺炎：初期每次 10 万单位溶于 500ml 5% 葡萄糖注射液或氯化钠注射液中静脉滴注，每次静脉滴注 1~2 小时，每日 1~3 次，以后随症状消退而减量。急性循环衰竭：每次 10 万单位溶于 500ml 5% 葡萄糖注射液或氯化钠注射液中静脉滴注，每次静脉滴注 1~2 小时，每日 1~3 次，或每次 10 万单位溶于 5~10ml 氯化钠注射液中，每日缓慢静脉注射 1~3 次。并可根据年龄、症状适当增减。

【注意事项】①有药物过敏史、对食品过敏者或过敏体质患者慎用。②本品用于急性循环衰竭时，应注意不能代替一般的休克疗法（输液法、吸氧、外科处理、抗菌药物等），休克症状改善后即终止给药。③使用时需注意：本品溶解后应迅速使用。④孕妇和哺乳期妇女慎用。

【药物配伍禁忌】本品与复方氨基酸注射液混合后出现白色浑浊，形成不相容混合物，轻摇不消失，放置 4 小时呈酸奶样絮状物，两者不可配伍使用。

# 第 8 节　治疗炎性肠病药

## 美沙拉嗪 [基（基）；医保（乙）]
### Mesalazine

【药理作用】本药为柳氮磺吡啶的活性成分，其抗炎作用机制尚不完全明确，体外研究显示本药对肠黏膜前列腺素的含量有一定影响，具有清除活性氧自由基的功能，可能对脂氧合酶起到一定的抑制作用。直肠给药后主要局部作用于直肠肠黏膜和黏膜下层组织，而口服给药的治疗作用与直肠给药相似。

【适应证】口服制剂用于溃疡性结肠炎的急性期治疗和维持治疗，克罗恩病急性发作的预防和治疗；栓剂用于治疗溃疡性直肠炎；灌肠液用于直肠乙状结肠型溃疡性结肠炎急性发作的治疗。

【用法用量】溃疡性结肠炎口服给药：①急性期治疗：肠溶片，每次 0.5~1g，每日 3 次。缓释片，每次 1g，每日 4 次。缓释颗粒，每日 4g，分 3~4 次服用。②维持治疗：肠溶片，每次 0.5g，每日 3 次。缓释片，每次 0.5g，每日 4 次。缓释颗粒，每日 1.5g，分 3~4 次服用。克罗恩病口服给药：①急性发作的预防，缓释片，每次 1g，每日 4 次。缓释颗粒，每日 2g，分 3~4 次服用。②急性发作的治疗，肠溶片，每次 0.5~1.5g，每日 3 次。缓释片，每次 1g，每日 4 次。溃疡性结肠炎直肠给药：①急性期治疗，每次 0.5g，每日 3 次；每次 1g，每日 1 次。②维持治疗：每次 0.25g，每日 3 次。直肠乙状结肠性结肠炎直肠给药：

急性发作的治疗，灌肠液每次 4g（60g 混悬液），每日 1 次。

【注意事项】对本药、水杨酸及其衍生物过敏者、严重肝功能损害者、肾功能损害者、胃或十二指肠溃疡患者、出血倾向增加者禁用。

【药物配伍禁忌】本药与肾上腺皮质激素类药物合用会增加胃肠道出血的风险，避免联用。

## 巴柳氮钠 [药典（二）]
### Balsatazida

【药理作用】口服后以原药到达结肠，在结肠细菌酶（偶氮还原酶）的作用下使偶氮键断裂释放出 5-ASA（活性成分）和 4- 氨基苯甲酰 -$\beta$- 丙氨酸（4-ABA）（无活性）。

【适应证】用于轻至中度活动期溃疡性结肠炎。

【用法用量】口服给药。片剂：每次 1.5g，每日 4 次，餐后及睡前服用。胶囊、颗粒：每次 2.25g，每日 3 次，餐前半小时服用。

【注意事项】对本药、本药代谢物及水杨酸类药过敏者、严重心、肝、肾功能不全者禁用。

【药物配伍禁忌】本药与中药丹参、罗望子合用时可使水杨酸浓度升高，毒性发生率升高，避免联用。

## 奥沙拉秦
### Olsalazine

【药理作用】本药在胃及小肠中既不分解也不吸收，到达结肠后偶氮键在细菌作用下断裂，分解为两分子 5-ASA 并作用于结肠炎症黏膜，抑制前列腺素和炎症介质白三烯生成、降低肠壁细胞膜的通透性、减轻肠黏膜水肿。

【适应证】用于治疗轻至中度急、慢性溃疡性结肠炎。

【用法用量】口服给药。初始剂量为每日 1000mg，分次给药，以后逐渐加量至每日 3000mg，分 3~4 次给药；维持剂量为 500mg，每日 2 次。

【注意事项】对水杨酸过敏者、严重肾功能损害者禁用。

【药物配伍禁忌】服药期间禁止接种水痘疫苗，可能增加发生瑞夷综合征的风险，在接种水痘疫苗后 6 周内避免使用奥沙拉秦。

# 第 9 节　其他消化系统用药

## 加贝酯 [药典（二）；医保（乙）]
### Gabexate

【药理作用】本药为一种非肽类蛋白酶抑制药，可抑制胰蛋白酶、激肽释放酶、纤维蛋白溶解酶、凝血酶等蛋白酶的活性，从而制止这些酶所造成的病理生理变化。

**【适应证】**用于治疗急性轻型（水肿型）胰腺炎；还可用于出血坏死型胰腺炎的辅助治疗。

**【用法用量】**静脉滴注。治疗开始 3 日，每次 100mg，每日 300mg，症状减轻后改为每日 100mg，疗程 6~10 日。

**【注意事项】**对本药过敏者、儿童、妊娠期妇女禁用。

**【药物配伍禁忌】**内容详见加贝酯的药物配伍禁忌表。

### 加贝酯的药物配伍禁忌表

| 药物类别 | 禁忌药物 | 禁忌原理 | 有效措施 |
|---|---|---|---|
| 抗菌药物 | 头孢噻利 | | |
| 抗真菌药 | 米卡芬净 | 可产生沉淀和其他理化性质改变 | 避免联用 |
| 胰蛋白酶抑制剂 | 乌司他丁 | | |

# 谷氨酸钠 [药典（二）；医保（乙）]
## Sodium Glutamate

**【药理作用】**本药可与血中过多的氨结合，形成无害的谷氨酰胺随尿排泄，降低血氨，因而减轻肝性脑病的症状。本药可参与脑内蛋白质和糖的代谢，促进氧化过程，改善中枢神经系统功能。

**【适应证】**用于血氨过多导致的肝性脑病及其他精神症状。

**【用法用量】**静脉滴注，每次 11.5g，最大日剂量为 23g。

**【注意事项】**少尿、无尿患者禁用。

**【药物配伍禁忌】**内容详见谷氨酸钠的药物配伍禁忌表。

### 谷氨酸钠的药物配伍禁忌表

| 药物类别 | 禁忌药物 | 禁忌原理 | 有效措施 |
|---|---|---|---|
| 局麻药 | 丁哌卡因、普鲁卡因、罗哌卡因 | | |
| 胆碱酯酶复活剂 | 碘解磷定 | | |
| 青霉素类 | 氟氯西林 | | |
| 蛋氨酸制剂 | 丁二磺酸腺苷蛋氨酸、托西腺苷蛋氨酸、腺苷蛋氨酸、甲苯磺酸腺苷蛋氨酸 | | |
| 骨肽制剂 | 复方骨肽 | | |
| 维生素及维生素类似物 | 复方三维 B、焦磷酸维生素 $B_1$、维生素 $B_1$、硝酸硫铵、盐酸维生素 $B_1$ | 可产生沉淀和其他理化性质改变 | 避免联用 |
| 抗菌药物 | 甲砜霉素、盐酸甲砜霉素甘氨酸酯、头孢哌酮钠舒巴坦钠 | | |
| 七叶皂苷制剂 | 七叶皂苷 | | |
| 镇静药 | 咪达唑仑 | | |
| 脑蛋白水解物制剂 | 脑蛋白水解物、脑蛋白水解物氯化钠、曲克芦丁脑蛋白水解物、曲克芦丁脑蛋白水解物氯化钠 | | |

续表

| 药物类别 | 禁忌药物 | 禁忌原理 | 有效措施 |
|---|---|---|---|
| 肾上腺素类药 | 去甲肾上腺素 | 可产生沉淀和其他理化性质改变 | 避免联用 |
| 抗血栓药 | 舒洛地特、杏芎氯化钠 | | |
| 脑保护及改善微循环药 | 依达拉奉、长春西汀 | | |

## 谷氨酸钾 [药典（二）]
### Potassium Glutamate

【药理作用】本药可与血中过多的氨结合，形成无害的谷氨酰胺，后者在肾脏经谷氨酰胺酶作用将氨解离，随尿液排泄，降低血氨，因而减轻肝性脑病症状。本药可参与脑内蛋白质和糖的代谢，促进氧化过程，改善中枢神经系统功能。可补充血钾的不足，纠正肝性脑病时的低钾性中毒。

【适应证】用于血氨过多所致的肝性脑病及其他精神症状。

【用法用量】静脉滴注，每次 18.9g，每日 1~2 次，用 5% 或 10% 葡萄糖注射液 500~1000ml 稀释后缓慢滴注，每日剂量不超过 25.2g。

【注意事项】碱血症者禁用。

【药物配伍禁忌】内容详见谷氨酸钾的药物配伍禁忌表。

### 谷氨酸钾的药物配伍禁忌表

| 药物类别 | 禁忌药物 | 禁忌原理 | 有效措施 |
|---|---|---|---|
| 青霉素类药 | 氟氯西林 | 可产生沉淀或其他理化性质改变 | 避免联用 |
| 骨肽制剂 | 复方骨肽 | | |
| 脑蛋白水解物制剂 | 脑蛋白水解物、曲克芦丁脑蛋白水解物 | | |
| 脑保护剂 | 依达拉奉 | | |
| 脑血管扩张药 | 长春西汀 | | |

## 小檗碱 [药典（二）；基（基）；医保（甲）]
### Berberine

【药理作用】本药对细菌有微弱抑菌作用，对志贺菌属、大肠埃希菌引起的肠道感染有效。

【适应证】用于肠道感染。

【用法用量】口服给药。每次 100~300mg，每日 3 次。

【注意事项】对本药过敏者、溶血性贫血患者、葡萄糖 –6– 磷酸脱氢酶缺乏症患者禁用。

【药物配伍禁忌】本药可与鞣酸成分生成难溶性的鞣酸盐沉淀，从而影响本药的作用，故应避免与含鞣酸成分的中药合用。

# 第6章　主要影响血液及造血系统的药物

## 第1节　促凝血药

### 维生素 K₁ [药典（二）；基（基）；医保（甲）]
### Vitamin K₁

【药理作用】本品为维生素类药，维生素 K 是肝脏合成因子Ⅱ、Ⅶ、Ⅸ、Ⅹ所必需的物质。维生素 k 缺乏可引起这些凝血因子合成障碍或异常，临床可见出血倾向和凝血酶原时间延长。

【适应证】用于维生素 K 缺乏引起的出血，如梗阻性黄疸、胆瘘、慢性腹泻等所致出血，香豆素类、水杨酸钠等所致的低凝血酶原血症，新生儿出血以及长期应用广谱抗生素所致的体内维生素 K 缺乏。

【用法用量】①低凝血酶原血症：肌内或深部皮下注射，每次 10mg，每日 1~2 次，24 小时内总量不超过 40mg。②预防新生儿出血：可于分娩前 12~24 小时给母亲肌内注射或缓慢静脉注射 2~5mg。也可在新生儿出生后肌内或皮下注射 0.5~1mg，8 小时后可重复。

【注意事项】①有肝功能损伤的患者，本品的疗效不明显，盲目加量可加重肝损伤。②本品对肝素引起的出血倾向无效。外伤出血无必要使用本品。③本品用于静脉注射宜缓慢，给药速度不应超过 1mg/min。④本品应避免冻结，如有油滴析出或分层则不宜使用，但可在避光条件下加热至 70~80℃，振摇使其自然冷却，如澄明度正常则仍可继续使用。

【药物配伍禁忌】内容详见维生素 K₁ 的药物配伍禁忌表。

维生素 K₁ 的药物配伍禁忌表

| 药物类别 | 禁忌药物 | 禁忌原理 | 有效措施 |
|---|---|---|---|
| 抗癫痫药 | 苯妥英钠 | 颗粒沉淀 | 避免联用 |
| 维生素类 | 维生素 C | 浑浊 | |
| | 维生素 B₁₂ | | |
| 抗贫血药 | 右旋糖酐 | | |
| 抗凝剂 | 双香豆素类 | 作用相互抵消 | |
| 抗疟药 | 奎宁 | 增加奎宁的吸收 | |
| 抗心律失常药 | 奎尼丁 | 凝血酶原减少 | 调整剂量 |

## 酚磺乙胺[医保（乙）]
### Etamsylate

【**药理作用**】本品能使血管收缩，降低毛细血管通透性，也能增强血小板聚集性和黏附性，促进血小板释放凝血活性物质，缩短凝血时间，达到止血效果。

【**适应证**】用于防治各种手术前后的出血，也可用于血小板功能不良、血管脆性增加而引起的出血。亦可用于呕血、尿血等。

【**用法用量**】①肌内或静脉注射：每次 0.25~0.5g，每日 0.5~1.5g。静脉滴注：每次 0.25~0.75g，每日 2~3 次，稀释后滴注。②预防手术后出血：术前 15~30 分钟静脉滴注或肌内注射 0.25~0.5g，必要时 2 小时后再注射 0.25g。

【**注意事项**】本品可与维生素 K 注射液混合使用，但不可与氨基己酸注射液混合使用。使用前如发现溶液浑浊，瓶身细微破裂者，均不可使用。

【**药物配伍禁忌**】内容详见酚磺乙胺的药物配伍禁忌表。

**酚磺乙胺的药物配伍禁忌表**

| 药物类别 | 禁忌药物 | 禁忌原理 | 有效措施 |
|---|---|---|---|
| 抗出血药 | 氨基己酸 | 中毒 | 避免联用 |
| 抗贫血药 | 右旋糖酐 | 延长出血及凝血时间 | |

## 氨甲苯酸[基（基）；医保（甲）]
### Aminomethylbenzoic Acid

【**药理作用**】具有抗纤维蛋白溶解作用，其作用机制与氨基己酸相同，但其作用较之强 4~5 倍。口服易吸收，生物利用度为 70%，$t_{max}$ 为 3 小时，静脉注射后，有效血浓度可维持 3~5 小时。经肾排泄，$t_{1/2}$ 为 60 分钟。毒性较低，不易生成血栓。

【**适应证**】用于纤维蛋白溶解过程亢进所致的出血，如肺、肝、胰、前列腺、甲状腺、肾上腺等手术时的异常出血，妇产科和产后出血以及肺结核咳血或痰中带血、血尿、前列腺肥大出血、上消化道出血等，对一般慢性渗血效果较显著，但对癌症出血以及创伤出血无止血作用。此外，尚可用于链激酶或尿激酶过量引起的出血。

【**用法用量**】静脉注射，每次 0.1~0.3g，用 5% 葡萄糖注射液或 0.9% 氯化钠注射液 10~20ml 稀释后缓慢注射，每日最大用量 0.6g。

【**注意事项**】①用量过大，可促进血栓形成。对有血栓形成倾向或有血栓栓塞病史者禁用或慎用。②一般不单独用于弥散性血管内凝血所继发的纤溶性出血，必要时，在肝素化的基础上应用以防止血栓的进一步形成。③可致继发性肾盂和输尿管凝血，故血友病患者发生血尿时或肾功能不全者慎用。④老年人多伴有血液黏滞性增加、血脂偏高、血管硬化等，故慎用本品。

【**药物配伍禁忌**】内容详见氨甲苯酸的药物配伍禁忌表。

氨甲苯酸的药物配伍禁忌表

| 药物类别 | 禁忌药物 | 禁忌原理 | 有效措施 |
|---|---|---|---|
| β-内酰胺类抗菌药物 | 青霉素 | 白色沉淀 | |
| 抗血栓形成药 | 尿激酶 | 白色沉淀 | 避免联用 |
| 性激素类 | 口服避孕药 | 增加血栓形成 | |
| | 雌激素 | | |

# 氨甲环酸 <sup>[药典（二）；基（基）；医保（甲）]</sup>
## Tranexamic Acid

**【药理作用】**药理学作用与氨甲苯酸相似，但较强。

**【适应证】**①本品主要用于急性或慢性、局限性或全身性原发性纤维蛋白溶解亢进所致的各种出血。弥散性血管内凝血所致的继发性高纤溶状态，在未肝素化前，一般不用本品。②用于前列腺、尿道、肺、脑、子宫、肾上腺、甲状腺等富有纤溶酶原激活物脏器的外伤或手术出血。③用作组织型纤溶酶原激活物（t-PA）、链激酶及尿激酶的拮抗物。④用于人工流产、胎盘早期剥落、死胎和羊水栓塞引起的纤溶性出血，以及病理性宫腔内局部纤溶性增高的月经过多症。⑤用于中枢神经病变轻症出血，如蛛网膜下腔出血和颅内动脉瘤出血，应用本品止血优于其他抗纤溶药，但必须注意并发脑水肿或脑梗死的危险性，至于重症有手术指征患者，本品仅可作辅助用药。⑥用于治疗遗传性血管神经性水肿，可减少其发作次数和严重程度。⑦血友病患者发生活动性出血，可联合应用本药。⑧用于防止或减轻因子Ⅷ或因子Ⅸ缺乏的血友病患者拔牙或口腔手术后的出血。

**【用法用量】**静脉注射或滴注：每次0.25~0.5g，每日0.75~2g。静脉注射液以25%葡萄糖注射液稀释，静脉滴注液以5%~10%葡萄糖注射液稀释。

**【注意事项】**①对于有血栓形成倾向者（如急性心肌梗死）慎用。②由于本品可导致继发性肾盂肾炎和输尿管凝血块阻塞，故血友病或肾盂实质病变发生大量血尿时要慎用。③本品与其他凝血因子（如因子Ⅸ）等合用，应警惕血栓形成。一般认为在凝血因子使用后8小时再用本品较为妥当。④本品一般不单独用于弥散性血管内凝血所致的继发性纤溶性出血，以防进一步血栓形成，影响脏器功能，特别是急性肾功能衰竭时。如有必要，应在肝素化的基础上才应用本品。⑤宫内死胎所致的低纤维蛋白原血症出血，肝素治疗较本品安全。⑥慢性肾功能不全时，本品用量应酌减，因给药后尿液中药物浓度常较高。⑦治疗前列腺手术出血时，本品用量也应减少。

**【药物配伍禁忌】**内容详见氨甲环酸的药物配伍禁忌表。

氨甲环酸的药物配伍禁忌表

| 药物类别 | 禁忌药物 | 禁忌原理 | 有效措施 |
|---|---|---|---|
| β-内酰胺类抗菌药物 | 青霉素 | 白色沉淀 | |
| 抗血栓形成药 | 尿激酶 | 白色沉淀 | 避免联用 |
| 性激素类 | 口服避孕药 | 增加血栓形成 | |
| | 雌激素 | | |

# 氨基己酸 [药典（二）；医保（乙）]
## Aminocaproic Acid

【药理作用】能抑制纤维蛋白溶酶原的激活因子，使纤维蛋白溶酶原不能激活为纤维蛋白溶酶，从而抑制纤维蛋白的溶解，产生止血作用。高浓度时，本品对纤维蛋白溶酶还有直接抑制作用，对于纤维蛋白溶酶活性增高所致的出血症有良好疗效。

【适应证】用于纤溶性出血，如脑、肺、子宫、前列腺、肾上腺、甲状腺等外伤或手术出血。术中早期用药或术前用药，可减少手术中渗血，并减少输血量。亦用于肺出血、肝硬化出血上消化道出血。

【用法用量】静脉滴注，初用量 4~6g，以 5%~10% 葡萄糖注射液或 0.9% 氯化钠注射液 100ml 稀释，15~30 分钟内滴完，维持量为每小时 1g，维持时间依病情而定，每日量不超过 20g，可连用 3~4 日。口服，成人，每次 2g，依病情服用 7~10 日或更久。

【注意事项】①排泄较快，须持续给药，否则其血浆有效浓度迅速降低。②慎用于心、肝、肾功能不全者、妊娠期妇女、泌尿道术后出血患者（从肾脏排泄，且能抑制尿激酶，可引起血凝块而形成尿路阻塞）。③因不能阻止小动脉出血，术中如有活动性动脉出血，仍须结扎止血。④不可静脉注射给药。

【药物配伍禁忌】内容详见氨基己酸的药物配伍禁忌表。

**氨基己酸的药物配伍禁忌表**

| 药物类别 | 禁忌药物 | 禁忌原理 | 有效措施 |
|---|---|---|---|
| 血小板凝聚抑制剂 | 链激酶、尿激酶 | 拮抗 | 避免联用 |
| 抗纤维蛋白溶解药 | 氨甲苯酸、氨甲环酸 | 增加血栓形成 | |
| 性激素类 | 口服避孕药 | | |
| | 雌激素 | | |

# 甲萘氢醌 [药典（二）；基（基）；医保（甲）]
## Menadiol

【药理作用】维生素 K 为肝脏合成凝血因子Ⅱ、Ⅶ、Ⅸ、Ⅹ所必需的物质，其缺乏可引起这些凝血因子合成障碍，临床可见出血倾向和 PT 延长，通常称这些因子为维生素 K 依赖性凝血因子。维生素 K 促使因子Ⅱ、Ⅶ、Ⅸ和Ⅹ合成的确切机制尚不明确。

【适应证】用于维生素 K 缺乏引起的凝血障碍性疾病。

【用法用量】口服给药，每次 2~4mg，每日 3 次。

【注意事项】①肝素引起的出血倾向及 PT 延长，用维生素 K 治疗无效。②因维生素 K 依赖因子缺乏而发生严重出血时，短期应用通常不能立即起效，可先静脉滴注凝血酶原复合物、血浆或新鲜血。③维生素 K 缺乏的原因包括肠道吸收不良（多种原因所致的阻塞性黄疸、慢性溃疡性结肠炎、慢性胰腺炎和广泛小肠切除后肠道吸收功能减退）、长期使用抗生素（广谱抗生素或肠道灭菌药可杀灭或抑制正常肠道内的细菌群落，致使肠道内细菌合成的维生素减少）。

【药物配伍禁忌】内容详见甲萘氢醌的药物配伍禁忌表。

甲萘氢醌的药物配伍禁忌表

| 药物类别 | 禁忌药物 | 禁忌原理 | 有效措施 |
|---|---|---|---|
| 口服抗凝血药 | 华法林 | 拮抗 | 避免联用 |

# 亚硫酸氢钠甲萘醌 [药典（二）；医保（甲）]
## Menadione Sodium Bisulfite

【**药理作用**】亚硫酸氢钠甲萘醌与维生素 $K_1$ 比较，显效较慢，作用较弱。其他参见甲萘氢醌。

【**适应证**】①用于止血，如阻塞性黄疸、胆瘘、慢性腹泻、广泛肠切除所致肠吸收功能不良患者、早产儿及新生儿出血症（新生儿低凝血酶原血症）、香豆素类或水杨酸类过量以及其他原因所致凝血酶原过低等引起的出血。②预防长期口服广谱抗生素类药物引起的维生素 K 缺乏症。③用于镇痛，如胆石症、胆道蛔虫病引起的胆绞痛。④解救杀鼠药"敌鼠钠"中毒。

【**用法用量**】每次 2~4mg，每日 3 次。肌内注射：①止血：每次 2~4mg，每日 4~8mg；②防止新生儿出血：孕妇在产前 1 周使用，每日 2~4mg；③胆绞痛：每次 8~16mg。

【**注意事项**】①新生儿出血症不宜用亚硫酸氢钠甲萘醌，而以维生素 $K_1$ 治疗较为合适，因亚硫酸氢钠甲萘醌易引起高胆红素血症和溶血。②药物对妊娠的影响：临产妇女不能用，除非用于防止新生儿出血。③用药期间应定期测定凝血酶原时间，以调整亚硫酸氢钠甲萘醌的用量及给药次数。

【**药物配伍禁忌**】内容详见亚硫酸氢钠甲萘醌的药物配伍禁忌表。

亚硫酸氢钠甲萘醌的药物配伍禁忌表

| 药物类别 | 禁忌药物 | 禁忌原理 | 有效措施 |
|---|---|---|---|
| 抗凝剂 | 华法林 | 可干扰维生素 K 代谢。两药同用，作用相互抵消 | 避免联用 |
| 抗疟疾药、抗心律失常药 | 奎宁、奎尼丁 | 可影响维生素 K 效应 | |

# 卡巴克络
## Carbazochrome

【**药理作用**】本品能增强毛细血管对损伤的抵抗力，降低毛细血管的通透性，促进受损毛细血管端回缩而止血。

【**适应证**】用于毛细血管通透性增加所致的出血，如特发性紫癜、视网膜出血、慢性肺出血、胃肠出血、鼻出血、咯血、血尿、痔出血、子宫出血、脑出血等。

【**用法用量**】①口服给药：一般剂量为每次 2.5~5.0mg，每日 2~3 次；严重病例则每次 5~10mg，每 2~4 小时 1 次；肌内注射：一般剂量为每次 5~10mg，每日 2~3 次；严重出血则 10~20mg，每 2~3 小时 1 次。②儿童：口服给药，5 岁及 5 岁以下者每次 1.25~2.5mg，大于 5 岁者则同成人；肌内注射，5 岁及 5 岁以下者每次 2.5~5mg，大于 5 岁者每次 5~10mg。

【注意事项】有癫痫及精神病史者禁用。卡巴克络不能用于静脉注射，对大量出血和动脉出血疗效较差。

【药物配伍禁忌】内容详见卡巴克络的药物配伍禁忌表。

卡巴克络的药物配伍禁忌表

| 药物类别 | 禁忌药物 | 禁忌原理 | 有效措施 |
| --- | --- | --- | --- |
| 抗组胺药 | 苯海拉明、氯雷他定等 | 影响止血效果 | 避免联用 |
| 抗胆碱药 | 阿托品、东莨菪碱等 | 影响止血效果 | |
| 抗精神病药 | 氟哌啶醇 | 使精神病恶化 | |
| 抗癫痫药 | 卡马西平、丙戊酸钠等 | 降低抗癫痫药药效 | |

# 卡络磺钠 [医保（乙）]
## Carbazochrome Sodium Sulfonate

【药理作用】本品能增强毛细血管对损伤的抵抗力，稳定血管及其周围组织中的酸性黏多糖，降低毛细血管的通透性，增强受损毛细血管端的回缩作用，从而缩短止血时间。

【适应证】适用于因毛细血管损伤所致的出血，也用于血小板减少性紫癜，但止血效果不十分理想。由于卡络磺钠不影响凝血过程，对大出血和动脉出血基本无效。止血棉局部止血效果好，且能被组织吸收。适用于不易缝合及结扎的脏器如肝、脾出血和其他手术或创伤出血。

【用法用量】肌内注射：每次 20mg，每日 2 次，5 分钟即起效，作用维持 6~7 小时，对局部刺激小。静脉注射：25~50mg，每日数次。静脉滴注：每次 60~80mg，与溶媒混合滴注，每日数次。

【注意事项】卡络磺钠需避光贮存，注射液久贮后变深或产生浑浊沉淀时不可供药用。

【药物配伍禁忌】内容详见卡络磺钠的药物配伍禁忌表。

卡络磺钠的药物配伍禁忌表

| 药物类别 | 禁忌药物 | 禁忌原理 | 有效措施 |
| --- | --- | --- | --- |
| 抗组胺药 | 苯海拉明 | 可影响卡络磺钠的止血效果，如合并用药应加大卡络磺钠剂量 | 避免联用 |
| 抗胆碱药 | 山莨菪碱 | | |

# 鱼精蛋白 [药典（二）；基（基）；医保（甲）]
## Protamine

【药理作用】能与肝素结合，使肝素失去抗凝血能力。

【适应证】用于因注射肝素过量而引起的出血，以及自发性出血如咳血。

【用法用量】①抗肝素过量：静脉注射，用量应与最后 1 次所用肝素量相当（本品 1mg 可中和肝素 100 单位），但每次不超过 50mg。②抗自发性出血：静脉滴注，每日 5~8mg/

kg，分 2 次，间隔 6 小时。每次以 0.9% 氯化钠注射液 300~500ml 稀释，连用不宜超过 3 日。注射宜缓慢（10 分钟内注入量以不超过 50mg 为度）。

**【注意事项】** 注射液须 2~8℃保存。

**【药物配伍禁忌】** 内容详见鱼精蛋白的药物配伍禁忌表。

### 鱼精蛋白的药物配伍禁忌表

| 药物类别 | 禁忌药物 | 禁忌原理 | 有效措施 |
|---|---|---|---|
| 抗酸药 | 碳酸氢钠 | 失活 | 避免联用 |
| 影响电解质平衡的溶液 | 乳酸钠 | | |
| 平喘药 | 氨茶碱 | | |
| 抗生素 | 阿莫西林克拉维酸钾 | | |
| | 替卡西林钠克拉维酸钾 | | |
| | 甲硝唑 | | |
| 血液和相关制品 | 人血白蛋白 | 蛋白沉淀 | |

## 凝血酶 [药典（二）；基（基）；医保（乙）]
### Thrombin

**【药理作用】** 本药为牛血或猪血中提取的凝血酶原，经激活而成，可促使纤维蛋白原转化为纤维蛋白，应用于创口，使血液凝固而止血。

**【适应证】** 可用于局部出血及消化道出血。

**【用法用量】** 局部出血：以干燥粉末或溶液（50~250U/ml）喷洒或喷雾于创伤表面。消化道出血：以溶液（10~100U/ml）口服或局部灌注。

**【注意事项】** 严禁注射。本品必须直接与创面接触。才能起止血作用。如出现过敏症状时应立即停药。10℃以下贮存。

**【药物配伍禁忌】** 内容详见凝血酶的药物配伍禁忌表。

### 凝血酶的药物配伍禁忌表

| 药物类别 | 禁忌药物 | 禁忌原理 | 有效措施 |
|---|---|---|---|
| 免疫抑制剂 | 抗人 T 细胞兔免疫球蛋白 | 禁止混合使用 | 避免联用 |
| 青霉素类复方制剂 | 替卡西林钠克拉维酸钾 | | |
| 阿片类麻醉药 | 瑞芬太尼 | 禁止同一路径给药 | |
| 胃肠外营养液 | 脂肪乳氨基酸葡萄糖 | 禁忌同用一根输液管（器） | |

## 血凝酶 [医保（乙）]
### Hemocoagulase Atrox

**【药理作用】** 本品具有类凝血激酶样作用，能促进纤维蛋白原降解生成纤维蛋白 I 单体，进而交联聚合成难溶性纤维蛋白，促进在出血部位的血栓形成和止血。

【适应证】可用于治疗和防治多种原因引起的出血。

【用法用量】静脉注射、肌内注射，也可局部使用。成人：每次 1.0~2.0KU，紧急情况下，立即静脉注射 1.0KU，同时肌内注射 1.0KU。各类外科手术：手术前 1 小时，肌内注射 1.0KU；或手术前 15 分钟，静脉注射 1.0KU。手术后每日肌内注射 1.0KU，连用 3 日，或遵医嘱。

【注意事项】①动脉及大静脉出血时，仍需进行手术处理，使用本品可减少出血量。②在用药期间，应注意观察患者的出血、凝血时间。③应防止用药过量，否则疗效会下降。④血液中缺乏某些凝血因子时，本品的作用可被减弱，宜补充后再用。⑤在原发性纤溶系统亢进的情况下，宜与抗纤溶酶药物合用。⑥治疗新生儿出血，宜与维生素 K 合用。⑦妊娠初 3 个月的妊娠期妇女慎用。

【药物配伍禁忌】内容详见血凝酶的药物配伍禁忌表。

### 血凝酶的药物配伍禁忌表

| 药物类别 | 禁忌药物 | 禁忌原理 | 有效措施 |
| --- | --- | --- | --- |
| 喹诺酮类抗菌药 | 左氧氟沙星 | 出现浑浊或沉淀 | 避免联用 |
| 血液和相关制品 | 人血白蛋白 | | |

# 矛头蝮蛇血凝酶 [医保（乙）]
## Hemocoagulase Bothrops Atrox

【药理作用】蝮蛇血凝酶具有类凝血酶样作用，能促进血管破损部位的血小板聚集，并释放一系列凝血因子及血小板因子 3（$PF_3$），使凝血因子 I 降解生成纤维蛋白 I 单体，进而交联聚合成难溶性纤维蛋白，促使出血部位的血栓形成和止血。

【适应证】可用于需减少流血或止血的各种医疗情况，如：内、外、妇产、眼、耳鼻喉、口腔科疾病并发的出血及出血性疾病；也可用于预防出血，如手术前用药，可避免或减少术中、术后出血；用于消化道出血、血友病血肿、血小板减少性疾病伴出血的辅助治疗。本药更适用于传统止血药无效的出血患者。

【用法用量】口服给药：一次 1~2KU，一日 1~2 次。静脉注射：①一般出血，1~2KU。②紧急出血，立即静脉注射 0.25~0.5KU，同时肌内注射 1KU。③各类外科手术，手术前晚肌内注射 1KU，术前 1 小时肌内注射 1KU，术前 15 分钟静脉注射 1KU，术后 3 日每日肌内注射 1KU。④咯血，每 12 小时皮下注射 1KU，必要时，开始时再加静脉注射 1KU，最好加入 0.9% 氯化钠注射液 10ml 中混合注射。肌内注射：①一般出血，同静脉注射项。②紧急出血，同静脉注射项。③各类外科手术，同静脉注射项。④异常出血，间隔 6 小时肌内注射 1KU，至出血完全停止。皮下注射：①一般出血，同静脉注射项。②咯血，同静脉注射项。局部外用：蝮蛇血凝酶溶液可直接以注射器喷射于血块清除后的创面局部，并酌情以敷料压迫（如拔牙、鼻出血等）。儿童常规剂量：①口服给药，0.3~1KU。②静脉注射，一般出血，0.3~0.5KU。③肌内注射，同静脉注射项。④皮下注射，同静脉注射项。⑤局部外用，同成人。

【注意事项】以下情况慎用：①血栓高危人群（高龄、肥胖、高血脂、心脏病、糖尿病、肿瘤患者）；血管病介入治疗、心脏病手术者；术后需较长期制动的手术（如下肢骨、关节手术），易诱发深静脉血栓。用药期间应注意监测患者的出血、凝血时间。

【药物配伍禁忌】内容详见矛头蝮蛇血凝酶的药物配伍禁忌表。

矛头蝮蛇血凝酶的药物配伍禁忌表

| 药物类别 | 禁忌药物 | 禁忌原理 | 有效措施 |
|---|---|---|---|
| 香豆素类抗凝剂 | 华法林 | 可以抑制维生素K参与的凝血因子Ⅱ、Ⅶ、Ⅸ、Ⅹ的在肝脏的合成 | 避免联用 |

# 白眉蛇毒血凝酶[医保（乙）]
## Hemocoagulase

【药理作用】本品是从长白山白眉蝮蛇蛇毒中提取的一种白眉蛇毒血凝酶，其中含有类凝血酶和类凝血激酶，两种类酶为相似的酶作用物，在$Ca^{2+}$存在下，能活化因子Ⅴ、Ⅶ和Ⅷ，并刺激血小板的凝集；类凝血激酶在血小板因子Ⅲ存在下，可促使凝血酶原变成凝血酶，也可活化因子Ⅴ，并影响因子Ⅹ。动物试验结果显示，本品小剂量时表现为促凝作用，大剂量时表现为抗凝作用。

【适应证】本品可用于需减少流血或止血的各种医疗情况，如：外科、内科、妇产科、眼科、耳鼻喉科、口腔科等临床科室的出血及出血性疾病；也可用来预防出血，如手术前用药，可避免或减少手术部位及手术后出血。

【用法用量】静脉注射、肌内注射或皮下注射，也可局部用药。①一般出血：成人1~2单位；儿童0.3~0.5单位。②紧急出血：立即静脉注射0.25~0.5单位，同时肌内注射1单位。③各类外科手术：术前一晚肌内注射1单位，术前1小时肌内注射1单位，术前15分钟静脉注射1单位，术后3日，每日肌内注射1单位；④咯血：每12小时皮下注射1单位，必要时，开始再加静脉注射1单位，最好是加入10ml的0.9%氯化钠注射液中，混合注射；⑤异常出血：剂量加倍，间隔6小时肌内注射1单位，至出血完全停止。

【注意事项】①有血栓病史者禁用；对本品或同类药品过敏者禁用。②动脉、大静脉受损的出血，必须及时外科手术处理。③弥散性血管内凝血（DIC）及血液病导致的出血不是白眉蛇毒血凝酶的适应证。④血中缺乏血小板或某些凝血因子（如凝血酶原等）时，白眉蛇毒血凝酶没有代偿作用，宜在补充血小板或缺乏的凝血因子或输注新鲜血液的基础上应用白眉蛇毒血凝酶。⑤在原发性纤溶系统亢进（如：内分泌腺、癌症手术等）的情况下，白眉蛇毒血凝酶宜与抗纤溶酶的药物联合应用。⑥使用期间还应注意观察患者的出血、凝血时间。⑦除非紧急情况，孕期妇女不宜使用。

【药物配伍禁忌】内容详见白眉蛇毒血凝酶的药物配伍禁忌表。

白眉蛇毒血凝酶的药物配伍禁忌表

| 药物类别 | 禁忌药物 | 禁忌原理 | 有效措施 |
|---|---|---|---|
| 促凝血药 | 氨基己酸、氨甲苯酸、酚磺乙胺等 | 拮抗 | 避免联用 |

# 巴曲酶<sup>[医保（乙）]</sup>
## Batroxobin

**【药理作用】** 本品能降低血中纤维蛋白原的含量，降低全血黏度、血浆黏度，使血管阻力下降，增加血流量。

**【适应证】** ①急性脑梗死，包括脑血栓、脑栓塞，短暂性大脑缺血性发作。②心肌梗死、不稳定型心绞痛。③四肢血管病，包括股动脉栓塞，闭塞性血栓性脉管炎（血栓闭塞性脉管炎），雷诺现象（雷诺病）。

**【用法用量】** 一般用量，首次剂量为 10BU，以后维持量为 5 BU，隔日 1 次，每次用 100~250ml 0.9% 氯化钠注射液稀释后，在 1~1.5 小时滴完；若给药前血纤维蛋白原浓度在 4.0g/L 以上者，则首次剂量为 20BU，以后维持量可减至 5~10BU。

**【注意事项】** 有出血或出血可能患者、新近手术者、对本制剂有过敏史者、用药前血纤维蛋白原浓度低于 100mg/dL 者、重度肝肾功能不全者禁用。

**【药物配伍禁忌】** 内容详见巴曲酶的药物配伍禁忌表。

### 巴曲酶的药物配伍禁忌表

| 药物类别 | 禁忌药物 | 禁忌原理 | 有效措施 |
| --- | --- | --- | --- |
| 水杨酸类的食物 | 阿司匹林 | 抗凝血药可加强巴曲酶作用，引起意外出血，抗纤溶药可抵消巴曲酶作用 | 避免联用 |

# 冻干人凝血因子Ⅷ<sup>[基（基）；医保（甲）]</sup>
## Human Coagulation Factor Ⅷ

**【药理作用】** 在内源性血凝过程中，凝血因子Ⅷ作为一辅因子，在 $Ca^{2+}$ 和磷脂存在下，与激活的凝血因子Ⅸ参与凝血因子Ⅹ的激活凝血酶原，形成凝血酶，从而使凝血过程正常进行。输用每千克体重 1 个单位的人凝血因子Ⅷ，可使循环血液中的因子Ⅷ水平增加 2%~2.5%。

**【适应证】** 本品对缺乏人凝血因子Ⅷ所致的凝血机能障碍具有纠正作用，主要用于防治甲型血友病和获得性凝血因子Ⅷ缺乏而致的出血症状及这类患者的手术出血治疗。

**【用法用量】** 本品专供静脉滴注，应在临床医师的严格监督下使用。用前应先以 25~37℃ 灭菌注射用水或 5% 葡萄糖注射液按瓶签的标示量注入瓶内（制品刚从冰箱取出或在冬季温度较低时应特别注意使制品温度升高到 25~37℃，然后进行溶解，否则易析出沉淀），轻轻摇动，使制品完全溶解（注意勿使产生泡沫），然后用带有滤网装置的输血器进行静脉滴注，滴注速度一般以每分钟 60 滴左右为宜。制品溶解后应立即使用，并在 1 小时内输完，不得放置。

**【注意事项】** 大量反复输入本品时，应注意出现过敏反应，溶血反应及肺水肿的可能性，对有心脏病的患者尤应注意。

**【药物配伍禁忌】** 内容详见冻干人凝血因子Ⅷ的药物配伍禁忌表。

### 冻干人凝血因子Ⅷ的药物配伍禁忌表

| 药物类别 | 禁忌药物 | 禁忌原理 | 有效措施 |
|---|---|---|---|
| 免疫抑制剂 | 抗人T细胞兔免疫球蛋白 | 出现浑浊或沉淀 | 避免联用 |
| 人血液制品 | 抗人淋巴细胞免疫球蛋白 | | |
| 青霉素类复方制剂 | 阿莫西林克拉维酸钾 | | |
| | 氨苄西林钠舒巴坦钠 | | |
| | 替卡西林钠克拉维酸钾 | | |
| | 哌拉西林钠他唑巴坦钠 | | |
| 阿片类麻醉药 | 瑞芬太尼 | | |
| 胃肠外营养液 | 脂肪乳氨基酸葡萄糖 | | |

# 冻干人凝血酶原复合物 [医保（乙）]
## Lyophilized Prothrombin Complex Contrates

【药理作用】本品含有维生素K依赖的在肝脏合成的四种凝血因子Ⅱ、Ⅶ、Ⅸ、Ⅹ。维生素K缺乏和严重肝脏疾患均可造成这四个因子的缺乏。而上述任何一个因子的缺乏都可导致凝血障碍。滴注本品能提高血液中凝血因子Ⅱ、Ⅶ、Ⅸ、Ⅹ的浓度。

【适应证】本品主要用于治疗先天性和获得性凝血因子Ⅱ、Ⅶ、Ⅸ、Ⅹ缺乏症包括：①凝血因子Ⅱ、Ⅶ、Ⅸ、Ⅹ缺乏症包括乙型血友病；②抗凝剂过量、维生素K缺乏症；③因肝病导致的凝血机制紊乱；④各种原因所致的凝血酶原时间延长而拟作外科手术患者；⑤治疗已产生因子Ⅷ抑制物的甲型血友病患者的出血症状；⑥逆转香豆素类抗凝剂诱导的出血。

【用法用量】①本品专供静脉滴注，应在临床医师的严格监督下使用。②用前应先将本品和灭菌注射用水或5%葡萄糖注射液预温至20~25℃，按瓶签示量注入预温的灭菌注射用水或5%葡萄糖注射液，轻轻转动直至本品完全溶解（注意勿使产生泡沫）。③可用氯化钠注射液或5%葡萄糖注射液稀释成50~100ml，然后用带有滤网装置的输血器进行静脉滴注。滴注速度开始要缓慢，15分钟后稍加快滴注速度，一般每瓶200血浆当量单位（PE）在30~60分钟左右滴完。④滴注时，医师要随时注意使用情况，若发现弥散性血管内凝血或血栓的临床症状和体征，要立即终止使用。并用肝素拮抗。

【注意事项】除肝病出血患者外，一般在用药前应确诊患者是缺乏凝血因子Ⅱ、Ⅶ、Ⅸ、Ⅹ方能对症下药。

【药物配伍禁忌】内容详见冻干人凝血酶原复合物的药物配伍禁忌表。

### 冻干人凝血酶原复合物的药物配伍禁忌表

| 药物类别 | 禁忌药物 | 禁忌原理 | 有效措施 |
|---|---|---|---|
| 免疫抑制剂 | 抗人T细胞兔免疫球蛋白 | 出现浑浊或沉淀 | 避免联用 |
| 人血液制品 | 抗人淋巴细胞免疫球蛋白 | | |
| 青霉素类复方制剂 | 阿莫西林克拉维酸钾 | | |
| | 替卡西林钠克拉维酸钾 | | |
| | 哌拉西林钠他唑巴坦钠 | | |

续表

| 药物类别 | 禁忌药物 | 禁忌原理 | 有效措施 |
|---|---|---|---|
| 抗病毒药 | 齐多夫定 | | |
| 阿片类麻醉药 | 瑞芬太尼 | 出现浑浊或沉淀 | 避免联用 |
| 胃肠外营养液 | 脂肪乳氨基酸葡萄糖 | | |

# 冻干人纤维蛋白原[基(基)；医保(乙)]
## Lyophilized Human Fibrinogen

【**药理作用**】在凝血过程中，纤维蛋白原经凝血酶酶解变成纤维蛋白，在纤维蛋白稳定因子（F XⅢ）作用下，形成坚实纤维蛋白，发挥有效的止血作用。

【**适应证**】先天性纤维蛋白原减少或缺乏症；获得性纤维蛋白原减少症：严重肝脏损伤；肝硬化；弥散性血管内凝血；产后大出血和因大手术、外伤或内出血等引起的纤维蛋白原缺乏而造成的凝血障碍。

【**用法用量**】应根据病情及临床检验结果决定，一般首次给 1~2g，如需要可遵照医嘱继续给药。

【**注意事项**】①本品专供静脉滴注。②本品溶解后为澄清略带乳光的溶液，允许有少量细小的蛋白颗粒存在，为此用于滴注的输液器应带有滤网装置，但如发现有大量或大块不溶物时，不可使用。③在寒冷季节溶解本品或制品刚从冷处取出温度较低的情况下，应特别注意先使制品和溶解液的温度升高到 30~37℃，然后进行溶解。温度过低往往会造成溶解困难并导致蛋白变性。④本品一旦溶解应尽快使用。

【**药物配伍禁忌**】内容详见冻干人纤维蛋白原的药物配伍禁忌表。

### 冻干人纤维蛋白原的药物配伍禁忌表

| 药物类别 | 禁忌药物 | 禁忌原理 | 有效措施 |
|---|---|---|---|
| 免疫抑制剂 | 抗人 T 细胞兔免疫球蛋白 | | |
| 人血液制品 | 抗人淋巴细胞免疫球蛋白 | | |
| 青霉素类复方制剂 | 阿莫西林克拉维酸钾 | 出现浑浊或沉淀 | 避免联用 |
| | 氨苄西林钠舒巴坦钠 | | |
| | 替卡西林钠克拉维酸钾 | | |
| | 哌拉西林钠他唑巴坦钠 | | |
| 阿片类麻醉药 | 瑞芬太尼 | | |
| 胃肠外营养液 | 脂肪乳氨基酸 | | |

# 重组人凝血因子Ⅷ[医保(乙)]
## Recombinant Coagulation Factor Ⅷ

【**药理作用**】本品采用重组 DNA 技术生产，其生物学活性与从血浆中提纯的 F Ⅷ相同，用于治疗传统的血友病（甲型血友病）。

【适应证】本品用于血浆凝血因子Ⅷ（FⅧ）缺乏的甲型血友病治疗。在纠正或预防出血、急诊或择期手术中，本品起到暂时代替缺失的凝血因子的作用。

【用法用量】体内FⅧ水平升高的百分比可用剂量（IU/kg）乘以每千克体重每个单位的2%计算而得。

【注意事项】本品用于治疗FⅧ缺乏的出血障碍。注射本品之前，应确诊患者FⅧ缺乏。甲型血友病患者接受治疗后，可能会产生FⅧ的中和抗体，尤其是严重的血友病患儿在治疗的第1年内，或曾用少量FⅧ治疗的任何年龄患者，产生抗体的情况尤为常见。甲型血友病患者在治疗的任何时间都有可能产生抗体。根据血友病治疗中心的建议，对接受任何FⅧ浓缩剂治疗的患者，包括本品，须通过临床观察和实验室检测密切监控患者FⅧ抗体产生的情况。

【药物配伍禁忌】内容详见重组人凝血因子Ⅷ的药物配伍禁忌表。

重组人凝血因子Ⅷ的药物配伍禁忌表

| 药物类别 | 禁忌药物 | 禁忌原理 | 有效措施 |
|---|---|---|---|
| 抗菌药物 | 氯霉素 | 阻断凝血酶原生成引起出血延长和加强 | 避免联用 |
| 抗结核类 | 利福平 | 可使凝血作用明显降低 | |
| 抗生素类 | 甲硝唑 | | |

# 重组人凝血因子Ⅸ<sup>[医保（乙）]</sup>
## Recombinant Coagulation Factor Ⅸ

【药理作用】静脉每输注1U/kg，能升高血浆凝血因子Ⅷ活性2%。人凝血因子Ⅷ进入体内后不易产生抗凝血因子Ⅷ的抗体。

【适应证】控制和预防乙型血友病患者出血。本品不适用于：治疗其他凝血因子缺乏症（例如，因子Ⅱ、Ⅶ、Ⅷ和Ⅹ），治疗有凝血因子Ⅷ抑制物的甲型血友病患者，逆转香豆素诱导的抗凝作用，治疗肝脏依赖性的凝血因子水平低下导致的出血。

【用法用量】使用包装中所附的0.234%氯化钠稀释液将冻干粉复溶后供静脉注射用。接受包括本品在内的所有因子Ⅸ产品治疗时，均需个体化调整剂量。所有因子Ⅸ产品的剂量和治疗持续时间均取决于因子Ⅸ缺乏的严重程度、出血的部位与程度以及患者的临床情况、年龄和因子Ⅸ的活性恢复值。为了确保达到所需因子Ⅸ的活性水平，尤其是对于外科手术，建议用凝血因子Ⅸ活性检测方法准确地监测凝血因子Ⅸ的活性。

【注意事项】对本品任何成分过敏者禁用。

【药物配伍禁忌】内容详见重组人凝血因子Ⅸ的药物配伍禁忌表。

重组人凝血因子Ⅸ的药物配伍禁忌表

| 药物类别 | 禁忌药物 | 禁忌原理 | 有效措施 |
|---|---|---|---|
| 香豆素类抗凝剂 | 华法林 | 可以抑制维生素K参与的凝血因子Ⅱ、Ⅶ、Ⅸ、Ⅹ在肝脏的合成 | 避免联用 |

## 聚桂醇[医保(乙)]
### Lauromacrogol

【**药理作用**】聚桂醇是一种硬化剂。聚桂醇在曲张静脉旁注射后能使曲张静脉周围纤维化，压迫曲张静脉，达到止血目的；静脉内注射聚桂醇后，可损伤血管内皮、促进血栓形成、阻塞血管，从而起到止血作用。

【**适应证**】用于内镜下食管曲张静脉出血的急诊止血及曲张静脉的硬化治疗。

【**用法用量**】食管曲张静脉活动出血时，采用环绕出血点 + 出血点处直接注射技术止血，每个出血点局部用量 10ml 左右，最大剂量不超过 15ml。曲张静脉硬化治疗，采用单纯静脉内注射技术时，每次注射 2~4 个点，每点注射剂量 3~15ml；采用静脉旁 – 静脉内联合注射技术时，以静脉旁注射为主，从距食管齿状线 1~2cm 处开始逆行性硬化治疗，静脉旁黏膜下多点注射，每点注射量以注射局部出现灰白色隆起为标准，通常用量不超过 1ml，静脉内注射每点 1~2ml；每次硬化治疗总剂量不超过 35ml。曲张静脉活动出血止血后，其他可见曲张静脉采用静脉旁 – 静脉内联合注射技术硬化治疗，止血和硬化治疗的总剂量不超过 35ml。曲张静脉硬化治疗 4~6 周内完成；首次治疗后与第 2 次治疗间隔期不超过 1 周，以后每周 1 次，直到可见曲张静脉完全消失。

【**注意事项**】切记勿注入动脉血管。应严格按操作规程做好术前准备及术后护理。

【**药物配伍禁忌**】内容详见聚桂醇的药物配伍禁忌表。

### 聚桂醇的药物配伍禁忌表

| 药物类别 | 禁忌药物 | 禁忌原理 | 有效措施 |
|---|---|---|---|
| 局部麻醉剂 | 盐酸利多卡因 | 由于聚桂醇也是一种局麻剂，有局部镇痛作用，当与麻醉剂合用时有增加心脏麻醉的危险（抗心律失常作用） | 避免联用 |

# 第 2 节　抗凝血药

## 肝素钠[药典(二)；基(基)；医保(乙)]
### Heparin Sodium

【**药理作用**】在体内外均有抗凝血作用，可延长凝血时间、凝血酶原时间和凝血酶时间。现认为肝素钠通过激活抗凝血酶Ⅲ而发挥抗凝血作用。AT Ⅲ是一种血浆 $\alpha_2$ 球蛋白，它作为肝素钠的辅助因子，可与许多凝血因子结合，并抑制这些因子的活性。因此影响凝血过程的许多环节：①灭活凝血因子Ⅻa、Ⅺa、Ⅸa、Ⅹa、Ⅱa、Ⅷa；②络合凝血酶原（Ⅱa）；③中和组织凝血活素（Ⅲ）。肝素钠与 AT Ⅲ结合后，可加速 AT Ⅲ的抗凝血作用。

**【适应证】**①预防血栓形成和栓塞，如深部静脉血栓、心肌梗死、肺栓塞、血栓性静脉炎及术后血栓形成等。②治疗各种原因引起的弥散性血管内凝血（DIC），如细菌性脓毒血症、胎盘早期剥离、恶性肿瘤细胞溶解所致的DIC，但蛇咬伤所致的DIC除外。早期应用可防止纤维蛋白原和其他凝血因子的消耗。③其他体内外抗凝血，如心导管检查、心脏手术体外循环、血液透析等。

**【用法用量】**①静脉滴注：成人首剂5000U加入100ml 0.9%氯化钠注射液中，在30~60分钟内滴完。需要时可每隔4~6小时重复静脉滴注1次，每次5000U，总量可达25 000U/d。为维持恒定血药浓度，也可每24小时10 000~20 000U加入1000ml 0.9%氯化钠注射液中静脉滴注，每分钟20滴。用于体外循环时，375U/kg；体外循环超过1小时者，每1kg体重加125U。②静脉注射或深部肌内注射（或皮下注射）：每次5000~10 000U。

**【注意事项】**用药过量可致自发性出血，表现为黏膜出血（血尿，消化道出血）、关节积血和伤口出血等，用药期间应测定活化部分凝血活素时间（APTT）。如APTT>90秒（>正常对照3倍）表明用药过量，应暂停静脉滴注，1小时后再根据APTT调整剂量。如发现自发性出血应立即停药。严重出血可静脉注射硫酸鱼精蛋白注射液以中和肝素钠，注射速度不超过20mg/min或在10分钟内注射50mg为宜。通常1mg鱼精蛋白在体内能中和100U肝素钠。肌内注射或皮下注射刺激性较大，应选用细针头做深部肌内或皮下脂肪组织内注射。

**【药物配伍禁忌】**内容详见肝素钠的药物配伍禁忌表。

### 肝素钠的药物配伍禁忌表

| 药物类别 | 禁忌药物 | 禁忌原理 | 有效措施 |
|---|---|---|---|
| 非甾体抗炎药 | 阿司匹林、水杨酸等 | 增加出血风险 | |
| 其他 | 双嘧达莫、右旋糖酐 | 抑制血小板功能 | |
| 肾上腺皮质激素 | 泼尼松、可的松等 | 诱发胃肠道溃疡出血 | |
| 溶栓及抗血小板药 | 尿激酶、链激酶 | 增加出血风险 | |
| 抗病毒药 | 阿昔洛韦 | pH值改变 | 避免联用 |
| 氨基糖苷类抗生素 | 阿米卡星 | 沉淀 | |
| 细胞毒类抗生素及相关药物 | 表柔比星 | | |
| 抗肿瘤药 | 阿糖胞苷 | 出现薄雾 | |

# 低分子量肝素 [基（基）；医保（乙）]
## Low Molecular Weight Heparin

**【药理作用】**具有明显而持久的抗血栓作用，其抗血栓形成活性强于抗凝血活性。因而在出现抗栓作用的同时出血的危险性较小。其机制在于通过与抗凝血酶Ⅲ（AT Ⅲ）及其复合物结合，加强对Ⅹa因子和凝血酶的抑制作用。但由于其分子链较短，对抗Ⅹa活性较强而久，对凝血酶抑制作用较弱。此外，还能促进组织型纤维蛋白溶解酶激活物的释放，发挥纤溶作用，并能保护血管内皮，增强抗栓作用。对血小板的功能影响较小。

**【适应证】**①预防深部静脉血栓形成和肺栓塞。②治疗已形成的急性深部静脉血栓。③在血液透析或血液滤过时，防止体外循环系统中发生血栓或血液凝固。④治疗不稳定型心绞痛及非 ST 段抬高心肌梗死。

【用法用量】①治疗急性深静脉血栓：皮下注射 200U/kg，每日 1 次，每日用量不超过 18 000U。出血危险性较高的患者可给予 100U/kg，每日 2 次。使用本品同时可立即口服维生素 K 拮抗剂，联合治疗至少持续 5 日。②预防术后深静脉血栓的形成：术前 1~2 小时皮下注射 2500U，术后 12 小时注射 2500U，继而每日 1 次，每次注射 2500U，持续 5~10 日。③不稳定型心绞痛和非 ST 段抬高心肌梗死：皮下注射 120U/kg，每日 2 次，最大剂量为每 12 小时 10000U，用药持续 5~10 日。

【注意事项】①不能肌内注射。皮下注射时，注射部位为前外侧或后外侧腹壁的皮下组织内，左右交替，针头应垂直进入捏起的皮肤皱褶，应用拇指与示指捏住皮肤皱褶至注射完成。②给药过量时，可用鱼精蛋白拮抗，1mg 硫酸鱼精蛋白可中和 100U 本品。③有出血倾向者，妊娠期妇女、产后妇女慎用。④不同的低分子肝素制剂特性不同，并不等效，切不可在同 1 个疗程中使用两种不同产品。使用时，须遵守各自产品的使用说明书的规定。

【药物配伍禁忌】内容详见低分子量肝素的药物配伍禁忌表。

低分子量肝素的药物配伍禁忌表

| 药物类别 | 禁忌药物 | 禁忌原理 | 有效措施 |
|---|---|---|---|
| 非甾体抗炎药 | 阿司匹林、水杨酸等 | 增加出血风险 | |
| 其他 | 双嘧达莫、右旋糖酐 | 抑制血小板功能 | |
| 肾上腺皮质激素 | 泼尼松、可的松等 | 诱发胃肠道溃疡出血 | |
| 抗凝溶栓及抗血小板药 | 尿激酶、链激酶 | 增加出血风险 | 避免联用 |
| 抗病毒药 | 阿昔洛韦 | pH 值改变 | |
| 氨基糖苷类抗生素 | 阿米卡星 | 沉淀 | |
| 细胞毒类抗生素及相关药物 | 表柔比星 | | |
| 抗肿瘤药 | 阿糖胞苷 | 出现薄雾 | |

# 低分子量肝素钠 [基(基)；(医保(乙))]
## Low Molecular Weight Heparin Sodium

【药理作用】低分子量肝素钠具有抗 Ⅹa 活性，药效学研究表明其可抑制体内、体外血栓和动静脉血栓的形成，但不影响血小板聚集和纤维蛋白原与血小板的结合。在发挥抗栓作用时，出血的可能性较小。

【适应证】治疗急性深部静脉血栓。血液透析时预防血凝块形成。治疗不稳定型心绞痛和非 Q 波心肌梗死。预防与手术有关的血栓形成。

【用法用量】①治疗急性深静脉血栓：每日 1 次，每次 200IU/kg，皮下注射，每日总量不可超过 18 000IU。或每日 2 次，每次 100IU/kg，皮下注射，该剂量适用于出血危险较高的患者。治疗至少需要 5 日。②血液透析期间预防血凝块形成：血液透析不超过 4 小时，每次透析开始时，应从血管通道动脉端注入本品 5000IU，透析中不再增加剂量或遵医嘱。血液透析超过 4 小时，每个小时须追加上述剂量的 1/4 或根据血透最初观察到的效果进行调整。③治疗不稳定型心绞痛和非 Q 波心肌梗死：皮下注射 120IU/kg 体重，每日 2 次，最大剂量为每 12 小时 10 000IU，至少治疗 6 日。④预防与手术有关的血栓形成：伴有血栓栓塞并发症危险的大手术，术前 1~2 小时皮下注射 2500IU，术后每日皮下注射 2500IU 直到患者可活动，一般需 5~7 日或更长。具有其他危险因素的大手术和矫形手术，术前晚间皮下注射 5000IU，术后每晚皮下注射 5000IU。治疗须持续到患者可活动为止，一般需 5~7 日或更长。也可术前 1~2 小时皮下注射 2500IU，术后 8~12 小时皮下注射 2500IU，然后每日早晨皮下注射 5000IU。

**【注意事项】**禁止肌内注射。由于分子量不同，抗 X a 活性及剂量不同，不同的低分子量肝素不可互相替代使用。当有肝素诱导的血小板减少症病史的患者使用本品时，应特别小心。在下述情况中应小心使用本品：肝肾功能不全患者，有消化道溃疡史，或有出血倾向的器官损伤史，出血性脑卒中，难以控制的严重动脉高压史，糖尿病性视网膜病变，近期接受神经或眼科手术和蛛网膜下腔 / 硬膜外麻醉。

**【药物配伍禁忌】**内容详见低分子量肝素钠的药物配伍禁忌表。

### 低分子量肝素钠的药物配伍禁忌表

| 药物类别 | 禁忌药物 | 禁忌原理 | 有效措施 |
|---|---|---|---|
| 非甾体抗炎药 | 阿司匹林、水杨酸等 | 增加出血风险 | |
| 其他 | 双嘧达莫、右旋糖酐 | 抑制血小板功能 | |
| 肾上腺皮质激素 | 泼尼松、可的松等 | 诱发胃肠道溃疡出血 | |
| 溶栓及抗血小板药 | 尿激酶、链激酶 | 增加出血风险 | |
| 抗病毒药 | 阿昔洛韦 | pH 值改变 | 避免联用 |
| 氨基糖苷类抗生素 | 阿米卡星 | | |
| 细胞毒类抗生素及相关药物 | 表柔比星 | 沉淀 | |
| 抗肿瘤药 | 阿糖胞苷 | 出现薄雾 | |

# 依诺肝素钠[医保（乙）]
## Enoxaparin Sodium

**【药理作用】**具有明显而持久的抗血栓作用，其抗血栓形成活性强于抗凝血活性。因而在出现抗血栓作用的同时出血的危险性较小。还能促进组织型纤维蛋白溶解酶激活物的释放，发挥纤溶作用，并能保护血管内皮，增强抗血栓作用。对血小板的功能影响较小。

**【适应证】**①预防深部静脉血栓形成和肺栓塞。②治疗已形成的急性深部静脉血栓。③在血液透析或血液滤过时，防止体外循环系统中发生血栓或血液凝固。④治疗不稳定型心绞痛及非 ST 段抬高心肌梗死。

**【用法用量】**①治疗深静脉血栓：每日 1 次，皮下注射 150U/kg；或每日 2 次，每次 100U/kg。疗程一般为 10 日，并应在适当时候开始口服抗凝剂治疗。②预防静脉血栓栓塞性疾病：外科患者有中度的血栓形成危险时，皮下注射 2000U 或 4000U，每日 1 次，首次注射于术前 2 小时给予；有高度血栓形成倾向的外科患者，可于术前 12 小时开始给药，每日 1 次，每次 4000U，皮下注射；内科患者预防应用，每日 1 次皮下注射 4000U，连用 6~14 日。③治疗不稳定型心绞痛或非 ST 段抬高心肌梗死：每日 100U/kg，12 小时给药 1 次，应同时应用阿司匹林，一般疗程为 2~8 日。④防止血液透析体外循环的血栓形成：100U/kg，于透析开始时由动脉血管通路给予。

【注意事项】①宜皮下注射，不能肌内注射。皮下注射时，注射部位为前外侧或后外侧腹壁的皮下组织内，左右交替，针头应垂直进入捏起的皮肤皱褶，应用拇指与示指捏住皮肤皱褶至注射完成。②给药过量时，可用鱼精蛋白拮抗，1mg 硫酸鱼精蛋白可中和 100U 本品。③有出血倾向者，妊娠期妇女、产后妇女慎用。④不同的低分子肝素制剂特性不同，并不等效，切不可在同 1 个疗程中使用两种不同产品。使用时，须遵守各自产品的使用说明书的规定。

【药物配伍禁忌】内容详见依诺肝素钠的药物配伍禁忌表。

### 依诺肝素钠的药物配伍禁忌表

| 药物类别 | 禁忌药物 | 禁忌原理 | 有效措施 |
| --- | --- | --- | --- |
| 非甾体抗炎药 | 阿司匹林等 | 增加出血倾向 | |
| 其他 | 噻氯匹定、右旋糖酐 | 抑制血小板功能 | |
| 抗肿瘤药 | 表柔比星 | 沉淀 | 避免联用 |
| | 替尼泊苷 | | |
| | 伊达比星 | | |

## 达肝素钠 [医保（乙）]
### Dalteparin Sodium

【药理作用】在临床应用中显示其抗 X a 活性强且持久，而延长 APTT 的作用微弱。因而，表现出抗栓作用强，出血危险性小的特点。另外，达肝素钠还能促进纤溶作用，通过与血管内皮细胞结合，保护内皮细胞，增强抗栓作用，对血小板功能及脂质代谢影响也较普通肝素小。

【适应证】①可用于普通外科、全髋或膝关节置换术、长期卧床或恶性肿瘤患者的深静脉血栓形成（DVT）及预防肺栓塞（PE）、弥散性血管内凝血（DIC）等。②用于狼疮抗体阳性所致的习惯性流产。③可明显减少急性缺血性脑卒中患者 DVT 的发生率。④预防和治疗血栓栓塞性疾病，在血液透析中预防血凝块形成。

【用法用量】①一般治疗：每次 120U/kg，每日 2 次。②预防术后深静脉血栓形成：手术前 1~2 小时给达肝素钠 2500U，以后每日 1 次，剂量同前，持续 5~10 日。

【注意事项】下列情况禁用：肝、肾功能不全者；未控制的重症高血压；有消化性溃疡史的患者。妊娠头 3 个月不宜使用达肝素钠。达肝素钠不宜肌内注射。

【药物配伍禁忌】内容详见达肝素钠的药物配伍禁忌表。

达肝素钠的药物配伍禁忌表

| 药物类别 | 禁忌药物 | 禁忌原理 | 有效措施 |
|---|---|---|---|
| 非甾体类抗炎药 | 阿司匹林 | 可能加强本药的抗凝作用 | 避免联用 |
| 维生素 | 维生素 K | | |

# 那曲肝素钙（那屈肝素钙）[医保（乙）]
## Nadroparin Calcium

【**药理作用**】那曲肝素钙由猪源肝素经亚硝酸解聚制得，是一种低分子量的抗凝血药。与常规肝素相比，那曲肝素钙在体外具有明显的抗凝血因子 X a 活性（97U/ml）和较低的抗凝血因子 II a 或抗凝血酶活性（30U/ml），临床上给予预防或治疗量就具有快速和持续的抗血栓形成作用，还有溶解血栓的作用，并能改善血流动力学状况，但对血液凝固性和血小板功能无明显影响。

【**适应证**】①预防和治疗血栓栓塞性疾病，特别是预防普通外科手术或骨科手术的血栓栓塞性疾病。②在血液透析中预防体外循环中的血凝块形成。

【**用法用量**】皮下注射：①手术中预防血栓栓塞性疾病，普外手术，每日 1 次，每次 0.3ml，通常至少持续 7 日，在所有病例中，整个危险期应预防性用药，直至患者可以下床活动。普外手术首剂应在术前 2~4 小时用药。骨科手术，首剂应于术前 12 小时及术后 12 小时给予，治疗至少持续 10 日。②重症监护病房（ICU）患者预防血栓性疾病，体重 ≤ 70kg 者，0.4ml，每日 1 次；体重 >70kg 者，0.6ml，每日 1 次。③治疗血栓栓塞性疾病，0.1ml/10kg，每日 2 次，间隔 12 小时给予，通常疗程为 10 日。动脉注射：血液透析时抗凝，根据体重决定使用的剂量，并在血液透析开始时通过动脉端单次给予。体重 <50kg，0.3ml；51~69kg，0.4ml；>70kg，0.6ml。如有出血危险，可将标准剂量减半。如血透超过 4 小时，血透时可再给予小剂量那曲肝素钙，随后血透所用剂量应根据初次血透观察到的效果进行调整。肾功能不全时应减少那曲肝素钙的剂量。

【**注意事项**】用药前后及用药时应当检查或监测：血小板计数、血细胞比容（红细胞压积）、血红蛋白、大便潜血、血脂、肝肾功能。长期治疗应检测骨密度。

【**药物配伍禁忌**】内容详见那曲肝素钙的药物配伍禁忌表。

那曲肝素钙的药物配伍禁忌表

| 药物类别 | 禁忌药物 | 禁忌原理 | 有效措施 |
|---|---|---|---|
| 非甾体抗炎药 | 阿司匹林 | 可增加出血的危险性 | 避免联用 |
| 抗血小板药 | 双嘧达莫、噻氯匹定 | 可增加出血的危险性 | |
| 抑制血小板凝集药 | 磺吡酮 | 可抑制血小板的释放和聚集，导致出血的危险增加。在开始使用那曲肝素钙前，应停止使用磺吡酮 | |
| 糖皮质激素 | 地塞米松 | 能增加肝素使用后的出血危险，尤其是在大剂量或治疗时间超过 10 日以上时 | 当联合使用时必须调整用量并加强监测 |

# 低分子量肝素钙 [基（基）；医保（乙）]
## Low Molecular Weight Heparins Calcium

【药理作用】具有明显而持久的抗血栓作用，其抗血栓形成活性强于抗凝血活性。因而在出现抗栓作用的同时出血的危险性较小。其机制在于通过与抗凝血酶Ⅲ（ATⅢ）及其复合物结合，加强对Ⅹa因子和凝血酶的抑制作用。但由于其分子链较短，对抗Ⅹa活性较强而久，对凝血酶抑制作用较弱。此外，还能促进组织型纤维蛋白溶解酶激活物的释放，发挥纤溶作用，并能保护血管内皮，增强抗栓作用。对血小板的功能影响较小。

【适应证】预防深部静脉血栓形成和肺栓塞。治疗已形成的急性深部静脉血栓。在血液透析或血液滤过时，防止体外循环系统中发生血栓或血液凝固。治疗不稳定型心绞痛及非ST段抬高心肌梗死。

【用法用量】①治疗血栓栓塞性疾病：皮下注射，每次可根据患者的体重范围按0.1ml/10kg的剂量，间隔12小时注射，治疗的时间不应超过10日。除非禁忌，应尽早使用口服抗凝血药物。②预防血栓栓塞性疾病：皮下注射。普外手术每日1次，每次0.3ml（30 751U，WHO单位），通常至少持续7日，首剂在术前2小时用药；骨科手术使用剂量应根据患者的体重进行调节，每日一次，至少持续10日，首剂于术前12小时及术后12小时给予。③血液透析时防凝血：通过血管注射。透析开始时通过动脉端单次给药，体重<51kg，每次0.3ml；体重在51~70kg，每次0.4ml；体重>70kg，每次0.6ml。

【注意事项】①宜皮下注射，不能肌内注射。皮下注射时，注射部位为前外侧或后外侧腹壁的皮下组织内，左右交替，针头应垂直进入捏起的皮肤皱褶，应用拇指与示指捏住皮肤皱褶至注射完成。②给药过量时，可用鱼精蛋白拮抗，1mg硫酸鱼精蛋白可中和100U本品。③有出血倾向者，妊娠期妇女、产后妇女慎用。④不同的低分子肝素制剂特性不同，并不等效，切不可在同1个疗程中使用两种不同产品。使用时，须遵守各自产品的使用说明书的规定。

【药物配伍禁忌】内容详见低分子量肝素钙的药物配伍禁忌表。

低分子量肝素钙的药物配伍禁忌表

| 药物类别 | 禁忌药物 | 禁忌原理 | 有效措施 |
|---|---|---|---|
| 非甾体抗炎药 | 阿司匹林、乙酰水杨酸等 | 增加出血风险 | 避免联用 |
| 肾上腺皮质激素 | 泼尼松、地塞米松等 | | |
| 抗贫血药 | 噻氯匹定、右旋糖酐 | 抑制血小板功能 | |

# 磺达肝癸钠 [医保（乙）]
## Fondaparinux Sodium

【药理作用】磺达肝癸钠是一种人工合成的、活化因子Ⅹ选择性抑制剂。其抗血栓活性是抗凝血酶Ⅲ（ATⅢ）介导的对因子Ⅹa选择性抑制的结果。通过选择性结合ATⅢ，磺达肝癸钠增强了（大约300倍）ATⅢ对因子Ⅹa的中和活性。而对因子Ⅹa的中和作用打断了凝血级联反应，并抑制了凝血酶的形成和血栓的增大。磺达肝癸钠不能灭活凝血酶（活化因子Ⅱ），且对血小板没有作用。

【适应证】本品用于进行下肢重大骨科手术如髋关节骨折、重大膝关节手术或者髋关节置换术等患者，预防静脉血栓栓塞事件的发生。用于无指征进行紧急（＜120分钟）侵入性治疗（PCI）的不稳定型心绞痛或非ST段抬高心肌梗死（UA/NSTEMI）患者的治疗。用于使用溶栓或初始不接受其他形式再灌注治疗的ST段抬高心肌梗死患者的治疗。

**【用法用量】**进行重大骨科手术的患者：本品推荐剂量为每日1次，每次2.5mg，术后皮下注射给药。

**【注意事项】**磺达肝癸钠不能通过肌内注射给予。

**【药物配伍禁忌】**内容详见磺达肝癸钠的药物配伍禁忌表。

### 磺达肝癸钠的药物配伍禁忌表

| 药物类别 | 禁忌药物 | 禁忌原理 | 有效措施 |
|---|---|---|---|
| 香豆素类抗凝剂 | 华法林 | 可以抑制维生素K参与的凝血因子Ⅱ、Ⅶ、Ⅸ、Ⅹ在肝脏的合成 | 避免联用 |

# 依替巴肽 [ 医保（乙） ]
## Eptifibatide

**【药理作用】**依替巴肽为糖蛋白（GP）Ⅱb/Ⅲa受体（血小板凝血因子Ⅰ受体）拮抗药。通过选择性、可逆性抑制血小板聚集的最终共同通路（血浆凝血因子Ⅰ与GPⅡb/Ⅲa结合），可逆转因血栓形成而导致的缺血状态。

**【适应证】**用于急性冠脉综合征及经皮冠状动脉介入治疗。

**【用法用量】**①推荐剂量为180μg/kg，静脉注射，然后以2μg/（kg·min）静脉滴注，直至患者出院或者开始进行冠状动脉旁路移植（CABG）手术，最多持续72小时。②经皮冠脉介入治疗（PCI）：推荐剂量为手术前180μg/kg，静脉注射，然后以2μg/（kg·min）静脉滴注，并于第1次静脉注射后10分钟，再次给予180μg/kg静脉注射。滴注时间应维持18~24小时（至少12小时）。

**【注意事项】**①老年人无需调整剂量，但体重小于50kg者，有加重出血的危险性。②依替巴肽妊娠安全分级为B级。③宜尽量减少血管及其他部位创伤，避免在不易压迫止血部位静脉给药。④股动脉穿刺部位止血后及患者停用依替巴肽和肝素后，应至少观察4小时。

**【药物配伍禁忌】**内容详见依替巴肽的药物配伍禁忌表。

### 依替巴肽的药物配伍禁忌表

| 药物类别 | 禁忌药物 | 禁忌原理 | 有效措施 |
|---|---|---|---|
| 中药类 | 当归、茴香、山金车、小檗树、月见草、绣线菊、小白菊、越橘、红醋栗、墨角藻、睡菜、波多、琉璃苣、猫爪草、芹菜、姜黄素、大蒜、黄芪、辣椒素、生姜、蒲公英、银杏、丁香油、卡法（KAVA）、山楂、甘草、益母草、黄芩、丹参、大黄、红花油 | 有增加出血的危险性 | 避免联用 |
| 非甾体类抗炎药 | 阿司匹林 | 有增加出血的危险性 | |
| 利尿剂 | 呋塞米 | 发生理化性质改变 | |

## 降纤酶 [医保（乙）]
### Defibrase

**【药理作用】**降纤酶有降低血浆纤维蛋白原、降低血液黏度和抗血小板聚集的作用。

**【适应证】**用于治疗血栓栓塞性疾病，如脑血栓形成、脑栓塞、四肢动静脉血栓形成、视网膜静脉栓塞、肺栓塞等。对冠状动脉粥样硬化性心脏病（冠心病）、心绞痛、心肌梗死也有一定疗效，能使心绞痛症状缓解和消失。

**【用法用量】**急性发作期：每次 10U，持续滴注 1 小时以上，每日 1 次，连用 2~3 日。非急性发作期：每次 5~10U，持续滴注 1 小时以上，每日或隔日 1 次。2 周为 1 个疗程。

**【注意事项】**以下情况慎用：过敏体质；有消化道溃疡史；70 岁以上老年患者。用药前应做皮试。哺乳妇女用降纤酶时应停止哺乳。

**【药物配伍禁忌】**内容详见降纤酶的药物配伍禁忌表。

### 降纤酶的药物配伍禁忌表

| 药物类别 | 禁忌药物 | 禁忌原理 | 有效措施 |
| --- | --- | --- | --- |
| 水杨酸类药物 | 阿司匹林 | 可加强降纤酶作用而引起意外出血 | 避免联用 |
| 抗纤溶药 | 氨甲苯酸、氨甲环酸 | 抵消降纤酶作用 | |

## 华法林 [药典（二）；基（基）；医保（甲）]
### Warfarin

**【药理作用】**本品为香豆素类抗凝血药，对映体 $S-$ 华法林的抗凝作用约为 $R-$ 华法林的 5 倍。华法林通过抑制维生素 K 依赖的凝血因子 Ⅱ、Ⅶ、Ⅸ 及 Ⅹ 的合成发挥作用。

**【适应证】**预防及治疗深静脉血栓与肺栓塞；预防心肌梗死后血栓栓死并发症（卒中或体循环栓塞）；预防心房颤动、心瓣膜疾病或人工瓣膜置换术后引起的血栓栓塞并发症（卒中或体循环栓塞）

**【用法用量】**口服，第 1 日 5~20mg，次日起用维持量，每日 2.5~7.5mg。

**【注意事项】**①用药期间应定时测定凝血酶原时间，应保持在 25~30 秒，而凝血酶原活性至少应为正常值的 25%~40%。不能用凝血时间或出血时间代替上述二指标。无测定凝血酶原时间或凝血酶原活性的条件时，切勿随便使用本品，以防过量引起低凝血酶原血症，导致出血。凝血酶原时间超过正常的 2.5 倍（正常值为 12 秒）、凝血酶原活性降至正常值的 15% 以下或出现出血时，应立即停药。严重时可用维生素 K 口服（4~20mg）或缓慢静脉注射（10~20mg），用药后 6 小时凝血酶原时间可恢复至安全水平。必要时也可输入新鲜全血、血浆或凝血酶原复合物。目前实验室采用"国际标准比值"，可靠性更高。②以下情况须慎用：恶病质、衰弱、发热、慢性酒精中毒、活动性肺结核、充血性心力衰竭、重度高血压、亚急性细菌性心内膜炎、月经过多、先兆流产等。③在长期应用最低维持量期间，如需进行手术，可先静脉注射 50mg 维生素 $K_1$，但进行中枢神经系统及眼科手术前，应先停药。胃肠手术后，应检查大便潜血。

**【药物配伍禁忌】** 内容详见华法林的药物配伍禁忌表。

华法林的药物配伍禁忌表

| 药物类别 | 禁忌药物 | 禁忌原理 | 有效措施 |
|---|---|---|---|
| 抗血栓药 | 利伐沙班、阿哌沙班 | 增加出血风险 | 避免联用 |
| | 达比加群酯 | | |
| 白三烯受体拮抗药 | 扎鲁司特 | 华法林血药浓度升高 | |
| 抗凝血药 | 甲萘醌、亚硫酸氢钠 | 拮抗 | |

# 利伐沙班 [基(基)；医保(乙)]
## Rivaroxaban

**【药理作用】** 本品是一种口服的 X a 因子抑制剂，其选择性地阻断 X a 因子的活性位点，且不需要辅因子（例如抗凝血酶 III）以发挥活性。通过内源性及外源性途径活化 X 因子为 X a 因子（F X a），在凝血级联反应中发挥重要作用。

**【适应证】** ①用于择期髋关节或膝关节置换手术成年患者，以预防静脉血栓形成（VTE）。②用于治疗成人深静脉血栓形成（DVT），降低急性 DVT 后 DVT 复发和肺栓塞（PE）的风险。③用于具有一种或多种危险因素（例如：充血性心力衰竭、高血压、年龄 ≥ 75 岁、糖尿病、卒中或短暂性脑缺血发作病史）的非瓣膜性心房颤动成年患者，以降低卒中和全身性栓塞的风险。在使用华法林治疗控制良好的条件下，与华法林相比，利伐沙班在降低卒中及全身性栓塞风险方面的相对有效性的数据有限。

**【用法用量】** 口服。利伐沙班 10mg 可与食物同服，也可以单独服用。利伐沙班 15mg 或 20mg 片剂应与食物同服。

**【注意事项】** ①在重度肾损害（肌酐消除率 <30ml/min）和中度肝损害的肝硬化患者中，本品的血药浓度可能显著升高，进而导致出血风险升高。②以下情况需慎用：先天性或后天性出血障碍，没有控制的严重动脉高血压，活动期胃肠溃疡性疾病、近期胃肠溃疡、血管源性视网膜病、近期的颅内或脑内出血、脊柱内或脑内血管异常，近期接受脑、脊柱或眼科手术，同时使用能增加出血风险药物的患者。③由于缺乏安全性和疗效方面的数据，不推荐用于 18 岁以下的青少年或儿童。④对老年患者（>65 岁）无需调整剂量。

**【药物配伍禁忌】** 内容详见利伐沙班的药物配伍禁忌表。

利伐沙班的药物配伍禁忌表

| 药物类别 | 禁忌药物 | 禁忌原理 | 有效措施 |
|---|---|---|---|
| 抗真菌药 | 酮康唑 | 增加出血风险 | 避免联用 |
| 抗菌药物 | 克拉霉素 | | |
| | 红霉素 | | |
| 非甾体抗炎药 | 阿司匹林 | | |

续表

| 药物类别 | 禁忌药物 | 禁忌原理 | 有效措施 |
|---|---|---|---|
| 血小板聚集抑制药 | 氯吡格雷 | 增加出血风险 | |
| 抗癫痫药 | 卡马西平 | 减弱疗效 | 避免联用 |
| | 苯妥英钠 | | |
| 抗结核病药 | 利福平 | | |

# 阿哌沙班 [医保（乙）]
## Apixaban

【药理作用】本品是一种口服的选择性活化 X 因子抑制剂，能预防血栓，但出血的不良反应低于华法林，用于接受过髋或膝关节置换手术患者的血栓预防。

【适应证】用于髋关节或膝关节择期置换术的成年患者，预防静脉血栓栓塞事件（VTE）。

【用法用量】本品推荐剂量为每次 2.5mg，每日 2 次口服，以水送服，不受进餐影响。首次服药时间应在手术后 12~24 小时之间。在这个时间窗里决定服药具体时间时，医生需同时考虑早期抗凝预防 VTE 的潜在益处和手术后出血的风险。对于接受髋关节置换术的患者：推荐疗程为 32~38 日。对于接受膝关节置换术的患者：推荐疗程为 10~14 日。

如果发生一次漏服，患者应立即服用本品，随后继续每日服药 2 次。由注射用抗凝血药转换为本品治疗时，可从下次给药时间点开始（反之亦然）。

【注意事项】①择期手术或侵入性医疗操作前需停药：具有出现不可接受或临床明显出血的中、高风险患者应提前至少 48 小时停药；具有出血低风险、非重要部位出血、较易控制的出血患者应提前至少 24 小时停药。停药期间无需给予其他抗凝治疗，但手术或侵入性医疗操作后且已充分止血的情况下，应尽快重新使用本药。②本药对驾驶及操作机械的能力无影响。③用药前应监测肾功能、肝功能，以后至少每年监测 1 次。

【药物配伍禁忌】内容详见阿哌沙班的药物配伍禁忌表。

### 阿哌沙班的药物配伍禁忌表

| 药物类别 | 禁忌药物 | 禁忌原理 | 有效措施 |
|---|---|---|---|
| 抗真菌药 | 酮康唑 | 增加出血风险 | |
| | 伊曲康唑 | | |
| 非甾体抗炎药 | 阿司匹林 | | |
| 血小板聚集抑制药 | 氯吡格雷 | | 避免联用 |
| 抗癫痫药 | 卡马西平 | 减弱阿哌沙班疗效 | |
| | 苯妥英钠 | | |
| 抗结核病药 | 利福平 | | |

# 达比加群酯<sup>[基（基）；医保（乙）]</sup>
## Dabigatran Etexilate

**【药理作用】**口服易吸收，生物利用度为 6.5%，给药后 0.5~2 小时达到血药峰浓度。食物不影响生物利用度，但推迟血药浓度达峰时间 2 小时。血浆蛋白结合率为 65%。

**【适应证】**用于髋关节或膝关节置换手术的成年患者，以预防静脉血栓形成（VTE）。

**【用法用量】**口服，220mg，每日 1 次。如伤口已止血，首次用药为 110mg，应于手术后 1~4 小时之间服用，以后每次 220mg，每日 1 次。膝关节置换术维持 10 日，髋关节置换术维持 28~35 日。

**【注意事项】**①以下情况需慎用：先天性或后天性出血障碍、血小板减少症或血小板功能障碍、活动期胃肠溃疡性疾病、近期手术或创伤、近期的颅内或脑内出血、近期接受脑、脊柱或眼科手术、细菌性心内膜炎患者、妊娠期妇女及哺乳期妇女。②对老年患者（>75 岁）需调整剂量。

**【药物配伍禁忌】**内容详见达比加群酯的药物配伍禁忌表。

### 达比加群酯的药物配伍禁忌表

| 药物类别 | 禁忌药物 | 禁忌原理 | 有效措施 |
|---|---|---|---|
| 抗凝血药 | 低分子肝素 | 增加出血风险 | 避免联用 |
| | 华法林 | | |
| | 阿哌沙班、利伐沙班 | | |
| 抗真菌药 | 酮康唑 | | |
| 非甾体抗炎药 | 阿司匹林 | | |
| 血小板聚集抑制药 | 氯吡格雷 | | |
| 钙通道阻滞剂 | 维拉帕米 | 使达比加群酯血药浓度升高 | |
| 抗心律失常药 | 胺碘酮 | | |
| 抗癫痫药 | 卡马西平 | 减弱达比加群酯疗效 | |
| | 苯妥英钠 | | |
| 抗结核病药 | 利福平 | | |

# 比伐芦定
## Bivalirudin

**【药理作用】**本品是一种 20 个氨基酸的合成肽，是重组水蛭素的一种人工合成类似物，为凝血酶直接的、特异的、可逆性抑制剂。其作用与肝素不同，不依赖于抗凝血酶Ⅳ（AT₂ Ⅳ）、肝素辅因子Ⅱ等。

**【适应证】**与阿司匹林联用，在不稳定型心绞痛患者的冠状动脉血管成形术中作抗凝血药，可预防局部缺血性并发症的发生。

**【用法用量】**在血管成形术即将开始前注射 1mg/kg，然后以 2.5mg/（kg·h）连续静脉滴注 4 小时，再以 0.2mg/（kg·h）滴注 14~20 小时。应同时给予阿司匹林 300~325mg。

【注意事项】①以下情况需慎用：脑动脉瘤、恶病质、血小板减少、胃十二指肠溃疡、肝肾功能不全、新近手术或创伤、接受近距离放射治疗。②除非明确需要，否则不应用于妊娠期妇女和哺乳期妇女。

【药物配伍禁忌】内容详见比伐芦定的药物配伍禁忌表。

比伐芦定的药物配伍禁忌表

| 药物类别 | 禁忌药物 | 禁忌原理 | 有效措施 |
|---|---|---|---|
| 抗血栓形成药 | 肝素 | 增加出血风险 | |
| | 华法林 | | |
| 中药注射液 | 大蒜素 | | 避免联用 |
| | 丹参成方 | | |
| | 脉络宁 | 浑浊、产气、沉淀、变色或药物分解 | |
| 膦酸衍生物 | 膦甲酸钠 | | |
| 胰腺激素类 | 高血糖素 | | |

# 阿加曲班 [医保（乙）]
## Argatroban

【药理作用】阿加曲班为合成的左旋精氨酸的哌啶羧酸衍生物，属于抗凝血药。市售品是由 R 和 S 同分异构体按 65% 和 35% 的比例组合而成。S 同分异构体抑制凝血酶的活力为 R 同分异构体的 2 倍。阿加曲班为小分子物质，具有高选择性，能可逆性直接抑制凝血酶的活性。能迅速与循环中游离的血凝块中的凝血酶结合，产生抗凝作用。

【适应证】用于与肝素引起血小板减少有关的血栓形成。

【用法用量】①供持续静脉滴注。给药前，先将注射剂配制成 1mg/ml 的溶液，稀释液采用 0.9% 氯化钠注射剂、5% 右旋糖酐注射剂或乳酸林格液均可。配制时，要反复倒转瓶子数分钟，使溶液充分溶化。配制好的溶液室温上可保持稳定 24 小时，置冰箱中可保持 48 小时。②防治 HIT 患者的血栓形成，开始给予每分钟 2µg/kg，静脉滴注，同时监测 ATPP。在治疗后 1~3 小时，常可达较稳定的抗凝效果。在开始输入阿加曲班和（或）调查剂量后 2 小时，应当测定 APTT，并证实其达到靶值（1.5~3 倍的基础值，但不要超过 100 秒）。根据临床调整速度时，不要大于每分钟 100µg/kg。③在使用阿加曲班治疗后，可继续接用华法林。④对出现肝素诱发血小板减少的患者，应先停用肝素治疗，并测基础的 APTT 值，推荐剂量为首先以阿加曲班每分钟 2µg/kg 静脉滴注，此后根据 APTT 值调整剂量，最大不超过每分钟 10µg/kg。对于中度肝功能不全患者，首先以阿加曲班每分钟 0.5µg/kg 静脉滴注，此后根据 APTT 值调整剂量。

【注意事项】①严重高血压、腰穿术后、脊髓麻醉、大手术特别是脑、脊髓或眼科手术后、胃肠溃疡、先天或后天获得的出血性疾病均应慎用。②肝功能不全者使用阿加曲班时，应减少剂量并监测 APTT。中度不全者，推荐剂量为每分钟 0.5µg/kg。③老年人和肾功能不全者不必调整剂量。

【药物配伍禁忌】内容详见阿加曲班的药物配伍禁忌表。

**阿加曲班的药物配伍禁忌表**

| 药物类别 | 禁忌药物 | 禁忌原理 | 有效措施 |
|---|---|---|---|
| 抗凝剂 | 华法林 | 合用可能发生药动学相互作用，使凝血酶原时间延长，可增加出血的危险性 | 避免联用 |

<h1 style="text-align:center">舒洛地特<sup>[医保（乙）]</sup></h1>

# 舒洛地特 [医保（乙）]
## Sulodexide

【药理作用】舒洛地特是广泛分布于人体各器官的天然物质，属多糖衍生物，由各种硫酸二糖直链组成，其在体内的作用是多方面的，为血管内皮合成并释放，可维持血液、血管的生化、生理协调，有效地清除血栓及防止血栓形成。

【适应证】用于有血栓形成危险的血管疾病，包括周围动静脉疾病、脑血管疾病、糖尿病性血管病变。

【用法用量】①每日 2 次，每次 1 粒（250LSU），餐后 2~3 小时服药。②注射剂：每日 1 次，每次 600LSU，肌内注射或静脉注射。一般情况开始用注射剂治疗，维持 15~20 日后服用胶囊 30~40 日，共 45~60 日为 1 个疗程。1 年应至少使用 3 个疗程。

【注意事项】可见注射处疼痛、烧灼感及血肿，较罕见在注射部位或其他部位出现皮肤过敏。如同时使用其他抗凝、抗血小板药物时，应定期监测凝血指标。药物过量会引起出血，可用 1% 鱼精蛋白 30mg 静脉注射中和。

【药物配伍禁忌】内容详见舒洛地特的药物配伍禁忌表。

**舒洛地特的药物配伍禁忌表**

| 药物类别 | 禁忌药物 | 禁忌原理 | 有效措施 |
|---|---|---|---|
| 抗血小板药 | 阿司匹林 | 与其他抑制血小板功能的药物合用时有协同作用 | 舒洛地特剂量应酌情减量 |

# 第 3 节　血浆代用品

# 低分子右旋糖酐氨基酸
## Dextran 40 and Amino Acid

【药理作用】本品为营养性血容量扩充剂，静脉注射后能提高血浆胶体渗透压，吸收血管外水分而增加血容量，升高和维持血压。其扩充血容量作用比右旋糖酐 70 弱且短暂，但改善微循环的作用比右旋糖酐 70 强。它可使已经聚集的红细胞和血小板解聚，降低血液黏滞性，改善微循环，防止血栓形成。此外，还具有渗透性利尿作用。同时本品还可补充体内必需氨基酸，使蛋白质合成显著增加而改善营养情况。具有促进人体蛋白质代谢正常，纠正负氮平衡，补充蛋白质，加快伤口愈合的作用。

【适应证】用于治疗兼有蛋白质缺乏的血容量减少的患者；各种休克及血栓性疾病。

【用法用量】静脉滴注，每次 500ml，每日 1 次，可连续用药 4~5 日或遵医嘱。

【注意事项】①禁忌证：充血性心力衰竭及其他血容量过多的患者，严重血小板减少，凝血障碍等出血患者；少尿或无尿者；尿毒症患者、氨基酸代谢障碍者；对本药过敏者。②慎用：有过敏史者；心、肝、肾功能不全者；活动性肺结核患者。③药物对妊娠及哺乳的影响：不可在分娩时与止痛药或硬膜外麻醉一起作为预防或治疗之用。因产妇对右旋糖酐过敏或发生类过敏性反应时可导致子宫张力过高使胎儿缺氧，有致死性危险或造成婴儿神经系统损伤等严重的后果。

【药物配伍禁忌】内容详见低分子右旋糖酐氨基酸的药物配伍禁忌表。

低分子右旋糖酐氨基酸的药物配伍禁忌表

| 药物类别 | 禁忌药物 | 禁忌原理 | 有效措施 |
|---|---|---|---|
| 促凝血药 | 维生素 $K_1$ | 有拮抗作用而降低两者药效 | 避免联用 |
| 抗凝血药 | 肝素钠 | 有协同作用而增加出血可能 | |
| 抗血小板药 | 双嘧达莫 | 有协同作用而增加出血可能 | |
| 维生素类 | 维生素 C | 有拮抗作用而降低两者药效 | |
| 维生素类 | 维生素 $B_{12}$ | 合用易引起血容量过多 | |
| 氨基糖苷类 | 庆大霉素、巴龙霉素 | 合用会增加肾毒性 | |

# 羟乙基淀粉 20 [医保（乙）]
## Hydroxyethyl Starch 20

【药理作用】本品静脉滴注后，较长时间停留于血液中，提高血浆渗透压，使组织液回流增多，迅速增加血容量，稀释血液，并增加细胞膜负电荷，使已聚集的细胞解聚，降低全身血黏度，改善微循环。

【适应证】血容量补充药。有抑制血管内红细胞聚集作用，用于改善微循环障碍。

【用法用量】静脉滴注，每日 250~500ml。

【注意事项】①一次用量不能过大，以免发生自发性出血。②大量输入可致钾排泄增多，应适当补钾。③有出血倾向和心力衰竭者慎用。

【药物配伍禁忌】内容详见羟乙基淀粉 20 的药物配伍禁忌表。

羟乙基淀粉 20 的药物配伍禁忌表

| 药物类别 | 禁忌药物 | 禁忌原理 | 有效措施 |
|---|---|---|---|
| 其他心脏疾病用药 | 前列地尔 | 出现浑浊或沉淀 | 避免联用 |

# 羟乙基淀粉 40 [医保（乙）]
## Hydroxyethyl Starch 40

【药理作用】为血容量扩充剂。

【适应证】用于各种手术、外伤的失血，中毒性休克等的补液。

【用法用量】用量视病情而定，一般为 500~1000ml 静脉滴注。偶有过敏反应。因有空气进入，剩余溶液不宜再用。

【注意事项】对热和光不稳定。

【药物配伍禁忌】内容详见羟乙基淀粉 40 配伍禁忌表。

### 羟乙基淀粉 40 的药物配伍禁忌表

| 药物类别 | 禁忌药物 | 禁忌原理 | 有效措施 |
|---|---|---|---|
| 其他心脏疾病用药 | 前列地尔 | 出现浑浊或沉淀 | 避免联用 |

# 人血白蛋白 [医保（乙）]
## Human Albumin

【药理作用】①增加血容量和维持血浆胶体渗透压：白蛋白占血浆胶体渗透压的 80%，主要调节组织与血管之间水分的动态平衡。由于白蛋白分子量较高，与盐类及水分相比，透过膜内速度较慢，使白蛋白的胶体渗透压与毛细管的静力压抗衡，以此维持正常与恒定的血容量；同时在血循环中，1g 白蛋白可保留 18ml 水，每 5g 白蛋白保留循环内水分的能力约相当于 100ml 血浆或 200ml 全血的功能，从而起到增加循环血容量和维持血浆胶体渗透压的作用。②运输及解毒：白蛋白能结合阴离子也能结合阳离子，可以输送不同的物质，也可以将有毒物质输送到解毒器官。③营养供给：组织蛋白和血浆蛋白可互相转化，在氮代谢障碍时，白蛋白可作为氮源为组织提供营养。

【适应证】①失血创伤、烧伤引起的休克。②脑水肿及损伤引起的颅压升高。③肝硬化及肾病引起的水肿或腹水。④低蛋白血症的防治。⑤新生儿高胆红素血症。⑥用于心肺分流术、烧伤的辅助治疗、血液透析的辅助治疗和成人呼吸窘迫综合征。

【用法用量】一般采用静脉滴注或静脉推注。为防止大量注射时机体组织脱水，可采用 5% 葡萄糖注射液或氯化钠注射液适当稀释作静脉滴注（宜用备有滤网装置的输血器）。滴注速度应以每分钟不超过 2ml 为宜，但在开始 15 分钟内，应特别注意速度缓慢，逐渐加速至上述速度。使用剂量由医师酌情考虑，一般因严重烧伤或失血等所致休克，可直接注射本品 5~10g，隔 4~6 小时重复注射 1 次。在治疗肾病及肝硬化等慢性白蛋白缺乏症时，可每日注射本品 5~10g，直至水肿消失，血清白蛋白含量恢复正常为止。

【注意事项】出现疑似过敏或过敏症状，如出现休克，应立即给予抗休克标准治疗；如出现心血管超负荷（如头痛、呼吸困难、颈静脉充血），应立即停止给药；血压升高、肺水肿，应立即停止给药。

【药物配伍禁忌】内容详见人血白蛋白配伍禁忌表。

### 人血白蛋白的药物配伍禁忌表

| 药物类别 | 禁忌药物 | 禁忌原理 | 有效措施 |
|---|---|---|---|
| 促凝血药 | 鱼精蛋白 | 蛋白沉淀 | 避免联用 |
| 神经营养药 | 脑蛋白水解物 | | |
| 胰岛素及其类似药物 | 精蛋白锌胰岛素 | | |

续表

| 药物类别 | 禁忌药物 | 禁忌原理 | 有效措施 |
|---|---|---|---|
| 生物制品 | 狂犬病人免疫球蛋白 | 蛋白沉淀 | 避免联用 |
| 广谱青霉素类 | 哌拉西林 | | |
| 免疫抑制剂 | 抗人 T 细胞兔免疫球蛋白 | | |
| 人血液制品 | 抗人淋巴细胞免疫球蛋白 | | |
| 青霉素类复方制剂 | 阿莫西林克拉维酸钾 | | |
| | 氨苄西林钠舒巴坦钠、哌拉西林钠他唑巴坦钠 | | |
| 局部麻醉剂 | 罗哌卡因 | | |
| 肠外营养液 | 脂肪乳氨基酸葡萄糖 | | |

# 琥珀酰明胶 [医保（乙）]
## Succinylated Gelatin

【药理作用】琥珀酰明胶为胶体性血浆代用品，可有效维持血浆的胶体渗透压，增加血浆容量，改善静脉回流量及心排出量，并增加尿量。

【适应证】①用于各种原因引起的低血容量性休克（如失血、急性创伤或手术、烧伤、败血症）的早期治疗。②用于手术前后及手术期间稳定血液循环及稀释体外循环液。③用于预防脊髓和硬膜外麻醉中的低血压。④作为滴注胰岛素的载体（防止胰岛素被容器及管壁吸附而丢失）。

【用法用量】①少量出血（如术中）时，可在 1~3 小时内输入 500~1000ml 琥珀酰明胶。②低血容量性休克时，可在 24 小时内输入 10 000~15 000ml 琥珀酰明胶，但血细胞比容不应低于 25%，并注意血液稀释对凝血的影响。③严重的急性失血致生命垂危时，可在 5~10 分钟内加压输入 500ml，进一步输入量视血容量的缺乏程度而定。

【注意事项】以下情况慎用：处于过敏状态（如哮喘）者，因他们使用琥珀酰明胶后出现过敏反应的概率会增加，程度也会加重；孕妇；哺乳期妇女。

【药物配伍禁忌】内容详见琥珀酰明胶的药物配伍禁忌表。

### 琥珀酰明胶的药物配伍禁忌表

| 药物类别 | 禁忌药物 | 禁忌原理 | 有效措施 |
|---|---|---|---|
| 营养液 | 脂肪乳 | 可引起循环超负荷、水潴留、严重肾功能衰竭、出血 | 避免联用 |
| 其他水溶性药物 | 血管活性药、巴比妥酸盐类、肌肉松弛药、皮质类甾醇和抗生素 | | |

# 第 4 节 抗贫血药

## 叶酸 [药典（二）；基（基）；医保（甲）]
## Folic Acid

【药理作用】本品是由蝶啶、对氨基苯甲酸和谷氨酸组成的一种 B 族维生素，为细胞生长和分裂所必需的物质，在体内被叶酸还原酶及二氢叶酸还原酶还原为四氢叶酸。后者与多种一碳单位结合成四氢叶酸类辅酶，传递一碳单位，参与体内核酸和氨基酸的合成，并与维生素 B$_{12}$ 共同促进红细胞的增殖和成熟。

【适应证】用于各种巨幼红细胞性贫血，尤适用于营养不良或婴儿期、妊娠期叶酸需要量增加所致的巨幼红细胞贫血。用于治疗恶性贫血时，虽可纠正异常血常规，但不能改善神经损害症状，故应以维生素 B$_{12}$ 为主，叶酸为辅。也用于妊娠期和哺乳期妇女的预防用药。

【用法用量】口服：成人，每次 5~10mg，每日 5~30mg。肌内注射：每次 10~20mg。妊娠期和哺乳期妇女的预防用药：口服每次 0.4mg，每日 1 次。

【注意事项】如存在酒精中毒、溶血性贫血、抗惊厥治疗、吸烟、青少年怀孕或特定的社会经济状况时，则需更大的剂量。

【药物配伍禁忌】内容详见叶酸的药物配伍禁忌表。

**叶酸的药物配伍禁忌表**

| 药物类别 | 禁忌药物 | 禁忌原理 | 有效措施 |
|---|---|---|---|
| 维生素 | 维生素 B$_1$、维生素 B$_6$ | 可抑制叶酸的吸收 | 避免联用 |
| 抗癫痫药 | 苯妥英钠、苯巴比妥、扑米酮 | 可降低这些药物的抗癫痫作用 | |

## 硫酸亚铁 [药典（二）；基（基）；医保（甲）]
## Ferrous Sulfate

【药理作用】铁盐以 Fe$^{2+}$ 形式在十二指肠和空肠上段吸收，进入血液循环后，Fe$^{2+}$ 被氧化为 Fe$^{3+}$，再与转铁蛋白结合成血浆铁，转运到肝、脾、骨髓等贮铁组织中去，与这些组织中的去铁蛋白结合成铁蛋白而贮存。缺铁性贫血时，铁的吸收和转运增加，可从正常的 10% 增至 20%~30%。铁的排泄是以肠道、皮肤等含铁细胞的脱落为主要途径，少量经尿、胆汁、汗、乳汁排泄。

【适应证】用于缺铁性贫血。

【用法用量】口服，成人，每次 0.3~0.45g，每日 2~3 次，餐后服用。

【注意事项】①下列情况患者慎用：酒精中毒、肝炎、急性感染、肠道炎症、胰腺炎及消化道溃疡。②铁与肠道内硫化氢结合，生成硫化铁，使硫化氢减少，减少了对肠蠕动的刺激作用,可致便秘,并排黑便。③治疗期间需做下列检查:血红蛋白测定,网织红细胞计数、血清铁蛋白及血清铁测定。④由于恢复体内正常贮铁量需较长时间,故对重度贫血者需连续用药数月,并注意去除贫血原因。

【药物配伍禁忌】内容详见硫酸亚铁的药物配伍禁忌表。

**硫酸亚铁的药物配伍禁忌表**

| 药物类别 | 禁忌药物 | 禁忌原理 | 有效措施 |
|---|---|---|---|
| 四环素类 | 四环素、多西环素等 | 影响铁吸收 | 避免联用 |
| 喹诺酮类药 | 莫西沙星、环丙沙星等 | 使药物的吸收减少 | |
| 多巴胺能药 | 左旋多巴 | | |
| | 卡比多巴 | | |

# 琥珀酸亚铁 [基(基);医保(乙)]
## Ferrous Succinate

【药理作用】药理作用同硫酸亚铁,含铁量较高(35%)。口服给药后有较高的吸收率,生物利用度高。对胃肠道黏膜刺激性明显轻于硫酸亚铁。

【适应证】用于防治缺铁性贫血。

【用法用量】预防:普通成人每日 0.1g;妊娠期妇女每日 0.2g,儿童每日 0.03~0.06g。治疗:成人每次 0.1~0.2g,每日 3 次;儿童每次 0.05~0.1g,每日 1~2 次,餐后服。

【注意事项】禁用于对铁过敏、血色病或含铁血黄素沉着症者。

【药物配伍禁忌】内容详见琥珀酸亚铁药物配伍禁忌表。

**琥珀酸亚铁的药物配伍禁忌表**

| 药物类别 | 禁忌药物 | 禁忌原理 | 有效措施 |
|---|---|---|---|
| $H_2$ 受体拮抗剂 | 西咪替丁 | 影响铁吸收 | 避免联用 |
| 助消化药 | 胰酶 | | |
| 四环素类 | 四环素、多西环素等 | | |
| 抗酸药 | 碳酸氢盐 | | |
| 喹诺酮类药 | 莫西沙星、环丙沙星等 | | |
| 多巴胺能药 | 左旋多巴 | 使药物的吸收减少 | |
| | 卡比多巴 | | |

## 蔗糖铁 [医保（乙）]
### Iron Sucrose

【药理作用】蔗糖铁为氢氧化铁蔗糖复合物。

【适应证】用于正在补充促红细胞生成素的长期血液透析患者缺铁性贫血的治疗。

【用法用量】静脉滴注或缓慢静脉注射给药，亦可直接注射到透析器的静脉端。根据血红蛋白水平每周用药 2 或 3 次，每次 1~2 支（100~200mg 铁）。

【注意事项】①维生素 E 缺乏时，铁过量（超过 8mg/kg）可加重缺乏维生素 E 的早产儿红细胞溶血现象。②婴儿补铁过量易发生大肠埃希菌感染。③胃酸有利于铁的离子化，促进铁吸收。④有支气管哮喘、铁结合率低和（或）叶酸缺乏症患者，应警惕过敏样反应的发生。⑤严重肝功能不全、急性感染、有过敏史或慢性感染的患者慎用。⑥蔗糖铁若注射速度太快可引发低血压。

【药物配伍禁忌】本品会减少口服铁剂的吸收，所以禁与口服铁剂合用，口服铁剂的治疗应在注射完本品的 5 日之后开始使用。

## 多糖铁复合物 [医保（乙）]
### Iron Polysaccharide Complex

【药理作用】多糖铁复合物对造血功能有很好的效果，可迅速提高血红素水平，无其他铁剂的不良反应和金属异味。

【适应证】各种原因引起的缺铁性贫血。

【用法用量】剂量应根据缺铁性贫血的严重程度决定。预防贫血，每日 50mg 即可满足需要；治疗用药，成人每日 150mg，6 岁以上儿童每日 100~150mg，6 岁以下每日 50mg。

【注意事项】血色素沉着症及含铁血黄素沉着症患者禁用。

【药物配伍禁忌】本品与磷酸盐类、四环素类及鞣酸合用，会妨碍铁的吸收，因此避免联用。

## 右旋糖酐铁 [药典（二）；基（基）；医保（甲）]
### Iron Dextran

【药理作用】本品是右旋糖酐和铁的络合物，为可溶性铁。口服本品可补充铁元素，纠正缺铁性贫血。

【适应证】适用于不能耐受口服铁剂的缺铁性贫血患者或需要迅速纠正缺铁者。

【用法用量】深部肌内注射：每日 1ml（25mg/ml）。分散片：可直接用水送服，或将本品放入适量的温开水中溶解后口服，成人每次 2~4 片，每日 1~3 次，儿童每日 5mg/kg，每日 3 次，饭后服。颗粒：成人，每次 50~100mg（以铁计），每日 1~3 次，或遵医嘱。儿童，每日 3 次。①体重小于 5kg，25mg/d。②体重 5~9kg，50mg/d。③体重大于 9kg，按成人剂量。

【注意事项】注射本品后血红蛋白未见逐步升高者应立即停药。严重肝、肾功能不全者禁用。

【药物配伍禁忌】本品与磷酸盐类、四环素类及鞣酸合用，会妨碍铁的吸收，因此避免联用。

## 富马酸亚铁[药典（二）；医保（乙）]
### Ferrous fumarate

【药理作用】本品口服给药后有较高的吸收率，生物利用度高。对胃肠道黏膜刺激性明显轻于硫酸亚铁。

【适应证】用于缺铁性贫血。

【用法用量】预防：普通成人每日 0.1 g；妊娠期妇女每日 0.2g；儿童每日 0.03~ 0.06g。治疗：成人每次 0.1 ~ 0.2g，每日 3 次；儿童每次 0.05~0.1g，每日 1~2 次餐后服。

【注意事项】以下情况慎用：酒精中毒；肝炎；急性感染；肠道炎症（如憩室炎、溃疡性结肠炎等）；胰腺炎；消化性溃疡。妊娠期补充铁剂以在妊娠中、后期最为适当，由于此时铁摄入量减少而需要量增加。应用铁剂后，血清结合转铁蛋白或铁蛋白增高（易导致对贫血的漏诊），大便隐血试验阳性（易与上消化道出血相混淆）。

【药物配伍禁忌】内容详见富马酸亚铁的药物配伍禁忌表。

**富马酸亚铁的药物配伍禁忌表**

| 药物类别 | 禁忌药物 | 禁忌原理 | 有效措施 |
|---|---|---|---|
| 磷酸盐类、四环素类及鞣酸 | 碳酸氢钠、磷酸盐类及含鞣酸的药物 | 可妨碍铁的吸收 | 避免联用 |
| 喹诺酮类 | 加替沙星、莫西沙星等 | 形成铁 – 喹诺酮复合物 | |

## 葡萄糖酸亚铁[医保（乙）]
### Ferrous Gluconate

【药理作用】葡萄糖酸亚铁含铁量为 11.6%。其他参见富马酸亚铁。

【适应证】葡萄糖酸亚铁主要用于各种原因，如蛋白质 – 能量营养不良（营养不良）、慢性失血、月经过多、妊娠期、儿童生长期等引起的缺铁性贫血。

【用法用量】成人预防用，每日 0.3g；治疗用，每次 0.3~0.6g，每日 0.9~1.8g。儿童，每日 30mg/kg，分 3 次口服。

【注意事项】服用葡萄糖酸亚铁的糖浆或溶液剂时应该用吸管，以防牙齿变黑。其他参见富马酸亚铁。

【药物配伍禁忌】内容详见葡萄糖酸亚铁的药物配伍禁忌表。

**葡萄糖酸亚铁的药物配伍禁忌表**

| 药物类别 | 禁忌药物 | 禁忌原理 | 有效措施 |
|---|---|---|---|
| 制酸药 | 碳酸氢钠、磷酸盐类及含鞣酸的药物 | 易产生沉淀而影响本品吸收 | 避免联用 |
| 消化道药物 | 西咪替丁、去铁胺、二巯丙醇、胰酶 | 可影响铁的吸收 | |
| 维生素 | 维生素 C | 可增加本品吸收 | |

# 腺苷钴胺 [药典（二）；基（基）；医保（乙）]
## Cobamamide

【药理作用】本品为维生素类药，是氰钴型维生素 $B_{12}$ 的同类物，它是体内维生素 $B_{12}$ 的两种活性辅酶形式之一，维生素 $B_{12}$ 缺乏可致贫血、神经损害，出现精神抑郁、记忆力下降、四肢震颤等神经症状。

【适应证】主要用于巨幼红细胞性贫血、营养不良性贫血、妊娠期贫血，亦用于神经性疾患如多发性神经炎、神经根炎、三叉神经痛、坐骨神经痛、神经麻痹、营养性神经疾患以及放射线和药物引起的白细胞减少症。

【用法用量】口服：成人每次 250~500μg，1 日 1~3 次。肌内注射：每日 500~1000μg。

【注意事项】①第一次使用本品前应咨询医师，治疗期间应定期去医院检查。②孕妇及哺乳期妇女应在医师指导下使用。③神经系统损害者在诊断未明前慎用。④对本品过敏者禁用，过敏体质者慎用。

【药物配伍禁忌】本品不能与氯丙嗪、维生素 C、维生素 K、对氨基水杨酸钠、氯霉素、葡萄糖注射液合用。

# 维生素 $B_{12}$ [药典（二）；基（基）；医保（甲）]
## Vitamin $B_{12}$

【药理作用】为细胞合成核苷酸的重要辅酶，参与体内甲基转换及叶酸代谢，促进 5- 甲基四氢叶酸转变为四氢叶酸。还促使甲基丙二酸转变为琥珀酸，参与三羧循环。此作用关系到神经髓鞘脂类的合成及维持有鞘神经纤维功能完整，维生素 $B_{12}$ 缺乏症的神经损害可能与此有关。

【适应证】用于治疗恶性贫血，亦与叶酸合用治疗各种巨幼红细胞性贫血、抗叶酸药引起的贫血及脂肪泻、全胃切除或胃大部切除。尚用于神经系统疾病（如神经炎、神经萎缩等）、肝脏疾病（肝炎、肝硬化等）等。

【用法用量】肌内注射，成人一日 0.025~ 0.1mg 或隔日 0.05~0.2mg。用于神经系统疾病时，用量可酌增。

【注意事项】①低血钾、心力衰竭者、心脏病患者慎用。②维生素 $B_{12}$ 不可静脉注射。

【药物配伍禁忌】内容详见维生素 $B_{12}$ 的药物配伍禁忌表。

## 维生素 $B_{12}$ 的药物配伍禁忌表

| 药物类别 | 禁忌药物 | 禁忌原理 | 有效措施 |
|---|---|---|---|
| 中枢神经系统用药 | 苯妥英钠、地西泮 | 物理不相容，出现白色沉淀，减少维生素 $B_{12}$ 的吸收 | |
| 抗菌药物 | 氯霉素 | 对造血作用有拮抗 | 避免联用 |
| | 磺胺甲噁唑 / 甲氧苄啶 | 物理不相容，测得的浊度和沉淀量出现增加 | |
| | 两性霉素 B | 物理不相容，出现黄色沉淀 | |
| 肌松剂 | 丹曲林 | 物理不相容，出现黄色沉淀 | |
| 免疫抑制剂 | 环孢素 | 物理不相容，发现测得的雾度和浊度，颗粒物和颜色变化的增加 | |

# 第 5 节　促白细胞药

## 肌苷 [药典（二）；医保（甲）]
### Inosine

【药理作用】参与体内能量代谢及蛋白质的合成。

【适应证】用于治疗各种原因所致的白细胞减少、血小板减少等。

【用法用量】口服：每次 200~600mg，每日 3 次。静脉注射或静脉滴注：每次 200~600mg，每日 1~2 次。

【注意事项】对本品过敏者禁用。

【药物配伍禁忌】内容详见肌苷的药物配伍禁忌表。

**肌苷的药物配伍禁忌表**

| 药物类别 | 禁忌药物 | 禁忌原理 | 有效措施 |
| --- | --- | --- | --- |
| 抗肿瘤药 | 阿糖胞苷 | | |
| 拟胆碱药 | 阿托品 | | |
| 祛痰药 | 氨溴索 | | |
| 抗癫痫药 | 苯妥英钠 | 出现浑浊或沉淀 | 避免联用 |
| 利尿药 | 呋塞米 | | |
| 四环素类 | 四环素 | | |
| 糖肽类抗菌药物 | 万古霉素 | | |
| 抗胆碱能药 | 左旋多巴 | | |

## 腺嘌呤 [医保（乙）]
### Adenine

【药理作用】是核酸的组成成分，在体内参与 RNA 和 DNA 合成。当白细胞缺乏时，它能促进白细胞增生，一般用药 2~4 周左右，白细胞数自可增加。

【适应证】用于各种原因如放射治疗、苯中毒、抗肿瘤药和抗甲状腺药等引起的白细胞减少症，也用于急性粒细胞减少症。

【用法用量】口服，成人，每次 10~20mg，每日 3 次。肌内注射或静脉注射，每日 20~30mg。

【注意事项】注射时需溶于 2ml 磷酸氢二钠缓冲液中，缓慢注射，不能与其他药物混合注射。需连续使用 1 个月左右才能显效。妊娠期妇女和哺乳期妇女慎用。

**【药物配伍禁忌】**内容详见腺嘌呤的药物配伍禁忌表。

### 腺嘌呤的药物配伍禁忌表

| 药物类别 | 禁忌药物 | 禁忌原理 | 有效措施 |
|---|---|---|---|
| 青霉素类 | 阿洛西林、氨苄西林等 | 浑浊 | 避免联用 |
| 头孢菌素类 | 头孢孟多、头孢呋辛等 | | |

## 羟苯磺酸钙 [药典（二）；医保（乙）]
### Calcium Dobesilate

**【药理作用】**羟苯磺酸钙为新型血管保护剂。可降低血浆黏度，阻碍血小板聚集，防止血栓形成，降低毛细血管的通透性，增强血管壁的韧性。纠正血浆中白蛋白与球蛋白的比值，改善淋巴回流，减少和消除水肿。此外，羟苯磺酸钙还可抑制多种血管活性物质（如组胺、5-HT、缓激肽、玻璃酸酶、前列腺素）对周围血管所致的高通透性作用，减少血管内壁损伤，改善基底膜胶原的合成。

**【适应证】**①糖尿病视网膜病。②防治心绞痛、心肌梗死、脑血栓形成和栓塞后遗症以及肾小球动脉硬化。③纠正高血黏度引起的循环障碍，防止血栓形成，减轻因循环不畅所引起的多种淤滞症状，如四肢麻木、手脚厥冷、下肢沉重、头晕、头痛以及皮肤瘙痒等。④静脉曲张综合征。

**【用法用量】**口服 0.25g，每日 3 次，疗程 3~5 个月。见效后，改为每日 0.5g，直至疗效明显。用于周围循环障碍所引起的疾病：口服 0.25g，每日 3 次，疗程 1~2 个月，见效后，改为每日 0.5g，直至症状消失。下肢静脉曲张综合征：口服 0.25g，每日 2 次，疗程 1~3 周。一般用药 5~6 日后即可见效，继服每日 0.25g，以巩固疗效。

**【注意事项】**有血小板减少史或出血史者慎用。

**【药物配伍禁忌】**本品不能与抗凝血药、抗血小板药同服，如阿司匹林等。

## 重组人粒细胞巨噬细胞集落刺激因子
### Recombinant Human Granulocyte Macrophage Colony Stimulating Factor

**【药理作用】**主要促进单核细胞和粒细胞成熟，并可与红细胞生成因子（EPO）、M-CSF、G-CSF 等相互作用，促进巨核细胞生长。与高浓度 EPO 有协同作用，促进红细胞的增殖。本品尚能克服化疗和放疗引起的骨髓毒性，缩短肿瘤化疗时中性粒细胞减少时间，减少感染并发症，使患者易于耐受化疗，从而可给予全疗程化疗药，有利于大剂量强化化疗，缩短肿瘤化疗的周期。

**【适应证】**用于各种原因引起的白细胞或粒细胞减少症，包括肿瘤化疗引起的白细胞减少症、药物反应引起的白细胞减少症、慢性周期性白细胞减少症、再生障碍性贫血。骨髓移植后造血功能的恢复和后期移植排异反应的治疗，外周血造血干细胞移植前的干细胞动员。

**【用法用量】**静脉滴注：推荐剂量为每日 $250\mu g/m^2$，连续给药 21 日，在自体骨髓移植后

2~4 小时即可给药，约 2 小时滴完。亦可每日静脉滴注 5~10μg/kg，在 4~6 小时内滴完。皮下注射：①骨髓增生异常综合征、再生障碍性贫血：每日 3μg/kg，一般 2~4 日白细胞开始升高，以后调节剂量，使白细胞升至所希望水平；②肿瘤化疗：每日 5~10μg/kg，在化疗停止 1 日后用本品，持续 7~10 日，停药后至少间隔 48 小时，方可进行下 1 个疗程的化疗；③艾滋病：单独用药时，每日 1μg/kg。与齐多夫定（AZT）或 AZT/α－干扰素合用时，每日 3~5μg/kg。与更昔洛韦合用时，每日 3~5μg/kg，一般 2~4 日后白细胞开始增多。

【注意事项】①妊娠期妇女、哺乳期妇女、未成年人及恶性骨髓肿瘤患者慎用。②用药期间应定期检查血常规。

【药物配伍禁忌】内容详见重组人粒细胞巨噬细胞集落刺激因子的药物配伍禁忌表。

**重组人粒细胞巨噬细胞集落刺激因子的药物配伍禁忌表**

| 药物类别 | 禁忌药物 | 禁忌原理 | 有效措施 |
|---|---|---|---|
| 化疗药 | 紫杉醇、培美曲塞等 | 加重骨髓毒性 | 避免联用 |
| 细胞毒药物 | 阿霉素、米托蒽醌、环磷酰胺等 | 抑制造血功能、血小板减少 | |
| 抗病毒药 | 阿昔洛韦、利巴韦林、更昔洛韦等 | | |

# 重组人粒细胞集落刺激因子
## Recombinant Human Granulocyte Colony Stimulating Factor

【药理作用】可与靶细胞膜受体结合而起作用。主要刺激粒细胞系造血，也可使多能造血干细胞进入细胞周期；促进髓系造血祖细胞的增殖、分化和成熟，调节中性粒细胞系细胞的增殖与分化成熟；并驱使中性粒细胞释放至血液，使外周中性粒细胞数量增多，并提高其功能、吞噬活性及针对肿瘤细胞的抗体依赖细胞介导的（ADCC）作用等。静脉滴注 $t_{max}$ 为 30 分钟。

【适应证】用于骨髓移植时促进中性粒细胞增加；用于癌症化疗时引起的中性粒细胞减少症；用于再生障碍性贫血伴随的中性粒细胞缺乏症；用于先天性、原发性中性粒细胞减少症。

【用法用量】皮下注射或静脉滴注，开始剂量每日 2~5μg/kg，或 50~200μg/m²，以 5% 葡萄糖注射液稀释。根据中性粒细胞数升高的情况增减剂量或停止用药，用药期间宜定期检查血常规。中性粒细胞回升至 5000/mm³ 时，可考虑停药。

【注意事项】①妊娠期妇女、哺乳期妇女、婴儿慎用。②不能与癌症化疗同时应用，必须在化疗停止后 1~3 日使用。

【药物配伍禁忌】内容详见重组人粒细胞集落刺激因子的药物配伍禁忌表。

**重组人粒细胞集落刺激因子的药物配伍禁忌表**

| 药物类别 | 禁忌药物 | 禁忌原理 | 有效措施 |
|---|---|---|---|
| 头孢菌素 | 头孢唑肟 | 沉淀 | 禁止同瓶滴注 |

# 第6节 抗血小板药

## 阿司匹林 [药典（二）；基（基）；医保（甲）]
### Aspirin

**【药理作用】**本品可抑制血小板的释放反应（如肾上腺素、胶原、凝血酶等引起的释放）和聚集反应（第二相聚集）。在体内能延长出血时间，减少血栓的形成。

**【适应证】**可用于预防心、脑血管疾病的发作及人工心脏瓣膜或其他手术后的血栓形成。临床研究发现在男性患者预防脑卒中的效果似乎较女性患者更好，这可能与女性的血小板环氧酶对阿司匹林的耐受性较高有关。

**【用法用量】**用于防治短暂性脑缺血和卒中：成人常用量，每次 75~300mg，每日 1 次。预防用，一般每日 75~150mg；治疗用，一般每日 300mg。用于缺血性心脏病，可预防心肌梗死，减少心律失常的发生率和死亡率。

**【注意事项】**①有哮喘及其他过敏性反应时慎用。② C6PD 缺陷者（阿司匹林偶见引起溶血性贫血）慎用。③痛风患者慎用，因阿司匹林可影响其他排尿酸药的作用。④肝功能不全和肝硬化患者易出现不良反应，应慎用。⑤心功能不全或高血压患者慎用。⑥肾功能衰竭时慎用。⑦ 12 岁以下儿童在罹患流感或水痘时，不推荐使用阿司匹林或其他水杨酸盐。⑧长期大量用药时应定期检查血细胞比容、肝功能及血清水杨酸含量测定。

**【药物配伍禁忌】**内容详见阿司匹林的药物配伍禁忌表。

### 阿司匹林的药物配伍禁忌表

| 药物类别 | 禁忌药物 | 禁忌原理 | 有效措施 |
|---|---|---|---|
| 口服降血糖药 | 苯乙双胍、格列本脲及氯磺丙脲等药物 | 阿司匹林有降血糖作用，可缓解降血糖药的代谢和排泄，使降血糖作用增强，二者合用会引起低血糖昏迷 | 避免联用 |
| 催眠药 | 苯巴比妥和健脑片 | 苯巴比妥和健脑片可促使药酶活性增强，加速阿司匹林代谢，降低其治疗效果 | |
| 降血脂药 | 考来烯胺 | 形成复合物妨碍药物吸收 | |
| 碳酸酐酶抑制剂 | 乙酰唑胺 | 可使血药浓度升高，引起毒性反应 | |
| 消炎镇痛药 | 布洛芬 | 合用易导致胃出血 | |
| 抗痛风药 | 丙磺舒、保泰松和磺吡酮 | 丙磺舒、保泰松和磺吡酮的治疗作用，可能被阿司匹林拮抗，导致痛风病发作，不宜联用 | |
| 维生素 | 维生素 C、维生素 $B_1$ | 阿司匹林能减少维生素 C 在肠道吸收，促其排泄，降低疗效；维生素 $B_1$ 能促进阿司匹林分解，加重对胃黏膜的刺激 | |

续表

| 药物类别 | 禁忌药物 | 禁忌原理 | 有效措施 |
|---|---|---|---|
| 激素 | 泼尼松、地塞米松、泼尼松龙 | 长期使用泼尼松、地塞米松、泼尼松龙会引起胃、十二指肠，甚至食管和大肠消化道溃疡，阿司匹林可加重这种不良反应 | 避免联用 |

# 铝镁匹林
## Al–Mg and aspirin

【药理作用】本品为阿司匹林的复方制剂，小剂量的阿司匹林能抑制血栓素 $A_2$ 的形成，从而不可逆地抑制正常血小板聚集过程，防止血栓形成。与制酸药甘羟铝和重质碳酸镁合用能保护胃肠黏膜。

【适应证】用于需使用阿司匹林抑制血小板黏附和聚集，但患者不能耐受阿司匹林的胃肠道反应时：不稳定心绞痛、急性心肌梗死、局部缺血性脑血管障碍等。

【用法用量】口服，成人每日 1 次，每次 1 片，依据病情最多一次服用 4 片。每片含阿司匹林 81mg，重质碳酸镁 22mg，甘羟铝 11mg。

【注意事项】①避免与其他非甾体抗炎药，包括选择性 COX–2 抑制剂合并用药。②根据控制症状的需要，在最短治疗时间内使用最低有效剂量，可以使不良反应降到最低。③在使用所有非甾体抗炎药治疗过程中的任何时候，都可能出现胃肠道出血、溃疡和穿孔的不良反应，其风险可能是致命的。这些不良反应可能伴有或不伴有警示症状，也无论患者是否有胃肠道不良反应史或严重的胃肠事件病史。既往有胃肠道病史（溃疡性大肠炎，克罗恩病）的患者应谨慎使用非甾体抗炎药，以免使病情恶化。当患者服用该药发生胃肠道出血或溃疡时，应停药。老年患者使用非甾体抗炎药出现不良反应的频率增加，尤其是胃肠道出血和穿孔，其风险可能是致命的。

【药物配伍禁忌】内容详见铝镁匹林的药物配伍禁忌表。

铝镁匹林的药物配伍禁忌表

| 药物类别 | 禁忌药物 | 禁忌原理 | 有效措施 |
|---|---|---|---|
| 抗凝血药 | 肝素、香豆素等 | 胃肠道出血 | 避免联用 |
| 皮质激素类 | 可的松、氢化可的松等 | | |

# 沙格雷酯 [医保(乙)]
## Sarpogrelate

【药理作用】为 5- 羟色胺（5-HT）受体选择性拮抗剂，其药理作用主要包括：①能选择性拮抗血小板的 5–HT 受体，抑制 5–HT 引起的血小板聚集及血小板内 5–HT 的释放。②可选择性拮抗血管平滑肌的 5–HT 受体，对抗 5–HT 引起的血管收缩和血小板聚集引起的血管收缩反应。③具有抗血栓形成作用。④可改善外周循环，大鼠实验证实，本品对由 5–HT 引起的下肢侧支循环血流量的减少具有良好的改善作用。⑤对作为红细胞变形性指标的红细胞过滤速度有改善作用。

【适应证】用于改善慢性动脉闭塞症所引起的溃疡、疼痛及冷感等缺血性症状。

【用法用量】口服。成人每次 100mg，每日 3 次，餐后服。可根据年龄、症状适当增减剂量。

【注意事项】①下列情况谨慎用药：月经期间的患者，有出血倾向及有关因素的患者，正在服用抗凝剂（如华法林等）或有血小板聚集抑制作用的药物（如阿司匹林、噻氯匹定、西洛他唑等）的患者，肾脏严重受损者，老年患者。②服药期间应定期进行血液检查。

【药物配伍禁忌】内容详见沙格雷酯的药物配伍禁忌表。

### 沙格雷酯的药物配伍禁忌表

| 药物类别 | 禁忌药物 | 禁忌原理 | 有效措施 |
|---|---|---|---|
| 抗凝血药 | 华法林 | 加剧出血或延长出血时间 | 避免联用 |
| 抗血小板药 | 阿司匹林、噻氯匹定等 | | |
| 头孢菌素类 | 头孢哌酮钠舒巴坦钠 | 增加出血风险 | |
| 青霉素类复方制剂 | 哌拉西林钠他唑巴坦钠 | 严重出血 | |

# 替格瑞洛 [基（基）]
## Ticagrelor

【药理作用】本品作用于 P2Y12 ADP 受体，以抑制 ADP 介导的血小板活化和聚集，与噻吩并吡啶类药物（如氯吡格雷）的作用机制相似。

【适应证】本品用于急性冠脉综合征（不稳定型心绞痛、非 ST 段抬高心肌梗死或 ST 段抬高心肌梗死）患者，包括接受药物治疗和经皮冠状动脉介入（PCI）治疗的患者，降低血栓性心血管事件的发生率。与氯吡格雷相比，本品可以降低心血管死亡、心肌梗死或卒中复合终点的发生率，两治疗组之间的差异来源于心血管死亡和心肌梗死，而在卒中方面无差异。

【用法用量】口服。本品可在饭前或饭后服用。本品起始剂量为单次负荷量 180mg（90mg×2 片），此后每次 1 片（90mg），每日 2 次。

【注意事项】①停用本药可增加发生心肌梗死、脑卒中和死亡的风险。如必须暂停用药（如治疗出血或重大手术），应尽快重新开始用药。若可能，在行有重大出血风险的手术前 5 日暂停用药。一旦完成止血，则重新开始用药。②本品可引起头晕、意识模糊，故驾驶或操作机械时应谨慎。

【药物配伍禁忌】内容详见替格瑞洛的药物配伍禁忌表。

### 替格瑞洛的药物配伍禁忌表

| 药物类别 | 禁忌药物 | 禁忌原理 | 有效措施 |
|---|---|---|---|
| 选择性 5- 羟色胺再摄取抑制药 | 帕罗西汀、舍曲林等 | 增加出血风险 | 避免联用 |
| 抗血小板药 | 阿司匹林 | | |
| 口服抗凝血药 | 阿哌沙班、利伐沙班等 | | |
| 抗真菌药 | 酮康唑、伊曲康唑等 | 增加发生呼吸困难、出血风险 | |

# 替罗非班 [医保（乙）]
## Tirofiban

【药理作用】本品是一种非肽类血小板受体 GP Ⅱ b/ Ⅲ a 高选择性拮抗剂，它能够与该受体结合，而竞争性阻断纤维蛋白原及血管性血友病因子（vWF）与血小板受体的结合，阻止血小板聚集、黏附等活化反应，有效地抑制血小板介导的血栓形成并延长出血时间。

【适应证】用于急性冠脉综合征、不稳定型心绞痛和非 Q 波心肌梗死、急性心肌梗死和急性缺血性心脏猝死等，包括可用药控制的患者和需做 PTCA、血管成形术或动脉粥样硬化血管切除术的患者。

【用法用量】与肝素合用，静脉给药。开始 30 分钟给药速度为 0.4μg/（kg·min），然后速度减为维持量 0.1μg/（kg·min）。2~5 日为 1 个疗程。患者至少给药 48 小时，此期间不进行手术治疗（除非患者发病为顽固性心肌缺血或新的心肌梗死）。

【注意事项】①与其他影响出血的药物合用应小心，若压力不能控制出血时应停用替罗非班和肝素，在出血症状明显时，可减少肝素用量，若出血严重时，应停药。②使用中须严密观察出血反应并检测出血时间和血小板计数等。应减少血管和其他创伤。③严重肾功能不全的患者（肌酐消除率 <30ml/min）应以普通速度的一半给药。④除非明确需要，否则不应用于妊娠期妇女，哺乳期妇女在用药期间应停止哺乳。⑤不能与其他静脉注射的GP Ⅱ b/ Ⅲ a 受体拮抗剂合用。

【药物配伍禁忌】内容详见替罗非班的药物配伍禁忌表。

### 替罗非班的药物配伍禁忌表

| 药物类别 | 禁忌药物 | 禁忌原理 | 有效措施 |
| --- | --- | --- | --- |
| 抗血栓形成药 | 华法林 | 增加出血风险 | 避免联用 |
| | 肝素 | | |
| 抗血小板药 | 阿司匹林 | | |

# 奥扎格雷 [药典（二）；医保（乙）]
## Ozagrel

【药理作用】奥扎格雷能选择性地抑制血栓烷合成酶，从而抑制血栓烷 A$_2$ 的产生和促进前列环素（PGI$_2$）的产生，改善二者间的平衡，最终抑制血小板聚集和减轻血管痉挛，改善大脑局部缺血时的微循环和能量代谢障碍。

【适应证】主要用于改善脑血栓症（急性期）的运动障碍。改善蛛网膜下腔出血手术后的脑血管痉挛状态及伴随产生的脑缺血症状。

【用法用量】改善脑血栓症（急性期）：每次给药 40~80mg，溶解于电解质液或葡萄糖注射液中，每次滴注须持续 2 小时，每日 2 次，连用 1~2 周，必要时可酌情减量。改善蛛网膜下腔出血手术后的脑血管痉挛状态及伴随产生的脑缺血症状：每日给药 80mg，溶解于电解质液或葡萄糖注射液中，24 小时连续滴注，连用 2 周。可根据年龄及症状酌情调整剂量。

**【注意事项】**以下情况禁用：消化道出血、皮下出血者；血小板减少、重症高血压、重症糖尿病等有出血倾向者；使用抗血小板药、血栓溶解剂、抗凝血剂者；孕妇。

**【药物配伍禁忌】**内容详见奥扎格雷的药物配伍禁忌表。

奥扎格雷的药物配伍禁忌表

| 药物类别 | 禁忌药物 | 禁忌原理 | 有效措施 |
|---|---|---|---|
| 抗血小板药 | 阿司匹林 | 与其他抑制血小板功能的药物合用时有协同作用 | 奥扎格雷剂量应酌情减量 |
| 含钙溶液 | 氯化钙等 | 浑浊或沉淀 | 避免联用 |

# 吲哚布芬 [ 基（基）；医保（乙）]
## Indobufen

**【药理作用】**本品是异吲哚啉基苯基丁酸衍生物，具有抑制血小板聚集作用。

**【适应证】**用于动脉硬化引起的缺血性心血管病变、缺血性脑血管病变、静脉血栓形成。也可用于血液透析时预防血栓形成。

**【用法用量】**口服，每日 2 次，每次 100~200mg，餐后服。65 岁以上老年患者及肾功能不全患者每日以 100~200mg 为宜。

**【注意事项】**如出现荨麻疹样皮肤过敏反应，应立即停药。

**【药物配伍禁忌】**内容详见吲哚布芬的药物配伍禁忌表。

吲哚布芬的药物配伍禁忌表

| 药物类别 | 禁忌药物 | 禁忌原理 | 有效措施 |
|---|---|---|---|
| 非甾体抗炎药 | 保泰松 | 增加毒性 | 避免联用 |
| 抗惊厥药 | 水合氯醛 | | |
| 抗癫痫药 | 苯巴比妥 | 降效 | |

# 贝前列素钠 [ 医保（乙）]
## Beraprost Sodium

**【药理作用】**本品可抑制多种致聚剂引起的血小板聚集，也可抑制血小板黏附，并防止血栓形成。对末梢循环障碍的患者可改善其红细胞变形功能。本品性质稳定，可口服，口服 $t_{max}$ 为 1.4 小时，$t_{1/2}$ 为 1.1 小时。约 15% 以原形排出，约 70% 以代谢物排出。

**【适应证】**用于慢性动脉闭塞症引起的溃疡、疼痛及冷感。

**【用法用量】**口服，成人每日量为 12μg，分 3 次，餐后服。

**【注意事项】**妊娠期妇女及哺乳期妇女慎用。

**【药物配伍禁忌】**内容详见贝前列素钠的药物配伍禁忌表。

#### 贝前列素钠的药物配伍禁忌表

| 药物类别 | 禁忌药物 | 禁忌原理 | 有效措施 |
|---|---|---|---|
| 抗血小板药 | 阿司匹林、噻氯匹定等 | | |
| 抗凝血药 | 华法林 | 增加出血 | 避免联用 |
| 血栓溶解药 | 尿激酶 | | |

# 依前列醇
## Epoprostenol

【药理作用】本品为血管内皮产生的一种天然前列腺素。具有舒张血管、降低血压及抗血小板聚集、防止血栓形成的作用。

【适应证】用于不稳定型心绞痛、心肌梗死、顽固性心力衰竭、外周血管痉挛性疾病及肺动脉高压。可用于防止血栓形成。

【用法用量】一般静脉滴注给药，滴速每分钟 2~16ng/kg，一般不超过每分钟 30ng/kg，连续滴注时间根据病情而定，直到生效或出现不良反应为止。

【注意事项】突然停药或大幅度减少用量，可能出现与肺动脉高压相关的反跳症状（如呼吸困难、眩晕、衰弱），故应避免突然停药或突然大幅度减慢滴注速率。

【药物配伍禁忌】内容详见依前列醇的药物配伍禁忌表。

#### 依前列醇的药物配伍禁忌表

| 药物类别 | 禁忌药物 | 禁忌原理 | 有效措施 |
|---|---|---|---|
| 抗血小板药 | 阿司匹林、噻氯匹定等 | 增加出血 | |
| 抗凝血药 | 华法林 | | |
| 利尿药 | 呋塞米 | 使血压明显下降 | 避免联用 |
| 抗高血压药 | 卡托普利 | | |

# 噻氯匹定 [药典（二）]
## Ticlopidine

【药理作用】对二磷酸腺苷（ADP）诱导的血小板聚集有较强的抑制作用；它对胶原、凝血酶、花生四烯酸、肾上腺素及血小板活化因子等诱导的血小板聚集亦有不同程度的抑制作用。

【适应证】用于预防脑血管、心血管及周围动脉硬化伴发的血栓栓塞性疾病。亦可用于体外循环心外科手术以预防血小板丢失，慢性肾透析以增加透析器的功能。

【用法用量】口服，每次 0.25 g，每日 1~2 次。宜就餐时服用。

【注意事项】①噻氯匹定可经乳汁分泌，故哺乳期妇女不宜使用。②用药前后及用药时应当检查或监测：严重肾功能损害的患者，由于肾脏清除率降低导致血药浓度升高，会加重肾功能损害，故用噻氯匹定时应密切监测肾功能，必要时须减量；用药期间应定期监测血常规，最初 3 个月内每 2 周 1 次，一旦出现白细胞或血小板下降即应停药，并继续监测至恢复正常。③药物对妊娠的影响：噻氯匹定对人类妊娠的影响尚无充分地研究，故孕妇不宜使用。④无血常规检查及肝肾功能监测条件时，用药的安全性将受影响。

**【药物配伍禁忌】** 内容详见噻氯匹定的药物配伍禁忌表。

噻氯匹定的药物配伍禁忌表

| 药物类别 | 禁忌药物 | 禁忌原理 | 有效措施 |
|---|---|---|---|
| 抗血小板药 | 阿司匹林 | 与任何血小板聚集抑制剂、溶栓剂及导致低凝血酶原血症或血小板减少的药物合用，均可加重出血 | 避免联用 |
| 茶碱 | 氨茶碱 | 与茶碱合用时，会降低茶碱的清除率，使其血药浓度升高并有过量的危险 | 用噻氯匹定期间及之后应调整茶碱的用量，必要时应监测茶碱血药浓度 |
| 免疫抑制剂 | 环孢素 | 噻氯匹定可降低环孢素的血药浓度 | 二者合用时应定期监测环孢素血药浓度 |

# 氯吡格雷 <sup>[药典（二）；基（基）；医保（乙）]</sup>
Clopidogrel

**【药理作用】** 本品是血小板聚集抑制剂，选择性地抑制 ADP 与血小板受体的结合及抑制 ADP 介导的糖蛋白复合物的活化，而抑制血小板聚集。也可抑制非 ADP 引起的血小板聚集。

**【适应证】** 用于预防和治疗因血小板高聚集引起的心脑及其他动脉循环障碍疾病，如近期发作的脑卒中、心肌梗死和确诊的外周动脉疾病。

**【用法用量】** 每日 1 次，每次 75mg。

**【注意事项】** 择期手术患者可在术前 1 周停止使用氯吡格雷；用药前后及用药时应当检查或监测白细胞和血小板计数。

**【药物配伍禁忌】** 内容详见氯吡格雷的药物配伍禁忌表。

氯吡格雷的药物配伍禁忌表

| 药物类别 | 禁忌药物 | 禁忌原理 | 有效措施 |
|---|---|---|---|
| 抗凝血药物 | 华法林 | 可增加出血的危险 | 服用氯吡格雷时不推荐同时使用华法林 |
| 非甾体抗炎药 | 萘普生、阿司匹林 | 可能增加胃肠道出血的潜在危险性 | 避免联用 |

# 西洛他唑 <sup>[药典（二）；医保（乙）]</sup>
Cilostazol

**【药理作用】** 抑制血小板及平滑肌上磷酸二酯酶的活性、扩张血管、抑制血栓素 $A_2$ 引起的血小板聚集，但不影响血小板的花生四烯酸代谢，对于由二磷酸腺苷或肾上腺素诱导引起的初级聚集及二级聚集均有抑制作用。不干扰血管内皮细胞合成前列环素。对血小板聚集作用是可逆的，停药后可迅速恢复。

**【适应证】** 用于慢性动脉闭塞症引起的溃疡、疼痛、冷感和间歇性跛行等缺血性症状。

**【用法用量】** 口服，每日 2 次，每次 50~100mg。

**【注意事项】**①以下人群慎用：口服抗凝血药或已服用抗血小板药物（如阿司匹林、噻氯匹定）者；严重肝肾功能不全者；有严重合并症，如恶性肿瘤患者；白细胞减少者；过敏体质，对多种药物过敏或近期有过敏性疾病者。②本品有升高血压的作用，服药期间应加强原有抗高血压的治疗。③妊娠期妇女、哺乳期妇女禁用。

**【药物配伍禁忌】**内容详见西洛他唑的药物配伍禁忌表。

西洛他唑的药物配伍禁忌表

| 药物类别 | 禁忌药物 | 禁忌原理 | 有效措施 |
|---|---|---|---|
| 抗凝血药 | 华法林 | | |
| 抗血小板药 | 阿司匹林、噻氯匹定等 | | |
| 溶栓药 | 尿激酶、阿替普酶等 | 加重出血 | 避免联用 |
| 前列腺素 $E_1$ 制剂 | 前列地尔 | | |

# 链激酶
## Streptokinase

**【药理作用】**具有促进体内纤维蛋白溶解系统活性的作用。能使纤维蛋白溶酶原激活因子前体物转变为激活因子，后者再使纤维蛋白原转变为有活性的纤维蛋白溶酶，使血栓溶解。

**【适应证】**用于治疗血栓栓塞性疾病，如深静脉栓塞、周围动脉栓塞、急性肺栓塞、血管外科手术后的血栓形成、导管给药所致血栓形成、新鲜心肌梗死、中央视网膜动静脉栓塞等。

**【用法用量】**一般推荐链激酶 150 万单位溶解于 5% 葡萄糖注射液 100ml，静脉滴注 1 小时。

**【注意事项】**在使用本品过程中，应尽量避免肌内注射及动脉穿刺，因可能引起血肿。新做外科手术者为相对禁忌，原则上 3 日内不得使用本品，但如产生急性栓塞必须紧急治疗时，亦可考虑应用高剂量的本品（高剂量可减少出血机会），应严密注意手术部位的出血问题。

**【药物配伍禁忌】**内容详见链激酶的药物配伍禁忌表。

链激酶的药物配伍禁忌表

| 药物类别 | 禁忌药物 | 禁忌原理 | 有效措施 |
|---|---|---|---|
| 香豆素类抗凝血药 | 华法林、醋硝香豆素等 | | |
| 口服抗凝血药 | 阿哌沙班、利伐沙班等 | | |
| 非甾体抗炎药 | 阿司匹林、吡罗昔康等 | 增加出血风险 | 避免联用 |
| 抗癫痫药 | 丙戊酸 | | |
| 头孢菌素类 | 头孢哌酮 | | |
| 青霉素类 | 哌拉西林 | | |

# 尿激酶 <sup></sup>[药典（二）；基（基）；医保（甲）]
## Urokinase

【药理作用】本品直接作用于内源性纤维蛋白溶解系统，能催化裂解纤溶酶原成纤溶酶，后者不仅能降解纤维蛋白凝块，亦能降解血循环中的纤维蛋白原、凝血因子 V 和凝血因子 VIII 等，从而发挥溶栓作用。

【适应证】本品主要用于血栓栓塞性疾病的溶栓治疗。也用于人工心瓣膜手术后预防血栓形成，保持血管插管和胸腔及心包腔引流管的通畅等。

【用法用量】本品临用前应以灭菌 0.9% 氯化钠注射液或 5% 葡萄糖注射液配制。① 肺栓塞：初次剂量 4400 单位 /kg，以 90ml/h 速度在 10 分钟内滴完；其后以每小时 4400 单位的给药速度，连续静脉滴注 2 小时或 12 小时。肺栓塞时，也可按每千克体重 15 000 单位，0.9% 氯化钠注射液配制后经肺动脉内注入；必要时，可根据病情调整剂量，间隔 24 小时重复给药 1 次，最多使用 3 次。② 心肌梗死：建议以 0.9% 氯化钠注射液配制后，按 6000 单位 /min 速度冠状动脉内连续滴注 2 小时，滴注前应先行静脉给予肝素 2500~10 000 单位。也可将本品 200 万 ~300 万单位配制后静脉滴注，45~90 分钟滴完。③ 外周动脉血栓：以 0.9% 氯化钠注射液配制本品（浓度 2500 单位 /ml）4000 单位 /min 速度经导管注入血凝块，每 2 小时夹闭导管 1 次；可调整注入速度为 1000 单位 /min，直至血块溶解。④ 防治心脏瓣膜替换术后的血栓形成：血栓形成是心脏瓣膜术后最常见的并发症之一。可用本品 4400 单位 /kg，0.9% 氯化钠注射液配制后 10~15 分钟滴完。然后以 4400 单位 /（kg·h）静脉滴注维持。当瓣膜功能正常后即停止用药；如用药 24 小时仍无效或发生严重出血倾向应停药。⑤ 脓胸或心包积脓：常用抗生素和脓液引流术治疗时，引流管常因纤维蛋白形成凝块而阻塞引流管。此时可胸腔或心包腔内注入灭菌注射用水配制（5000 单位 /ml）的本品 10 000~250 000 单位。既可保持引流管通畅，又可防止胸膜或心包黏连、形成心包缩窄。⑥ 眼科应用：用于溶解眼内出血引起的前房血凝块。使血块崩解，有利于手术取出。常用量为 5000 单位用 2ml 0.9% 氯化钠注射液配制冲洗前房。

【注意事项】除非明确需要，否则不应用于妊娠期妇女和哺乳期妇女。

【药物配伍禁忌】内容详见尿激酶的药物配伍禁忌表。

### 尿激酶的药物配伍禁忌表

| 药物类别 | 禁忌药物 | 禁忌原理 | 有效措施 |
|---|---|---|---|
| 香豆素类抗凝血药 | 华法林、醋硝香豆素等 | | |
| 口服抗凝血药 | 阿哌沙班、利伐沙班等 | | |
| 非甾体抗炎药 | 阿司匹林、吡罗昔康等 | | |
| 肝素类 | 肝素 | 增加出血风险 | 避免联用 |
| 抗癫痫药 | 丙戊酸 | | |
| 头孢菌素类 | 头孢哌酮 | | |
| 青霉素类 | 羧苄西林、哌拉西林等 | | |

# 阿替普酶 [药典（二）；基（基）；医保（乙）]
## Alteplase

【药理作用】本品可通过其赖氨酸残基与纤维蛋白结合，并激活与纤维蛋白结合的纤溶酶原转变为纤溶酶，这一作用较其激活循环中的纤溶酶原更强。由于本品选择性地激活与纤维蛋白结合的纤溶酶原，因而不产生应用链激酶时常见的出血并发症。

【适应证】用于急性心肌梗死和肺栓塞的溶栓治疗。

【用法用量】①静脉注射：将本品 50mg 溶于灭菌注射用水中，使溶液浓度为 1mg/ml，给予静脉注射。②静脉滴注：将本品 100mg 溶于 0.9% 氯化钠注射液 500ml 中，在 3 小时内按以下方式滴完，即：前 2 分钟先注入 10mg，以后 60 分钟内滴入 50mg，最后剩余时间内滴完所余 40mg。

【注意事项】曾服用口服抗凝剂者用本品出血的危险性增加。

【药物配伍禁忌】内容详见阿替普酶的药物配伍禁忌表。

### 阿替普酶的药物配伍禁忌表

| 药物类别 | 禁忌药物 | 禁忌原理 | 有效措施 |
|---|---|---|---|
| 香豆素类衍生物 | 4-羟基香豆素 | 增加出血风险 | 避免联用 |
| 口服抗凝血药 | 阿哌沙班、利伐沙班等 | | |
| 血小板聚集抑制药 | 氯吡格雷、普拉格雷等 | | |
| 肝素类 | 肝素 | | |
| 血管紧张素转化酶抑制药 | 卡托普利、依那普利等 | 过敏样反应 | |
| 用于心脏疾患的血管扩张药 | 硝酸甘油 | 禁止混合使用 | |
| 钙通道阻滞剂 | 尼卡地平 | | |
| 镇痛药 | 吗啡 | 禁忌同用一根输液管（器） | |
| 局部麻醉剂 | 利多卡因 | | |

# 第7章　主要作用于泌尿和生殖系统的药物

## 第1节　利尿药及脱水药

### 呋塞米 [药典（二）；基（基）；医保（甲）]
### Furosemide

【药理作用】呋塞米为强效的磺胺类利尿剂。

【适应证】用于心、肝、肾多种类型水肿及急性肺水肿，心力衰竭、肾功能衰竭、毒物排泄高钙血症。高血压危象的辅助治疗。

【用法用量】初始每次 20~40mg，每日 1 次或每次 40mg，隔日 1 次，以后每次 20mg，每日 2~3 次，最大剂量每日 120mg。儿童初始剂量每日 1~2mg/kg。

【注意事项】与磺胺药有交叉过敏反应，对磺胺药过敏者慎用或禁用。

【药物配伍禁忌】内容详见呋塞米的药物配伍禁忌表。

**呋塞米的药物配伍禁忌表**

| 药物类别 | 禁忌药物 | 禁忌原理 | 有效措施 |
|---|---|---|---|
| 抗生素 | 头孢噻啶、多黏菌素、卡那霉素、庆大霉素 | 合用时可加剧肾毒性及耳毒性的危险，并可降低头孢噻啶的清除率，有时可引起急性肾功能衰竭 | 避免联用 |
| 抗心律失常类 | 胺碘酮、溴苄铵、奎尼丁类、索他洛尔 | 合用时易引发尖端扭转心律失常，应预防低血钾 | |
| 抗癫痫类 | 苯妥英钠 | 合用利尿作用降低可能达 50% | |
| 抗血小板药 | 阿司匹林 | 尿酸升高，可致急性痛风 | |
| 其他 | 盐酸肾上腺素、两性霉素 B | 合用，可致低血钾，应监测血钾 | |

### 氢氯噻嗪 [药典（二）；基（基）；医保（甲）]
### Hydrochlorothiazide

【药理作用】氢氯噻嗪主要抑制远端小管前段和近端小管（作用较轻）对氯化钠的重吸收，从而增加远端小管和集合管的 $Na^+$-$K^+$ 交换，$K^+$ 分泌增多。

【适应证】①适用于水肿性疾病，如充血性心力衰竭、肝硬化腹水、肾病综合征、急慢性肾炎水肿、慢性肾功能衰竭早期等。②用于原发性高血压。③治疗中枢性尿崩症或肾性尿崩症。④用于肾结石，主要是预防钙盐形成的结石。

【用法用量】水肿性疾病：每次 25~50mg，每日 1~2 次，或隔日治疗，或每周连用 3~5 日。高血压：每日 25~100mg，分 1~2 次服用，并按降压效果调整剂量。

【注意事项】肝性脑病，对氢氯噻嗪、磺酰胺类药过敏者皆禁用。

【药物配伍禁忌】内容详见氢氯噻嗪的药物配伍禁忌表。

**氢氯噻嗪的药物配伍禁忌表**

| 药物类别 | 禁忌药物 | 禁忌原理 | 有效措施 |
|---|---|---|---|
| 维生素 | 维生素 D | 合用时，可升高血钙浓度 | 避免联用 |
| 非甾体类 | 吲哚美辛 | 合用时，降低本药的利尿作用 | |
| 抗病毒类 | 金刚烷胺 | 合用时，可产生肾毒性 | |
| 抗菌药物 | 两性霉素 B | 合用能降低本药的利尿作用，发生电解质紊乱 | |
| 抗癫痫药 | 苯巴比妥 | 合用时，可引起直立性低血压 | |

# 氨苯蝶啶 [药典(二)；基(基)；医保(甲)]
## Triamterene

【药理作用】本品为保钾利尿剂。

【适应证】本品主要治疗水肿性疾病，包括充血性心力衰竭、肝硬化腹水、肾病综合征等，以及肾上腺糖皮质激素治疗过程中发生的水钠潴留，主要目的在于纠正上述情况时的继发性醛固酮分泌增多，并拮抗其他利尿药的排钾作用。也可用于治疗特发性水肿。

【用法用量】成人常用量口服。开始每日 25~100mg，分 2 次服用，与其他利尿药合用时，剂量可减少。维持阶段可改为隔日疗法。最大剂量不超过每日 300mg。

【注意事项】下列情况慎用：无尿、肝肾功能不全、糖尿病、低钠血症、酸中毒、高尿酸血症、肾结石。

【药物配伍禁忌】内容详见氨苯蝶啶的药物配伍禁忌表。

**氨苯蝶啶的药物配伍禁忌表**

| 药物类别 | 禁忌药物 | 禁忌原理 | 有效措施 |
|---|---|---|---|
| 激素类 | 肾上腺皮质激素 | 减弱本药的利尿作用，而拮抗本药的潴钾作用 | 避免联用 |
| | 雌激素 | 引起水钠潴留，从而减弱本药的利尿作用 | |
| 非甾体类抗炎药 | 吲哚美辛 | 降低本药的利尿作用且合用时肾毒性增加 | |
| 电解质 | 氯化铵 | 合用易发生代谢性酸中毒 | |

# 托拉塞米 [医保(乙)]
## Torasemide

【药理作用】本品为高效髓袢利尿药，作用于髓袢升支粗段，抑制髓质部及皮质部对 Cl⁻ 的重吸收引起利尿。

【适应证】原发性高血压；因充血性心力衰竭引起的水肿。

【用法用量】原发性高血压：治疗开始时使用本品 2.5mg，每日 1 次。一般维持剂量为 2.5mg，每日 1 次。因充血性心力衰竭引起的水肿：治疗开始时使用本品 5mg，每日 1 次，可根据患者反应情况调整剂量，每日最大剂量一般不应超过 20mg。一般维持剂量为 5mg，每日 1 次。

【注意事项】长期使用托拉塞米治疗期间，应定期监测电解质（特别是血钾值）以及葡萄糖、尿酸、肌酐、脂类以及血液成分等指标。托拉塞米治疗开始以前必须纠正排尿障碍。

【药物配伍禁忌】内容详见托拉塞米的药物配伍禁忌表。

### 托拉塞米的药物配伍禁忌表

| 药物类别 | 禁忌药物 | 禁忌原理 | 有效措施 |
|---|---|---|---|
| 强心苷类 | 地高辛 | 托拉塞米引起的低钾可加重强心苷类的不良反应 | 在联合用药时应注意监护血清钾的浓度及心脏功能 |
| 非甾体类抗炎药 | 吲哚美辛 | 联用可降低本品的利尿和降压作用 | 避免联用 |
| 抗痛风药 | 丙磺舒 | 联用可降低本品的利尿和降压作用 | |
| 水杨酸盐类 | 阿司匹林 | 使用大剂量水杨酸盐类时，可增加水杨酸盐类的毒性 | |
| 氨基糖苷类抗生素 | 卡那霉素、庆大霉素、妥布霉素 | 高剂量本品可能会加重氨基糖苷类抗生素的耳毒性与肾毒性 | |
| 铂类 | 顺铂 | 高剂量本品可能会加重顺铂的耳毒性与肾毒性 | |
| 头孢菌素类 | 头孢地尼 | 高剂量本品可能会加重头孢菌素类抗生素的耳毒性与肾毒性 | |
| 降血糖类 | 胰岛素 | 可降低抗糖尿病药物的作用 | 应调整胰岛素剂量 |

# 依他尼酸 [药典（二）]
## Etacrynic Acid

【药理作用】依他尼酸增加水、钠、氯、钾、钙、镁、磷等的排泄，主要通过抑制肾小管髓袢厚壁段对 NaCl 的主动重吸收，使渗透压梯度差降低，肾小管浓缩功能下降，从而导致水、$Na^+$、$Cl^-$ 排泄增多。

【适应证】充血性心力衰竭、急性肺水肿、肾性水肿、肝硬化腹水、肝癌腹水、脑水肿及其他水肿，高血压，预防急性肾功能衰竭，高钾血症及高钙血症，稀释性低钠血症，抗利尿激素分泌过多症，急性药物毒物中毒如巴比妥类药物中毒等，对某些呋塞米无效的病例仍可能有效。

【用法用量】成人治疗水肿性疾病，起始剂量为 50mg，按需要每日增加剂量 25~50mg，维持剂量多为每日 50~200mg，每日或隔 1~2 日服用 1 次。

【注意事项】对磺胺药和噻嗪类利尿药过敏者，对本药可能亦过敏。

【药物配伍禁忌】内容详见依他尼酸的药物配伍禁忌表。

### 依他尼酸的药物配伍禁忌表

| 药物类别 | 禁忌药物 | 禁忌原理 | 有效措施 |
|---|---|---|---|
| 激素类 | 肾上腺糖、盐皮质激素，促肾上肾皮质激素、雌激素 | 联合使用能降低本药的利尿作用，并增加电解质紊乱的发生机会 | 在联合用药时应注意监护血清钾的浓度 |
| 非甾体类抗炎类 | 吲哚美辛 | 降低本药的利尿作用，肾损害机会增加 | 避免联用 |
| 抗痛风类 | 丙磺舒 | 联用可降低本品的利尿和降压作用 | 调整抗痛风药剂量 |
| 抗血小板类 | 氯贝丁酯 | 联用两药的作用均增强，并可出现肌肉酸痛、强直 | |
| 氨基糖苷类抗生素 | 卡那霉素、庆大霉素、妥布霉素 | 在高剂量使用本品时可能会加重氨基糖苷类抗生素的耳毒性与肾毒性 | 避免联用 |
| 两性霉素类 | 两性霉素 B | 在高剂量使用本品时可能会加重耳毒性与肾毒性 | |
| 头孢菌素类 | 头孢他啶 | 在高剂量使用本品时可能会加重头孢菌素类抗生素的耳毒性与肾毒性 | |
| 降血糖类 | 胰岛素 | 可降低抗糖尿病药物的作用 | 应调整胰岛素剂量 |
| 抗组胺类 | 苯海拉明 | 合用耳毒性增加，易出现耳鸣、头晕、眩晕 | 避免联用 |
| 锂剂 | 锂 | 与锂合用肾毒性明显增加 | |
| 抗惊厥类 | 水合氯醛 | 服用水合氯醛后静脉注射本药可致出汗、面色潮红和血压升高 | |

# 布美他尼 [药典（二）；医保（乙）]
## Bumetanide

【**药理作用**】布美他尼是间氨基苯磺酰胺的衍生物，属强效利尿药。

【**适应证**】充血性心力衰竭、急性肺水肿、肾性水肿、肝硬化腹水、肝癌腹水、脑水肿及其他水肿，高血压，预防急性肾功能衰竭，高钾血症及高钙血症，稀释性低钠血症，抗利尿激素分泌过多症，急性药物毒物中毒如巴比妥类药物中毒等，对某些呋塞米无效的病例仍可能有效。

【**用法用量**】成人：治疗水肿性疾病或高血压，口服起始每日 0.5~2mg，必要时每隔 4~5小时重复，最大剂量每日可达 10~20mg。也可间隔用药，即隔 1~2 日用药。小儿：口服一次按体重 0.01~0.02mg/kg，必要时 4~6 小时 1 次。

【**注意事项**】对磺胺药和噻嗪类利尿药过敏者，对本药可能亦过敏。

【**药物配伍禁忌**】内容详见布美他尼的药物配伍禁忌表。

### 布美他尼的药物配伍禁忌表

| 药物类别 | 禁忌药物 | 禁忌原理 | 有效措施 |
|---|---|---|---|
| 激素类 | 肾上腺糖、盐皮质激素，促肾上肾皮质激素、雌激素 | 联合使用能降低本药的利尿作用，并增加电解质紊乱的发生机会 | 在联合用药时应注意监护血清钾的浓度 |
| 抗痛风药 | 丙磺舒 | 联用可降低本品的利尿和降压作用 | 调整抗痛风药剂量 |
| 降血糖药 | 胰岛素 | 可降低抗糖尿病药物的作用 | 应调整胰岛素剂量 |

| 药物类别 | 禁忌药物 | 禁忌原理 | 有效措施 |
|---|---|---|---|
| 非甾体类抗炎药 | 吲哚美辛 | 降低本药的利尿作用，肾损害机会增加 | |
| 抗血小板药 | 氯贝丁酯 | 联用两药的作用均增强，并可出现肌肉酸痛、强直 | |
| 氨基糖苷类抗生素 | 卡那霉素、庆大霉素、妥布霉素 | 在高剂量使用本品时可能会加重氨基糖苷类抗生素的耳毒性与肾毒性 | |
| 两性霉素类 | 两性霉素 B | 在高剂量使用本品时可能会加重耳毒性与肾毒性 | 避免联用 |
| 头孢菌素类 | 头孢他啶 | 在高剂量使用本品时可能会加重头孢菌素类抗生素的耳毒性与肾毒性 | |
| 抗组胺药 | 苯海拉明 | 合用时耳毒性增加，易出现耳鸣、头晕、眩晕 | |
| 锂剂 | 锂 | 与锂合用肾毒性明显增加 | |
| 抗惊厥药 | 水合氯醛 | 服用水合氯醛后静脉注射本药可致出汗、面色潮红和血压升高 | |

# 吡咯他尼
## Piretanide

【药理作用】本品为作用于髓袢的高效利尿药，能抑制肾小管对 $Na^+$ 及 $Cl^-$ 的重吸收。

【适应证】用于心源性、肝源性及肾源性水肿及高血压病的治疗。

【用法用量】口服，通常每次 6mg，间隔 4 小时，后可视疗效增加 3~6mg。治疗高血压病每日 9mg，分 2~3 次服。若与降压药合用，需适当减少剂量。

【注意事项】对本品过敏者、肾衰竭引起的少尿、肝昏迷前期、洋地黄过量的患者禁用，孕妇禁用。

【药物配伍禁忌】内容详见吡咯他尼的药物配伍禁忌表。

### 吡咯他尼的药物配伍禁忌表

| 药物类别 | 禁忌药物 | 禁忌原理 | 有效措施 |
|---|---|---|---|
| 降血糖药 | 胰岛素 | 可以减少低血糖反应，本品可以造成高血糖 | 应调整胰岛素剂量 |
| 降压药 | 硝苯地平等 | 能增强降压药的作用 | 降压药的用量应适当减少 |
| 氨基糖苷类抗生素 | 卡那霉素、庆大霉素、妥布霉素 | 在高剂量使用本品时可能会加重氨基糖苷类抗生素的耳毒性与肾毒性 | 避免联用 |

# 苄氟噻嗪
## Bendroflumethiazide

【药理作用】本品可抑制碳酸酐酶及磷脂酶活性，减少肾小管对脂肪酸的摄取和线粒体氧耗，从而抑制肾小管对 $Na^+$、$Cl^-$ 的主动重吸收。

【适应证】用于治疗各种原因引起的水肿。单用或配合其他降压药可用于治疗高血压。

【用法用量】成人开始每次 2.5~10mg，每日 1~2 次，维持量每日 2.5~5mg，或隔日服用，或每周连续用 3~5 日。酌情调整剂量。

【注意事项】肾功能严重损伤及高血压合并痛风患者禁用。

【药物配伍禁忌】内容详见苄氟噻嗪的药物配伍禁忌表。

### 苄氟噻嗪的药物配伍禁忌表

| 药物类别 | 禁忌药物 | 禁忌原理 | 有效措施 |
| --- | --- | --- | --- |
| 非甾体类抗炎药 | 吲哚美辛 | 合用时，降低本药的利尿作用 | 避免联用 |
| 碳酸氢钠类 | 碳酸氢钠 | 合用时，可发生低氯性碱中毒 | |
| 洋地黄类药物 | 地高辛 | 合用时，发生低钾血症 | |
| 抗凝血药 | 华法林 | 血中凝血因子水平升高，合成凝血因子增多 | |

# 氯噻酮[药典（二）]
## Chlorthalidone

【药理作用】除利尿排钠作用外，可能还有肾外作用机制参与降压，可能是增加胃肠道对 $Na^+$ 的排泄。

【适应证】充血性心力衰竭、肝硬化腹水、肾病综合征、急慢性肾炎水肿、慢性肾功能衰竭早期等水肿性疾病及原发性高血压。

【用法用量】①成人口服每日 25~100mg，每日 1 次，或隔日 100~200mg；当因肾脏疾病肾小球滤过率低于每分钟 10ml 时，用药间隔应在 24~48 小时以上。②治疗高血压：成人每日 25~100mg，1 次服用或隔日 1 次；小儿按体重每日 2mg/kg，每日 1 次，每周连服 3 日。

【注意事项】对氯噻酮过敏者、急性高血钙状态、孕妇禁用。

【药物配伍禁忌】内容详见氯噻酮的药物配伍禁忌表。

### 氯噻酮的药物配伍禁忌表

| 药物类别 | 禁忌药物 | 禁忌原理 | 有效措施 |
| --- | --- | --- | --- |
| 激素类 | 肾上腺皮质激素、促肾上腺皮质激素、雌激素 | 能降低其利尿作用，增加发生水电解质紊乱的机会，尤其是低钾血症 | 避免联用 |
| 抗菌药物 | 两性霉素 B | 增加药物的毒性反应 | |
| 非甾体消炎镇痛药 | 吲哚美辛 | 能降低氯噻酮的利尿作用，与前者抑制前列腺素合成有关 | |
| 拟交感胺类 | 多巴胺前体药 | 影响药物利尿作用 | |
| 抗凝血药 | 华法林等 | 使抗凝血药作用减弱，主要是由于利尿后机体血浆容量下降，血中凝血因子水平升高，加上利尿使肝脏血液供应改善，合成凝血因子增多 | |

| 药物类别 | 禁忌药物 | 禁忌原理 | 有效措施 |
|---|---|---|---|
| 调血脂药 | 考来烯胺 | 合用能减少胃肠道对氯噻酮的吸收 | 应在口服考来烯胺1小时前或4小时后服用氯噻酮 |

# 美托拉宗
## Metolazone

**【药理作用】**本品利尿作用与氢氯噻嗪相似，但无抑制碳酸酐酶作用。

**【适应证】**临床用于治疗水肿及高血压。

**【用法用量】**①口服，开始每次5~10mg，每日1次，需要时每日可用20mg或更大剂量。②治疗高血压：一般每次2.5~5mg，每日1次，单独使用或与其他降压药合用。

**【注意事项】**肝性脑病患者禁用；孕妇、哺乳妇女及儿童不宜应用。

**【药物配伍禁忌】**内容详见美托拉宗的药物配伍禁忌表。

### 美托拉宗的药物配伍禁忌表

| 药物类别 | 禁忌药物 | 禁忌原理 | 有效措施 |
|---|---|---|---|
| 激素类、抗精神病类 | 醋酸泼尼松片、氟哌啶醇 | 服用期间药物影响糖分吸收利用或使肝糖原异生作用增强，诱发高血糖 | 避免联用 |

# 氢氟噻嗪
## Hydroflumethiazide

**【药理作用】**本品为利尿药。还有降压作用，能增强其他降压药的降压作用。此外，还有抗利尿作用，减少尿崩症患者的尿量，疗效不及垂体后叶素。

**【适应证】**用于治疗水肿、原发性高血压。

**【用法用量】**①治疗水肿：每日50~200mg，1次或分2次服。1次量不得超过100mg，每日量不得超过200mg；②治疗高血压：每日50~100mg，分1次或2次服用，可单独使用，也可与其他降压药合用。

**【注意事项】**肝肾功能明显损害者禁用。

**【药物配伍禁忌】**内容详见氢氟噻嗪的药物配伍禁忌表。

### 氢氟噻嗪的药物配伍禁忌表

| 药物类别 | 禁忌药物 | 禁忌原理 | 有效措施 |
|---|---|---|---|
| 钠盐 | 碳酸氢钠 | 可增加发生低氯性碱中毒的危险 | 避免联用 |
| 利尿类 | 氢氯噻嗪 | 增强降压利尿作用 | |

# 希帕胺
## Xipamide

【**药理作用**】本品为强效利尿药。

【**适应证**】适用于各型高血压、水肿。

【**用法用量**】口服。水肿：开始时每日 40mg，然后每日 20mg。有人曾用至每日 80mg。最好早饭前服。可根据情况做适当调整。降压：清晨口服 1 次，20mg。必要时可增至每日 40mg。

【**注意事项**】可减少尿酸的排泄，引起高尿酸血症，有痛风史者可诱发痛风发作。

【**药物配伍禁忌**】内容详见希帕胺的药物配伍禁忌表。

### 希帕胺的药物配伍禁忌表

| 药物类别 | 禁忌药物 | 禁忌原理 | 有效措施 |
|---|---|---|---|
| 抗病毒药物 | 金刚烷胺 | 可产生肾毒性 | 避免联用 |
| 锂制剂 | 碳酸锂 | 可减少肾脏对锂的清除，升高血清锂浓度，增加锂的肾毒性 | |
| 5- 羟色胺受体阻滞剂 | 舍曲林 | 发生室性心律不齐 | |
| 吩噻嗪类 | 氯丙嗪 | 可导致严重的低血压或休克 | |
| 巴比妥类 | 苯巴比妥 | 可引起直立性低血压 | |
| 抗菌药物 | 乌洛托品 | 乌洛托品转化为甲醛受抑制，疗效下降 | |
| 非甾体类抗炎药 | 吲哚美辛 | 能降低氢氯噻嗪的利尿作用，其作用机制可能与前者抑制前列腺素合成有关；与吲哚美辛合用时，还可引起急性肾衰竭 | |

# 醋甲唑胺 [医保（乙）]
## Methazolamide

【**药理作用**】醋甲唑胺为碳酸酐酶抑制剂。通过抑制睫状体中的碳酸酐酶，使房水形成减少，从而降低眼内压。

【**适应证**】用于慢性开角型青光眼、继发性青光眼，也用于急性闭角型青光眼的术前治疗。

【**用法用量**】成人口服，初始用药时，每次用 25mg，每日 2 次。早晚饭后各服 1 次。如用药后降眼压效果不理想，每次剂量可加至 50mg，每日 2 次。

【**注意事项**】本品为磺胺类药物，对磺胺类药物罕见的严重反应会造成死亡，包括史 - 约综合征，表皮溶解性坏死，暴发性肝坏死，粒细胞缺乏，再生障碍性贫血以及血液恶病质。

【**药物配伍禁忌**】内容详见醋甲唑胺的药物配伍禁忌表。

### 醋甲唑胺的药物配伍禁忌表

| 药物类别 | 禁忌药物 | 禁忌原理 | 有效措施 |
|---|---|---|---|
| 激素类 | 促肾上腺皮质激素、糖皮质激素 | 合用导致严重的低血钾，长期同时使用有增加低血钙的危险，可以造成骨质疏松 | 应注意监护血清钾的浓度，且避免长期同时应用 |
| 水杨酸类 | 阿司匹林 | 碳酸酐酶抑制剂与高剂量阿司匹林合用可引起严重的代谢紊乱 | 避免联用 |

## 乙酰唑胺 [药典（二）；基（基）；医保（甲、乙）]
### Acetazolamide

【药理作用】乙酰唑胺的主要作用是抑制碳酸酐酶。碳酸酐酶的功能是促进 $CO_2$ 与水结合形成碳酸，并进一步分解为 $H^+$ 和 $HCO^-$。

【适应证】适用于治疗各种类型的青光眼，对各种类型青光眼急性发作时的短期控制是一种有效地降低眼压的辅助药物。

【用法用量】口服给药，每次 250mg，每日 1~3 次，急性病例，首次药量 500mg（2 片），以后用 125~250mg（0.5~1 片）维持量，每日 2~3 次。

【注意事项】磺胺过敏者禁用，肺源性心脏病、心力衰竭、阿狄森综合征、肝功能衰竭、代谢性酸血症及伴有低钾血症水肿患者禁用。慢性非充血性闭角型青光眼患者禁用。

【药物配伍禁忌】内容详见乙酰唑胺的药物配伍禁忌表。

### 乙酰唑胺的药物配伍禁忌表

| 药物类别 | 禁忌药物 | 禁忌原理 | 有效措施 |
| --- | --- | --- | --- |
| 激素类 | 促肾上腺皮质激素、糖皮质激素尤其是盐皮质激素 | 合用导致严重的低血钾，长期同时使用有增加低血钙的危险，可以造成骨质疏松 | 在联合用药时应注意监护血清钾的浓度及心脏功能 |
| 抗 M 胆碱药 | 阿托品、奎尼丁 | 形成碱性尿，乙酰唑胺排泄减少，会使不良反应加重或延长 | 避免联用 |
| 降血糖药 | 胰岛素 | 减少低血糖反应，造成高血糖和尿糖 | 应调整胰岛素剂量 |
| 抗癫痫药 | 苯巴比妥、卡马西平或苯妥英钠等 | 联合应用，可引起骨软化发病率上升 | 避免联用 |
| 洋地黄苷类 | 洋地黄毒苷 | 可提高洋地黄的毒性，并可发生低钾血症 | |

## 双氯非那胺 [药典（二）]
### Diclofenamide

【药理作用】双氯非那胺具有较强的碳酸酐酶抑制功能，除抑制 $Na^+$、$K^+$ 再吸收外，还增加 $Cl^-$ 的排出，故代谢性酸中毒的发生缓慢。本品 50mg 的疗效与 250mg 乙酰唑胺相当。

【适应证】本品治疗各种类型的青光眼，对各种类型青光眼急性发作时的短期给药控制眼压，特别适用于急性闭角型青光眼急性发作期、急性眼压升高的继发性青光眼及对乙酰唑胺不敏感的患者。亦可作为抗青光眼手术的术前降压剂。本品也和其他碳酸酐酶抑制剂一样，不能长期用于控制眼压。

【用法用量】成人常用量：口服，每次 50~100mg，每日 1~3 次。抗青光眼，成人口服首量 100mg，以后每 12 小时服 1 次，直至获得满意的效果。维持量 25~50mg（1~2 片），每日 1~3 次。

【注意事项】磺胺过敏者禁用，妊娠妇女尤其是妊娠的前 3 个月禁用。

**【药物配伍禁忌】**内容详见双氯非那胺的药物配伍禁忌表。

双氯非那胺的药物配伍禁忌表

| 药物类别 | 禁忌药物 | 禁忌原理 | 有效措施 |
|---|---|---|---|
| 激素类 | 促肾上腺皮质激素、糖皮质激素尤其是盐皮质激素 | 合用导致严重的低血钾，长期同时使用有增加低血钙的危险，可以造成骨质疏松 | 在联合用药时应注意监护血清钾的浓度及心脏功能 |
| 抗 M 胆碱药 | 阿托品、奎尼丁 | 形成碱性尿，双氯非那胺排泄减少，会使不良反应加重或延长 | 避免联用 |
| 降血糖药 | 胰岛素 | 可降低抗糖尿病药物的作用 | 应调整胰岛素剂量 |
| 抗癫痫药 | 苯巴比妥、卡马西平或苯妥英等 | 联合应用，可引起骨软化发病率上升 | 避免联用 |
| 洋地黄苷类 | 洋地黄毒苷 | 提高洋地黄的毒性，并可发生低钾血症 | |

# 第 2 节　子宫收缩药及引产药

缩宫素（273）　　　　　垂体后叶素（274）　　　　利托君（275）
麦角新碱（274）　　　　依沙吖啶（275）

**缩宫素** [药典（二）；基（基）；医保（乙）]
Oxytocin

**【药理作用】**小剂量缩宫素加强子宫（特别是妊娠末期的子宫）的节律性收缩，使子宫底部肌肉发生节律性收缩，又使子宫颈平滑肌松弛，以促进胎儿娩出。随着剂量加大，可致子宫强直性收缩。

**【适应证】**用于引产、催产、产后及流产后因宫缩无力或缩复不良而引起的子宫出血，了解胎盘储备功能（催产素激惹试验）。

**【用法用量】**①引产或催产，静脉滴注，每次 2.5~5 单位，用氯化钠注射液稀释至 1ml 中含有 0.01 单位。②控制产后出血，每分钟静脉滴注 0.02~0.04 单位，胎盘排出后可肌内注射 5~10 单位。

**【注意事项】**用药前及用药时需检查及监护：①子宫收缩的频率、持续时间及强度；②孕妇脉搏及血压；③胎儿心率；④静止期间子宫肌张力；⑤胎儿成熟度；⑥骨盆大小及胎先露下降情况；⑦出入液量的平衡（尤其是长时间使用者）。

**【药物配伍禁忌】**内容详见缩宫素的药物配伍禁忌表。

缩宫素的药物配伍禁忌表

| 药物类别 | 禁忌药物 | 禁忌原理 | 有效措施 |
|---|---|---|---|
| 环丙烷等碳氢化合物 | 恩氟烷 | 可导致产妇出现低血压，窦性心动过缓和（或）房室节律失常 | 恩氟烷浓度 >1.5%，氟烷浓度 >1.0% 吸入全麻时，子宫对缩宫素的效应减弱。恩氟烷浓度 >3.0% 可消除反应，并可导致子宫出血 |
| 其他宫缩药 | 宫缩药 | 可使子宫张力过高，产生子宫破裂和（或）宫颈撕裂 | 避免联用 |

## 麦角新碱 [药典（二）；基（基）；医保（甲）]
### Ergometrine

【**药理作用**】麦角新碱对子宫平滑肌有高度选择性，直接作用于子宫平滑肌，作用强而持久。其作用的强弱与子宫的生理状态和用药剂量有关。妊娠子宫较未妊娠子宫敏感，成熟子宫较未成熟子宫敏感，对临产前的子宫或分娩后的子宫最为敏感。

【**适应证**】用于治疗产后子宫出血、产后子宫复旧不全（加速子宫复原）、月经过多等。

【**用法用量**】①静脉注射或肌内注射：1 次 0.1~0.2mg。②子宫壁注射：剖腹产时直接注射于子宫肌层 0.2mg；产后或流产后为了止血可在子宫颈注射 0.2mg，注射子宫颈左、右两侧。③口服：1 次 0.2~0.5mg，每日 1~2 次。

【**注意事项**】麦角制剂间显示交叉过敏反应。

【**药物配伍禁忌**】内容详见麦角新碱的药物配伍禁忌表。

### 麦角新碱的药物配伍禁忌表

| 药物类别 | 禁忌药物 | 禁忌原理 | 有效措施 |
|---|---|---|---|
| 缩宫素和其他麦角制剂 | 缩宫素 | 协同作用 | 避免联用 |
| 升压药 | 去甲肾上腺素、多巴胺、麻黄素、麦角制剂、肾上腺素 | 使血压升高，引起剧烈头痛合用可使之降效 | |

## 垂体后叶素 [基（基）；医保（甲、乙）]
### Pituitrin

【**药理作用**】本品系自猪、牛、羊等动物的脑垂体后叶中提取的水溶性成分，含缩宫素和加压素两种不同的激素。

【**适应证**】用于肺、支气管出血（如咯血）消化道出血（呕血、便血）。并适用于产科催产，及产后收缩子宫、止血等。对于腹腔手术后肠道麻痹等亦有功效。本品对尿崩症有减少排尿量的作用。

【**用法用量**】1 次 2.5~5 单位，用氯化钠注射液稀释至 1ml 中含有 0.01 单位。静脉滴注开始时每分钟不超过 0.001~0.002 单位，每 15~30 分钟增加 0.001~0.002 单位，至达到宫缩与正常分娩期。最快每分钟不超过 0.02 单位，通常为每分钟 0.002~0.005 单位。控制产后出血每分钟静脉滴注 0.02~0.04 单位，胎盘排出后可肌内注射 5~10 单位。呼吸道或消化道出血 1 次 6~12 单位。产后子宫出血：1 次 3~6 单位。

【**注意事项**】用药后如出现面色苍白、出汗、心悸、胸闷、腹痛、过敏性休克等，应立即停药。

【**药物配伍禁忌**】内容详见垂体后叶素的药物配伍禁忌表。

#### 垂体后叶素的药物配伍禁忌表

| 药物类别 | 禁忌药物 | 禁忌原理 | 有效措施 |
|---|---|---|---|
| 吸入麻醉剂 | 环丙烷等碳氢化合物 | 联合应用可导致产妇出现低血压，窦性心动过缓和（或）房室节律失常 | 避免联用 |
| | 恩氟烷 | 浓度 >1.5% 吸入全麻时，子宫对缩宫素的效应减弱。>3.0% 可消除反应，并可导致子宫出血 | |
| | 氟烷 | 浓度 >1.0% 吸入全麻时，子宫对缩宫素的效应减弱 | |
| 激素类 | 催产素、其他宫缩药 | 可使子宫张力过高，产生子宫破裂和（或）宫颈撕裂 | |

## 依沙吖啶 [药典（二）；基（基）；医保（甲）]
### Ethacridine

【药理作用】依沙吖啶能兴奋子宫引起收缩，并被胎儿大量吸收，引起胎儿中毒。用于中期妊娠引产，效果达 95% 以上。本品对革兰阳性菌有抑制作用。

【适应证】中期妊娠引产药，用于终止 12~26 周妊娠。常用作杀菌防腐剂，用于外科创伤、皮肤黏膜的洗涤及湿敷。

【用法用量】羊膜腔内注入法和羊膜腔外用药法，1 次用药量为 80~100mg。

【注意事项】有肝肾功能不全者严禁使用。

【药物配伍禁忌】内容详见依沙吖啶的药物配伍禁忌表。

#### 依沙吖啶的药物配伍禁忌表

| 药物类别 | 禁忌药物 | 禁忌原理 | 有效措施 |
|---|---|---|---|
| 激素类 | 催产素、其他宫缩药 | 可使子宫张力过高，导致软产道损伤 | 避免联用 |
| 电解质溶液 | 氯化钠、氯化钙 | 浑浊、沉淀 | |

## 利托君 [医保（乙）]
### Ritodrine

【药理作用】本品为 $\beta_2$ 受体激动药，能抑制子宫平滑肌张力，使子宫降低收缩力，以达到安胎作用。此外还可加速胎儿肺成熟。

【适应证】预防妊娠 20 周以后的早产。目前本品用于子宫颈开口大于 4cm 或开全 80% 以上时的有效性和安全性尚未确立。

【用法用量】①静脉滴注：取本品 150mg 用 500ml 静脉滴注溶液稀释为每毫升 0.3mg 的溶液，于 48 小时内使用完毕。静脉滴注时，应保持左侧姿势，以减少低血压危险。开始时，应控制滴速使剂量为每分钟 0.1mg，并逐渐增加至有效剂量，通常保持在每分钟 0.15~0.35mg 之间，待宫缩停止后，至少持续滴注 12 小时。②口服：本品 10mg（1 片）。头 24 小时内通常口服剂量为每 2 小时 10mg，此后每 4~6 小时 10~20mg，每日总剂量不超过 120mg。为了抗早产的需要，此种维持治疗还可按此剂量继续口服。

【注意事项】本品禁用于妊娠不足 20 周和分娩进行期（子宫颈扩展大于 4cm 或开全 80%

以上）的孕妇。

【药物配伍禁忌】内容详见利托君的药物配伍禁忌表。

利托君的药物配伍禁忌表

| 药物类别 | 禁忌药物 | 禁忌原理 | 有效措施 |
|---|---|---|---|
| 激素类 | 氢化可的松、可的松 | 导致肺水肿 | |
| 其他 | 硫酸镁、二氮嗪、哌替啶、强效麻醉剂 | 加重对心血管的影响，特别是心律失常或低血压 | 避免联用 |
| 拟胆碱药 | 阿托品 | 导致高血压 | |

# 第3节　勃起功能障碍的治疗药物

## 他达拉非
### Tadalafi

【药理作用】他达拉非是环磷酸鸟苷（cGMP）特异性磷酸二酯酶 5（$PDE_5$）的选择性可逆抑制剂。

【适应证】治疗男性勃起功能障碍。需要性刺激以使本品生效。他达拉非不能用于女性。

【用法用量】口服，推荐剂量为 10mg，如效果不显著可服用 20mg，每日 1 次。

【注意事项】对他达拉非及其处方中的成分过敏的患者不得服用本品。最近 6 个月内发生过严重的心血管事件及最近 6 个月内发生过中风的患者禁用本品。

【药物配伍禁忌】内容详见他达拉非的药物配伍禁忌表。

他达拉非的药物配伍禁忌表

| 药物类别 | 禁忌药物 | 禁忌原理 | 有效措施 |
|---|---|---|---|
| 硝酸盐类 | 硝酸甘油 | 增强硝酸盐类药物的降压作用 | |
| $\alpha_1$ 受体阻滞剂 | 多沙唑嗪 | 联合治疗可显著升高该 α 受体阻滞剂的降压作用。该作用可持续至少 12 小时，可能有症状，包括晕厥 | |
| 抗真菌药 | 酮康唑 | | 避免联用 |
| 蛋白酶抑制剂 | 利托那韦 | 增加他达拉非药效 | |
| 抗结核药 | 利福平 | | |
| 抗癫痫药 | 苯巴比妥、苯妥英钠 | | |

## 伐地那非
### Vardenafil

【药理作用】本药为 5 型磷酸二酯酶（$PDE_5$）抑制药，口服本药能有效改善勃起质量与持续时间，提高勃起功能障碍男性患者的性生活成功率。

【**适应证**】用于治疗阴茎勃起功能障碍。

【**用法用量**】推荐开始剂量为 10mg，根据药效和耐受性，剂量可以增加到 20mg 或减少到 5mg。最大推荐剂量是每日 20mg。

【**注意事项**】对药物的任何成分（活性或非活性成分）有过敏症状的患者禁用；对于阴茎具有解剖畸形的（如成角，海绵体纤维化，Peyronie's 病），或者阴茎勃起无法消退（如：镰状细胞病，多发性骨髓瘤和白血病）的患者，治疗其勃起障碍时需谨慎用药。

【**药物配伍禁忌**】内容详见伐地那非的药物配伍禁忌表。

伐地那非的药物配伍禁忌表

| 药物类别 | 禁忌药物 | 禁忌原理 | 有效措施 |
|---|---|---|---|
| 硝酸盐类 | 硝酸甘油 | 联合使用可使硝酸甘油降压作用增强 | 避免联用 |
| 大环内酯类抗生素 | 红霉素 | 联合使用可使伐地那非的药效增加 | 避免联用 |
| 抗真菌类 | 酮康唑 | | |
| HIV 蛋白酶抑制剂 | 茚地那韦、利托那韦 | | |

# 西地那非
Sildenafil

【**药理作用**】本药为环磷酸鸟苷（cGMP）特异性 5 型磷酸二酯酶（$PDE_5$）的选择性抑制药，NO 激活阴茎海绵体平滑肌细胞内鸟苷酸环化酶，导致 cGMP 水平升高，使得海绵体内平滑肌松弛，海绵窦扩张，血液流入而使阴茎勃起。

【**适应证**】适用于男性勃起功能障碍。

【**用法用量**】推荐剂量为 50mg，基于药效和耐受性，剂量可增加至 100mg（最大推荐剂量）或降低至 25mg。每日最多服用 1 次。

【**注意事项**】诊断勃起功能障碍的同时应明确其潜在的病因，进行全面的医学检查后确定适当的治疗方案。

【**药物配伍禁忌**】内容详见西地那非的药物配伍禁忌表。

西地那非的药物配伍禁忌表

| 药物类别 | 禁忌药物 | 禁忌原理 | 有效措施 |
|---|---|---|---|
| 硝酸盐类 | 硝酸甘油 | 增强硝酸盐类药物的降压作用 | 避免联用 |
| $\alpha_1$ 受体阻滞剂 | 多沙唑嗪 | 显著升高 α 受体阻滞剂的降压作用 | 接受 α 受体阻滞剂治疗已达稳定状态的患者，西地那非应从最低剂量开始服用 |
| 抗真菌药 | 酮康唑、伊曲康唑 | 增加西地那非药效 | 西地那非应从最低剂量开始服用 |
| HIV 蛋白酶抑制剂类 | 利托那韦 | | |

# 第4节　抗前列腺增生药

## 阿夫唑嗪<sup>[医保（乙）]</sup>
### Alfuzosin

【**药理作用**】本品是一种喹那唑啉衍生物，它能竞争性地、高选择性地拮抗存在于前列腺、前列腺包膜、近端尿道和膀胱底部平滑肌的 $α_1$ 肾上腺素能受体，继而降低生殖泌尿道的张力，使与前列腺肥大相关的尿道张力、阻力和压力降低，膀胱出口梗阻和膀胱不稳定型有关的症状得以改善。

【**适应证**】用于缓解良性前列腺增生症（BPH）引起的症状。

【**用法用量**】口服。推荐剂量，每日 10mg。

【**注意事项**】对阿夫唑嗪或本品中的任何成分过敏、与其他 $α_1$ 受体阻滞剂联合用药、肝功能衰竭、严重肾功能衰竭（肌酐清除率＜ 30ml/min）者禁用。

【**药物配伍禁忌**】内容详见阿夫唑嗪的药物配伍禁忌表。

### 阿夫唑嗪的药物配伍禁忌表

| 药物类别 | 禁忌药物 | 禁忌原理 | 有效措施 |
|---|---|---|---|
| α 受体阻滞剂 | 哌唑嗪、乌拉地尔 | 增加低血压效应，有发生严重体位性低血压的危险 | 避免联用 |
| 抗高血压药 | 硝苯地平 | 增加抗高血压作用和发生体位性低血压的危险（附加效应） | |

## 坦索罗辛<sup>[基（基）；医保（乙）]</sup>
### Tamsulosin

【**药理作用**】坦索罗辛为选择性 $α_1$ 肾上腺素受体阻滞剂，其主要作用机制是选择性地阻断前列腺中的 $α_{1A}$ 肾上腺素受体，松弛前列腺平滑肌，从而改善良性前列腺增生症所致的排尿困难等症状。

【**适应证**】前列腺增生症引起的排尿障碍。

【**用法用量**】成人每日 1 次，每次 0.2mg，饭后口服。根据年龄、症状不同可适当增减。

【**注意事项**】对本品过敏者禁用；排除前列腺癌诊断之后可使用本品。

【**药物配伍禁忌**】内容详见坦索罗辛的药物配伍禁忌表。

### 坦索罗辛的药物配伍禁忌表

| 药物类别 | 禁忌药物 | 禁忌原理 | 有效措施 |
|---|---|---|---|
| 抗真菌药 | 酮康唑 | CYP3A4 抑制剂联合用药时会增加坦索罗辛药效 | 避免联用 |
| 5- 羟色胺抑制剂 | 帕罗西汀 | | |
| $H_2$ 受体拮抗剂 | 西咪替丁 | 联用会增加坦索罗辛吸收并减少其清除 | |

## 奥昔布宁 [医保（乙）]
### Oxybutynin

**【药理作用】**本品为叔胺抗毒蕈碱药，作用类似阿托品。

**【适应证】**解痉药物。用于治疗合并有急 / 紧迫性尿失禁、尿急、尿频等症状的膀胱过度活动症（OAB）。

**【用法用量】**成人：初始建议剂量为每次 5mg，每日 1 次，然后根据疗效和耐受性逐渐增加剂量，每次增加 5mg，最大剂量为 30mg/d，剂量调整一般需要有约 1 周的时间间隔。6 岁以上儿童：初始推荐剂量为每次 5mg，每日 1 次，然后根据疗效和耐受性逐渐增加剂量，每次增加 5mg，最大剂量为 20mg/d。

**【注意事项】**肝、肾功能不全者，膀胱溢出性梗阻者，胃肠梗阻者，溃疡性结肠炎、小肠无力症和重症肌无力者均慎用，胃食管反流患者和（或）同时服用引起或加重食管炎的药物的患者慎用。

**【药物配伍禁忌】**内容详见奥昔布宁的药物配伍禁忌表。

奥昔布宁的药物配伍禁忌表

| 药物类别 | 禁忌药物 | 禁忌原理 | 有效措施 |
| --- | --- | --- | --- |
| 抗胆碱药 | 阿托品等 | 奥昔布宁与其他解痉药物，其他产生口干、便秘、嗜睡药物或其他抗胆碱能样药物合用会增加上述症状的频度和严重程度 | 避免联用 |

## 托特罗定 [医保（乙）]
### Tolterodine

**【药理作用】**托特罗定是一种毒蕈碱受体拮抗剂，为竞争性 M 胆碱受体阻滞剂，对 M 胆碱受体有高度特异性，对其他神经递质的受体和潜在的细胞靶点（如钙通道）的作用或亲和力较弱。

**【适应证】**本品适用于治疗膀胱过度活动症，其症状可为尿急、尿频、急迫性尿失禁。

**【用法用量】**推荐剂量为 4mg，每日 1 次，用水将药物完整吞服。根据患者的疗效和耐受性，该剂量可以减至每日 2mg。

**【注意事项】**本品应慎用于有胃肠道梗阻性疾病、正在治疗的窄角性青光眼患者、重症肌无力患者。

**【药物配伍禁忌】**内容详见托特罗定的药物配伍禁忌表。

托特罗定的药物配伍禁忌表

| 药物类别 | 禁忌药物 | 禁忌原理 | 有效措施 |
| --- | --- | --- | --- |
| 抗真菌药 | 酮康唑、伊曲康唑 | CYP3A4 抑制剂联用用药时会增加托特罗定药效 | 调整托特罗定给药剂量为 2mg |
| 大环内酯类抗生素 | 红霉素、克拉霉素 | | |
| 其他 | 环孢素、长春碱类 | | |

# 米多君 [药典（二）；医保（乙）]
## Midodrine

【**药理作用**】米多君为一种选择性肾上腺素 α 受体激动剂。

【**适应证**】米多君用于下肢静脉充血时血循环体位性功能失调而造成的低血压，外科术后，产后失血以及气候变化，晨间起床后的疲乏所致的低血压症等。女性压力尿失禁。

【**用法用量**】①体位性低血压：初始剂量为每次 2.5mg，每日 2~3 次；对严重难治性的体位性低血压，在初始剂量的基础上逐步增加剂量，最大不超过每日 40mg，但多数每日的维持量为 30mg，分 3~4 次给药。②血循环失调：每次 2.5mg，每日 2 次，早、晚服用，必要时可每次 2.5mg，每日 3 次。③尿失禁：每次 2.5~5mg，每日 2~3 次。

【**注意事项**】卧位高血压患者禁用。

【**药物配伍禁忌**】内容详见米多君的药物配伍禁忌表。

### 米多君的药物配伍禁忌表

| 药物类别 | 禁忌药物 | 禁忌原理 | 有效措施 |
|---|---|---|---|
| 拟交感神经药或其他血管收缩药 | 利血平、胍乙啶 | 发生血压的显著升高 | 避免联用 |
| α 受体阻滞剂 | 酚妥拉明 | 导致心动过缓的加重 | |
| 洋地黄类 | 地高辛 | 导致心动过缓、房室传导阻滞或心律失常 | |
| 盐皮质类固醇 | 氟氢可的松醋酸盐 | 发生卧位高血压 | 在本品治疗前，可降低氟氢可的松剂量，或降低盐的摄入，以降低卧位高血压的发生率 |

# 复方 α - 酮酸 [医保（乙）]
## Compound α -Ketoacid

【**药理作用**】复方 α - 酮酸可提供必需氨基酸并尽量减少氨基氮的摄入。

【**适应证**】配合低蛋白饮食，预防和治疗因慢性肾功能不全而造成蛋白质代谢失调引起的损害。通常用于肾小球滤过率低于每分钟 25ml 的患者。低蛋白饮食要求成人每日蛋白摄入量为 40g 或 40g 以下。

【**用法用量**】口服。每日 3 次，每次 4~8 片，用餐期间，整片吞服。必要时遵医嘱。此剂量是按 70kg 成人体重计算的。对于肾小球滤过率低于每分钟 25ml 的患者，本品配合不超过每日 40g（成人）的低蛋白饮食，可长期服用。

【**注意事项**】本品宜在用餐期间服用，使其充分吸收并转化为相应的氨基酸。应定期监测血钙水平，并保证摄入足够的热量。

【**药物配伍禁忌**】内容详见复方 α - 酮酸的药物配伍禁忌表。

### 复方 α - 酮酸的药物配伍禁忌表

| 药物类别 | 禁忌药物 | 禁忌原理 | 有效措施 |
|---|---|---|---|
| 与钙结合形成难溶性复合物的药物 | 四环素、喹诺酮类如环丙沙星及诺氟沙星、铁剂、氟化物和含雌莫司汀的药物等 | 影响药物吸收 | 服用的间隔时间至少为 2 小时 |
| 抗酸及胃黏膜保护类 | 氢氧化铝 | 血磷水平的下降 | 应监测血磷水平 |

# 赛洛多辛[医保(乙)]
## Silodosin

【**药理作用**】本品阻断分布于下尿路组织前列腺、尿道及膀胱三角区的 $\alpha_{1A}$-肾上腺素受体亚型介导的交感神经系统，可以缓解下尿路组织平滑肌紧张、抑制尿道内压升高，从而改善前列腺增生症引起的排尿障碍症状。

【**用法用量**】成人每次 4mg、每日 2 次，早、晚餐后口服，可根据症状酌情减量。

【**注意事项**】下述患者应慎重给药：体位性低血压患者，中度肾功能损害的患者，重度肝功能损害的患者，服用磷酸二酯酶 5 型（PDE5）抑制剂的患者。

【**药物配伍禁忌**】内容详见赛洛多辛的药物配伍禁忌表。

### 赛洛多辛的药物配伍禁忌表

| 药物类别 | 禁忌药物 | 禁忌原理 | 有效措施 |
| --- | --- | --- | --- |
| 强效 P-gp 抑制剂 | 环孢素 | P-gp 的抑制可能导致赛洛多辛血药浓度增加 | 避免联用 |
| CYP3A4 抑制剂 | 地尔硫草、红霉素、维拉帕米 | 增加赛洛多辛的血药浓度 | 合并用药时应谨慎并密切监测患者是否发生不良事件 |

# 第8章 激素及其相关的药物

## 第1节 肾上腺皮质激素类药

### 氢化可的松 [基（基）；医保（甲）]
Hydrocortisone

【药理作用】本品具有抗炎作用、免疫抑制作用、抗毒素、抗休克作用等。

【适应证】急、慢性肾上腺皮质功能减退（包括肾上腺危象），腺垂体功能减退及肾上腺次全切除术后行替代治疗，严重感染并发的毒血症，过敏性疾病，休克，防止某些炎症的后遗症，减轻结缔组织的病理增生。

【用法用量】片剂：口服，每次20mg，每日1~2次。关节腔内注射，每次1~2ml（1ml内含药25mg）；鞘内注射，每次1ml。

【注意事项】本药作用广泛，故副作用较多，用药期间注意与其用药目的无关的其他作用。

【药物配伍禁忌】内容详见氢化可的松的药物配伍禁忌表。

#### 氢化可的松的药物配伍禁忌表

| 药物类别 | 禁忌药物 | 禁忌原理 | 有效措施 |
| --- | --- | --- | --- |
| 排钾利尿药 | 呋塞米 | 致严重低钾血症 | 避免联用 |
| 磺胺类 | 碳酸酐酶抑制剂 | 发生低钙血症和骨质疏松 | |
| 抗抑郁药 | 单胺氧化酶抑制剂 | 诱发高血压危象 | |
| 抗癫痫药 | 苯妥英钠和苯巴比妥 | 加速本类药物的代谢灭活（酶诱导作用），降低药效 | |
| 强心苷 | 洋地黄 | 提高强心效应，但也增加洋地黄毒性及心律失常的发生 | 合用时应当补钾 |
| 类固醇类 | 蛋白质同化激素 | 加重水肿的发生率，使痤疮加重 | 避免联用 |

### 曲安奈德 [药典（二）；医保（乙）]
Triamcinolone Acetonide

【药理作用】曲安奈德是中效糖皮质激素，具有抗炎、抗瘙痒和收缩血管等作用，水钠潴留作用微弱，其中抗炎作用较强而持久。

【适应证】用于变态反应性疾病（患者处于严重虚弱状态，使用传统药物无效时）、皮肤病、弥漫性风湿性关节炎、其他结缔组织疾病。

【用法用量】①用于支气管哮喘：每次 40mg，3 周 1 次，连续 5 次为 1 个疗程，症状较重者每次 80mg；6~12 岁儿童减半，在必要时 3~6 岁幼儿可用成人剂量的 1/3。②用于变应性鼻炎：每次 40mg，每 3 周 1 次，连续 5 次为 1 个疗程，或下鼻甲注射，鼻腔先喷 1% 的利多卡因液表面麻醉后，在双下鼻甲前端各注入曲安奈德 5~20mg，每周 1 次，连续 5 次为 1 个疗程。③用于各种骨关节病：每次 2.5~20mg，每周 2~3 次或隔日 1 次，症状好转后每周 1~2 次；每 4~5 次为 1 个疗程。④用于皮肤病：直接注入皮损部位，通常每一部位用药 0.2~0.3mg，视患部大小而定，每处每次不超过 0.5mg，必要时每隔 1~2 周重复使用。⑤外用：应用软膏、乳膏、滴眼剂涂敷患处，每日 1~4 次。气雾剂喷布，每日 3~4 次。外阴鳞状上皮增生：每日涂擦局部 3~4 次。瘙痒顽固、表面用药无效的硬化性苔藓可用曲安奈德混悬液皮下注射。⑥口服：初始每次 4mg，每日 2~4 次，维持量每次 1~4mg，每日 1~2 次。⑦皮下注射：每次 5~25mg，每周 1~2 次。

【注意事项】有高血压、心脏病、糖尿病、骨质疏松症、青光眼、肝肾功能不全等的患者视病情慎用乃至禁用。

【药物配伍禁忌】内容详见曲安奈德的药物配伍禁忌表。

曲安奈德的药物配伍禁忌表

| 药物类别 | 禁忌药物 | 禁忌原理 | 有效措施 |
|---|---|---|---|
| 抗血小板药 | 阿司匹林 | 影响口服抗凝血药的代谢以及凝血因子的作用，增加出血的危险性 | 避免联用 |
| 酶诱导剂 | 苯巴比妥 | 可降低曲安奈德的疗效 | 合用时应调整曲安奈德的剂量 |
| 降血糖药 | 胰岛素、二甲双胍、磺脲类降血糖药 | 降低降血糖的作用 | 应调整降血糖药的用量 |

# 泼尼松 [药典（二）；基（基）；医保（甲）]
### Prednisone

【药理作用】本品具有抗炎及抗过敏作用，能抑制结缔组织的增生，降低毛细血管壁和细胞膜的通透性，减少炎性渗出，并能抑制组胺及其他毒性物质的形成与释放。

【适应证】自身免疫疾病，休克，变态反应性疾病，感染性疾病，器官移植的排异反应，白血病、造血组织肿瘤及实体瘤，眼科疾病，皮肤病，急性淋巴细胞白血病，恶性淋巴瘤，多发性骨髓瘤，乳腺癌、前列腺癌、肾癌等。

【用法用量】①补充替代治疗法：口服，每次 5~10mg，每日 10~60mg，早晨起床后服用 2/3，下午服用 1/3。②抗炎：口服，每日 5~60mg，疗程剂量根据病情不同而异。③自身免疫性疾病：口服，每日 40~60mg，病情稳定后酌减。④过敏性疾病：每日 20~40mg，症状减轻后每隔 1~2 日减少 5mg。⑤防止器官移植排异反应：一般术前 1~2 日开始，每日口服 100mg，术后 1 周改为每日 60mg。⑥治疗急性白血病、恶性肿瘤等：每日口服 60~80mg，症状缓解后减量。

【注意事项】肾上腺皮质功能亢进、高血压病、动脉粥样硬化、心力衰竭、糖尿病、神经病、癫痫、术后患者以及胃、十二指肠溃疡和有角膜溃疡、肠道疾病或慢性营养不良、肝功能不全者不宜使用；孕妇应慎用或禁用。

**【药物配伍禁忌】**内容详见泼尼松的药物配伍禁忌表。

### 泼尼松的药物配伍禁忌表

| 药物类别 | 禁忌药物 | 禁忌原理 | 有效措施 |
|---|---|---|---|
| 皮质激素类 | 地塞米松 | 溃疡及出血发生率增加 | 避免联用 |
| 强心苷类 | 洋地黄 | 因有低钾，更易发生洋地黄中毒 | 应注意补钾 |
| 抗癫痫药物 | 苯巴比妥、苯妥英钠 | 可加速泼尼松代谢，疗效降低 | |
| 非甾体抗炎药 | 吲哚美辛 | 易发生溃疡病 | 避免联用 |
| 免疫抑制剂 | 环孢素 | 泼尼松的代谢受抑制 | |

# 泼尼松龙 [医保（甲）]
## Prednisolone

**【药理作用】**本品具有抗炎作用，免疫抑制作用，抗毒、抗休克作用。

**【适应证】**主要用于过敏性与自身免疫性、炎症性疾病，结缔组织病，如风湿病、类风湿关节炎、红斑狼疮、严重支气管哮喘、肾病综合征、血小板减少性紫癜、粒细胞减少症、急性淋巴性白血病、各种肾上腺皮质功能不足症、剥脱性皮炎、天疱疮、神经性皮炎、湿疹等。

**【用法用量】**用于治疗过敏性、炎症性疾病，成人开始每日量按病情轻重缓急 15~40mg，需要时可用到 60mg，或每日 0.5~1mg/kg，发热患者分 3 次服用，体温正常者每日晨起 1 次顿服。病情稳定后应逐渐减量，维持量 5~10mg，视病情而定。

**【注意事项】**诱发感染：在激素作用下，原来已被控制的感染可活动起来，最常见者为结核感染复发。在某些感染时应用激素可减轻组织的破坏、减少渗出、减轻感染中毒症状，但必须同时用有效的抗生素治疗、密切观察病情变化，在短期用药后，即应迅速减量、停药。

**【药物配伍禁忌】**内容详见泼尼松龙的药物配伍禁忌表。

### 泼尼松龙的药物配伍禁忌表

| 药物类别 | 禁忌药物 | 禁忌原理 | 有效措施 |
|---|---|---|---|
| 非甾体抗炎药 | 吲哚美辛 | 可加强其致溃疡作用 | |
| 排钾利尿药 | 呋塞米 | 致严重低钾血症 | |
| 磺胺类 | 碳酸酐酶抑制剂 | 发生低钙血症和骨质疏松 | 避免联用 |
| 免疫抑制剂 | 环孢素 | 增加感染的危险性，并可能诱发淋巴瘤或其他淋巴细胞增生性疾病 | |
| 强心苷 | 洋地黄 | 可增加洋地黄毒性及心律失常的发生 | |

# 甲泼尼龙 [基（基）；医保（乙）]
## Methylprednisolone

**【药理作用】**甲泼尼龙为中效糖皮质激素，抗炎作用较强，钠潴留作用较弱，其抗炎作用为可的松的 7 倍。

**【适应证】**用于危重疾病的急救，还可用于内分泌失调、风湿性疾病、胶原性病、皮肤疾病、过敏反应、眼科疾病、胃肠道疾病、血液疾病、白血病、休克、脑水肿、多发性神经炎、脊髓炎及防止癌症化疗引起的呕吐等。目前临床上主要用于脏器移植。

【用法用量】口服开始时，一般为每日 16~40mg，分次服用。维持剂量为每日 4~8mg。静脉滴注或注射（甲泼尼龙琥珀酸钠）一般剂量（相当于甲泼尼龙）：每次 10~40mg，最大剂量可用至按体重 30mg/kg，大剂量静脉滴注时速度不应过快，一般控制在 10~20 分钟左右，必要时每隔 4 小时可重复用药，剂量为每次 10~40mg。①治疗脑水肿：肌内注射或静脉注射，每 4~6 小时 1 次，每次 40~125mg，4~7 日为 1 个疗程。②用于器官移植：每 24~48 小时 1 次，每次静脉给药 0.5~2.0g。③急性喉支气管炎（哮喘）：肌内注射 40mg，在发作早期给药。④风湿性疾病、全身性红斑狼疮、多发性硬化症：每日 1g，静脉使用 3 日左右。⑤肾盂肾炎、狼疮性肾炎：每 48 小时 1 次，每次 30mg/kg，用药 4 日。⑥防止癌症化疗引起的恶心和呕吐：于化疗前 1 小时、化疗开始之际，各以 5 分钟以上时间静脉给予 250mg。⑦其他适应证：剂量可自 10~500mg，依病情决定。

【注意事项】以下疾病慎用：急性心力衰竭或其他心脏病；糖尿病；憩室炎；情绪不稳定和有精神病倾向；青光眼；肝功能损害；眼单纯性疱疹；高脂蛋白血症；高血压；甲状腺功能减退症（此时糖皮质激素作用增强）；重症肌无力；骨质疏松；胃溃疡、胃炎或食管炎；肾功能损害或结石；结核病。

【药物配伍禁忌】内容详见甲泼尼龙的药物配伍禁忌表。

### 甲泼尼龙的药物配伍禁忌表

| 药物类别 | 禁忌药物 | 禁忌原理 | 有效措施 |
|---|---|---|---|
| 排钾利尿药 | 呋塞米 | 致严重低钾血症 | 避免联用 |
| 磺胺类 | 碳酸酐酶抑制剂 | 发生低钙血症和骨质疏松 | |
| 非甾体抗炎药 | 吲哚美辛 | 可加强其致溃疡作用 | |
| 类固醇类 | 蛋白质同化激素 | 增加水肿的发生率，使痤疮加重 | |
| 免疫抑制剂 | 环孢素 | 增加感染的危险性，并可能诱发淋巴瘤或其他淋巴细胞增生性疾病 | |

## 地塞米松 [药典（二）；基（基）；医保（甲）]
### Dexamethasone

【药理作用】抗炎、抗毒、抗过敏、抗风湿。

【适应证】用于治疗过敏性疾病、休克、中毒性疾病、溃疡性结肠炎、急性化学性肺水肿、各种炎症性疾病、皮肤病、各种原因引起的眼部炎症、关节炎、系统性红斑狼疮、狼疮肾炎、肾病综合征、高钙血症等，血液系统疾病如特发性血小板减少性紫癜、再生障碍性贫血、溶血性贫血、急性淋巴细胞白血病、淋巴瘤等，伴有颅内压增高的脑水肿等，预防新生儿呼吸窘迫综合征、库欣综合征的诊断与病因鉴别诊断、吸入性肺炎、LOEFFLER 综合征、铍中毒、类固醇 21- 羟化酶缺乏症。

【用法用量】成人口服给药：开始为每次 0.75~3mg，每日 2~4 次；维持量约每日 0.75mg。成人静脉注射：①疾病危急状态，每次 2~20mg，2~6 小时，大剂量连续给药一般不超过 72 小时。②缓解恶性肿瘤所致的脑水肿，首剂静脉注射 10mg，随后每 6 小时肌内注射 4mg，于 2~4 日后逐渐减量，5~7 日停药。③不宜手术的脑肿瘤，首剂静脉注射 50mg，以后每 2 小时重复给予 8mg，数日后再渐减至每日 2mg，分 2~3 次静脉给予。

【注意事项】一般不用于儿童需长期使用激素者、哮喘持续状态和痰培养白色念珠菌为阳性者。久服可使结核活动及溃疡病穿孔出血。肠吻合术后尽量不用。

【药物配伍禁忌】内容详见地塞米松的药物配伍禁忌表。

### 地塞米松的药物配伍禁忌表

| 药物类别 | 禁忌药物 | 禁忌原理 | 有效措施 |
|---|---|---|---|
| 水杨酸类药物 | 水杨酸 | 毒性增加 | 避免联用 |
| 非甾体抗炎药 | 阿司匹林 | 加强糖皮质激素的致溃疡作用 | |
| 抗胆碱能药 | 阿托品 | 可致眼压增高 | 避免长期联用 |
| 降血糖药 | 胰岛素 | 使糖尿病患者血糖升高 | 适当调整降血糖药剂量 |

# 倍他米松 [药典（二）；医保（乙）]
## Betamethasone

【药理作用】抗炎、抗过敏和抑制免疫等。肌内注射倍他米松磷酸钠于 1 小时血药浓度达峰值。本品血浆蛋白结合率较其他皮质激素类药物更低。

【适应证】主要用于过敏性与自身免疫性炎症性疾病。现多用于活动性风湿病、类风湿关节炎、红斑狼疮、严重支气管哮喘、严重皮炎、急性白血病等，也用于某些感染的综合治疗。糖代谢及抗炎作用较氢化可的松强，为氢化可的松的 15 倍，但钠潴留作用为氢化可的松的百倍以上，在原发性肾上腺皮质功能减退症中，可与糖皮质类固醇一起用于替代治疗。也适用于低肾素低醛固酮综合征和自主神经病变所致体位性低血压等。

【用法用量】口服起始剂量每日 1~4mg，分次给予。维持量为每日 0.5~1mg。肌内注射或静脉注射：每日 2~20mg，分次给药。

【注意事项】①诱发感染：在激素作用下，原来已被控制的感染可活动起来，最常见者为结核感染复发。②对诊断的干扰：糖皮质激素可使血糖、血胆固醇和血脂肪酸、血钠水平升高，使血钙、血钾下降。长期大剂量服用糖皮质激素可使皮肤试验结果呈假阴性。③下列情况应慎用：心脏病或急性心力衰竭、糖尿病、憩室炎、情绪不稳定和有精神病倾向、全身性真菌感染、青光眼、肝功能损害、眼单纯性疱疹、高脂蛋白血症、高血压、甲状腺功能减退（此时糖皮质激素作用增强）、重症肌无力、骨质疏松、胃溃疡、胃炎或食管炎、肾功能损害或结石、结核病等。

【药物配伍禁忌】内容详见倍他米松的药物配伍禁忌表。

### 倍他米松的药物配伍禁忌表

| 药物类别 | 禁忌药物 | 禁忌原理 | 有效措施 |
|---|---|---|---|
| 多烯类抗真菌药物 | 两性霉素 B | 加重低钾血症 | 避免联用 |
| 非甾体消炎镇痛药 | 阿司匹林 | 加强糖皮质激素的致溃疡作用 | |
| 抗胆碱能药 | 阿托品 | 可致眼压增高 | 避免长期联用 |
| 降血糖药 | 胰岛素 | 使糖尿病患者血糖升高 | 适当调整降血糖药剂量 |
| 三环类抗抑郁药 | 丙米嗪 | 引起的精神症状加重 | 避免联用 |

## 氟氢可的松[医保（乙）]
Fludrocortisone

【药理作用】氟氢可的松有抗炎、抗过敏作用。能抑制结缔组织的增生，降低毛细血管和细胞膜的通透性，减少炎性渗出，抑制组胺及其他炎症递质的形成与释放，抗炎作用较氢化可的松强 15 倍左右。

【适应证】在治疗原发性肾上腺皮质功能减退症中，可与糖皮质类固醇一起用于替代治疗。用于低肾素低醛固酮综合征和自主神经病变所致体位性低血压等。因本品内服易致水肿，多供外用（局部涂敷）治疗皮肤脂溢性湿疹、接触性皮炎和肛门、阴部瘙痒等症。

【用法用量】①替代治疗: 成人口服，每日 0.1~0.2mg，分 2 次。②局部皮肤涂敷: 每日 2~4 次。

【注意事项】在妊娠期、肝病、黏液性水肿，因本品的半衰期长，作用时间延长，故剂量可适当减少，以防发生钠潴留过度、水肿、高血压和低钾血症。

【药物配伍禁忌】氟氢可的松应避免与头孢菌素联用，易致双硫仑样反应。

## 可的松[基（基）；医保（甲）]
Cortisone

【药理作用】可的松是肾上腺皮质分泌的糖皮质激素，本身无活性，需在体内代谢成氢化可的松才起作用。亦有一定程度的盐皮质激素样作用。

【适应证】主要用于肾上腺皮质功能减退症的替代治疗，但现在氢化可的松已优先用于此症。因为可的松本身无活性，必需先在肝内转化成氢化可的松，某些肝脏疾病将影响其作用的可靠性。

【用法用量】替代治疗：口服每次 12.5~25mg，每日 25~100mg，分次服。肌内注射：每次 25~125mg，每日 1~2 次。

【注意事项】若经治疗的肾上腺功能不足者同时存在醛固酮的严重缺乏，常需合用氟氢可的松和氯化钠；由于可的松潴钠活性较强，一般不作为抗炎、抗过敏的首选药；可的松经皮肤局部外用或关节腔内注射无效。

【药物配伍禁忌】可的松应避免与头孢菌素联用，易致双硫仑样反应。

# 第 2 节　性激素及促性腺激素

# 甲睾酮[医保(甲)]
## Methyltestosterone

**【药理作用】** 甲睾酮属于雄激素，促使皮脂腺增生和分泌，喉结生长，致声音变得低沉，增加骨骼肌生长。

**【适应证】** ①先天缺失或后天缺损的无睾症及睾丸功能不全的类无睾症者应用甲睾酮代替代治疗。②月经过多: 甲睾酮可增强子宫肌肉及子宫血管张力，改善盆腔充血，减少出血量。③子宫内膜异位: 可能是间接地通过其抗雌激素作用或直接影响子宫内膜细胞的局部代谢，促使异位内膜软化和退化。④子宫肌瘤: 近绝经年龄而月经量稍多者，可每日 5~10mg 舌下含化，连续 3~6 个月。⑤晚期乳腺癌: 可使部分晚期乳腺癌或乳腺癌转移者病情得到缓解。⑥老年人骨质疏松。⑦小儿再生障碍性贫血: 可使骨髓造血功能得到显著改善，但显效较慢。⑧原发性或继发性男性性功能减低。

**【用法用量】** ①男性性腺功能低下者激素替代治疗: 舌下含服，每次 5mg，每日 2 次。②绝经妇女晚期乳腺癌姑息性治疗: 舌下含服，每次 25mg，每日 1~4 次。如果对治疗有反应，2~4 周后，用量可减至每日 2 次，每次 25mg，舌下含服。③青春发育延缓的男性患儿: 每日 5~10mg，舌下含服，疗程不超过 4~6 个月。甲睾酮含片舌下给药，每次 5mg，每日 2 次；口服，每次 10mg，每日 2 次。④雄激素缺乏症: 开始每日 30~100mg，维持量每日 20~60mg。⑤月经过多或子宫肌瘤: 每次舌下给药 5~10mg，每日 2 次，每月不超过300mg。⑥子宫内膜异位症: 每次舌下含服 5~10mg，每日 2 次，连用 3~6 月。⑦老年性骨质疏松症: 每日 10mg，舌下含服。⑧小儿再生障碍性贫血: 每日 1~2mg/kg，1~2 次分服。有过敏反应者应停药。

**【注意事项】** 老年男性患者在使用甲睾酮时，有发生前列腺增生及前列腺癌的高度危险。乳腺癌患者服用甲睾酮时，由于刺激骨质溶解，可引起血钙过高，一旦发生需停药。女性用药需监测其可能出现的男性化征象，一旦发生需立即停药。另外，使用甲睾酮期间应定期检查肝功能等，如有异常则需停药。女性患者应限制雄激素使用的每月总量不超过300mg。一旦出现水肿（伴有或不伴有充血性心力衰竭）时，应停药并加用利尿剂。糖尿病患者应用甲睾酮，能够降低血糖，因此要减少胰岛素的用量。当使用甲睾酮含片时，切勿将药片吞服，并且含服期间不要嚼口香糖、喝水或抽烟。男性患者可引起睾丸萎缩、精子生成减少。发现此现象应立即停药。每月总量不超过 300mg，一般可避免女性患者男性化。可干扰肝脏内毛细胆管的排泄功能，使胆汁淤积，引起胆汁淤积性黄疸。出现黄疸或肝功能异常者应停药。

**【药物配伍禁忌】** 内容详见甲睾酮的药物配伍禁忌表。

### 甲睾酮的药物配伍禁忌表

| 药物类别 | 禁忌药物 | 禁忌原理 | 有效措施 |
|---|---|---|---|
| 盐皮质激素 | 醛固酮 | 增加水肿危险 | 避免联用 |
| 双香豆素类 | 双香豆素 | 增加了抗凝物质与受体的亲和力 | 减少用量 |

## 丙酸睾酮 <sup>[基（基）；医保（甲）]</sup>
### Testosterone Propionate

**【药理作用】**丙酸睾酮属于雄激素类，通过刺激肾脏分泌红细胞生成素的作用，或对骨髓有直接刺激作用。先转化为 5α–二氢睾酮（5α–dihyrotesterone），再与细胞受体结合，进入细胞核，与染色质作用，激活 RNA 多聚酶，促进蛋白质合成和细胞代谢。此外，丙酸睾酮可通过红细胞生成素刺激红细胞的生成和分化。

**【适应证】**适用于无睾症、隐睾症、男性性腺机能减退症；妇科疾病如月经过多、子宫肌瘤；老年性骨质疏松以及再生障碍性贫血等。原发性睾丸功能减退症的雄激素替代治疗。性器官发育不良。

**【用法用量】**肌内注射：通常为 1 次 25mg，每周 2~3 次。雄激素缺乏症：肌内注射 1 次 10~50mg，每周 2~3 次。月经过多或子宫肌瘤：每次肌内注射 25~50mg，每周 2 次。功能性子宫出血，配合黄体酮使用：每次肌内注射 25~50mg，隔日 1 次，共 3~4 次。再生障碍性贫血：每日或隔日肌内注射 1 次 100mg，连用 6 个月以上。老年性骨质疏松症：每次肌内注射 25mg，每周 2~3 次，连用 3~6 个月。

**【注意事项】**用药过程中应定期检查肝功能，如发现有损害应及时停药。注射液如有结晶析出，可加温溶解后再用。应作深部肌内注射，不能用于静脉滴注。用于乳腺癌治疗时，3 个月内应有效果，若病情仍进展，应立即停药。一般不与其他睾酮制剂换用，因它们的作用时间不同。

**【药物配伍禁忌】**服用丙酸睾酮时，同时服用抗凝血药华法林，应调整剂量，本品可增强口服抗凝血药的作用，甚至可引起出血。

## 苯丙酸诺龙 <sup>[药典（二）；医保（甲）]</sup>
### Nandrolone Phenylpropionate

**【药理作用】**苯丙酸诺龙属于蛋白同化激素，能促进蛋白质合成，抑制蛋白质异生，促使钙磷沉积、骨组织生长。

**【适应证】**慢性消耗性疾病、严重灼伤、手术前后、骨折不易愈合和骨质疏松症、早产儿、儿童发育不良等。

**【用法用量】**成人肌内注射，每次 25mg，每 1~2 周 1 次；儿童，每次 10mg；婴儿，每次 5mg。

**【注意事项】**肝、肾疾病，充血性心力衰竭及良性前列腺肥大的患者慎用，治疗期间血清胆固醇可能升高，故心肌梗死或有冠状动脉硬化病史者慎用；健康儿童不应使用，因同化激素可使骨骼骺端过早融合，影响体高，还有促进性早熟或女性男性化的作用。

**【药物配伍禁忌】**内容详见苯丙酸诺龙的药物配伍禁忌表。

**苯丙酸诺龙的药物配伍禁忌表**

| 药物类别 | 禁忌药物 | 禁忌原理 | 有效措施 |
| --- | --- | --- | --- |
| 双香豆素类 | 双香豆素 | 增加了抗凝物质与受体的亲和力 | 减少用量 |
| 降血糖药 | 胰岛素 | 降糖作用增强 | 调整剂量 |

# 司坦唑醇<sup>[药典（二）；医保（乙）]</sup>
## Stanozolol

【药理作用】司坦唑醇属于促蛋白同化激素，具有促进机体蛋白质合成、抑制组织蛋白的异化分解、降低血胆固醇和甘油三酯、促使钙磷沉积和减轻骨髓抑制等作用，能使体力增强、食欲增进、体重增加，而雄性化作用甚弱。

【适应证】用于慢性消耗性疾病、骨质疏松、重病及手术后体弱消瘦、年老体弱、小儿发育不良、再生障碍性贫血、白细胞减少症、血小板减少症、高脂血症等。

【用法用量】①预防和治疗遗传性血管神经性水肿：成人，口服，开始每次 2mg，每日 3 次，应根据患者的反应个体化给药。如治疗效果明显，可每间隔 1~3 月减量，直至每日 2mg（1片）维持量。但减量过程中，须密切观察病情。②用于慢性消耗性疾病、手术后体弱、创伤经久不愈等治疗：成人，口服，每日 3 次，每次 2~4mg。

【注意事项】患胃溃疡，肝、肺、心等功能不全者慎用。长期使用可有肝功能障碍、黄疸等，如出现痤疮等男性化反应应停药。

【药物配伍禁忌】内容详见司坦唑醇的药物配伍禁忌表。

### 司坦唑醇的药物配伍禁忌表

| 药物类别 | 禁忌药物 | 禁忌原理 | 有效措施 |
| --- | --- | --- | --- |
| 盐皮质激素 | 醛固酮 | 增加水肿危险 | 避免联用 |
| 双香豆素类 | 双香豆素 | 增加了抗凝物质与受体的亲和力 | 减少用量 |

# 达那唑<sup>[药典（二）；医保（乙）]</sup>
## Danazol

【药理作用】达那唑属于合成雄激素，可使卵泡刺激素（FSH）和促黄体生成素（LH）的释放减少。

【适应证】①主要用于对其他药物治疗不能耐受或治疗无效的子宫内膜异位。②尚可用于治疗乳腺囊性增生病（纤维囊性乳腺病）、男性乳腺发育症、乳腺痛、痛经等。③还可用于特发性血小板减少性紫癜、遗传性血管性水肿、系统性红斑狼疮、青春期性早熟、不孕症与血友病及血友病乙型（Christmas 病）等。

【用法用量】达那唑适用于轻度及中度痛经、明显或不孕的子宫内膜异位症患者。每日400~800mg，分 2~3 次口服，如每日 400mg 不能使症状迅速缓解、月经停止和体征改善时，可逐渐加大至每日 600~800mg。

【注意事项】本品对女性胎儿可能有雄激素效应，哺乳期妇女不能服用。一般老年患者生理机能低下，应减量服用（如每日 100~200mg）。因达那唑可引起一定程度的体液潴留，故有癫痫、偏头痛或心肾功能不全者应慎用，必须严密监护。

【药物配伍禁忌】内容详见达那唑的药物配伍禁忌表。

达那唑的药物配伍禁忌表

| 药物类别 | 禁忌药物 | 禁忌原理 | 有效措施 |
|---|---|---|---|
| 盐皮质激素 | 醛固酮 | 增加水肿危险 | 避免联用 |
| 抗凝血药 | 华法林 | 增强抗凝效应引发出血 | 减少用量 |
| 降血糖药 | 胰岛素 | 产生耐药 | 避免联用 |
| 免疫抑制剂 | 环孢素 | 增加环孢素不良反应 | |

## 睾酮 [药典（二）；基（基）；医保（甲）]
### Testosterone

【**药理作用**】睾酮属于雄激素类，促进和维持男性第二性征，恢复并维持正氮平衡，可减少男性及有些女性对氯、氮、磷、钾、钠的排泄，激发骨骼、骨骼肌、毛发和皮肤的生长，增加红细胞生成，并促进血管形成和皮肤变黑，大剂量可抑制男性促性腺素的分泌等。

【**适应证**】用于多种男性性激素不足的状况如隐睾症、性腺功能减退症、阳痿及男性更年期。也用于妇女更年期综合征、月经过多及功能性子宫出血。纠正因烧伤导致衰弱的疾病、广泛性手术和长期不活动之后所引起的蛋白质丧失，延长这类患者的稳定期。

【**用法用量**】成人：男 14~25.4nmol/L，女 1.3~2.8nmol/L。儿童：男 <8.8nmol/L，女 <0.7nmol/L。妊娠期：2.7~5.3nmol/L。

【**注意事项**】青春期以后的男性如果长期使用可出现睾丸肿大、精流量减少、精子缺乏、阳痿、附睾炎和阴茎异常勃起。女性可出现排卵、泌乳或月经受抑，也可发生男性化（声音低而嘶哑），多毛、阴蒂增大、乳腺退化及男性样秃发。使用口腔及舌下片可引起炎症或溃疡。使用透皮制剂可能引起局部刺激、红斑、变应性接触性皮炎，有时出现烧灼样皮损；如果使用含有渗透增强剂的硬膏，皮肤反应将更为常见。

【**药物配伍禁忌**】内容详见睾酮的药物配伍禁忌表。

睾酮的药物配伍禁忌表

| 药物类别 | 禁忌药物 | 禁忌原理 | 有效措施 |
|---|---|---|---|
| 抗凝血药 | 华法林 | 增强抗凝效应引发出血 | 减少用量 |
| 免疫抑制剂 | 环孢素 | 增加环孢素不良反应 | 避免联用 |

## 苯乙酸睾酮
### Testosterone Phenylacetate

【**药理作用**】苯乙酸睾酮属于雄激素类，能促进男性性器官及副性征的发育和成熟；对抗雌激素的作用（小剂量可促进垂体前叶分泌促性腺激素，大剂量则抑制）；并具有明显地促进蛋白质合成、代谢的作用；骨髓机能低下时，较大剂量可刺激骨髓造血机能，促进红细胞的生成；还有增加远曲肾小管水、钠再吸收和保留钙的作用。

【**适应证**】用于睾丸缺乏症的补充治疗、再生障碍性贫血、月经过多、功能性子宫出血、子宫内膜异位症、子宫肌瘤、更年期综合征、老年性骨质疏松、转移性乳腺癌和卵巢癌等。

【**用法用量**】肌内注射：1 次 10~25mg，每周 1~3 次或隔日 1 次。

【**注意事项**】可致浮肿，部分患者可出现痤疮、女性男性化等现象。本品有水钠潴留作用，对肾炎、肾病综合征及心力衰竭患者应慎用。

【**药物配伍禁忌**】内容详见苯乙酸睾酮的药物配伍禁忌表。

### 苯乙酸睾酮的药物配伍禁忌表

| 药物类别 | 禁忌药物 | 禁忌原理 | 有效措施 |
|---|---|---|---|
| 抗凝血药 | 华法林 | 增强抗凝效应引发出血 | 减少用量 |
| 免疫抑制剂 | 环孢素 | 增加环孢素不良反应 | 避免联用 |

## 氟他胺 [药典（二）；医保（乙）]
### Flutamide

【**药理作用**】氟他胺为非甾体类雄性激素拮抗剂。

【**适应证**】用于以前未经治疗，或对激素控制疗法无效或失效的晚期前列腺癌症患者，它可被单独使用（睾丸切除或不切除）或与促黄体生成激素释放激素（LHRH）激动剂合用。作为治疗局限性 B2-C2（T2b-T4）型前列腺癌症的一部分，本品也可缩小肿瘤体积和加强对肿瘤的控制。

【**用法用量**】口服。单一用药或与 LHRH 激动剂联合用药，推荐剂量为每日 3 次，间隔 8 小时，每次 250mg。本品必须在放疗前 8 周开始使用，且在放疗期间持续使用。

【**注意事项**】凡对本品成分过敏者禁用，本品有可能造成肝功能损害，转氨酶高于正常值 2~3 倍的患者不能服用本品。

【**药物配伍禁忌**】内容详见氟他胺的药物配伍禁忌表。

### 氟他胺的药物配伍禁忌表

| 药物类别 | 禁忌药物 | 禁忌原理 | 有效措施 |
|---|---|---|---|
| 抗凝血药 | 华法林、双香豆素 | 联用可增加出血倾向 | 应减少抗凝剂用量 |
| 平喘药 | 茶碱 | 联用可增加茶碱血药浓度 | |

## 比卡鲁胺 [医保（乙）]
### Bicalutamide

【**药理作用**】本药属非甾体类抗雄激素药物，无其他激素的作用。通过与雄激素受体结合，使其无有效的基因表达，从而抑制雄激素的刺激，导致前列腺肿瘤萎缩。

【**适应证**】与促黄体生成素释放激素（LHRH）类似物或外科睾丸切除术联合应用于晚期前列腺癌的治疗，用于治疗局部晚期、无远处转移的前列腺癌患者。

【**用法用量**】与促黄体生成素释放激素（LHRH）类似物或外科睾丸切除术联合应用于晚期前列腺癌的治疗。用于治疗局部晚期、无远处转移的前列腺癌患者，这些患者不适宜或不愿接受外科去势术或其他内科治疗，成年男性包括老年人，口服，每天 1 次，每次 50mg 片剂或每次 150mg。

【注意事项】本品对有中、重度肝损害的患者应慎用，应考虑定期进行肝功能检测，有遗传性半乳糖不耐受、Lapp 乳糖酶缺乏症或葡萄糖 – 半乳糖吸收障碍的患者不得服用本品。

【药物配伍禁忌】内容详见比卡鲁胺的药物配伍禁忌表。

比卡鲁胺的药物配伍禁忌表

| 药物类别 | 禁忌药物 | 禁忌原理 | 有效措施 |
|---|---|---|---|
| 免疫抑制剂 | 环孢素 | R– 比卡鲁胺是 CYP3A4 的抑制剂，对 CYP2C9、CYP2C19 和 CYP2D6 的活性有较小的抑制作用。对于治疗指数范围小的药物，禁忌联合使用 | 推荐在本品治疗开始或结束后密切监测血药浓度和临床状况 |
| 钙通道阻滞剂 | 硝苯地平 | | |
| H$_1$ 受体拮抗剂 | 特非那定、阿司咪唑或西沙必利 | | 避免联用 |
| H$_2$ 受体拮抗剂 | 西咪替丁 | 联用会增加比卡鲁胺吸收并减少其清除 | |
| 抗真菌药 | 酮康唑 | CYP3A4 抑制剂联合用药时会增加比卡鲁胺药效 | |
| 抗凝血药 | 华法林、双香豆素 | 联用可增加出血倾向 | 应密切监测凝血酶原时间 |

# 炔雌醇 [药典（二）；医保（甲）]
## Ethinyloestradiol

【药理作用】炔雌醇对下丘脑和垂体有正、负反馈作用，小剂量可刺激促性腺激素分泌；大剂量则抑制其分泌，从而抑制卵巢的排卵，达到抗生育作用。

【适应证】补充雌激素不足，治疗女性性腺功能不良、闭经、更年期综合征等。治疗促性腺激素分泌不足所致性腺功能低下的闭经和不育症、多滤泡卵巢的不育症。

【用法用量】口服：①更年期综合征，每日 0.02~0.05mg，连服 21 日，间隔 7 日后再用，有子宫的妇女，于周期后期服用孕激素 10~14 日；②乳腺癌，每次 1mg，每日 3 次。

【注意事项】禁用：①血栓性静脉炎或血栓栓塞；②有深部静脉血栓形成，静脉炎或血栓栓塞疾病史；③脑血管或冠状动脉疾病；④已知或疑有乳腺癌或依赖雌激素的肿瘤、未经诊断的生殖道异常出血以及妊娠；⑤有肝脏良性或恶性肿瘤史；⑥严重肝功能障碍，有自发性妊娠黄疸史或严重妊娠瘙痒史；⑦先天或后天的脂质代谢障碍；⑧有妊娠疱疹史；⑨伴血管病变的严重糖尿病。

【药物配伍禁忌】内容详见炔雌醇的药物配伍禁忌表。

炔雌醇的药物配伍禁忌表

| 药物类别 | 禁忌药物 | 禁忌原理 | 有效措施 |
|---|---|---|---|
| 肝药酶诱导药物 | 苯巴比妥 | 降低雌激素的作用 | 避免联用 |
| 抗菌药 | 头孢菌素类 | 降低雌激素的作用 | 调整用量 |
| 三环类抗抑郁药 | 阿米替林 | 增加抗抑郁药不良反应 | 避免联用 |
| 抗高血压药 | 硝苯地平 | 降低抗高压作用 | 调整用量 |

## 雌二醇 [医保（乙）]
### Estradiol

【药理作用】雌二醇属于雌激素类，由卵巢内卵泡的颗粒细胞分泌。能促使细胞合成DNA、RNA 和相应组织内各种不同的蛋白质。

【适应证】①补充雌激素不足。②采用雌激素治疗转移性乳腺癌，40% 可以达到缓解。③用以治疗晚期前列腺癌，症状明显改善，疼痛减轻，睾丸摘除后再加用雌激素治疗。④防止骨质疏松，用于停经早期预防雌激素缺乏而引起的骨质快速丢失。⑤治疗痤疮（粉刺），男性可用于较重的病例，女性可选用雌、孕激素复合制剂。⑥白细胞减少症，用于恶性肿瘤经化疗或放疗引起的白细胞减少症，有明显升高白细胞的效果。⑦用作事后避孕药。⑧退奶。

【用法用量】肌内注射：①功能性子宫出血，每日肌内注射 4~6mg，止血后逐渐减量至每日 1mg，持续 21 日后停用，在第 14 日开始加黄体酮注射，每日 10mg；②人工月经周期，于出血第 5 日起每日肌内注射 1mg，共 20 日，注射第 11 日时起，每日加用黄体酮 10mg 肌内注射，两药同时用完，下次出血第 5 日再重复疗程，一般需用 2~3 个周期。

【注意事项】妊娠期间不要使用雌二醇，全身用药可能导致胎儿畸形，阴道用药也应注意。雌二醇可经乳腺进入乳汁而排出，并可抑制泌乳，哺乳期妇女禁用。患有皮肤病和皮肤过敏者不宜使用。肝、肾功能不全者忌用。

【药物配伍禁忌】内容详见雌二醇的药物配伍禁忌表。

**雌二醇的药物配伍禁忌表**

| 药物类别 | 禁忌药物 | 禁忌原理 | 有效措施 |
|---|---|---|---|
| 肝药酶诱导药物 | 巴比妥类 | 影响戊酸雌二醇片的作用 | 避免联用 |
| 抗凝血药 | 华法林 | 降低抗凝效应 | 调整抗凝血药用量 |
| 三环类抗抑郁药 | 阿米替林 | 增加抗抑郁药不良反应 | 避免联用 |
| 抗高血压药 | 硝苯地平 | 降低抗高压作用 | 调整用量 |

## 苯甲酸雌二醇 [医保（乙）]
### Estradiol Benzoate

【药理作用】苯甲酸雌二醇属于雌激素类，作用与雌二醇相同，可使子宫内膜增生，增强子宫平滑肌收缩，促使乳腺发育增生；大剂量抑制催乳素释放，对抗雄激素作用，并能增加钙在骨中沉着。

【适应证】补充雌激素不足，如萎缩性阴道炎、阴道干燥、女性性腺的功能不良、外阴干枯症、绝经期血管舒缩症状、卵巢切除、原发卵巢衰竭等。闭经、绝经期综合征、退奶及前列腺癌等。

【用法用量】用于绝经期综合征：肌内注射，每次 1~2mg，每 3 日 1 次。子宫发育不良：肌内注射，每次 1~2mg，每 2~3 日 1 次。子宫出血：肌内注射，每日 1 次，每次 1mg，1周后继续用黄体酮。退奶：肌内注射，2mg/d，至生效时止。

【注意事项】用药期间定期进行妇科检查。子宫肌瘤、心脏病、癫痫、糖尿病及高血压患者慎用。

**【药物配伍禁忌】**内容详见苯甲酸雌二醇的药物配伍禁忌表。

### 苯甲酸雌二醇的药物配伍禁忌表

| 药物类别 | 禁忌药物 | 禁忌原理 | 有效措施 |
| --- | --- | --- | --- |
| 肝药酶诱导药物 | 苯巴比妥 | 降低雌激素的作用 | 避免联用 |
| 抗凝血药 | 华法林 | 降低抗凝效应 | 调整抗凝血药用量 |
| 三环类抗抑郁药 | 阿米替林 | 增加抗抑郁药不良反应 | 避免联用 |
| 抗高血压药 | 硝苯地平 | 降低抗高压作用 | 调整用量 |

# 戊酸雌二醇 [医保（乙）]
## Estradiol valerate

**【药理作用】**作用与雌二醇相似，是一种长效雌激素制剂。

**【适应证】**缓解绝经后更年期症状、卵巢切除后及非癌性疾病放疗性去势的雌激素缺乏引起的症状。外用治疗扁平疣。

**【用法用量】**补充雌激素不足，口服：每日 1 次，每次 1~2mg，饭后服，按周期序贯疗法，每经过 21 日的治疗后，须停药至少 1 周。

**【注意事项】**妊娠、严重的肝功能异常、黄疸或以前妊娠有过持续瘙痒、DubinJohnson 综合征、Rotro 综合征、曾患或正患肝脏肿瘤、血栓栓塞性疾病、镰刀细胞性贫血症、有子宫或乳房的激素依赖性肿瘤、子宫内膜异位症、伴有血管病变的严重糖尿病、脂肪代谢的先天性异常、妊娠期耳硬化症恶化患者禁用。乳腺癌及卵巢癌患者禁用。

**【药物配伍禁忌】**内容详见戊酸雌二醇的药物配伍禁忌表。

### 戊酸雌二醇的药物配伍禁忌表

| 药物类别 | 禁忌药物 | 禁忌原理 | 有效措施 |
| --- | --- | --- | --- |
| 肝药酶诱导药物 | 苯巴比妥 | 降低雌激素的作用 | 避免联用 |
| 抗凝血药 | 华法林 | 降低抗凝效应 | 调整抗凝血药用量 |
| 三环类抗抑郁药 | 阿米替林 | 增加抗抑郁药不良反应 | 避免联用 |
| 抗高血压药 | 硝苯地平 | 降低抗高压作用 | 调整用量 |

# 雌三醇
## Estriol

**【药理作用】**雌三醇的雌激素活性较小，对血管、下丘脑 – 垂体 – 性腺反馈系统和造血系统都有明显作用，能选择性地作用于女性生殖道远端和男性乳腺、睾丸、前列腺等处。

**【适应证】**雌激素缺乏引起的泌尿生殖道萎缩性症状，即：治疗阴道方面的症状，例如干燥、性交痛和瘙痒；预防复发性阴道和尿道下部的感染；排尿方面的症状（例如尿频和尿痛）和轻度尿失禁；绝经后妇女阴道术前和术后；可疑的萎缩性宫颈片辅助诊断。

**【用法用量】**尿道下部的萎缩：第 1 周内每日使用 1 次，然后根据症状缓解情况逐渐减少用量至维持量（例如每周使用 2 次）。绝经后妇女阴道术前和术后：在手术前两周每日 1 次，术后 2 周内每周 2 次。可疑的萎缩性宫颈涂片辅助诊断：在下次涂片检查之前 1 周内每 2 天 1 次。雌三醇乳膏要在晚上就寝之前通过给药器将药物送至阴道。

**【注意事项】**对于绝经后症状的治疗，只有当这些症状影响到生活质量时才能开始进行激素替代治疗（HRT）。对于接受治疗的每个患者，每年都至少应该进行 1 次仔细的风险利益评估，只有受益大于风险时，才可以继续进行激素替代治疗。

**【药物配伍禁忌】**本品应避免与肝药酶诱导药物，如苯巴比妥等合用，导致雌激素的作用降低。

# 己烯雌酚 [药典（二）；基（基）；医保（甲）]
## Diethylstilbestrol

**【药理作用】**己烯雌酚（Diethylstilbestrol）是人工合成的非甾体雌激素物质，能产生与天然雌二醇相同的所有药理与治疗作用。

**【适应证】**①己烯雌酚片主要用于补充体内雌激素不足，如萎缩性阴道炎、女性性腺发育不良、绝经期综合征、老年性外阴干枯症及阴道炎、卵巢切除后、原发性卵巢缺如。②乳腺癌、绝经后及男性晚期乳腺癌、不能进行手术治疗者。③前列腺癌，不能手术治疗的晚期患者。④预防产后泌乳、退 / 回乳。

**【用法用量】**①闭经：口服，每日不超过 0.25mg。②用于人工月经周期：每日服 0.25mg，连服 20 日，待月经后再用同法治疗，共 3 周期。③用于月经周期延长及子宫发育不全，每日服 0.1~0.2mg，持续 6 个月，经期停服。④治疗功能性子宫出血：每晚服 0.5~1mg，连服 20 日。⑤用于绝经期综合征：每日服 0.25mg，症状控制后改为每日 0.1mg。

**【注意事项】**肝、肾疾病患者及孕妇，癌症患者（除前列己烯雌酚酵母菌腺癌患者），乳腺病、子宫内膜炎、出血倾向及更年期滤泡过多者禁用。

**【药物配伍禁忌】**内容详见己烯雌酚的药物配伍禁忌表。

### 己烯雌酚的药物配伍禁忌表

| 药物类别 | 禁忌药物 | 禁忌原理 | 有效措施 |
|---|---|---|---|
| 肝药酶诱导药物 | 苯巴比妥 | 降低雌激素的作用 | 避免联用 |
| 抗菌药物 | 头孢菌素类 | 降低雌激素的作用 | 调整用量 |
| 三环类抗抑郁药 | 阿米替林 | 增加抗抑郁药不良反应 | 避免联用 |
| 抗高血压药 | 硝苯地平 | 降低抗高压作用 | 调整用量 |

## 黄体酮[药典（二）；基（基）；医保（乙）]
### Progesterone

**【药理作用】**黄体酮可以保护女性的子宫内膜，在女性怀孕期间，孕酮激素可以给胎儿的早期生长及发育提供支持和保障，而且能够对子宫起到一定的镇定作用。

**【适应证】**用于保胎，无排卵型或黄体功能不足引起的功能失调性子宫出血，闭经，痛经，月经过多，黄体功能不足，先兆流产和习惯性流产，经前期综合征。还可作为宫内节育器内的缓释激素药物。

**【用法用量】**①先兆流产／习惯性流产：口服黄体酮软胶囊 200~300mg/d，直至妊娠满 12 周止；②早产：口服黄体酮软胶囊 300~400mg/d，分 2 次服用，维持妊娠时间 6~7 周，最多到孕 38 周为止；③试管婴儿：口服黄体酮软胶囊 600mg/d，分 3 次服用，每次 2 粒。

**【注意事项】**有抑郁史者慎用。

**【药物配伍禁忌】**本品应避免与肝药酶诱导药物配伍使用，如苯巴比妥等，导致雌激素降低。

## 甲羟孕酮[药典（二）；基（基）医保（甲）]
### Medroxyprogesterone

**【药理作用】**甲羟孕酮为作用较强的孕激素，无雌激素活性。

**【适应证】**临床常用于痛经、功能性闭经、功能失调性子宫出血、先兆流产或习惯性流产、子宫内膜异位等。大剂量也可用于治疗肾细胞癌、乳腺癌、子宫内膜癌、前列腺癌及增强晚期癌症患者的食欲，改善一般状况和增加体重。

**【用法用量】**①先兆流产：口服每次 4~8mg，每日 2~3 次。②习惯性流产：开始 3 个月，每日服 10mg，第 4~4.5 个月每日 20mg，最后减量停药。③痛经：月经周期第 6 日开始，每日 2~4mg，连服 20 日；或于月经第 1 日开始，每日 3 次，连服 3 日。

**【注意事项】**有精神抑郁者慎用。

**【药物配伍禁忌】**本品避免与皮质激素合成抑制药，如氨鲁米特合用，会降低氨鲁米特的生物利用度。

## 炔孕酮[药典（二）]
### Ethisterone

**【药理作用】**孕激素类药，其作用与黄体酮相似，能使增生期子宫内膜转化为分泌期，并促进乳腺发育。抑制 LH、排卵、子宫内膜萎缩，抑制子宫肌肉收缩。

**【适应证】**①用于功能性子宫出血、月经异常、闭经、痛经等。②用于防止先兆性流产和习惯性流产，但由于维持妊娠作用较弱，效果并不好，如与雌激素炔雌醇合用则疗效较好。

**【用法用量】**口服：每次 10mg，每日 3 次。舌下含服：每次 10~20mg，每日 2~3 次。

**【注意事项】**出现过敏反应立即停药。心、肝、肾病患者慎用。

**【药物配伍禁忌】**内容详见炔孕酮的药物配伍禁忌表。

### 炔孕酮的药物配伍禁忌表

| 药物类别 | 禁忌药物 | 禁忌原理 | 有效措施 |
|---|---|---|---|
| 肝药酶诱导药物 | 苯巴比妥 | 降低雌激素的作用 | 避免联用 |
| 抗菌药物 | 头孢菌素类 | 降低雌激素的作用 | 调整用量 |
| 三环类抗抑郁药 | 阿米替林 | 增加抗抑郁药不良反应 | 避免联用 |
| 抗高血压药 | 硝苯地平 | 降低抗高压作用 | 调整用量 |

## 环丙孕酮
### Cyproterone

【**药理作用**】环丙孕酮为 17- 羟孕酮类衍生物，具有很强的抗雄激素作用，也有孕激素活性。

【**适应证**】用于治疗男性性欲异常、妇女多毛症、痤疮、青春早熟、性欲亢进及前列腺癌。

【**用法用量**】口服 50mg，每日 2 次。晚期前列腺癌：开始每日口服 300mg，2~3 次分服；维持量为每日 200~300mg，分次服。

【**注意事项**】镰状细胞性贫血、抑郁症及有血栓栓塞病史者慎用。

【**药物配伍禁忌**】内容详见环丙孕酮的药物配伍禁忌表。

### 环丙孕酮的药物配伍禁忌表

| 药物类别 | 禁忌药物 | 禁忌原理 | 有效措施 |
|---|---|---|---|
| 雌激素 | 炔雌醇 | 使口服避孕药无效 | 避免联用 |
| 肝药酶诱导药物 | 苯巴比妥 | 降低雌激素的作用 | |

## 己酸羟孕酮 [医保（乙）]
### Hydroxyprogesterone Caproate

【**药理作用**】本品是通过对下丘脑 – 垂体的反馈机制抑制卵巢排卵，是由于药物改变宫颈黏液的理化性质和对子宫内膜的影响，干扰了子宫内膜和受精卵发育的同步作用，从而影响卵子的受精和受精卵的着床过程。

【**适应证**】单用时可用于治疗习惯性流产、月经失调、子宫内膜异位症、功能性子宫出血等。

【**用法用量**】补充雌激素不足，口服：每日 1 次，每次 1~2mg，饭后服，按周期序贯疗法，每经过 21 日的治疗后，须停药至少 1 周。

【**注意事项**】有血栓病史、乳房肿块者一般不宜使用。子宫肌瘤、高血压患者慎用。患急慢性肝炎、肾炎造成严重肝肾损害以及有过敏史者禁用。

【**药物配伍禁忌**】内容详见己酸羟孕酮的药物配伍禁忌表。

### 己酸羟孕酮的药物配伍禁忌表

| 药物类别 | 禁忌药物 | 禁忌原理 | 有效措施 |
|---|---|---|---|
| 肝药酶诱导药物 | 苯巴比妥 | 减低雌激素的作用 | 避免联用 |
| 免疫抑制剂 | 环孢素 | 导致血浆环孢素浓度增加，有发生药物中毒可能 | 调整用药剂量 |

# 替勃龙 [医保（乙）]
## Tibolone

【药理作用】能明显抑制垂体促卵泡激素（FSH）释放，有弱雌激素作用，可使血浆雌二醇升高达到生育年龄妇女卵泡早期水平，但较雌二醇弱；替勃龙还具有弱雄激素作用。

【适应证】用于自然和手术引起绝经后雌激素降低所致的各种症状，如潮热，情绪改变，盗汗，睡眠障碍，头晕，麻刺感，肌肉、关节和骨骼疼痛等。并可改善泌尿生殖道局部症状，如萎缩性阴道炎、排尿疼痛、性交疼痛、反复尿路感染、尿失禁等。预防绝经后的骨质疏松。

【用法用量】每次 2.5mg，每日 1 次，老年人不必调整剂量。

【注意事项】①绝经前妇女或绝经不满 1 年的妇女不宜服用，以免发生不规则阴道出血。②替勃龙应口服给药，勿嚼咬，最好固定在每日同一时间服用。③服用剂量若超过起始剂量可能引起阴道出血。如用量较大，应定期加服孕激素，如每 3 个月服 10 日孕激素。

【药物配伍禁忌】服用本品合用抗凝血药，如华法林，应减少其用量，因为本品可升高纤维蛋白溶解的活性，可能使抗凝血药的作用增强，增加出血风险。

# 雷洛昔芬 [医保（乙）]
## Raloxifene

【药理作用】本品属于第二代选择性雌激素受体调节剂（SERM）。对骨骼和心血管系统有雌激素激动作用，对乳房和子宫有雌激素拮抗作用。

【适应证】用于预防和治疗绝经后妇女的骨质疏松症，能显著地降低椎体骨折发生率，但髋部骨折发生率的降低未被证实。

【用法用量】推荐的用法是每日口服 1 片（以盐酸雷洛昔芬计 60mg），可以在 1 日中的任何时候服用且不受进餐的限制。老年人无需调整剂量。由于疾病的自然过程，雷洛昔芬需要长期使用。通常建议饮食钙摄入量不足的妇女服用钙剂和维生素 D 或遵医嘱。

【注意事项】绝经 2 年后的妇女方可使用。

【药物配伍禁忌】内容详见雷洛昔芬的药物配伍禁忌表。

### 雷洛昔芬的药物配伍禁忌表

| 药物类别 | 禁忌药物 | 禁忌原理 | 有效措施 |
| --- | --- | --- | --- |
| 降血脂药 | 考来烯胺 | 显著减低雷洛昔芬的吸收和肠 – 肝循环 | 避免联用 |
| 抗凝血药 | 华法林 | 升高纤维蛋白溶解的活性，可能会使抗凝剂的作用增强，增加出血风险 | 减少药量 |

# 绒促性素 [药典（二）；基（基）；医保（乙）]
## Chorionic Gonadotrophin

【药理作用】绒促性素与促黄体生成素（LH）相似，对女性能促使卵泡成熟及排卵，并使破裂卵泡转变为黄体,促使其分泌孕激素。对男性则具有促间质细胞激素(ICSH)的作用,能促进曲细精管功能,特别是睾丸间质细胞的活动,使其产生雄激素,促使性器官和副性征发育、成熟,促使睾丸下降并促进精子生成。

【适应证】①青春期隐睾症的诊断和治疗。②垂体功能低下所致的男性不育,可与尿促性素合用。长期促性腺激素功能低下者,还应辅以睾酮治疗。③垂体促性腺激素不足所致的女性无排卵性不孕症,常在氯米芬治疗无效后,联合应用本品与绝经后促性腺激素合用以促进排卵。④用于体外受精以获取多个卵母细胞,需与绝经后促性腺激素联合应用。⑤女性黄体功能不足、功能性子宫出血、妊娠早期先兆流产、习惯性流产。

【用法用量】治疗各适应证,应用需要个体化。

【注意事项】运动员、高血压患者慎用。

【药物配伍禁忌】本品应避免联用脑下垂体促性腺激素,如HMG,会增加不良反应。

# 亮丙瑞林 [医保(乙)]
## Leuprorelin

【药理作用】本药是下丘脑产生的促性腺激素释放激素激动剂(GnRH-a),是由9个氨基酸构成的肽类,能与垂体内的特异性受体结合,降低垂体反应性,从而抑制性腺系统。

【适应证】子宫内膜异位症,对伴有月经过多、下腹痛、腰痛及贫血等的子宫肌瘤,可使肌瘤缩小和(或)症状改善,绝经前乳腺癌,且雌激素受体阳性患者,前列腺癌,中枢性性早熟症。

【用法用量】成人每4周1次,皮下注射醋酸亮丙瑞林3.75mg。当患者体重低于50kg时,可以使用1.88mg的制剂。初次给药应从月经周期的第1~5日开始。子宫肌瘤:成人每4周1次,皮下注射醋酸亮丙瑞林1.88mg,但对于体重过重或子宫明显增大的患者,应注射3.75mg,初次给药应从月经周期的第1~5日开始。前列腺癌、绝经前乳腺癌:成人每4周1次,皮下注射醋酸亮丙瑞林3.75mg。中枢性性早熟症:每4周1次,皮下注射醋酸亮丙瑞林30μg/kg,根据患者症状可增量至90μg/kg。

【注意事项】本品含有精制明胶作为增加黏度的赋形剂。

【药物配伍禁忌】内容详见亮丙瑞林的药物配伍禁忌表。

## 亮丙瑞林的药物配伍禁忌表

| 药物类别 | 禁忌药物 | 禁忌原理 | 有效措施 |
|---|---|---|---|
| 激素 | 性激素类化合物<br>雌二醇衍生物<br>雌三醇衍生物<br>由雌激素变化的化合物<br>雌激素和黄体酮的组合化合物<br>性激素混合物等 | 本品是通过降低性激素的分泌达到临床效果的,故给予性激素会降低本品的临床疗效 | 避免联用 |

## 曲普瑞林 <sup>[药典（二）；医保（乙）]</sup>
### Triptorelin

【**药理作用**】本品是合成的十肽，是天然 GnRH( 促性腺激素释放激素 ) 的类似物。

【**适应证**】晚期前列腺癌的姑息疗法，性早熟，子宫内膜异位、女性不孕症和子宫肌瘤。

【**用法用量**】治疗前列腺癌，肌内注射 3.0~3.75mg，每 4 周 1 次；治疗子宫内膜异位症或子宫平滑肌瘤，应于月经周期的第 1 个 5 日内开始给药，剂量用法同上。

【**注意事项**】治疗子宫肌瘤时，应定期 B 超检查监测子宫和肌瘤的大小。

【**药物配伍禁忌**】本品与促性腺激素，如卵泡激素联用，可能引起腹腔和（或）盆腔的疼痛，应调整药量。

# 第 3 节　避孕药

## 炔诺酮 <sup>[药典（二）；医保（乙）]</sup>
### Norethisterone

【**药理作用**】本品为 19- 去甲基睾酮衍生物，能抑制下丘脑促黄体释放激素的分泌，并作用于腺垂体，降低其对促黄体释放激素的敏感性，从而阻断促性腺激素的释放，产生排卵抑制作用。

【**适应证**】除作为口服避孕药外，还可用于治疗功能性子宫出血、妇女不育症、痛经、闭经、子宫内膜异位症、子宫内膜增生过度等。

【**用法用量**】①治疗功能性子宫出血：每 8 小时服 5mg，连服 3 日，血止后每 12 小时 1 次，7 日后改为每次 2.5~3.75mg 维持，连续用 2 周；②痛经、子宫内膜增生过度：于月经第 5~7 天开始，每日 1 次，每次 2.5mg，连服 20 日。

【**注意事项**】服避孕药的吸烟妇女并发心血管疾病较多。

【**药物配伍禁忌**】本品与肝药酶诱导剂，如苯巴比妥联用，会导致突破性出血和（或）避孕失败，应避免联用。

## 炔诺孕酮 <sup>[药典（二）]</sup>
### Norgestrel

【**药理作用**】本品为孕激素类药物，具有抑制排卵、阻止孕卵着床以及使宫颈黏液变稠，阻碍精子穿透的作用。

【**适应证**】临床主要与炔雌醇组成复方作为短效口服避孕药，也可通过剂型改变用作长效避孕药。还可用于治疗痛经、月经不调。

【**用法用量**】①用作短效口服避孕药：从月经周期第 5 日开始服药，每日 1 片，连服 22 日，不能间断，服完等月经来后的第 5 日继续服药。②治疗功能性子宫出血：每 8 小时服 1 片（紧急情况下每 3 小时服药 1 次，待流血明显减少后改为 8 小时 1 次），然后逐渐减量，直至维持量每日 1 次，每次 1 片。③不育症：口服炔诺孕酮 2.5mg 和炔雌醇 0.05mg，每日 1 次，连服 20 日，共 3 个周期。④痛经、子宫内膜异位症：于月经第 5~7 日开始，每日口服 1 次 2.5mg，连服 20 日。

【注意事项】长期用药需注意检查肝功能，特别注意乳房检查。

【药物配伍禁忌】内容详见炔诺孕酮的药物配伍禁忌表。

### 炔诺孕酮的药物配伍禁忌表

| 药物类别 | 禁忌药物 | 禁忌原理 | 有效措施 |
| --- | --- | --- | --- |
| 降压药 | 硝苯地平 | 降低降压效果 | |
| 抗凝血药 | 华法林 | 降低抗凝疗效 | 调整药量 |
| 降血糖药 | 胰岛素 | 降低降糖效果 | |

## 左炔诺孕酮 [药典（二）]
### Levonorgestrel

【药理作用】本品为孕激素类药物，具有抑制排卵、阻止孕卵着床以及使宫颈黏液变稠，阻碍精子穿透的作用。

【适应证】用于女性紧急避孕，即在无防护措施或其他避孕方法偶然失误时使用。

【用法用量】①于月经的当日算起，第 5 日午饭后服药 1 次，间隔 20 天服第 2 次，或月经第 5 日及第 10 日各服 1 片，以后均以第 2 次服药日期，每月服 1 片，一般在服药后 6~12 天有撤退性出血。服药后不良反应重者，第 4 个周期开始可改用减量片。②原服用短效口服避孕药改服长效避孕药时，可在服完 22 片后的第 2 日接服长效避孕药片，以后每月按开始服长效避孕药的同一日期服药 1 片。

【注意事项】孕激素可致胎儿先天性畸形，妊娠期尤其是妊娠 4 个月内不宜服用。

【药物配伍禁忌】内容详见左炔诺孕酮的药物配伍禁忌表。

### 左炔诺孕酮的药物配伍禁忌表

| 药物类别 | 禁忌药物 | 禁忌原理 | 有效措施 |
| --- | --- | --- | --- |
| 抗癫痫药 | 苯巴比妥 | 导致突破性出血和（或）避孕失败 | 避免联用 |
| 抗真菌药 | 伊曲康唑 | 雌激素或孕激素浓度升高 | 减少药量 |

## 棉酚
### Gossypol

【药理作用】具有抑制精子发生和精子活动的作用。

【适应证】本品除用作男性口服避孕药外，还可作外用杀精子剂；还用于治疗妇科疾病，包括月经过多或失调、子宫肌瘤、子宫内膜异位症等。

【用法用量】初起每日 20~30mg，一般持续 60~80 日才能见效。

【**注意事项**】长期应用可能产生对睾丸功能的不可逆性影响。

【**药物配伍禁忌**】内容详见棉酚的药物配伍禁忌表。

### 棉酚的药物配伍禁忌表

| 药物类别 | 禁忌药物 | 禁忌原理 | 有效措施 |
|---|---|---|---|
| 抗癫痫药 | 苯巴比妥 | 导致突破性出血和（或）避孕失败 | 避免联用 |
| 解热镇痛药 | 保泰松 | 增加肾毒性不良反应 | |

# 第 4 节　胰岛素及其他影响血糖药

## 胰岛素 [药典（二）；基（基）；医保（甲）]
### Insulin

【**药理作用**】胰岛素是机体内唯一降低血糖的激素，同时促进糖原、脂肪、蛋白质合成。

【**适应证**】主要用于糖尿病，特别是胰岛素依赖型糖尿病，也可用于纠正细胞内缺钾。

【**用法用量**】①皮下注射，每日 3~4 次。②静脉注射，只有在急症时（如糖尿病性昏迷）才用。因患者的胰岛素需要量受饮食热量和成分、病情轻重和稳定性、体型胖瘦、体力活动强度、胰岛素抗体和受体的数目和亲和力等因素影响，使用剂量应个体化。

【**注意事项**】胰岛素过量可使血糖过低。

【**药物配伍禁忌**】内容详见胰岛素的药物配伍禁忌表。

### 胰岛素的药物配伍禁忌表

| 药物类别 | 禁忌药物 | 禁忌原理 | 有效措施 |
|---|---|---|---|
| 激素类 | 肾上腺皮质激素等 | 拮抗作用 | 避免联用 |
| 噻嗪类利尿药 | 氢氯噻嗪 | 降低胰岛素降糖作用 | |
| β 受体阻滞剂 | 阿替洛尔 | 阻断升血糖作用 | |

## 门冬胰岛素 [基（基）；医保（乙）]
### Insulin Aspart

【**药理作用**】本品为胰岛素类似物，作用同胰岛素。

**【适应证】**治疗糖尿病。

**【用法用量】**比可溶性人胰岛素起效更快，作用持续时间更短。必要时，可在餐后立即给药。用量因人而异，应由医生根据患者的病情决定。

**【注意事项】**①该品注射剂量不足或治疗中断时，特别是在 1 型糖尿病患者中，可能导致高血糖和糖尿病酮症酸中毒。②血糖控制有显著改善的患者（如接受胰岛素强化治疗的患者），其低血糖的先兆症状可能会有所改变，应提醒患者注意。③伴有其他疾病时（特别是感染时），通常患者的胰岛素需要量会增加。④运动员慎用。

**【药物配伍禁忌】**本品应避免与巯基或亚硫酸盐的药品，如硫酸镁使用，因为可能导致胰岛素的降解。

# 赖脯胰岛素 [基（基）；医保（乙）]
## Insulin Lispro

**【药理作用】**本品为胰岛素类似物，作用同胰岛素。

**【适应证】**适用于需控制高血糖的糖尿病患者。

**【用法用量】**与普通胰岛素相比，皮下注射后起效快，作用持续时间较短（2~5 小时）。

**【注意事项】**用药剂量不足或者停药，特别是对于胰岛素依赖的糖尿病患者，可能导致高血糖和糖尿病酮症酸中毒。

**【药物配伍禁忌】**内容详见赖脯胰岛素的药物配伍禁忌表。

### 赖脯胰岛素的药物配伍禁忌表

| 药物类别 | 禁忌药物 | 禁忌原理 | 有效措施 |
|---|---|---|---|
| 激素类 | 肾上腺皮质激素等 | 拮抗作用 | |
| 噻嗪类利尿药 | 氢氯噻嗪 | 降低胰岛素降糖作用 | 避免联用 |
| β 受体阻滞剂 | 阿替洛尔 | 阻断升血糖作用 | |

# 低精蛋白锌胰岛素 [药典（二）；基（基）；医保（甲）]
## Isophane Insulin

**【药理作用】**低精蛋白锌胰岛素，是在低精蛋白锌的基础上加大鱼精蛋白的比例，使其更接近人的体液 pH，溶解度更低，释放更加缓慢，作用持续时间更长。

**【适应证】**用于糖尿病控制血糖，一般与短效胰岛素配合使用，提供胰岛素的日基础量。

**【用法用量】**皮下注射，每日早餐前半小时注射 1 次，一般从小剂量开始，用量视病情而定。如每日用量超过 40 单位者，应分 2 次注射。

**【注意事项】**用药过量或注射后未按规定时间进食，可表现为饥饿感、心悸、心动过速、出汗、震颤、甚至惊厥及昏迷等低血糖反应。可因制剂不纯而引起过敏反应，如荨麻疹与紫癜。偶有引起过敏性休克，其处理方法同胰岛素。产生抗体而发生耐药性时，则需要更换制剂。

**【药物配伍禁忌】**内容详见低精蛋白锌胰岛素的药物配伍禁忌表。

#### 低精蛋白锌胰岛素的药物配伍禁忌表

| 药物类别 | 禁忌药物 | 禁忌原理 | 有效措施 |
|---|---|---|---|
| 抗癫痫药 | 苯妥英钠 | | |
| 钙通道阻滞剂 | 硝苯地平 | | |
| 质子泵抑制剂 | 奥美拉唑 | 升高血糖 | 调整剂量 |
| 噻嗪类利尿药 | 氢氯噻嗪 | | |
| β 受体阻滞剂 | 阿替洛尔 | | |

## 精蛋白锌胰岛素 [药典（二）；基（基）；医保（甲）]
### Protamine Zinc Insulin

【**药理作用**】药理作用同胰岛素，是一种长效动物胰岛素制剂。

【**适应证**】用于糖尿病控制血糖，一般与短效胰岛素配合使用，提供胰岛素的日基础量。

【**用法用量**】用于轻型和中型糖尿病，于早饭前半小时皮下注射 1 次，剂量根据病情而定。

【**注意事项**】可因制剂不纯而引起过敏反应，如荨麻疹与紫癜。偶可引起过敏性休克，其处理方法同胰岛素。

【**药物配伍禁忌**】内容详见精蛋白锌胰岛素的药物配伍禁忌表。

#### 精蛋白锌胰岛素的药物配伍禁忌表

| 药物类别 | 禁忌药物 | 禁忌原理 | 有效措施 |
|---|---|---|---|
| 抗凝血药 | 华法林 | 与胰岛素竞争与血浆蛋白的结合，从而使血液中游离胰岛素水平增高 | |
| 生长抑素 | 奥曲肽 | 使胃排空延迟及胃肠道蠕动减缓，引起食物吸收延迟，从而降低餐后高血糖 | 胰岛素减量 |
| 降血脂药 | 氯贝丁酯 | 致血糖降低 | |
| 质子泵抑制剂 | 奥美拉唑 | | |
| 噻嗪类利尿药 | 氢氯噻嗪 | 升高血糖浓度 | 调整剂量 |
| β 受体阻滞剂 | 阿替洛尔 | | |

## 甘精胰岛素 [基（基）；医保（乙）]
### Insulin Glargine

【**药理作用**】甘精胰岛素是一种在中性 pH 液中溶解度低的人胰岛素类似物，长效胰岛素及其类似物。

【**适应证**】需用胰岛素治疗的糖尿病。

【**用法用量**】甘精胰岛素应皮下注射给药。切勿静脉注射甘精胰岛素。甘精胰岛素的长效作用与其在皮下组织内注射有关，如将平常皮下注射的药物剂量注入静脉内，可发生严重低血糖。腹部、三角肌或大腿皮下注射后，血清胰岛素或葡萄糖水平未见临床差异。在某一注射区内，每次注射的部位必须交替使用。甘精胰岛素注射液不能同任何别的胰岛素或稀释液混合。混合或稀释会改变其时间／作用特性，混合会造成沉淀。

【注意事项】注射部位可有发红、疼痛、瘙痒、荨麻疹、肿胀或炎症等反应。

【药物配伍禁忌】内容详见甘精胰岛素的药物配伍禁忌表。

### 甘精胰岛素的药物配伍禁忌表

| 药物类别 | 禁忌药物 | 禁忌原理 | 有效措施 |
|---|---|---|---|
| 抗癫痫药 | 苯妥英钠 | | |
| 钙通道阻滞剂 | 硝苯地平 | | |
| 质子泵抑制剂 | 奥美拉唑 | 升高血糖浓度 | 调整剂量 |
| 噻嗪类利尿药 | 氢氯噻嗪 | | |
| β 受体阻滞剂 | 阿替洛尔 | | |

## 地特胰岛素 [医保（乙）]
### Insulin Detemir

【药理作用】地特胰岛素是可溶性的、长效基础胰岛素类似物，其作用平缓且作用持续时间长。

【适应证】用于治疗糖尿病。

【用法用量】与口服降血糖药联合治疗时，推荐地特胰岛素的初始治疗方案为每日 1 次给药，起始剂量为 10U 或 0.1~0.2U/kg。地特胰岛素的剂量应根据病情进行个体化的调整。

【注意事项】本品注射剂量不足或治疗中断时，可能导致高血糖和糖尿病酮症酸中毒（特别是在 1 型糖尿病患者中易发生）。

【药物配伍禁忌】内容详见地特胰岛素的药物配伍禁忌表。

### 地特胰岛素的药物配伍禁忌表

| 药物类别 | 禁忌药物 | 禁忌原理 | 有效措施 |
|---|---|---|---|
| 抗凝血药 | 华法林 | 与胰岛素竞争和血浆蛋白结合，从而使血液中游离胰岛素水平增高 | |
| 生长抑素 | 奥曲肽 | 使胃排空延迟及胃肠道蠕动减缓，引起食物吸收延迟，从而降低餐后高血糖 | 胰岛素减量 |
| 降血脂药 | 氯贝丁酯 | 致血糖降低 | |
| 质子泵抑制剂 | 奥美拉唑 | 升高血糖浓度 | 调整剂量 |
| 噻嗪类利尿药 | 氢氯噻嗪 | 升高血糖浓度 | |

## 预混胰岛素 [基（基）；医保（甲）]
### Premixed Insulin

【药理作用】预混人胰岛素是指将重组人胰岛素（短效）和精蛋白锌重组人胰岛素（中效）按一定比例混合而成的胰岛素制剂，包括低预混人胰岛素和中预混胰岛素。

【适应证】适用于糖尿病的治疗。

【用法用量】预混胰岛素类似物在有效控糖的同时还降低了重度及夜间低血糖的风险，与基础－餐时胰岛素治疗方案疗效相似，且不增加低血糖发生率及胰岛素使用剂量，使其成为了一个简单而有效的胰岛素强化治疗方案。剂量应个体化。

【注意事项】如果 HbA1c 或空腹血糖仍不达标，则可更改每日 2 次治疗方案。

【药物配伍禁忌】内容详见预混胰岛素的药物配伍禁忌表。

#### 预混胰岛素的药物配伍禁忌表

| 药物类别 | 禁忌药物 | 禁忌原理 | 有效措施 |
|---|---|---|---|
| 抗凝血药 | 华法林 | 与胰岛素竞争和血浆蛋白结合，从而使血液中游离胰岛素水平升高 | 胰岛素减量 |
| 生长抑素 | 奥曲肽 | 使胃排空延迟及胃肠道蠕动减缓，引起食物吸收延迟，从而降低餐后高血糖 | |
| 降血脂药 | 氯贝丁酯 | 致血糖降低 | |
| 质子泵抑制剂 | 奥美拉唑 | 升高血糖浓度 | 调整剂量 |

## 甲苯磺丁脲 [药典（二）]
### Tolbutamide

【药理作用】为磺脲类口服降血糖药，主要选择地作用于胰岛 B 细胞，促进胰岛素的分泌，尤其是加强进餐后高血糖对胰岛素释放的兴奋作用。

【适应证】适用于 2 型糖尿病的治疗。在经饮食控制、运动治疗后血糖仍高者可选用甲苯磺丁脲。此外，甲苯磺丁脲可用于胰岛肿瘤的诊断。

【用法用量】口服常用量，每次 0.5g，每日 1~2g。开始在早餐前或早餐及午餐前各服 0.5g，也可 0.25g，每日 3 次，于餐前半小时服，根据病情需要逐渐加量，一般用量为每日 1.5g，最大用量每日 3g。

【注意事项】下列情况应慎用：体质虚弱、高热、恶心和呕吐、甲状腺功能亢进、老年人。

【药物配伍禁忌】内容详见甲苯磺丁脲的药物配伍禁忌表。

#### 甲苯磺丁脲的药物配伍禁忌表

| 药物类别 | 禁忌药物 | 禁忌原理 | 有效措施 |
|---|---|---|---|
| 抗凝血药 | 华法林 | 与胰岛素竞争和血浆蛋白结合，从而使血液中游离胰岛素水平升高 | 胰岛素减量 |
| 生长抑素 | 奥曲肽 | 使胃排空延迟及胃肠道蠕动减缓，引起食物吸收延迟，从而降低餐后高血糖 | |
| 降血脂药 | 氯贝丁酯 | 致血糖降低 | |
| 质子泵抑制剂 | 奥美拉唑 | 升高血糖浓度 | 调整剂量 |
| 噻嗪类利尿药 | 氢氯噻嗪 | 升高血糖浓度 | |

# 格列本脲 [药典（二）；基（基）；医保（甲）]
## Glibenclamide

【药理作用】格列本脲通过增加门静脉胰岛素水平或对肝脏直接作用，抑制肝糖原分解和糖原异生作用，肝生成和输出葡萄糖减少。

【适应证】适用于单用饮食控制疗效不满意的轻、中度非胰岛素依赖型糖尿病，患者胰岛 B 细胞有一定的分泌胰岛素功能，并且无严重的并发症。用于非胰岛素依赖型（成年型、肥胖型）的糖尿病患者。

【用法用量】口服开始 2.5mg，早餐前或早餐及午餐前各 1 次。轻症者 1.25mg，每日 3 次，三餐前服，7 日后递增每日 2.5mg。一般用量为每日 5~10mg，最大用量每日不超过 15mg。

【注意事项】胰岛素依赖型糖尿病合并急性并发症、妊娠及肝肾功能不良者禁用。

【药物配伍禁忌】内容详见格列本脲的药物配伍禁忌表。

### 格列本脲的药物配伍禁忌表

| 药物类别 | 禁忌药物 | 禁忌原理 | 有效措施 |
|---|---|---|---|
| 解热镇痛药 | 保泰松 | 抑制磺酰脲类的代谢和排泄，延长降血糖的作用 | |
| β 受体阻滞剂 | 阿替洛尔 | 增加低血糖的危险 | |
| 质子泵抑制剂 | 奥美拉唑 | 升高血糖浓度 | 调整剂量 |
| 噻嗪类利尿药 | 氢氯噻嗪 | 升高血糖浓度 | |
| 抗凝血药 | 双香豆素 | 延长降血糖的作用 | |

# 格列吡嗪 [药典（二）；基（基）；医保（甲）]
## Glipizide

【药理作用】本品促进胰腺胰岛 B 细胞分泌胰岛素，先决条件是胰岛 B 细胞还有一定的合成和分泌胰岛素的功能；通过增加门静脉胰岛素水平或对肝脏直接作用，抑制肝糖原分解和糖原异生作用，肝生成和输出葡萄糖减少；也可能增加胰外组织对胰岛素的敏感性和糖的利用（可能主要通过受体后作用）。

【适应证】为非胰岛素依赖型糖尿病之降糖良药，本品主要用于单用饮食控制治疗未能达到良好效果的轻、中度非胰岛素依赖型患者。

【用法用量】口服开始 2.5mg，早餐前或早餐及午餐前各 1 次，也可 1.25mg，每日 3 次，三餐前服，必要时 7 日后递增每日 2.5mg。一般每日剂量为 5~15mg，最大剂量每日不超过 20~30mg。

【注意事项】对该品过敏者禁用。对大多数胰岛素依赖型糖尿病、有酮症倾向、合并严重感染及伴有肝肾功能不全者禁用。

【药物配伍禁忌】内容详见格列吡嗪的药物配伍禁忌表。

### 格列吡嗪的药物配伍禁忌表

| 药物类别 | 禁忌药物 | 禁忌原理 | 有效措施 |
|---|---|---|---|
| 抗凝血药 | 华法林 | 与胰岛素竞争和血浆蛋白结合，从而使血液中游离胰岛素水平升高 | 胰岛素减量 |
| 生长抑素 | 奥曲肽 | 使胃排空延迟及胃肠道蠕动减缓，引起食物吸收延迟，从而降低餐后高血糖 | |
| 降血脂药 | 氯贝丁酯 | 致血糖降低 | |
| 质子泵抑制剂 | 奥美拉唑 | 升高血糖浓度 | 调整剂量 |
| 噻嗪类利尿药 | 氢氯噻嗪 | 升高血糖浓度 | |

## 格列齐特 [药典（二）；基（基）；医保（乙）]
### Gliclazide

【药理作用】本品为第二代磺脲类口服降血糖药，对正常人和糖尿病患者均有降血糖作用，主要对胰腺的直接作用，促进 $Ca^{2+}$ 向胰岛 B 细胞的转运，而刺激胰岛素的分泌。同时，也能提高周围组织对葡萄糖的代谢作用，从而降低血糖。

【适应证】用于成年后发病单用饮食控制无效的，且无酮症倾向的轻、中型糖尿病。

【用法用量】口服开始 80mg，早餐前或早餐前及午餐前各 1 次，也可 40mg，每日 3 次，三餐前服，必要时 7 日后每日量增加 80mg。

【注意事项】妊娠妇女禁用。

【药物配伍禁忌】内容详见格列齐特的药物配伍禁忌表。

### 格列齐特的药物配伍禁忌表

| 药物类别 | 禁忌药物 | 禁忌原理 | 有效措施 |
|---|---|---|---|
| 噻嗪类利尿药 | 氢氯噻嗪 | 升高血糖浓度 | 调整剂量 |
| 非甾体抗炎药 | 阿司匹林 | 影响疗效 | 避免联用 |
| β 受体阻滞剂 | 阿替洛尔 | 增加低血糖的危险 | 调整剂量 |

## 格列喹酮 [药典（二）；基（基）；医保（乙）]
### Gliquidone

【药理作用】格列喹酮系第二代口服磺脲类降血糖药，为高活性亲胰岛 B 细胞剂，与胰岛 B 细胞膜上的特异性受体结合，可诱导产生适量胰岛素，以降低血糖浓度。

【适应证】2 型糖尿病即单用饮食控制疗效不满意的轻、中度非胰岛素依赖型糖尿病，患者胰岛 B 细胞有一定的分泌胰岛素功能，并且无严重的并发症。

【用法用量】根据患者个体情况，可适当调节剂量，一般日剂量为 15~180mg。日剂量 30mg 以内者可于早餐前一次服用。大于此剂量者可酌情分为早、晚或早、中、晚分次服用。

**【注意事项】**若发生低血糖，一般只需进食糖、糖果或甜饮料即可纠正，如仍不见效，应立即就医。

**【药物配伍禁忌】**内容详见格列喹酮的药物配伍禁忌表。

格列喹酮的药物配伍禁忌表

| 药物类别 | 禁忌药物 | 禁忌原理 | 有效措施 |
|---|---|---|---|
| 降血脂药 | 氯贝丁酯 | 致血糖降低 | 胰岛素减量 |
| 质子泵抑制剂 | 奥美拉唑 | 升高血糖浓度 | 调整剂量 |
| 噻嗪类利尿药 | 氢氯噻嗪 | 升高血糖浓度 | |

# 格列美脲 <sup>[药典（二）；基（基）；医保（乙）]</sup>

Glimepiride

**【药理作用】**格列美脲是第三代磺酰脲类抗糖尿病药，具有抑制肝葡萄糖合成、促进肌肉组织对外周葡萄糖的摄取及促进胰岛素分泌的作用。

**【适应证】**适用于控制饮食、运动疗法及减轻体重均不能充分控制血糖的 2 型糖尿病。

**【用法用量】**初始剂量为 1mg，每日 1 次，早餐含服最好，根据血糖监测结果，每 1~2 周按 1mg、2mg、3mg、4mg、6mg 递增，个别患者最大剂量可用至 8mg。

**【注意事项】**对该品过敏者，1 型糖尿病患者，糖尿病酮症酸中毒及高渗综合征患者，严重肝肾功能损害和透析患者，妊娠和哺乳期妇女禁用。

**【药物配伍禁忌】**内容详见格列美脲的药物配伍禁忌表。

格列美脲的药物配伍禁忌表

| 药物类别 | 禁忌药物 | 禁忌原理 | 有效措施 |
|---|---|---|---|
| 解热镇痛药 | 保泰松 | 抑制磺酰脲类的代谢和排泄，延长降血糖的作用 | 调整剂量 |
| β 受体阻滞剂 | 阿替洛尔 | 增加低血糖的危险 | |
| 质子泵抑制剂 | 奥美拉唑 | 升高血糖浓度 | |
| 噻嗪类利尿药 | 氢氯噻嗪 | 升高血糖浓度 | |
| 抗凝血药 | 双香豆素 | 延长降血糖的作用 | |

# 二甲双胍 <sup>[药典（二）；基（基）；医保（甲、乙）]</sup>

Metformin

**【药理作用】**本品为双胍类口服降血糖药。具有多种作用机制，包括延缓葡萄糖由胃肠道的摄取，通过提高胰岛素的敏感性而增加外周葡萄糖的利用，以及抑制肝、肾过度的糖原异生。本品不降低非糖尿病患者的血糖水平。

**【适应证】**①二甲双胍首选用于单纯饮食控制及体育锻炼治疗无效的 2 型糖尿病，特别是肥胖的 2 型糖尿病。②本品与胰岛素合用，可减少胰岛素用量，防止低血糖发生。③可与磺酰脲类降血糖药合用，具协同作用。

【用法用量】一般开始为 250mg，每日 2 次。餐时或餐后服用，以后视病情，逐渐调整剂量。每日最大量不宜超过 2.5g。

【注意事项】①既往有乳酸酸中毒史者及老年患者慎用，由于本品累积可能发生乳酸酸中毒。②发热、昏迷、感染等应激状态，外科手术和使用含碘造影剂做检查时，应暂时停止服用本品，因可能导致急性肾功能恶化。

【药物配伍禁忌】内容详见二甲双胍的药物配伍禁忌表。

### 二甲双胍的药物配伍禁忌表

| 药物类别 | 禁忌药物 | 禁忌原理 | 有效措施 |
| --- | --- | --- | --- |
| 解热镇痛药 | 保泰松 | 抑制磺酰脲类的代谢和排泄，延长降血糖的作用 | 调整剂量 |
| β 受体阻滞剂 | 阿替洛尔 | 增加低血糖的危险 | |
| 质子泵抑制剂 | 奥美拉唑 | 升高血糖浓度 | |
| 噻嗪类利尿药 | 氢氯噻嗪 | 升高血糖浓度 | |
| 抗凝血药 | 双香豆素 | 延长降血糖的作用 | |

# 瑞格列奈 [药典（二）；基（基）；医保（乙）]
## Repaglinide

【药理作用】本品通过促进胰腺 B 细胞的胰岛素分泌，降低血糖水平。其作用机制是通过与 B 细胞膜上的特定位点结合，关闭 B 细胞膜上的 ATP- 依赖性钾通道，使 B 细胞去极化，导致其钙通道开放，钙的内流增加，从而促使胰岛素分泌。

【适应证】用于饮食控制、降低体重及运动锻炼不能有效控制高血糖的 2 型糖尿病（非胰岛素依赖型）患者。

【用法用量】瑞格列奈片应在主餐前服用，通常在餐前 15 分钟内服用本药。推荐起始剂量为 0.5mg，以后如需要可每周或每两周作调整。剂量因人而异，以个人血糖而定。

【注意事项】与二甲双胍合用会增加发生低血糖的危险性。在发生应激反应时，如发热、外伤、感染或手术，可能会出现血糖控制失败。

【药物配伍禁忌】内容详见瑞格列奈的药物配伍禁忌表。

### 瑞格列奈的药物配伍禁忌表

| 药物类别 | 禁忌药物 | 禁忌原理 | 有效措施 |
| --- | --- | --- | --- |
| 降血脂药 | 吉非贝齐 | CYP2C8 在瑞格列奈的代谢过程中起主要作用，吉非贝齐抑制 CYP2C8，致使瑞格列奈降糖作用增强及作用时间延长，发生低血糖风险 | 避免联用 |
| 抗菌药 | 甲氧苄啶 | 一种弱 CYP2C8 抑制剂，增强降血糖作用 | 谨慎联用 |

| 药物类别 | 禁忌药物 | 禁忌原理 | 有效措施 |
|---|---|---|---|
| 抗结核药 | 利福平 | 利福平是一种 CYP3A4 强诱导剂，也是 CYP2C8 诱导剂，在瑞格列奈的代谢过程中同时起诱导和抑制作用 | 应严密监测患者血糖水平，并根据血糖水平调节瑞格列奈的使用剂量 |
| 大环内酯类抗菌药 | 克拉霉素 | 克拉霉素是 CYP3A4 强抑制剂，致使瑞格列奈降糖作用增强及作用时间延长，发生低血糖风险 | 避免联用 |
| 抗真菌药 | 酮康唑、伊曲康唑 | CYP3A4 强效和竞争性抑制剂，致使瑞格列奈降糖作用增强及作用时间延长，发生低血糖风险 | |
| 免疫抑制药 | 环孢素 | 环孢素为 CYP3A4 和 OAT1B1 抑制剂致使瑞格列奈降糖作用增强及作用时间延长，发生低血糖风险 | |
| 口服驱铁剂 | 地拉罗司 | 地拉罗司为中效 CYP2C8 和 CYP3A4 抑制剂，致使瑞格列奈降糖作用增强及作用时间延长，发生低血糖风险 | |
| 抗血小板药 | 氯吡格雷 | 氯吡格雷为 CYP2C8 抑制剂致使瑞格列奈降糖作用增强及作用时间延长，发生低血糖风险 | |
| 其他 | 其他类型抗糖尿病药物，单胺氧化酶抑制剂（MAOI），非选择性 β 受体阻滞剂，血管紧张素转换酶（ACE）抑制剂，水杨酸盐，非类固醇抗炎药，奥曲肽，酒精以及促合成代谢的激素 | 可能增强和（或）延长瑞格列奈的降血糖作用 | 谨慎联用，应密切监测患者血糖的变化 |
| | 口服避孕药，利福平，苯巴比妥，卡马西平，噻嗪类药物，皮质激素，达那唑，甲状腺激素和拟交感神经药 | 可能减弱瑞格列奈的降血糖作用 | |

# 吡格列酮 [基（基）；医保（乙）]
## Pioglitazone

【药理作用】本品为噻唑烷二酮类抗糖尿病药物，属胰岛素增敏剂，其作用机制是高选择性的激动过氧化物酶小体生长因子活化受体–γ（PPAR-γ），PPAR-γ 的活化可调节许多控制葡萄糖及脂类代谢的胰岛素相关基因的转录。

【适应证】2 型糖尿病（或非胰岛素依赖性糖尿病，NIDDM）。

【用法用量】每次 15mg 或 30mg，每日 1 次，剂量不应超过 45mg，每日 1 次。

【注意事项】不适用于 1 型糖尿病患者或糖尿病酮酸中毒的患者。

【药物配伍禁忌】内容详见吡格列酮的药物配伍禁忌表。

**吡格列酮的药物配伍禁忌表**

| 药物类别 | 禁忌药物 | 禁忌原理 | 有效措施 |
|---|---|---|---|
| 噻唑烷二酮 + 避孕药 | 罗格列酮、达格列酮 + 口服避孕药（炔雌醇、炔诺酮） | 使另一种噻唑烷二酮及避孕药血药浓度降低 30%，导致避孕失败 | 采取更有效避孕措施 |
| 中草药 | 人参、车前草、圣·约翰草、葫芦巴 | 增强降血糖作用，发生低血糖风险 | 谨慎联用 |

# 阿卡波糖 [药典（二）；基（基）；医保（甲）]
## Acarbose

【药理作用】其降糖作用的机制是抑制小肠壁细胞和寡糖竞争，而与 α - 葡萄糖苷酶可逆性地结合，抑制酶的活性，从而延缓碳水化合物的降解，造成肠道葡萄糖的吸收缓慢，降低餐后血糖的升高。

【适应证】可与其他口服降血糖药或胰岛素联合应用于胰岛素依赖型或非胰岛素依赖型的糖尿病。

【用法用量】起始 25mg，每日 2~3 次，6~8 周后加量至 50mg，每日 3 次。每日量不宜超过 0.3g。用餐前即刻吞服或与第一口食物一起咀嚼服用。

【注意事项】从小剂量始服用以减少胃肠不适症状。

【药物配伍禁忌】内容详见阿卡波糖的药物配伍禁忌表。

**阿卡波糖的药物配伍禁忌表**

| 药物类别 | 禁忌药物 | 禁忌原理 | 有效措施 |
|---|---|---|---|
| 消化酶类制剂 | 消化酶片、复方消化酶胶囊、多酶片、胰酶片 | 减弱阿卡波糖降血糖作用 | 避免联用 |
| 抗酸药 | 氢氧化铝、奥美拉唑、西咪替丁等 | | |
| 肠道吸附剂 | 药用炭、白陶土、蒙脱石散等 | | |
| 降血脂药 | 考来烯胺 | | |

# 伏格列波糖 [医保（乙）]
## Voglibose

【药理作用】本药在肠道内抑制了将双糖分解为单糖的双糖类水解酶（α - 葡萄糖苷酶），因而延迟了糖分的消化和吸收，从而改善餐后高血糖。

【适应证】改善糖尿病餐后高血糖（本品适用于患者接受饮食疗法、运动疗法没有得到明显效果时，或者患者除饮食疗法、运动疗法外还用口服降血糖药物或胰岛素制剂而没有得到明显效果时）。

【用法用量】成人每次 0.2mg，每日 3 次，餐前口服，服药后即刻进餐，疗效不明显时，经充分观察可以将每次用量增至 0.3mg。

**【注意事项】** 以下患者禁用：①严重酮体症、糖尿病昏迷或昏迷前的患者。②严重感染的患者、手术前后的患者或严重创伤的患者。③对本品的成分有过敏史的患者。

**【药物配伍禁忌】** 内容详见伏格列波糖的药物配伍禁忌表。

伏格列波糖的药物配伍禁忌表

| 药物类别 | 禁忌药物 | 禁忌原理 | 有效措施 |
|---|---|---|---|
| 其他降血糖药 | 二甲双胍、胰岛素、罗格列酮等 | 合用增加低血糖风险 | 从低剂量开始谨慎给药 |
| β 受体阻滞剂 | 美托洛尔、普萘洛尔等 | 增强降血糖作用 | 谨慎联用 |
| 水杨酸制剂 | 阿司匹林、对乙酰氨基酚、散利痛片 | | |
| 单胺氧化酶抑制剂 | 苯乙肼、溴法罗明、托洛沙酮、异卡波肼、苯环丙胺、吗氯贝胺、司来吉兰等 | | |
| 氯贝丁酸衍生物类血脂调节药 | 氯贝丁酯 | | |
| 抗凝血药 | 华法林 | | |
| 甲状腺激素 | 甲状腺素 | 降低降糖作用 | |
| 肾上腺素 | 肾上腺素 | | |
| 肾上腺皮质激素 | 可的松、氢化可的松、泼尼松 | | |

西格列汀 [药典（二）；基（基）；医保（乙）]<br>Sitagliptin

**【药理作用】** 西格列汀选择性抑制二肽基肽酶4（DPP-4）抑制剂，在2型糖尿病患者中可通过增加活性肠促胰岛激素的水平而改善血糖控制。

**【适应证】** 本品配合饮食控制和运动，用于改善2型糖尿病患者的血糖控制。

**【用法用量】** 本品单药或与二甲双胍联合治疗，推荐剂量为100mg，每日一次。本品可与或不与食物同服。

**【注意事项】** 本品不得用于1型糖尿病患者或治疗糖尿病酮症酸中毒。

**【药物配伍禁忌】** 本品与强心苷类药物，如地高辛合用时，导致升高地高辛血药浓度，谨慎合用，适当监测患者，但无需调整地高辛剂量。

# 第5节　甲状腺激素类药及抗甲状腺药

甲巯咪唑（314）　　　　　丙硫氧嘧啶（315）　　　　　碘塞罗宁（315）

甲巯咪唑 [药典（二）；基（基）；医保（甲）]<br>Thiamazole

**【药理作用】** 本药为硫脲类抗甲状腺药物。其作用机制是抑制甲状腺内过氧化物酶，从而阻碍甲状腺内碘化物的氧化及酪氨酸的偶联，阻碍甲状腺素（$T_4$）和三碘甲状腺原氨酸（$T_3$）的合成。

【适应证】用于甲状腺功能亢进的药物治疗，尤其适用于不伴有或伴有轻度甲状腺增大（甲状腺肿）的患者及年轻患者。

【用法用量】①成人常用量：开始剂量一般为每日 30mg，可按病情轻重调节为 15~40mg，每日最大量 60mg 分次口服；病情控制后，逐渐减量，每日维持量按病情需要介于 5~15mg，疗程一般 18~24 个月。②小儿常用量：始时剂量为每日按体重 0.4mg/kg，分次口服。维持量约减半，按病情决定。

【注意事项】孕妇、肝功能异常、外周血白细胞数偏低者应慎用，发生骨髓抑制，需立即停药。如果有必要，可调整使用其他类型的抗甲状腺药物。

【药物配伍禁忌】内容详见甲巯咪唑的药物配伍禁忌表。

甲巯咪唑的药物配伍禁忌表

| 药物类别 | 禁忌药物 | 禁忌原理 | 有效措施 |
| --- | --- | --- | --- |
| 碘剂 | 华素片、碘化钾片 | 加重甲状腺功能亢进症状 | 服用本药前应避免服用碘剂 |
| 碘放射性药物 | 碘 131 | 碘 131 治疗期间合用甲巯咪唑能降低放疗效果 | 甲状腺功能亢进拟行放射性碘治疗的患者避免联用甲巯咪唑 |

**丙硫氧嘧啶** [药典（二）；基（基）；医保（甲）]
Propylthiouracil

【药理作用】抗甲状腺药物。其作用机制是抑制甲状腺内过氧化物酶，从而阻止甲状腺内酪氨酸碘化及碘化酪氨酸的缩合，从而抑制甲状腺素的合成。同时，在外周组织中抑制 $T_4$ 变为 $T_3$，使血清中活性较强的 $T_3$ 含量较快降低。

【适应证】用于各种类型的甲状腺功能亢进症，尤其适用于：病情较轻，甲状腺轻至中度肿大患者；青少年及儿童、老年患者；甲状腺手术后复发，又不适于放射性碘 131 治疗者；手术前准备；作为碘 131 放疗的辅助治疗。

【用法用量】用于治疗成人甲状腺功能亢进症，开始剂量一般为每日 300mg，视病情轻重介于 150~400mg，分次口服，每日最大量 600mg。病情控制后逐渐减量，维持量每日 50~150mg，视病情调整；小儿开始剂量每日按体重 4mg/kg，分次口服，维持量酌减。

【注意事项】应定期检查血常规及肝功能。外周血白细胞偏低、肝功能异常患者慎用。

【药物配伍禁忌】使用本药前应避免服用碘剂，如华素片、碘化钾片，可能会加重甲状腺功能亢进症状。

**碘塞罗宁** [医保（甲）]
Liothyronine

【药理作用】人工合成的三碘甲状腺原氨酸钠，作用与甲状腺素相似，其作用是甲状腺素的 3~5 倍。

【适应证】适用于各种原因引起的甲状腺功能减退症。

【用法用量】口服，成人甲状腺功能减退，初始剂量每日 10~25μg，分 2~3 次服用，每 1~2 周递增 10~25μg，直至甲状腺功能恢复正常；维持量每日 25~50μg。诊断成人甲状腺功能亢进症，每日 80μg，分 3~4 次口服，连用 7~8 日。静脉注射：对黏液性水肿昏迷患者，首次剂量 40~120μg，以后每 6 小时 5~15μg，直到患者清醒改为口服。

【注意事项】老年人和心脏病患者可引发心绞痛、心肌梗死、心源性虚脱、此时应停用本药。

【药物配伍禁忌】与三环类抗抑郁药联用，如：阿米替林、丙米嗪、氯米帕明、马普替林，两种药物毒副作用均增加，应调整三环类抗抑郁药剂量。

# 第 9 章　主要影响变态反应和免疫功能的药物

## 第 1 节　抗变态反应药

### 氯苯那敏 [药典（二）；基（基）；医保（甲）]
#### Chlorphenamine

【药理作用】本药为 $H_1$ 受体拮抗药，使组胺不能与 $H_1$ 受体结合，从而抑制其引起的过敏反应。

【适应证】用于治疗变应性鼻炎；皮肤黏膜的过敏；也可用于控制药疹和接触性皮炎。

【用法用量】口服：成人每次 4mg，每日 3 次。肌内注射：成人每次 5~20mg。

【注意事项】新生儿、早产儿不宜使用。

【药物配伍禁忌】内容详见氯苯那敏的药物配伍禁忌表。

氯苯那敏的药物配伍禁忌表

| 药物类别 | 禁忌药物 | 禁忌原理 | 有效措施 |
| --- | --- | --- | --- |
| 复方抗感冒药 | 含氯苯那敏、苯海拉明复方感冒药 | 药物过量，引起中毒 | 避免联用 |
| 抗胆碱药 | 颠茄、阿托品 | 氯苯那敏具有抗胆碱能作用，可加强本类药物的抗胆碱作用 | 避免联用 |
| 三环类抗抑郁药 | 阿米替林、丙米嗪、氯米帕明、马普替林 | | |
| 单胺氧化酶抑制剂 | 苯乙肼、溴法罗明、托洛沙酮、异卡波肼、苯环丙胺、吗氯贝胺、司来吉兰 | | |
| 抗心律失常药物 | 奎尼丁 | 奎尼丁和本药同用，其类似阿托品样的效应加剧 | |
| 茶碱平喘药 | 氨茶碱 | 氯苯那敏 pH 为 4~5，不宜与碱性的氨茶碱混合 | 不宜与氨茶碱作混合注射 |

## 苯海拉明 <sup>[药典(二);基(基);医保(甲)]</sup>
### Diphenhydramine

**【药理作用】** 本药为 $H_1$ 受体拮抗药，使组胺不能与 $H_1$ 受体结合，从而抑制其引起的过敏反应。

**【适应证】** 用于皮肤黏膜的过敏，也可用于预防和治疗晕动病。

**【用法用量】** 成人常用量：饭后服药口服，每次 25~50mg，每日 2~3 次。用于防治晕动病时，宜在旅行前 1~2 小时，最少 30 分钟前服用。深部肌内注射，每次 20mg，每日 1~2 次。

**【注意事项】** 对其他乙醇胺类药物高度过敏者、新生儿、早产儿、重症肌无力者、闭角型青光眼、前列腺肥大患者禁用。

**【药物配伍禁忌】** 内容详见苯海拉明的药物配伍禁忌表。

**苯海拉明的药物配伍禁忌表**

| 药物类别 | 禁忌药物 | 禁忌原理 | 有效措施 |
|---|---|---|---|
| 复方抗感冒药 | 含苯海拉明复方感冒药 | 药物过量，引起中毒 | 避免联用 |
| 镇静催眠药 | 地西泮、劳拉西泮、苯巴比妥、水合氯醛、唑吡坦等 | 增强中枢神经抑制作用 | |
| 单胺氧化酶抑制剂 | 苯乙肼、溴法罗明、托洛沙酮、异卡波肼、苯环丙胺、吗氯贝胺、司来吉兰 | 降低苯海拉明代谢，增加不良反应发生概率 | |
| 耳毒性药物 | 链霉素、庆大霉素、卡那霉素、阿米卡星、依他尼酸等 | 掩盖耳毒性症状 | |
| 抗血栓药 | 肝素 | 大剂量降低肝素抗凝作用 | 慎重联用 |

## 异丙嗪 <sup>[药典(二);基(基);医保(甲)]</sup>
### Promethazine

**【药理作用】** 本药是吩噻嗪类抗组胺药，也可用于镇吐、抗晕动以及镇静催眠。

**【适应证】** 用于皮肤黏膜的过敏，预防和治疗晕动病以及麻醉和手术前后的辅助治疗。

**【用法用量】** 成人常用量口服：①抗过敏，每次 12.5mg，每日 4 次，饭后及睡前服用；②止吐，每次 25mg，必要时可每 4~6 小时服 12.5~25mg；③抗眩晕，每次 25mg，必要时每日 2 次；④镇静作用，每次 25~50mg，必要时增倍。小儿用药依据体表面积、体重和年龄折算。成人常用量肌内注射：①抗过敏，每次 25mg，必要时 2 小时后重复；严重过敏时可用肌内注射 25~50mg，最高量不得超过 100mg；②在特殊紧急情况下，可用灭菌注射用水稀释至 0.25%，缓慢静脉注射；③止吐，12.5~25mg，必要时每 4 小时重复 1 次；④镇静催眠：每次 25~50mg。小儿用药依据体表面积、体重和年龄折算。

**【注意事项】** 对本药过敏者禁用。

**【药物配伍禁忌】** 内容详见异丙嗪的药物配伍禁忌表。

### 异丙嗪的药物配伍禁忌表

| 药物类别 | 禁忌药物 | 禁忌原理 | 有效措施 |
|---|---|---|---|
| 多肽类抗生素 | 多黏菌素 B | 静脉给予多黏菌素 B 治疗患者，同时给予本药可能发生严重窒息 | 避免联用 |
| 具有耳毒性药物 | 顺铂、水杨酸制剂、万古霉素、链霉素、庆大霉素、卡那霉素、阿米卡星、依他尼酸等 | 掩盖耳毒性症状 | |
| 平喘药 | 茶碱 | 物理不相容 | |

## 咪唑斯汀 [医保（乙）]
## Mizolastine

【**药理作用**】本药是特异性、选择性的外周组胺 $H_1$ 受体拮抗剂。

【**适应证**】适用于成人或 12 岁以上的儿童所患的荨麻疹等皮肤过敏症状、季节性变应性鼻炎（花粉症）及常年性变应性鼻炎。

【**用法用量**】口服。成人（包括老年人）和 12 岁以上儿童：每日 1 次，每次 10mg。

【**注意事项**】本药可能会引起心脏 Q-T 间期延长，有心脏病史者慎用。

【**药物配伍禁忌**】内容详见咪唑斯汀的药物配伍禁忌表。

### 咪唑斯汀的药物配伍禁忌表

| 药物类别 | 禁忌药物 | 禁忌原理 | 有效措施 |
|---|---|---|---|
| 大环内酯类抗生素 | 红霉素、醋竹桃霉素、克拉霉素、交沙霉素 | 使本药血药浓度中度升高 | 避免联用 |
| 抗真菌药 | 酮康唑 | 使本药血药浓度中度升高 | |
| Ⅰ类和Ⅲ类抗心律失常药物 | 奎尼丁、普鲁卡因胺、利多卡因、苯妥英钠、普罗帕酮、恩卡尼、胺碘酮、索他洛尔、托西酸溴苄铵、伊布替利和多非替利等 | 延长 Q-T 间期 | |

## 氯雷他定 [药典（二）；基（基）；医保（甲）]
## Loratadine

【**药理作用**】本药为高效、作用持久的三环类抗组胺药，为选择性外周 $H_1$ 受体拮抗剂。可缓解过敏反应引起的各种症状。

【**适应证**】用于缓解变应性鼻炎有关的症状，亦适用于缓解慢性荨麻疹、瘙痒性皮肤病及其他过敏性皮肤病的症状及体征。

【**用法用量**】口服。成人及 12 岁以上儿童：每日 1 次，每次 10mg。2~12 岁儿童：体重 >30kg，每日 1 次，每次 10mg；体重 ≤ 30kg，每日 1 次，每次 5mg。

【**注意事项**】对本药过敏者禁用，过敏体质者慎用。

【**药物配伍禁忌**】内容详见氯雷他定的药物配伍禁忌表。

### 氯雷他定的药物配伍禁忌表

| 药物类别 | 禁忌药物 | 禁忌原理 | 有效措施 |
|---|---|---|---|
| 大环内酯类抗生素 | 红霉素 | 抑制本药代谢，增加本药及其代谢产物脱羧乙氧氯雷他定的血药浓度 | 谨慎联用 |
| 全身用咪唑类抗真菌药品 | 酮康唑 | 抑制本药代谢，增加本药及其代谢产物脱羧乙氧氯雷他定的血药浓度 | |
| $H_2$ 受体拮抗剂和平喘药 | 西咪替丁，茶碱等 | 抑制本药代谢，增加本药及其代谢产物脱羧乙氧氯雷他定的血药浓度 | |
| 单胺氧化酶抑制剂 | 异卡波肼、帕吉林、苯乙肼、苯环丙胺 | 增加本药不良反应 | |
| 中枢神经系统抑制药 | 巴比妥类、苯二氮䓬类、吩噻嗪类、三环类抗抑郁药、肌肉松弛药、麻醉药、止痛药 | 引起严重嗜睡反应 | 避免联用 |

## 西替利嗪 [药典（二）；医保（甲）]
### Cetirizine

【药理作用】本药具有强效、长效特异性 $H_1$ 受体拮抗作用。

【适应证】本药广泛用于各种由 IgE 介导的变态反应病。

【用法用量】对于成人及 12 岁以上儿童每日服药 1 次，每次 10mg。对于昼夜均有症状或服药后有轻度不良反应者，可分 2 次服用，早、晚各服 5mg。

【注意事项】不宜用于 12 岁以下儿童。

【药物配伍禁忌】避免与中枢神经系统抑制药如巴比妥类、苯二氮䓬类镇静催眠药、吩噻嗪类、三环类抗抑郁药、肌肉松弛药、麻醉药、止痛药等合用，可引起严重嗜睡反应。

## 特非那定 [药典（二）]
### Terfenadine

【药理作用】本药为特异 $H_1$ 受体阻滞剂，在抗组胺有效剂量下，本药及其代谢产物均不易透过血－脑屏障，故极少有中枢抑制作用。

【适应证】治疗季节性变应性鼻炎，常年性变应性鼻炎，急、慢性荨麻疹等。

【用法用量】口服：成人及 12 岁以上者，每次 60mg，每日 2 次；6~12 岁儿童，每次 30mg，每日 2 次。

【注意事项】有明显肝功能损害者、器质性心脏病的患者禁用。

【药物配伍禁忌】内容详见特非那定的药物配伍禁忌表。

### 特非那定的药物配伍禁忌表

| 药物类别 | 禁忌药物 | 禁忌原理 | 有效措施 |
|---|---|---|---|
| 大环内酯类抗生素 | 克拉霉素、红霉素、交沙霉素等 | 抑制特非那定代谢，增加心脏毒性 | |
| 抗真菌药 | 伊曲康唑、酮康唑（口服）等 | 本药及其代谢产物的血药浓度增加，不良反应可能增加 | |
| 抗心律失常药 | 胺碘酮、托西酸溴苄胺、丙吡胺、索他洛尔、奎尼丁类 | | 避免联用 |
| H$_1$ 受体拮抗剂 | 阿司咪唑 | 更易导致心肌毒性，引起尖端扭转型室性心动过速 | |
| 钙拮抗药 | 苄普地尔 | | |
| 氟喹诺酮类抗生素 | 司氟沙星 | | |
| 苯甲酰胺类抗精神病药 | 舒托必利 | | |
| 脑血管扩张剂 | 长春胺 | | |

# 非索非那定
## Fexofenadine

【**药理作用**】本药为具有选择性外周 H$_1$ 受体拮抗作用的抗组胺药物。

【**适应证**】适用于缓解成人和 6 岁以上的儿童，季节变应性鼻炎相关的症状。

【**用法用量**】①成人和 12 岁以上儿童患者：口服，每次 60mg，每日 2 次。肾功能下降的患者的初始剂量为每次 60mg，每日 1 次。② 6~11 岁的儿童患者：口服，每次 30mg，每日 2 次。肾功能下降的儿科患者的初始剂量为每次 30mg，每日 1 次。

【**注意事项**】肝功能不全者不需减量，肾功能不全的患者剂量需减半。

【**药物配伍禁忌**】与含铝、镁的抗酸药联用，如铝碳酸镁片，可降低本药疗效，给药应间隔 2 小时。

# 依巴斯汀 [医保（乙）]
## Ebastine

【**药理作用**】本药为组胺 H$_1$ 受体拮抗剂。

【**适应证**】荨麻疹、变应性鼻炎、湿疹、皮炎、皮肤瘙痒症等。

【**用法用量**】口服。成人及 12 岁以上儿童：每次 10mg 或 20mg，每日 1 次；6~11 岁儿童：每次 5mg，每日 1 次；2~5 岁儿童：常用量为每次 2.5mg，每日 1 次。

【**注意事项**】有肝功能障碍者或障碍史者、驾驶或操纵机器期间慎用。

【**药物配伍禁忌**】内容详见依巴斯汀的药物配伍禁忌表。

### 依巴斯汀的药物配伍禁忌表

| 药物类别 | 禁忌药物 | 禁忌原理 | 有效措施 |
|---|---|---|---|
| 咪唑类抗真菌药 | 酮康唑 | 抑制本药代谢，导致血药浓度升高，可能导致患者 | 避免联用 |
| 大环内酯类抗生素 | 红霉素 | | |
| 磺胺类抗生素 | 磺胺异噁唑 | | |

## 酮替芬 [药典（二）；医保（乙）]
### Ketotifen

【药理作用】本药为选择性组胺 $H_1$ 受体阻滞剂。

【适应证】用于预防性治疗支气管哮喘，亦可用于防治变应性鼻炎及变应性皮炎等。

【用法用量】口服，每次 1mg，每日 2 次，早、晚服。

【注意事项】司机、操作机器、高空作业等高注意力工作者。孕妇及哺乳期妇女慎用。

【药物配伍禁忌】内容详见酮替芬的药物配伍禁忌表。

### 酮替芬的药物配伍禁忌表

| 药物类别 | 禁忌药物 | 禁忌原理 | 有效措施 |
|---|---|---|---|
| 抗组胺药物 | 苯海拉明、马来酸氯本那敏、异丙嗪、非索非那丁、左旋西替利嗪、特非那定、阿司米唑 | 与本药有一定的协同作用 | 患者对抗组胺药效果不满意时可考虑联用 |
| 抗胆碱药 | 阿托品 | 本药可增加阿托品类药物的阿托品样不良反应 | 谨慎联用 |
| 镇静催眠药 | 巴比妥类药、抗焦虑药等 | 合用可增强困倦，乏力等症状 | 避免联用 |
| 口服降血糖药 | 磺脲类口服降血糖药、双胍类口服降血糖药、葡萄糖苷酶抑制剂、胰岛素增效剂 | 合用时少数糖尿病患者可见血小板减少 | 密切监测 |

## 雷公藤多苷 [基（基）]
### Tripterygium Glucoside

【药理作用】本药具有较强的抗炎作用和免疫抑制作用。

【适应证】肾小球肾炎、肾病综合征、过敏性紫癜肾炎、狼疮肾炎、系统性红斑狼疮、多发性肌炎、皮肌炎等结缔组织病以及一些皮肤病。

【用法用量】口服，每日 3 次，每次 10~20mg。病情控制后可减量维持或间断给药。

【注意事项】年轻未婚或希望生育的青年妇女应慎用，孕妇及哺乳期妇女禁服。

【药物配伍禁忌】与泼尼松、甲泼尼松、倍他米松等糖皮质激素药物合用时可增强激素疗效，应减少激素用量。

# 第 2 节　免疫抑制药

## 环孢素 [药典（二）；基（基）；医保（甲）]
### Ciclosporin

【药理作用】本药可抑制钙调磷酸酶，阻止细胞浆 T 细胞激活核因子的去磷酸化，妨碍信息核传导，抑制 T 细胞的活化及 IL-2、IL-3、IL-4、TNF-α、IFN-γ 等细胞因子的基因表达。

**【适应证】**主要用于移植术后的器官排斥反应。

**【用法用量】**口服：剂量依患者情况而定，一般器官移植前的首次量为 14~17.5mg/（kg·d），于术前 4~12 小时 1 次口服，按此剂量维持到术后 1~2 周，每周减少 5%，直到维持量为 5~10mg/（kg·d）为止。

**【注意事项】**下列情况慎用：肝功能不全、高钾血症、感染、肠道吸收不良、肾功能不全、对该品不耐受等。

**【药物配伍禁忌】**内容详见环孢素的药物配伍禁忌表。

环孢素的药物配伍禁忌表

| 药物类别 | 禁忌药物 | 禁忌原理 | 有效措施 |
|---|---|---|---|
| 非甾体消炎镇痛药 | 吲哚美辛 | 发生肾功能衰竭的危险性增加 | |
| 其他 | 肾上腺皮质激素、硫唑嘌呤、苯丁酸氮芥、环磷酰胺 | 增加引起感染和淋巴增生性疾病的危险性 | 避免联用 |
| 降血脂药 | 洛伐他汀 | 合用于心脏移植患者，有可能增加横纹肌溶解和急性肾功能衰竭的危险性 | |

# 吗替麦考酚酯 [药典（二）；基（基）；医保（乙）]
## Mycophenolate Mofetil

**【药理作用】**本药是高效、选择性、非竞争性、可逆性的次黄嘌呤单核苷酸脱氢（IMPDH）抑制剂，可抑制鸟嘌呤核苷酸的经典合成途径。

**【适应证】**自身免疫性疾病，如天疱疮、大疱性类天疱疮、系统性红斑狼疮（SLE）、银屑病等。

**【用法用量】**口服。每次 0.5~1.5g，每日 2 次，单用或与糖皮质激素合用。

**【注意事项】**下列患者慎用：孕妇；严重的活动性消化性疾病；骨髓抑制（含严重的中性粒细胞减少症）；伴有次黄嘌呤 - 鸟嘌呤转磷酸核糖激酶遗传缺陷的患者。

**【药物配伍禁忌】**内容详见吗替麦考酚酯的药物配伍禁忌表。

吗替麦考酚酯的药物配伍禁忌表

| 药物类别 | 禁忌药物 | 禁忌原理 | 有效措施 |
|---|---|---|---|
| 促进尿酸排泄药 | 磺吡酮 | 干扰本药从肾小管分泌，合用时本药的毒性增加 | |
| 铁剂 | 硫酸亚铁 | 本药的吸收减少、药效下降 | |
| 菊科植物 | 松果菊 | 兴奋免疫系统使本药的药效降低 | 避免联用 |
| 其他免疫抑制药 | 环孢素 | 增加淋巴瘤和其他恶性肿瘤（特别是皮肤癌）发生的危险，免疫系统过度抑制也可能增加被感染的机会 | |
| 含镁或铝的抗酸剂 | 氢氧化镁、氢氧化铝 | 本药的吸收减少 | |

## 他克莫司<sup>[医保（乙）]</sup>
## Tacrolimus

**【药理作用】**本药抑制 T 细胞的活化作用以及 T 辅助细胞依赖 B 细胞的增生作用。也会抑制如白介素 –2、白介素 –3 及 γ– 干扰素等淋巴因子的生成与白介素 –2 受体的表达。

**【适应证】**肝脏、心脏、肾脏及骨髓移植患者的首选免疫抑制药物，移植后排斥反应对传统免疫抑制方案耐药者，也可选用该药物。

**【用法用量】**本药的实际剂量应依据个别患者的需要而加以调整，建议剂量只有起始剂量，因此治疗过程中应藉由临床判断并辅以他克莫司血中浓度的监测以调整剂量。 成人肝脏移植者为 0.1~0.2mg/（kg·d），肾脏移植患者为 0.15~0.3mg/（kg·d），分 2 次口服。

**【注意事项】**本药可能与视觉及神经系统紊乱有关。

**【药物配伍禁忌】**内容详见他克莫司的药物配伍禁忌表。

他克莫司的药物配伍禁忌表

| 药物类别 | 禁忌药物 | 禁忌原理 | 有效措施 |
|---|---|---|---|
| 肾毒性药物 | 氨基糖苷类、糖肽类抗菌药物、SMZ、两性霉素 B、非甾类抗炎药链霉素、庆大霉素 | 加重肾毒性 | 避免联用 |
| 抗病毒药物 | 阿昔洛韦、更昔洛韦 | 加重神经毒性 | |
| 利尿药 | 氨苯蝶啶、螺内酯 | 增加高钾血症发生率 | |

## 硫唑嘌呤<sup>[药典（二）；基（基）；医保（甲）]</sup>
## Azathioprine

**【药理作用】**本药为 6– 巯基嘌呤（6–MP）的衍生物，是嘌呤代谢的拮抗药。

**【适应证】**主要用于器官移植时抗排异反应。

**【用法用量】**每日 2~5mg/kg，每日 1 次或分次口服。

**【注意事项】**对本药过敏者、妊娠期妇女或近期内准备妊娠妇女禁用。

**【药物配伍禁忌】**内容详见硫唑嘌呤的药物配伍禁忌表。

硫唑嘌呤的药物配伍禁忌表

| 药物类别 | 禁忌药物 | 禁忌原理 | 有效措施 |
|---|---|---|---|
| 肌肉松弛药 | 罗库溴铵 | 两个注射剂配伍时会发生物理变化 | 避免联用 |
| 免疫抑制剂 | 吗替麦考酚酯 | 抑制嘌呤代谢 | |

## 沙利度胺<sup>[药典（二）；医保（乙）]</sup>
## Thalidomide

**【药理作用】**本品为谷氨酸衍生物，有免疫抑制、免疫调节作用，通过稳定溶酶体膜，抑制中性粒细胞趋化性，产生抗炎作用。

【适应证】用于麻风结节性红斑。

【用法用量】初始剂量每日 100~200mg，分 4 次服。

【注意事项】中性粒细胞减少者、周围神经病者及癫痫病史者慎用。育龄妇女需采取有效避孕措施方可应用，停药 6 个月以上方可怀孕。

【药物配伍禁忌】内容详见沙利度胺的药物配伍禁忌表。

沙利度胺的药物配伍禁忌表

| 药物类别 | 禁忌药物 | 禁忌原理 | 有效措施 |
|---|---|---|---|
| 利尿剂 | 呋塞米 | 增加中毒性表皮坏死松解症发生风险 | 避免联用 |

# 来氟米特 [药典（二）；医保（乙）]<br>Leflunomide

【药理作用】本品为异噁唑类免疫抑制剂，具有抗增殖活性。

【适应证】用于治疗风湿性关节炎、系统性红斑狼疮等自身免疫性疾病，亦用于器官移植抗排异反应。

【用法用量】口服。类风湿关节炎、系统性红斑狼疮及银屑病关节炎：成人每次 20mg，每日 1 次；病情控制后可以每日 10~20mg 维持。韦格纳肉芽肿病：每日 20~40mg。器官移植：负荷剂量每日 200mg，维持剂量每日 40~60mg。

【注意事项】对来氟米特或其代谢产物过敏者禁用。严重肝功能不全者、孕妇禁用。

【药物配伍禁忌】内容详见来氟米特的药物配伍禁忌表。

来氟米特的药物配伍禁忌表

| 药物类别 | 禁忌药物 | 禁忌原理 | 有效措施 |
|---|---|---|---|
| 抗感染药 | 利福平 | 合用时可抑制 CYP450，引起本品代谢加快，使代谢产物 $M_1$ 峰浓度升高 | 合用时应慎重 |
| 非甾体抗炎药 | 双氯芬酸、布洛芬 | $M_1$ 可使血浆游离双氯芬酸和布洛芬的浓度升高 13%~50%，发生不良反应的概率升高 | 合用应慎重 |
| 磺酰脲类降血糖药 | 甲苯磺丁脲 | $M_1$ 可使血浆游离甲苯磺丁脲浓度升高 13%~50%，可能引起低血糖 | 密切关注血糖，必要时调整降血糖药物剂量 |

# 英夫利昔单抗<br>Infliximab

【药理作用】本药为人 – 鼠嵌合性单克隆抗体，可与 TNFα 的可溶形式和透膜形式以高亲和力结合，抑制 TNF-α 与受体结合，从而使 TNF 失去物活性。

【适应证】类风湿关节炎，克罗恩病，强直性脊柱炎，银屑病。

【用法用量】本药的初始剂量为 3~5mg/kg，应根据病情调整剂量。

【注意事项】对英夫利西单抗、其他鼠源蛋白或本药中任何成分过敏的患者禁用。患有结核病或其他活动性感染（包括败血症、脓肿、机会性感染等）的患者禁用。患有中、重度心力衰竭（纽约心脏学会心功能分级 Ⅲ / Ⅳ 级）的患者禁用。

**【药物配伍禁忌】**内容详见英夫利西单抗的药物配伍禁忌表。

英夫利西单抗的药物配伍禁忌表

| 药物类别 | 禁忌药物 | 禁忌原理 | 有效措施 |
| --- | --- | --- | --- |
| 白介素 –1 受体阻滞剂 | 阿那白滞素、阿巴西普 | 阿那白滞素与其他 TNF–α 抑制剂合用可能产生严重感染不良反应 | 不建议本药和阿那白滞素或阿巴西普联合使用 |
| 活疫苗 | 卡介苗、麻疹疫苗、脊髓灰质炎疫苗等 | 可能存在感染风险 | 推荐儿童克罗恩病患儿在按照疫苗接种指导原则接种完所有疫苗后再开始使用本药。 |
| 重组人源化抗人白介素 6（IL–6）受体单克隆抗体 | 托珠单抗 | 潜在发生免疫抑制的可能和感染的风险会增高 | 避免联用 |
| 治疗指数狭窄的 CYP450 底物药物 | 茶碱、华法林、环孢素 | 对代谢酶的影响导致此类药物代谢变化 | 需监测疗效或药物浓度 |

# 第 3 节　免疫增强药

## 卡介苗
### Bacille Calmette–Guerin Vaccine

**【药理作用】**本药可调节机体免疫力。

**【适应证】**肿瘤的辅助治疗；预防结核病；治疗小儿哮喘性支气管炎及预防小儿感冒。

**【用法用量】**本药的常规用量为 0.05~0.15ml 不等，须参照患者的病情及药品说明书确定用量。

**【注意事项】**皮内注射，切不可皮下或肌内注射。使用时应注意避光。本药重溶时间应不超过 3 分钟。

**【药物配伍禁忌】**本品为活菌制剂，避免与抗菌药物使用。另外不宜同时使用免疫抑制剂或激素类药物，防止产生全身性卡介苗疾病。

## 香菇多糖 [医保（乙）]
### Lentinan

**【药理作用】**香菇多糖是一种具有免疫调节作用的抗肿瘤辅助药物。

**【适应证】**用于恶性肿瘤的辅助治疗。

**【用法用量】**口服：每次 3~5 片，每日 2 次；静脉给药：每次 1~2mg，每周 2 次。

**【注意事项】**过敏体质者、儿童、妊娠和育龄妇女慎用。

**【药物配伍禁忌】**与维生素类，如维生素 A 注射剂配伍会使注射液浑浊，因避免联用使用。

# 胸腺肽[医保(乙)]
## Thymosin

【药理作用】免疫调节药。具有调节和增强人体细胞免疫功能的作用。

【适应证】用于治疗各种原发性或继发性 T 细胞缺陷病，某些自身免疫性疾病，各种细胞免疫功能低下的疾病及肿瘤的辅助治疗。

【用法用量】皮下或肌内注射：一次 10~20mg，一日 1 次。静脉滴注：一次 20~80mg，一日 1 次。

【注意事项】对本药过敏者禁用，过敏体质者用药前需皮试。

【药物配伍禁忌】内容详见胸腺肽的药物配伍禁忌表。

### 胸腺肽的药物配伍禁忌表

| 药物类别 | 禁忌药物 | 禁忌原理 | 有效措施 |
|---|---|---|---|
| 化痰药 | 氨溴索 | 产生白色沉淀 | |
| 抗酸药 | 泮托拉唑 | 泮托拉唑在酸性条件下不稳定，胸腺肽显弱酸性 | 避免联用 |
| 中药注射剂 | 清开灵、丹参 | 产生白色絮状物 | |

# 重组人干扰素[基(基)；医保(乙)]
## Recombinant Human IFN

【药理作用】本药具有抗病毒、抗肿瘤活性和免疫调节作用。

【适应证】适用于治疗恶性肿瘤、亚急性重症肝炎、肝纤维化（早期肝硬化）、感染与损伤性疾病、骨髓增生异常综合征、病毒性疾病、系统性硬皮病、异位性皮炎、风湿性关节炎等症状。

【用法用量】一般初始剂量为 300~500wu，需根据患者病情及耐受程度确定剂量。

【注意事项】对重组人干扰素 α–2a 或该制剂的任何成分有过敏史者，患有严重心脏疾病或有心脏病史者，严重的肝、肾或骨髓功能不正常者，癫痫及中枢神经系统功能损伤者，伴有晚期失代偿性肝病或肝硬化的肝炎患者禁用，正在接受或近期内接受免疫抑制剂治疗的慢性肝炎患者（短期"去激素"治疗者除外）、即将接受同种异体骨髓移植的 HLA 抗体识别相关的慢性髓性白血病患者禁用。

【药物配伍禁忌】内容详见重组人干扰素的药物配伍禁忌表。

### 重组人干扰素的药物配伍禁忌表

| 药物类别 | 禁忌药物 | 禁忌原理 | 有效措施 |
|---|---|---|---|
| 安眠药、镇静剂 | 安眠药、镇静剂类 | 可增强本药对中枢神经系统的毒副作用 | |
| 抗病毒药 | 齐多夫定 | 增加血液毒性 | |
| 血管紧张素转换酶抑制药 | 卡托普利、依那普利 | 可导致粒细胞减少，血小板减少效 | 谨慎联用 |
| 巴比妥类药物 | 苯巴比妥 | 抑制肝细胞色素 P450，增加药物血清浓度 | |

| 药物类别 | 禁忌药物 | 禁忌原理 | 有效措施 |
|---|---|---|---|
| 茶碱类药物 | 茶碱 | 可使茶碱中毒 | 避免联用 |
| 活疫苗 | 卡介苗、麻疹疫苗、脊髓灰质炎疫苗等 | 可能存在感染风险 | 用药期间谨慎接种疫苗 |

# 薄芝糖肽
## Bozhi Glycopeptide

【**药理作用**】本药可调节机体免疫功能、抗氧化、清除氧自由基；此外，尚有促进核酸、蛋白质生物合成等作用。

【**适应证**】用于进行性肌营养不良、萎缩性肌强直，及前庭功能障碍、高血压等引起的眩晕和自主神经功能紊乱、癫痫、失眠等症。亦可用于肿瘤、肝炎的辅助治疗。

【**用法用量**】肌内注射：每次 2ml，每日 2 次。静脉滴注：每日 4ml，用 250ml 0.9% 氯化钠注射液或 5% 葡萄糖注射液稀释后静脉滴注。1~3 个月为 1 个疗程。

【**注意事项**】对本药过敏者禁用。

【**药物配伍禁忌**】本药能加强利血平、氯丙嗪的中枢镇静作用，拮抗苯丙胺的中枢兴奋作用，延长戊巴比妥钠和巴比妥钠的睡眠时间，加强戊巴妥钠阈下剂量的睡眠作用，谨慎合用。

# 第 10 章 抗肿瘤药物

## 氮芥 [药典（二）；医保（甲）]
### Chlormethine

【药理作用】本药为双功能烷化剂，主要抑制 DNA 合成，同时对 RNA 和蛋白质合成也有抑制作用。

【适应证】主要用于恶性淋巴瘤，尤其是霍奇金病的治疗，腔内用药对控制癌性胸腔、心包腔及腹腔积液有较好疗效。

【用法用量】静脉注射：每次 4~6mg/m² （或 0.1mg/kg），每周 1 次，连用 2 次，休息 1~2 周重复。腔内给药：每次 5~10mg，每周 1 次，可根据需要重复。局部皮肤涂抹：新配制每次 5mg，加 0.9% 氯化钠注射液 50ml，每日 1~2 次，主要用于皮肤蕈样霉菌病。

【注意事项】严禁口服、皮下及肌内注射，孕妇及哺乳期妇女禁用。

【药物配伍禁忌】用药期间避免接种活疫苗，包括：卡介苗、麻疹疫苗、脊髓灰质炎疫苗、轮状病毒疫苗等。

## 苯丁酸氮芥 [药典（二）；医保（乙）]
### Chlorambucil

【药理作用】本药属氮芥类衍生物，具有双功能烷化剂作用，可形成不稳定的乙撑亚胺而发挥其细胞毒作用，干扰 DNA 和 RNA 的功能。

【适应证】主要用于慢性淋巴细胞白血病、卵巢癌和低度恶性非霍奇金淋巴瘤。

【用法用量】口服：每次 0.1~0.2mg/kg （或 4~8mg/m²），每日 1 次，连服 3~6 周，疗程总

量 300~500mg。

**【注意事项】**孕妇或计划怀孕者禁用。

**【药物配伍禁忌】**用该药化疗停止 3 个月后方可接种活疫苗，这类疫苗包括: 卡介苗( BCG，结核病）、麻疹疫苗、脊髓灰质炎疫苗、轮状病毒疫苗等，该药对免疫受损患者接种活疫苗有引发感染的潜在可能性。保泰松增强苯丁酸氮芥的毒性，合用时需减少保泰松的用量。

# 卡莫司汀 [药典（二）；医保（乙）]
## Carmustine

**【药理作用】**本药及其代谢物可通过烷化作用与核酸交链，亦有可能因改变蛋白而产生抗癌作用。在体内能与 DNA 聚合酶作用，对增殖期细胞各期都有作用。

**【适应证】**对脑瘤、脑转移瘤和脑膜白血病有效，对恶性淋巴瘤、多发性骨髓瘤，与其他药物合用对恶性黑色素瘤有效。

**【用法用量】**静脉注射按体表面积 $100mg/m^2$，每日 1 次，连用 2~3 日；或 $200mg/m^2$，用 1 次，每 6~8 周重复。溶入 5% 葡萄糖或 0.9% 氯化钠注射液 150ml 中快速点滴。

**【注意事项】**本药可能引起肝肾功能异常。

**【药物配伍禁忌】**内容详见卡莫司汀的药物配伍禁忌表。

### 卡莫司汀的药物配伍禁忌表

| 药物类别 | 禁忌药物 | 禁忌原理 | 有效措施 |
|---|---|---|---|
| $H_2$ 受体拮抗剂 | 西咪替丁 | 西咪替丁加重其白细胞和血小板下降程度 | 避免联用 |
| 活疫苗 | 卡介苗（BCG，结核病）、麻疹疫苗、脊髓灰质炎疫苗、轮状病毒疫苗等 | 对免疫受损患者接种活疫苗有引发感染的潜在可能性 | 化疗停止 3 月后方可接种活疫苗 |

# 尼莫司汀 [医保（乙）]
## Nimustine

**【药理作用】**本品使细胞内 DNA 烷化，引起 DNA 低分子化，抑制 DNA 合成。

**【适应证】**用于肺癌、胃癌、直肠癌、食管癌和恶性淋巴瘤等，可与其他抗肿瘤药物合用。

**【用法用量】**通常，本品按每 5mg 溶于注射用水 1ml 的比例溶解下述剂量，供静脉或动脉给药。①以盐酸尼莫司汀计，按体重给药，1 次给 2~3mg/kg，其后据血常规停药 4~6 周，再次给药，如此反复，直到临床满意的效果。②以盐酸尼莫司汀计，将 1 次量 2mg/kg，隔 1 周给药，2~3 次后，据血常规停药 4~6 周，再次给药，如此反复，直到临床满意的效果。

**【注意事项】**本药不可肌内注射或皮下注射。遇光易分解，水溶液不稳定，溶解后应尽快使用。

**【药物配伍禁忌】**与其他抗恶性肿瘤药或放射治疗合用时易发生骨髓抑制等不良反应，当发生不良反应时，应酌情减量甚至停药。

## 白消安 [药典（二）；基（基）；医保（甲、乙）]
Busulfan

【药理作用】属双甲基磺酸酯类的双功能烷化剂，为细胞周期非特异性药物。

【适应证】主要适用于慢性粒细胞白血病的慢性期，对缺乏费城染色体 Ph1 患者效果不佳。也可用于治疗原发性血小板增多症，真性红细胞增多症等慢性骨髓增殖性疾病。

【用法用量】成人常用量：慢性粒细胞白血病，每日总量 $4\sim6mg/m^2$，每日 1 次。如白细胞数下降至 $20\times10^9/L$ 则需酌情停药。或给维持量每日或隔日 $1\sim2mg$，以维持白细胞计数在 $10\times10^9/L$ 左右。

【注意事项】服药应根据患者对药物的反应、骨髓抑制程度、个体差异而调整剂量。

【药物配伍禁忌】内容详见白消安的药物配伍禁忌表。

### 白消安的药物配伍禁忌表

| 药物类别 | 禁忌药物 | 禁忌原理 | 有效措施 |
|---|---|---|---|
| 硝基咪唑衍生物 | 甲硝唑 | 使用高剂量本药作为干细胞移植前清髓治疗的患者，使用甲硝唑显著增加了本药的血药浓度和相关毒性反应，包括肝功能异常，静脉闭塞性病变和黏膜炎 | 避免联用 |
| 干扰素 | 干扰素 – α | 使用本药和干扰素 – α 的患者出现严重血细胞减少 | |
| 活疫苗 | 轮状病毒疫苗等 | 对免疫受损患者接种活疫苗有引发感染的潜在可能性 | 化疗停止 3 个月后方可接种活疫苗 |
| 抗真菌药 | 伊曲康唑 | | 用氟康唑代替 |
| 水杨酸类 | 对乙酰氨基酚 | 降低白消安清除率 | 对乙酰氨基酚停药 72 小时后再用白消安 |

## 阿糖胞苷 [药典（二）；基（基）；医保（甲）]
Cytarabine

【药理作用】本品为作用于细胞 S 增殖期的嘧啶类抗代谢药物，通过抑制细胞 DNA 的合成，干扰细胞的增殖。

【适应证】适用于急性白血病的诱导缓解期及维持巩固期。对急性非淋巴细胞性白血病效果较好，对慢性粒细胞白血病的急变期，恶性淋巴瘤也有效。

【用法用量】诱导缓解：静脉注射或滴注，成人每次按体重 2mg/kg（或 $1\sim3mg/kg$），每日 1 次，连用 $10\sim14$ 日，如无明显不良反应，剂量可增大至每次按体重 $4\sim6mg/kg$。维持：完全缓解后改用维持治疗量，每次按体重 1mg/kg，每日 $1\sim2$ 次，皮下注射，连用 $7\sim10$ 日。

【注意事项】孕妇及哺乳期妇女忌用。

【药物配伍禁忌】内容详见阿糖胞苷的药物配伍禁忌表。

### 阿糖胞苷的药物配伍禁忌表

| 药物类别 | 禁忌药物 | 禁忌原理 | 有效措施 |
|---|---|---|---|
| 抗真菌药 | 氟胞嘧啶 | 氟胞嘧啶的吸收受到竞争性的抑制 | 避免联用 |
| 活疫苗 | 轮状病毒疫苗等 | 对免疫受损患者接种活疫苗有引发感染的潜在可能性 | 化疗停止 3月后方可接种活疫苗 |

## 氟尿嘧啶 [药典（二）；基（基）；医保（甲）]
### Fluorouracil

【**药理作用**】本药为细胞周期特异性药，主要抑制 S 期细胞。

【**适应证**】主要用于治疗消化道肿瘤，或较大剂量氟尿嘧啶治疗绒毛膜上皮癌。亦常用于治疗乳腺癌、卵巢癌、肺癌、宫颈癌、膀胱癌及皮肤癌等。

【**用法用量**】静脉滴注：每日 15~30mg/kg，在 6~8 小时内缓慢滴注完毕，连用 10 日为 1 个疗程。口服，150~300mg/d，分次服用。总量 10~15g 为 1 个疗程。外用：5% 霜剂或 10%、5% 丙二醇溶液剂抹擦。

【**注意事项**】用药期间应严格检查血常规。

【**药物配伍禁忌**】内容详见氟尿嘧啶的药物配伍禁忌表。

**氟尿嘧啶的药物配伍禁忌表**

| 药物类别 | 禁忌药物 | 禁忌原理 | 有效措施 |
|---|---|---|---|
| 硝基咪唑衍生物 | 甲硝唑 | 使用甲硝唑显著增加了本药的血药浓度和相关毒性反应，包括肝功能异常，静脉闭塞性病变和黏膜炎 | 避免联用 |
| 抗肿瘤激素药 | 他莫昔芬 | 增加血栓危险 | |
| H₂受体拮抗剂 | 西咪替丁 | 可能通过阻止本药代谢，导致毒性增加 | |
| 水杨酸类 | 阿司匹林 | 增加胃肠道出血风险 | |
| 活疫苗 | 轮状病毒疫苗等 | 对免疫受损患者接种活疫苗有引发感染的潜在可能性 | 避免接种 |

## 吉西他滨 [药典（二）；基（基）；医保（乙）]
### Gemcitabine

【**药理作用**】本品为核苷同系物，属细胞周期特异性抗肿瘤药。

【**适应证**】适用于治疗中、晚期非小细胞肺癌。局部晚期或已转移的胰腺癌。

【**用法用量**】静脉滴注：1000mg/m²，滴注 30 分钟，每周 1 次，连续 3 周，休息 1 周，每 4 周重复 1 次。依据患者的毒性反应相应减少剂量。

【**注意事项**】由于严重辐射敏化的可能性，本药化疗与放射治疗的间隔至少 4 周，如果患者情况允许可缩短间隔时间。

【**药物配伍禁忌**】用该药化疗期间避免接种活疫苗，这类疫苗包括：卡介苗（BCG，结核病）、麻疹疫苗、脊髓灰质炎疫苗、轮状病毒疫苗等，该药对免疫受损患者接种活疫苗有引发感染的潜在可能性。

## 羟基脲 [药典（二）；基（基）；医保（甲）]
### Hydroxycarbamide

【**药理作用**】本药为周期特异性药，S 期细胞敏感。

【**适应证**】用于恶性黑色素瘤、胃癌、肠癌、乳癌、膀胱癌、头颈部癌、恶性淋巴瘤、原发性肝癌及急、慢性粒细胞白血病。与放疗、化疗合并治疗脑瘤。

【**用法用量**】口服，慢性粒细胞白血病每日 20~60mg/kg，每周 2 次，6 周为 1 个疗程；头颈癌、宫颈鳞癌等每次 80mg/kg，每 3 日 1 次，需与放疗合用。

【**注意事项**】配药或者接触装有羟基脲的药瓶时应当戴上一次性手套，且在接触含有羟基脲的药瓶或者胶囊（片）前后都要洗手。该药应当远离儿童。

【**药物配伍禁忌**】内容详见羟基脲的药物配伍禁忌表。

### 羟基脲的药物配伍禁忌表

| 药物类别 | 禁忌药物 | 禁忌原理 | 有效措施 |
|---|---|---|---|
| 抗肿瘤药 | 氟尿嘧啶 | 减少 5-FU 转变为活性代谢物 | 避免联用 |
| 巴比妥类 | 苯巴比妥 | 本药对中枢神经系统有抑制作用 | |
| 活疫苗 | 卡介苗（BCG，结核病）、麻疹疫苗、脊髓灰质炎疫苗、轮状病毒疫苗等 | 对免疫受损患者接种活疫苗有引发感染的潜在可能性 | 停止化疗 3 个月后方可接种 |

## 巯嘌呤 [药典（二）；基（基）；医保（甲）]
## Mercaptopurine

【**药理作用**】属于抑制嘌呤合成途径的细胞周期特异性药物，化学结构与次黄嘌呤相似，因而能竞争性地抑制次黄嘌呤的转变过程。

【**适应证**】适用于绒毛膜上皮癌，恶性葡萄胎，急性淋巴细胞白血病及急性非淋巴细胞白血病，慢性粒细胞白血病的急变期。

【**用法用量**】①绒毛膜上皮癌：成人常用量，每日 6~6.5mg/kg，分 2 次口服，以 10 日为 1 个疗程，疗程间歇为 3~4 周。②白血病：开始，每日 2.5mg/kg 或 80~100mg/m²，每日 1 次或分次服用，一般于用药后 2~4 周可见显效，如用药 4 周后，仍未见临床改善及白细胞数下降，可考虑在仔细观察下，加量至每日 5mg/kg；维持，每日 1.5~2.5mg/kg 或 50~100mg/m²，每日 1 次或分次口服。

【**注意事项**】对本药过敏者、妊娠及哺乳期妇女、严重肝肾功能损害者禁用。

【**药物配伍禁忌**】内容详见巯嘌呤的药物配伍禁忌表。

### 巯嘌呤的药物配伍禁忌表

| 药物类别 | 禁忌药物 | 禁忌原理 | 有效措施 |
|---|---|---|---|
| 尿酸合成抑制药 | 别嘌呤、甲氨蝶呤 | 别嘌呤抑制了巯嘌呤的代谢，明显增加巯嘌呤的效能和毒性 | 避免联用 |
| 5-氨基水杨酸类药物 | 美沙拉嗪、巴沙拉嗪、奥沙拉秦、柳氮磺吡啶 | 抑制硫嘌呤甲基转移酶，从而使本药不能转化为 6-甲基巯嘌呤而进一步代谢，增加毒性 | |
| 活疫苗 | 卡介苗（BCG，结核病）、麻疹疫苗、脊髓灰质炎疫苗、轮状病毒疫苗等 | 对免疫受损患者接种活疫苗有引发感染的潜在可能性 | 停止化疗 3 个月后方可接种 |

# 卡培他滨 [基（基）；医保（乙）]
## Capecitabine

【药理作用】在体内转变为氟尿嘧啶而起作用。

【适应证】用于结肠癌辅助化疗，结直肠癌，乳腺癌联合化疗，乳腺癌单药化疗，胃癌等治疗。

【用法用量】推荐剂量为 1250mg/m²，每日 2 次口服，早晚各 1 次，治疗 2 周后停药 1 周，3 周为 1 个疗程。卡培他滨片剂应在餐后 30 分钟内用水吞服。

【注意事项】既往对氟尿嘧啶有严重、非预期的反应或已知对氟嘧啶过敏、已知二氢嘧啶脱氢酶（DPD）活性完全缺乏、严重肾功能损伤等患者（肌酐清除率低于 30ml/min）禁用。

【药物配伍禁忌】内容详见卡培他滨的药物配伍禁忌表。

### 卡培他滨的药物配伍禁忌表

| 药物类别 | 禁忌药物 | 禁忌原理 | 有效措施 |
|---|---|---|---|
| 香豆素类抗凝剂 | 华法林、苯丙香豆素 | 卡培他滨抑制 CYP2C9 同工酶 | 避免联用 |
| 抗癫痫药 | 苯妥英钠 | | |
| 抗叶酸代谢药 | 甲酰四氢叶酸 | 甲酰四氢叶酸可能增加卡培他滨的毒性 | |
| 抗病毒药 | 索利夫定 | 由于索立夫定对二氢嘧啶脱氢酶的抑制作用，索立夫定与 5- 氟尿嘧啶药物间存在显著的临床相互作用。这种相互作用导致氟嘧啶毒性升高，有致死的可能 | |
| 活疫苗 | 卡介苗（BCG，结核病）、麻疹疫苗、脊髓灰质炎疫苗、轮状病毒疫苗等 | 对免疫受损患者接种活疫苗有引发感染的潜在可能性 | 避免接种 |

# 替吉奥 [医保（乙）]
## Tegafur, Gimeracil and Oteracil Porassium

【药理作用】由替加氟（FT）、吉美嘧啶（CDHP）和奥替拉西钾（Oxo）组成。

【适应证】不能切除的局部晚期或转移性胃癌。

【用法用量】单独用药：通常，体表面积 <1.25m²，初次给药的基准量（以替加氟计）每次 40mg，1.25m² ≤体表面积 <1.5m²，每次 50mg；体表面积 >1.5m²，每次 60mg，每日 2 次，于早饭后和晚饭后各服 1 次，连服 28 日，之后停药 14 日。此为 1 个周期，可以反复进行。可根据患者情况增减给药量，每次给药量按 40mg、50mg、60mg、75mg 四个剂量等级顺序递增或递减。给药直至患者病情恶化或无法耐受为止。

【注意事项】骨髓抑制、肾功能障碍、肝功能障碍、合并感染、糖耐量异常、间质性肺炎或既往有间质性肺炎史的、心脏病患者或既往有心脏病史、消化道溃疡或出血的患者慎用。

【药物配伍禁忌】内容详见替吉奥的药物配伍禁忌表。

替吉奥的药物配伍禁忌表

| 药物类别 | 禁忌药物 | 禁忌原理 | 有效措施 |
|---|---|---|---|
| 氟尿嘧啶类抗肿瘤药、抗真菌药 | 5-FU、UFT、替加氟、去氧氟尿苷、卡培他滨、卡莫氟、氟胞嘧啶 | 替吉奥胶囊所含吉美嘧啶可抑制合并使用的氟尿嘧啶或该类药物所产生的氟尿嘧啶的分解代谢，从而导致氟尿嘧啶血药浓度明显升高 | 避免联用，停药 7 日内不得服用该类药物 |
| 索利夫定及其结构类似物 | 溴夫定 | 索利夫定和溴夫定的代谢产物溴乙烯基尿嘧啶（BVU）不可逆抑制二氢嘧啶脱氢酶，从而导致体内替吉奥胶囊的代谢物 5-FU 的血药浓度升高 | 避免联用 |

# 培美曲塞二钠 [药典（二）；基（基）；医保（乙）]
## Pemetrexed Disodium

【药理作用】本品是一种抗叶酸制剂，通过破坏细胞内叶酸依赖性的正常代谢过程，抑制细胞复制，从而抑制肿瘤的生长。

【适应证】适用于与顺铂联合治疗无法手术的恶性胸膜间皮瘤。

【用法用量】恶性胸膜间皮瘤：培美曲塞联合顺铂用于治疗恶性胸膜间皮瘤的推荐剂量为每 21 日 $500mg/m^2$，滴注 10 分钟，顺铂的推荐剂量为 $75mg/m^2$ 滴注超过 2 小时，应在培美曲塞给药结束 30 分钟后再给予顺铂滴注。接受顺铂治疗要有水化方案。

【注意事项】本药是一种抗肿瘤药物，与其他有潜在毒性的抗肿瘤药一样，处置与配置需特别小心。

【药物配伍禁忌】内容详见培美曲塞的药物配伍禁忌表。

培美曲塞的药物配伍禁忌表

| 药物类别 | 禁忌药物 | 禁忌原理 | 有效措施 |
|---|---|---|---|
| 含有钙的稀释剂 | 乳酸盐林格注射液、林格注射液 | 物理不相容 | |
| 非甾体抗炎药 | 布洛芬、吡罗昔康、阿司匹林 | 布洛芬每日剂量为 400mg，4 次 / 日时，可使培美曲塞的清除率降低 20%（AUC 增加约 20%），应当避免给予高剂量和长半衰期的非甾体类抗炎药 | 避免联用 |
| 酸性溶媒 | 低 pH 的葡萄糖注射液 | 由于结构不稳定，浑浊增加，表明溶液不可使用 | |

# 雷替曲塞 [医保（乙）]
## Raltitrexed

【药理作用】本品为抗代谢类叶酸类似物，特异性地抑制胸苷酸合酶（TS）。

【适应证】在患者无法接受联合化疗时，本药可单药用于治疗不适合 5-FU/ 亚叶酸钙的晚期结直肠癌患者。

【用法用量】注射剂，成人：推荐剂量为 $3mg/m^2$。

【注意事项】孕妇、治疗期间妊娠或哺乳期妇女禁用。

【药物配伍禁忌】内容详见雷替曲塞的药物配伍禁忌表。

### 雷替曲塞的药物配伍禁忌表

| 药物类别 | 禁忌药物 | 禁忌原理 | 有效措施 |
|---|---|---|---|
| 叶酸类 | 叶酸 | 合用会降低药物作用 | 避免联用 |
| | 亚叶酸 | | |
| | 包含叶酸、亚叶酸的维生素制剂 | | |
| 蛋白结合率高的药物 | 华法林、非甾体抗炎药（NSAIDS） | 易出现明显相互作用 | |

# 博来霉素[医保（乙）]
## Bleomycin

【**药理作用**】本药与铁的复合物嵌入 DNA，引起 DNA 单链和双链断裂，不引起 RNA 链断裂。

【**适应证**】适用于头颈部、食管、皮肤、宫颈、阴道、外阴、阴茎的鳞癌，霍奇金病及恶性淋巴瘤，睾丸癌及癌性胸腔积液等。

【**用法用量**】用注射器吸取适量的注射用水或 0.9% 氯化钠注射液，葡萄糖注射液等，注入博来霉素瓶内，使之完全溶解后，抽入注射器内备用。①肌内或皮下注射：用上述溶液不超出 5ml，溶解 15~30mg（效价）的博来霉素，肌肉或皮下注射。用于皮下注射时，1mg（效价）/ml 以下浓度注射为适度。②动脉内注射：将药物 5~15mg 溶解后，直接缓慢注射。③静脉注射：用 5~20ml 适合静脉注射用的溶液，溶解 15~30mg（效价）的药物后，缓慢静脉滴入。如果明显发烧时，则应减少药物单次使用量为 5mg（效价）或更少，同时可以增加使用次数。④治疗癌性胸膜炎：取 60mg（效价）博来霉素溶解后，缓慢注入胸腔内，保留 4~6 小时后，抽出残留积液，一般 1 次可缓解。注射频率：一般为每周 2 次，可根据病情调节、每日 1 次至 1 周 1 次不同。使用总量：以肿瘤消失为目标，总量一般为 300~400mg（效价）。即使肿瘤消失后，有时也应适当地追加治疗，如每周 1 次，每次为 15mg（效价）静脉注射，共 10 次。

【**注意事项**】孕妇与哺乳期妇女应谨慎给药，特别是妊娠初期的 3 个月。

【**药物配伍禁忌**】内容详见博来霉素的药物配伍禁忌表。

### 博来霉素的药物配伍禁忌表

| 药物类别 | 禁忌药物 | 禁忌原理 | 有效措施 |
|---|---|---|---|
| 抗癫痫药 | 苯妥英钠 | 合用会导致苯妥英钠血药浓度降低，癫痫控制不良 | 监测血药浓度，谨慎合用 |
| 抗菌药 | 替加环素 | 物理不相容，混合后出现微量沉淀 | 避免联用 |
| 多烯类抗真菌药 | 两性霉素 B 脂质体、两性霉素 B 脂质复合物、两性霉素 B 常规胶体 | 浑浊、沉淀 | |
| 喹诺酮类 | 加诺沙星 | 物理不相容，混合后 1 小时内出现微量沉淀，1~4 小时内变成肉眼可见的颗粒状沉淀 | |
| 骨骼肌松弛药 | 丹曲林 | 物理不相容，混合后立即出现浓黄色沉淀 | |
| 镇静催眠药 | 地西泮 | 物理不相容，混合后立即出现白色云状沉淀 | |

## 丝裂霉素 [药典（二）；医保（甲）]
### Mitomycin

【药理作用】丝裂霉素为细胞周期非特异性药物，对肿瘤细胞的 $G_1$ 期、特别是晚 $G_1$ 期及早 S 期最敏感。

【适应证】胃癌、肺癌、乳腺癌，也适用于肝癌、胰腺癌、结直肠癌、食管癌、卵巢癌及癌性腔内积液。

【用法用量】静脉注射：每次 6~8 mg，以氯化钠注射液溶解后静脉注射，每周 1 次。也可每次 10~20mg，每 6~8 周重复治疗。动脉注射：剂量与静脉注射同。腔内注射：每次 6~8mg。联合化疗：FAM（氟尿嘧啶、阿霉素、丝裂霉素）主要用于胃肠道肿瘤。

【注意事项】丝裂霉素应在有经验的肿瘤化疗医师指导下使用。

【药物配伍禁忌】内容详见丝裂霉素的药物配伍禁忌表。

### 丝裂霉素的药物配伍禁忌表

| 药物类别 | 禁忌药物 | 禁忌原理 | 有效措施 |
| --- | --- | --- | --- |
| 抗肿瘤药 | 阿霉素 | 同时应用可增加心脏毒性 | 建议阿霉素的总量限制在按体表面积 $450mg/m^2$ 以下 |
| 活病毒疫苗类 | 活病毒疫苗接种、脊髓灰质炎疫苗 | 接受抗肿瘤治疗的患者对疫苗接种的免疫应答下降。 | 避免联用，抗肿瘤治疗结束至少 6 个月后才能接种疫苗 |

## 柔红霉素 [药典（二）；基（基）；医保（甲）]
### Daunorubicin

【药理作用】本药为蒽环类抗肿瘤药。

【适应证】急性粒细胞性白血病，亦用于治疗早幼粒性白血病。

【用法用量】口服无效。只能静脉注射给药。单一剂量从 0.5~3mg/kg。

【注意事项】柔红霉素具有潜在的致突变和致癌作用。

【药物配伍禁忌】内容详见柔红霉素的药物配伍禁忌表。

### 柔红霉素的药物配伍禁忌表

| 药物类别 | 禁忌药物 | 禁忌原理 | 有效措施 |
| --- | --- | --- | --- |
| 抗真菌药 | 伊曲康唑 | 联合应用两种都能导致 Q-T 间期延长的药物如伊曲康唑和蒽环类抗肿瘤药物，有诱发致命性尖端扭转型室性心动过速的危险 | 避免联用，如果合用无法避免，一定要密切监测心电图 |
| 抗肿瘤药 | 曲妥珠单抗 | 联合应用蒽环类药物可能增加曲妥珠单抗引起心脏毒性副作用的风险 | 避免联用 |
| 免疫抑制剂 | 环孢素 | 合用会导致血药浓度升高，神经毒性增加 | |
| 抗肿瘤药 | 多西他赛 | 合用会导致毒性相加 | |

# 表柔比星 [药典（二）；医保（甲）]
## Epirulbicin

**【药理作用】**本品为一细胞周期非特异性药物，其主要作用部位是细胞核。

**【适应证】**治疗恶性淋巴瘤、乳腺癌、肺癌、软组织肉瘤、食道癌、胃癌、肝癌、胰腺癌、黑色素瘤、结肠直肠癌、卵巢癌、多发性骨髓瘤、白血病。膀胱内给药有助于浅表性膀胱癌、原位癌的治疗和预防其经尿道切除术后的复发。

**【用法用量】**常规剂量：表柔比星单独用药时，成人剂量为按体表面积每次 60~120mg/m$^2$，当表柔比星用来辅助治疗腋下淋巴结阳性的乳腺癌患者联合化疗时，推荐的起始剂量为 100~120mg/m$^2$ 静脉注射，每个疗程的总起始剂量可以 1 次单独给药或者连续 2~3 日分次给药。根据患者血常规可间隔 21 日重复使用。

**【注意事项】**禁用于应用化疗或放疗而造成明显骨髓抑制的患者。已用过大剂量蒽环类药物（如多柔比星或柔红霉素）的患者禁用。近期或既往有心脏受损病史的患者禁用。禁用于血尿患者膀胱内灌注。

**【药物配伍禁忌】**内容详见表柔比星的药物配伍禁忌表。

### 表柔比星的药物配伍禁忌表

| 药物类别 | 禁忌药物 | 禁忌原理 | 有效措施 |
|---|---|---|---|
| 减毒活疫苗 | 活疫苗 | 接受化疗药物的患者接种活疫苗或者减毒活疫苗可能会产生严重甚至致命的感染 | 避免接种活疫苗 |
| 抗血栓药 | 肝素 | 二者化学性质不配伍，在一定浓度时会发生沉淀反应 | 避免联用 |
| 紫杉醇类药物 | 紫杉醇或多西紫杉醇类药物 | 在表柔比星给药前使用紫杉醇类药物会引起表柔比星药物原形及代谢物血药浓度升高，其中代谢物既没有活性也没有毒性。当紫杉醇或多西紫杉醇类药物和表柔比星联合用药时，先给表柔比星则对其药代动力学没有影响 | 当紫杉醇或多西紫杉醇类药物和表柔比星联合用药时，先给表柔比星 |
| 抗肿瘤药 | 氟尿嘧啶 | 物理上不相容，有可能发生沉淀 | 避免联用 |
| | 伊立替康 | 化学不稳定。UV 光谱能在（两种药物）混合后立即变化，特别是形成了新峰 | |

# 长春新碱 [药典（二）；基（基）；医保（甲）]
## Vincristine

**【药理作用】**本药抗肿瘤作用靶点是微管，主要抑制微管蛋白的聚合而影响纺锤体微管的形成。使有丝分裂停止于中期。还可干扰蛋白质代谢及抑制 RNA 多聚酶的活力，并抑制细胞膜类脂质的合成和氨基酸在细胞膜上的转运。

**【适应证】**用于治疗急性白血病、霍奇金病、恶性淋巴瘤，也用于乳腺癌、支气管肺癌、软组织肉瘤、神经母细胞瘤等。

**【用法用量】**注射剂，临用前加氯化钠注射液适量使溶解。成人常用量：静脉注射，每次按体表面积 1~1.4mg/m$^2$，或按体重每次 0.02~0.04mg/kg，1 次量不超过 2mg，每周 1 次，1 个疗程总量 20mg；小儿常用量：静脉注射，按体重每次 0.05~0.075mg/kg，每周 1 次。本药不能肌内、皮下或鞘内注射。

**【注意事项】**下列情况应慎用：有痛风病史、肝功能损害、感染、白细胞减少、神经肌肉疾病、有尿酸盐性肾结石病史，近期用过放射治疗或抗癌药治疗的患者。

**【药物配伍禁忌】** 内容详见长春新碱的药物配伍禁忌表。

长春新碱的药物配伍禁忌表

| 药物类别 | 禁忌药物 | 禁忌原理 | 有效措施 |
|---|---|---|---|
| 抗真菌药 | 伊曲康唑 | 使长春新碱代谢受抑制，增加肌肉神经系统的副作用 | 避免联用 |
| 抗癫痫药 | 苯妥英钠 | 合用降低苯妥英钠吸收，或使代谢亢进 | |
| 含铂的抗亚恶性肿瘤剂 | 卡铂、洛铂、顺铂 | 合用可增强第Ⅷ对脑神经障碍 | 应先以注射用水溶解，待溶解后则可用等渗葡萄糖注射液或 0.9% 氯化钠注射液稀释供静脉滴注，浓度不宜大于 0.1%，以防血栓性静脉炎产生 |
| 抗肿瘤药 | L- 天冬酰胺酶 | 合用可增强神经系统及血液系统的障碍 | 为将毒性控制到最小，可将硫酸长春新碱在 L- 天冬酰胺酶给药前 12~24 小时以前使用 |
| 抗肿瘤药 | 甲氨蝶呤 | 本药可阻止甲氨蝶呤从细胞内渗出，提高后者的细胞内浓度 | 应先注射本药，再用甲氨蝶呤 |
| 抗结核药 | 异烟肼 | 可加重神经系统毒性 | 避免联用 |

# 依托泊苷 [药典（二）；基（基）；医保（乙）]
## Etoposide

**【药理作用】** 为细胞周期特异性抗肿瘤药物，作用于 DNA 拓扑异构酶Ⅱ，形成药物 - 酶 -DNA 稳定的可逆性复合物，阻碍 DNA 修复。

**【适应证】** 主要用于治疗小细胞肺癌，恶性淋巴瘤，恶性生殖细胞瘤，白血病，对神经母细胞瘤、横纹肌肉瘤、卵巢癌，非小细胞肺癌，胃癌和食管癌等有一定疗效。

**【用法用量】** 实体瘤：每日 60~100mg/m²，连续 3~5 日，每隔 3~4 周重复用药。白血病：每日 60~100mg/m²，连续 5 日，根据血常规情况，间隔一定时间重复给药。小儿常用量：静脉滴注每日按体表面积 100~150mg/m²，连用 3~4 日。

**【注意事项】** 骨髓抑制，白细胞、血小板明显低下者禁用。心、肝肾功能有严重障碍者禁用。孕妇禁用。本药含苯甲醇，禁止用于儿童肌内注射。

**【药物配伍禁忌】** 本药可抑制机体免疫防御机制，使用本药后 3 个月内，不宜接种病毒疫苗。

# 伊立替康 [医保（乙）]
## Irinotecan

**【药理作用】** 本药为喜树碱的半合成衍生物。本药及其活性代谢物 SN-38 可与拓扑异构酶Ⅰ-DNA 复合物结合，从而阻止断裂单链的再连接。

**【适应证】** 用于成人转移性大肠癌的治疗，对于经含 5-Fu 化疗失败的患者，本药可作为二线治疗。

【用法用量】本药推荐剂量为 350mg/m²，用 5% 葡萄糖注射液或 0.9% 氯化钠注射液稀释后，静脉滴注。

【注意事项】本药禁用于有慢性肠炎和（或）肠梗阻的患者。禁用于对盐酸伊立替康三水合物或其辅料有严重过敏反应史的患者。禁用于孕期和哺乳期妇女。禁用于胆红素超过正常值上限 1.5 倍的患者。禁用于严重骨髓功能衰竭的患者。禁用于 WHO 行为状态评分 > 2 的患者。应在有经验的肿瘤专科医生指导下使用。

【药物配伍禁忌】内容详见伊立替康的药物配伍禁忌表。

### 伊立替康的药物配伍禁忌表

| 药物类别 | 禁忌药物 | 禁忌原理 | 有效措施 |
|---|---|---|---|
| 抗病毒药 | 阿扎那韦 | 阿扎那韦抑制尿苷二磷酸葡糖醛酸转移酶，而伊立替康经由该酶代谢。阿扎那韦与伊立替康联合应用可导致伊立替康血药浓度升高，毒性增加 | 避免联用 |
| 抗真菌药 | 酮康唑 | 伊立替康的活性代谢产物 SN-38 的作用时间延长。酮康唑可抑制 CYP3A4 介导的伊立替康的代谢和 SN-38 葡萄糖醛酸化作用。这可能导致伊立替康的毒副作用增强 | 两者合用时，为避免副作用，应大幅度降低伊立替康的剂量（可降低达 4 倍） |

## 紫杉醇 [药典（二）；基（基）；医保（甲）]
### Paclitaxel

【药理作用】新型抗微管药物，通过促进微管蛋白聚合抑制解聚，保持微管蛋白稳定，抑制细胞有丝分裂。

【适应证】适用于转移性卵巢癌和乳腺癌，研究表明对肺癌和食管癌也有一定疗效。

【用法用量】静脉滴注。按体表面积每次 175mg/m²，在 3~5 小时中恒速滴注，3~4 周 1 次。

【注意事项】治疗前应用地塞米松、苯海拉明和 $H_2$ 受体拮抗剂进行预处理。稀释的药液应储藏在瓶内或塑料袋内，采用非聚氯乙烯给药设备滴注。

【药物配伍禁忌】内容详见紫杉醇的药物配伍禁忌表。

### 紫杉醇的药物配伍禁忌表

| 药物类别 | 禁忌药物 | 禁忌原理 | 有效措施 |
|---|---|---|---|
| 铂类抗肿瘤药 | 顺铂 | 顺铂后给予本药，本药清除率大约降低 30%，骨髓毒性较为严重 | 避免联用 |
| 抗真菌药 | 酮康唑 | 同时应用酮康唑影响本药的代谢 | |

## 多西他赛 [医保（乙）]
### Docetaxel

【药理作用】紫杉醇类抗肿瘤药，通过干扰细胞有丝分裂和分裂间期细胞功能所必需的微管网络而起抗肿瘤作用。

【适应证】适用于先期化疗失败的晚期或转移性乳腺癌的治疗。也适用于使用以顺铂为主的化疗失败的晚期或转移性非小细胞肺癌的治疗。

**【用法用量】** 推荐剂量：75mg/m$^2$，滴注 1 小时，每 3 周 1 次。

**【注意事项】** 必须在有癌症化疗药物应用经验的医生指导下使用。由于可能发生较严重的过敏反应，应具备相应的急救设施，注射期间建议密切监测主要功能指标。

**【药物配伍禁忌】** 内容详见多西他赛的药物配伍禁忌表。

### 多西他赛的药物配伍禁忌表

| 药物类别 | 禁忌药物 | 禁忌原理 | 有效措施 |
|---|---|---|---|
| CYP3A4 抑制剂 | 酮康唑、红霉素、环孢素等 | CYP3A4 抑制剂可能干扰本药的代谢 | 避免联用 |
| 抗肿瘤药 | 柔红霉素、长春瑞滨 | 合用会导致毒性相加 | |
| 其他 | 苯妥英钠、丹曲林、甲泼尼龙、纳布啡、丝裂霉素、伊达比星、多柔比星脂质体、两性霉素 B 常规胶体、两性霉素 B 脂质体 | 出现浑浊或沉淀 | |

# 他莫昔芬 <sup>[药典（二）；基（基）；医保（甲）]</sup>
## Tamoxifen

**【药理作用】** 本药为一种非甾体药物，在人体内主要通过拮抗雌激素发挥作用。

**【适应证】** 他莫昔芬用于治疗乳腺癌和不排卵性不育症。

**【用法用量】** 乳腺癌：常规日剂量为 20mg。有时有必要使用较高剂量，但每日最大剂量不应超过 40mg。

**【注意事项】** 曾有报告与他莫昔芬治疗有关的子宫内膜的良性和恶性病变的发生率增高。

**【药物配伍禁忌】** 内容详见他莫昔芬的药物配伍禁忌表。

### 他莫昔芬的药物配伍禁忌表

| 药物类别 | 禁忌药物 | 禁忌原理 | 有效措施 |
|---|---|---|---|
| 香豆素类抗凝血药 | 华法林或其他香豆素衍生物 | 他莫昔芬会增强华法林或其他香豆素衍生物的抗凝作用 | 避免联用 |
| 抗抑郁药 | 帕罗西汀 | 帕罗西汀对 CYP2D6 有强抑制作用，帕罗西汀与他莫昔芬合用会导致 4- 羟 -*N*- 去甲基他莫昔芬（他莫昔芬的活性代谢物）的水平明显下降 | |
| | 舍曲林、氟西汀 | 舍曲林、氟西汀会改变他莫昔芬的药代学参数，使其血浓度显著降低 | |
| 抗肿瘤药 | 丝裂霉素 | 他莫昔芬会增强丝裂霉素的毒性，丝裂霉素与他莫昔芬联用引起贫血、血小板减少症、肾功能异常，进而导致溶血尿毒综合征 | |

续表

| 药物类别 | 禁忌药物 | 禁忌原理 | 有效措施 |
|---|---|---|---|
| 抗肿瘤内分泌药物 | 氨鲁米特 | 氨鲁米特可以通过促进他莫昔芬的代谢，引起他莫昔芬的血药浓度降低 | 避免联用 |
| 抗结核药 | 利福平 | 利福平通过诱导 CYP3A4 介导的他莫昔芬的代谢，导致他莫昔芬血药浓度显著降低。利福平与他莫昔芬合用可使他莫昔芬药效降低 | |

## 托瑞米芬 [药典（二）；医保（乙）]
### Toremifen

【药理作用】本药是一种非类固醇类三苯乙烯衍生物，与雌激素受体结合，可产生雌激素样或抗雌激素作用，或同时产生两种作用。

【适应证】适用于治疗绝经后妇女雌激素受体阳性或不详的转移性乳腺癌，以及治疗绝经前和围绝经期妇女雌激素受体阳性乳腺癌。

【用法用量】片剂，推荐剂量为每日 1 次，每次 1 片（60mg）。肾功能不全患者：不需调整剂量。肝功能损害者慎用。

【注意事项】骨转移患者在治疗开始时可能出现高钙血症，对此类患者需密切监测；有严重的血栓栓塞史患者一般不服用本药进行治疗；运动员慎用。

【药物配伍禁忌】内容详见托瑞米芬的药物配伍禁忌表。

### 托瑞米芬的药物配伍禁忌表

| 药物类别 | 禁忌药物 | 禁忌原理 | 有效措施 |
|---|---|---|---|
| 噻嗪类利尿剂 | 氢氯噻嗪 | 减少肾排泄钙的药物例如噻嗪类利尿剂可增加高钙血症 | 避免联用 |
| 酶诱导剂 | 苯妥英钠、苯巴比妥和卡马西平、利福平 | 巴比妥酸盐可加速托瑞米芬的排泄，使稳态血清浓度下降 | 需要将每日剂量加倍 |
| 抗凝血药物 | 法华林 | 已明确抗雌激素药物与法华林类抗凝血药物有协同作用引起出血时间严重增长 | 避免联用 |
| 抑制 CYP3A4 酶系统的药物 | 酮康唑及类似的抗真菌药，红霉素、克拉霉素和三乙酰夹竹桃霉素 | 托瑞米芬的主要代谢途径为 CYP3A 酶系统，对该酶系统有抑制作用的药物均可导致托瑞米芬的代谢减慢，使托瑞米芬的血药浓度上升 | 密切观察托瑞米芬的药效和副作用是否增加，必要时调整剂量 |

## 顺铂 [药典（二）；基（基）；医保（甲）]
### Cisplatin

【药理作用】本药为铂的金属络合物，作用似烷化剂，主要作用靶点为 DNA，作用于 DNA 链间及链内交链，形成 DDP-DNA 复合物，干扰 DNA 复制，或与核蛋白及胞浆蛋白结合。属周期非特异性药。

【适应证】为治疗多种实体瘤的一线用药。与 VP-16 联合（EP 方案）为治疗 SCLC 或

NSCLC 一线方案，联合 MMC、IFO（IMP 方案），或 NVB 等方案为目前治疗 NSCLC 常用方案，以 DDP 为主的联合化疗亦为晚期卵巢癌、骨肉瘤及神经母细胞瘤的主要治疗方案，与 ADM、CTX 等联用对多部位鳞状上皮癌、移行细胞癌有效，如头颈部、宫颈、食管及泌尿系肿瘤等。"PVB"（DDP、VLB、BLM）可治疗大部分Ⅳ期非精原细胞睾丸癌，缓解率 50%~80%。此外，本药为放疗增敏剂，目前国外广泛用于Ⅳ期不能手术的 NSCLC 的局部放疗，可提高疗效及改善生存期。

【用法用量】注射剂，一般剂量：按体表面积每次 20mg/m$^2$，每日 1 次，连用 5 日，或每次 30mg/m$^2$，连用 3 日，并需适水化利尿。

【注意事项】老年患者慎用。

【药物配伍禁忌】内容详见顺铂的药物配伍禁忌表。

### 顺铂的药物配伍禁忌表

| 药物类别 | 禁忌药物 | 禁忌原理 | 有效措施 |
|---|---|---|---|
| 氨基糖苷类抗生素 | 链霉素、庆大霉素、阿米卡星 | 与本药并用，有肾毒性叠加作用 | 避免联用 |
| 抗真菌药 | 两性霉素 B | 与本药并用，有肾毒性叠加作用 | |
| 头孢菌素类 | 头孢噻吩 | 与本药并用，有肾毒性叠加作用 | |
| 抗肿瘤药 | 甲氨蝶呤、博来霉素 | 甲氨蝶呤、博来霉素主要由肾脏排泄，本药所致的肾损害会延缓上述两种药物的排泄，导致毒性增加 | |
| 抗痛风药 | 丙磺舒 | 丙磺舒与本药并用时可致高尿酸血症 | |
| 其他 | 氯霉素、呋塞米或依他尼酸 | 增加本药耳毒性 | |

## 卡铂 [药典（二）；基（基）；医保（甲）]
### Carboplatin

【药理作用】本药为周期非特异性抗肿瘤药，直接作用于 DNA，从而能抑制分裂旺盛的肿瘤细胞。

【适应证】主要用于实体瘤如小细胞肺癌、卵巢癌、睾丸肿瘤、头颈部癌及恶性淋巴瘤等均有较好的疗效。也可适用其他肿瘤如子宫颈癌、膀胱癌及非小细胞性肺癌等。

【用法用量】本药可单用也可与其他抗癌药物联合使用。推荐剂量为 0.3~0.4g/m$^2$，每次给药，或分 5 次、5 日给药。均 4 周重复给药 1 次，每 2~4 周期为 1 个疗程。

【注意事项】有明显骨髓抑制及肾功能不全者禁用。对其他铂制剂及甘露醇过敏者禁用。孕妇及有严重并发症者禁用。原应用过顺铂者应慎用。严重肝肾功能损害者禁用。

【药物配伍禁忌】内容详见卡铂的药物配伍禁忌表。

### 卡铂的药物配伍禁忌表

| 药物类别 | 禁忌药物 | 禁忌原理 | 有效措施 |
|---|---|---|---|
| 氨基糖苷类及其他肾毒性药物 | 链霉素、庆大霉素、阿米卡星 | 会加重肾毒性 | 避免联用 |
| 骨髓抑制剂或放射治疗 | 紫杉醇、异环磷酰胺、长春新碱、阿霉素 | 可增加骨髓抑制的毒副作用 | |

## 奥沙利铂 [药典（二）；基（基）；医保（乙）]
### Oxaliplatin

【药理作用】奥沙利铂为左旋反式二氨环己烷草酸铂，其代谢产物可以与 DNA 形成链内和链间交联，抑制 DNA 的复制和转录，奥沙利铂属非周期特异性抗肿瘤药。

【适应证】与 5- 氟尿嘧啶和亚叶酸（甲酰四氢叶酸）联合应用：一线应用治疗转移性结肠癌、直肠癌。

【用法用量】限成人使用。静脉滴注：治疗转移性结直肠癌，奥沙利铂的推荐剂量为 $85mg/m^2$（静脉滴注）每 2 周重复 1 次或 $130mg/m^2$，每 3 周 1 次，或遵医嘱使用。

【注意事项】使用和配置奥沙利铂必须遵照注意事项小心谨慎地进行。患者的排泄物和呕吐物必须妥善处理。怀孕妇女应避免接触细胞毒性药物。

【药物配伍禁忌】本药不得与其他任何药物混合。

## 伊马替尼 [基（基）；医保（乙）]
### Imatinib

【药理作用】本药为苯氨嘧啶的衍生物，属新型酪氨酸激酶抑制剂。

【适应证】用于治疗各期慢性髓细胞白血病（CML）。也用于治疗 CD117 阳性的胃肠道间质细胞瘤（GIST）。

【用法用量】胶囊剂，CML 急变期和加速期：口服，推荐开始剂量为每次 600mg，每日 1 次，可增加至每次 400mg，每日 2 次。

【注意事项】治疗前应检查肝功能（包括氨基转移酶、血胆红素和碱性磷酸酶），以后可每月复查 1 次。治疗的第 1 个月宜每周检查血常规，第 2 个月每 2 周检查 1 次。

【药物配伍禁忌】内容详见伊马替尼的药物配伍禁忌表。

### 伊马替尼的药物配伍禁忌表

| 药物类别 | 禁忌药物 | 禁忌原理 | 有效措施 |
|---|---|---|---|
| CYP3A4 抑制剂 | 酮康唑 | 伊马替尼的药物暴露量显著增加，平均最高血药浓度（$C_{max}$）和伊马替尼曲线下面积（AUC）可分别增加 26% 和 40% | 避免联用 |
| CYP3A4 诱导剂 | 利福平、苯妥英钠、地塞米松、卡他咪嗪 | 伊马替尼的血药浓度降低，从而导致疗效降低 | |
| 抗癫痫药 | 卡马西平、奥卡西平、苯巴比妥及去氧苯比妥 | 伊马替尼的血药浓度降低，从而导致疗效降低 | |

| 药物类别 | 禁忌药物 | 禁忌原理 | 有效措施 |
|---|---|---|---|
| 含圣约翰制剂 | 麦汁浸膏制剂 | 合用时可导致本药的 AUC 下降 30%~32% | |
| 他汀类 | 辛伐他丁 | 使辛伐他丁（CYP3A4 底物）的平均 $C_{max}$ 和 AUC 分别增加 2 倍和 3.5 倍 | |
| 其他类 | 苯二氮䓬类、双氢吡啶、钙通道拮抗剂和其他 HMG-CoA 还原酶抑制剂 | 本药可增加经 CYP3A4 代谢的药物的血药浓度 | 避免联用 |
| 治疗窗狭窄的 CYP3A4 底物 | 环孢素、匹莫齐特 | 本药可增加其他药物的血药浓度 | |
| 双香豆素 | 华法林 | 凝血酶原时间延长 | |
| 解热镇痛药 | 对乙酰氨基酚 | 伊马替尼可抑制对乙酰氨基酚的 $O-$ 葡糖醛酸化 | |

# 吉非替尼 [基(基)；医保(乙)]
## Gefitinib

**【药理作用】** 吉非替尼是一种选择性表皮生长因子受体（EGFR）酪氨酸激酶抑制剂。

**【适应证】** 本药适用于治疗既往接受过化学治疗的局部晚期或转移性非小细胞肺癌（NSCLC）。既往化学治疗主要是指铂类和多西紫杉醇治疗。

**【用法用量】** 片剂，推荐剂量为每次 250mg（1 片），每日 1 次，空腹或与食物同服。不推荐用于儿童或青少年。

**【注意事项】** 接受吉非替尼治疗的患者，偶尔可发生急性间质性肺病，部分患者可因此死亡。

**【药物配伍禁忌】** 内容详见吉非替尼的药物配伍禁忌表。

**吉非替尼的药物配伍禁忌表**

| 药物类别 | 禁忌药物 | 禁忌原理 | 有效措施 |
|---|---|---|---|
| CYP3A4 诱导剂 | 苯妥英钠、卡马西平、氨甲酰氮䓬、利福平、巴比妥类或圣·约翰草 | 合用可增加吉非替尼的代谢并降低其血药浓度，降低疗效 | |
| 双香豆素类中效抗凝剂 | 华法林 | 一些服用华法林的患者中报告了 INR 增高和（或）出血事件 | 避免联用 |
| CYP3A4 抑制剂 | 伊曲康唑、酮康唑、克霉唑 | 抑制吉非替尼的代谢，合用使吉非替尼的平均 AUC 升高 80% | |
| 抗肿瘤药 | 长春瑞滨 | 同时服用可能会加剧长春瑞滨引起的中性白细胞减少作用 | |

# 曲妥珠单抗 [基(基)]
## Trastuzumab

**【药理作用】** 曲妥珠单抗是一种重组 DNA 衍生的人源化单克隆抗体，特异性地作用于人

表皮生长因子受体 –2（HER2）的细胞外部位。

【适应证】转移性乳腺癌。

【用法用量】转移性乳腺癌，初始负荷剂量：建议本药的初始负荷量为 4mg/kg。维持剂量：建议本药每周用量为 2mg/kg。

【注意事项】可引起左心室功能不全、心律失常、高血压、有症状的心力衰竭、心肌病、和心源性死亡，也可引起有症状的左心室射血分数（LVEF）降低。

【药物配伍禁忌】内容详见曲妥珠单抗的药物配伍禁忌。

曲妥珠单抗的药物配伍禁忌表

| 药物类别 | 禁忌药物 | 禁忌原理 | 有效措施 |
|---|---|---|---|
| 溶媒 | 5% 葡萄糖注射液 | 因其可使蛋白聚集 | 避免联用 |
| 抗肿瘤药 | 紫杉醇 | 联用使曲妥珠单抗血清浓度相对基线升高 1.5 倍 | |

# 贝伐珠单抗
## Bevacizumab

【药理作用】贝伐珠单抗是一种重组的人源化单克隆抗体，可以选择性地与 VEGF 结合，从而阻止 VEGF 与其自然受体 VEGFR 结合，抑制血管内皮细胞增殖和活化，从而发挥抗血管生成和抗肿瘤作用。

【适应证】转移性结 / 直肠癌；晚期、转移性或复发性非小细胞肺癌。

【用法用量】转移性结直肠癌：联合 m-IFL 化疗方案时，静脉滴注的推荐剂量为 5mg/kg，每 2 周给药 1 次。晚期、转移性或复发性非小细胞肺癌：贝伐珠单抗与卡铂和紫杉醇联合用药最多 6 个周期，随后给予贝伐珠单抗单药治疗，直至疾病进展或出现不可耐受的毒性。贝伐珠单抗推荐剂量为 15mg/kg 体重，每 3 周给药 1 次。

【注意事项】在发生了胃肠道穿孔的患者中，应该永久性地停用贝伐珠单抗。发生了气管食管（TE）瘘或任何一种 4 级瘘的患者，应该永久性地停用贝伐珠单抗。在采用贝伐珠单抗治疗过程中发生了 3 级或 4 级出血的患者，应该永久性地停用贝伐珠单抗。

【药物配伍禁忌】采用右旋糖注射液（5%）稀释时，观察到贝伐珠单抗发生具有浓度依赖性的降解。不能将贝伐珠单抗注射液与右旋糖或葡萄糖注射液同时或混合给药。

# 帕尼单抗
## Panitumumab

【药理作用】是 IgG₂ 单克隆抗体，为完全人源化的单克隆抗体，没有任何鼠蛋白。

【适应证】联合 FOLFIRI 化疗，用于野生型（WT）RAS 转移性结直肠癌（mCRC）成人患者的一线治疗。

【用法用量】帕尼单抗的推荐剂量是 6mg/kg，历时 60 分钟静脉滴注给药，每 14 日给药 1 次。剂量高于 1000mg 应 90 分钟给药。

【注意事项】不可静脉滴注。

【药物配伍禁忌】给予帕尼单抗前后用 0.9% 氯化钠注射液，USP 冲洗滴注线，避免与其他药品或静脉溶液混合。不要将帕尼单抗与其他药品混合滴注给药。含帕尼单抗溶液内不要加入其他药物。

## 环磷酰胺 [药典（二）；基（基）；医保（甲）]
### Cyclophosphamide

【**药理作用**】本药为目前临床应用最广的氮芥类烷化剂，多种实验性肿瘤已长到相当大的体积时，用本药仍有明显的抑制作用。

【**适应证**】用于治疗恶性淋巴瘤、多发性骨髓瘤、乳腺癌、小细胞肺癌、卵巢癌、神经母细胞瘤、视网膜母细胞瘤、尤文瘤、软组织肉瘤以及急性白血病和慢性淋巴细胞白血病等都有明显疗效。目前环磷酰胺多与其他抗癌药联合化疗用于临床治疗。本药也作为免疫抑制剂治疗非肿瘤疾患。

【**用法用量**】①静脉注射常用剂量 400~600mg/（m²·次）或 10~15mg/（kg·次），溶于 0.9% 氯化钠注射液 20ml，可间歇给药如每周 1 次，总量 8g 左右为 1 个疗程。②口服 1~2.5mg/（kg·d），成人通常 50mg，每日 3 次，总量 10~15g。连续服用，需视治疗反应及白细胞水平（应保持在 $3.5 \times 10^9$/L 以上）调整用药。肌内注射及动脉内注射应用较少。

【**注意事项**】①应用本药应鼓励患者多饮水，必要时输液，保证足够的输入量和尿量，大剂量环磷酰胺宜同时给予美司钠，以预防和减少尿路并发症。②用药期间应监测血常规、尿常规、肝肾功能。③肝病患者慎用。④本药配成溶液后不稳定，应于 2~3 小时内输入体内。

【**药物配伍禁忌**】内容详见环磷酰胺的药物配伍禁忌表。

### 环磷酰胺的药物配伍禁忌表

| 药物类别 | 禁忌药物 | 禁忌原理 | 有效措施 |
| --- | --- | --- | --- |
| 抑制尿酸的药物 | 别嘌醇 | 可增加本药的骨髓毒性 | 必须同用时应密切观察 |
| 大剂量巴比妥类，皮质激素类 | 苯巴比妥、巴比妥等；可的松，地塞米松等 | 可影响本药的代谢，同时使用时可增强本药的急性毒性反应 | 避免联用 |
| 蒽环类抗肿瘤药物 | 多柔比星 | 合用时两者所致的心脏毒性增加 | |
| 可卡因类 | 古柯叶、可卡因 | 抑制胆碱酯酶，延缓可卡因的代谢，延长可卡因的作用并增加毒性 | |
| 骨骼肌松弛药 | 氯化琥珀胆碱 | 本药可增强琥珀胆碱的神经 - 肌肉阻滞作用，使呼吸暂停延长 | |

## 异环磷酰胺 [药典（二）；基（基）；医保（乙）]
### Ifosfamide

【**药理作用**】在体外无抗癌活性，进入体内被肝脏或肿瘤内存在的磷酰胺酶或磷酸酶水解，变为活化作用型的磷酰胺氮芥而起作用，属细胞周期非特异性药物。

【**适应证**】适用于睾丸癌、卵巢癌、乳腺癌、肉瘤、恶性淋巴瘤和肺癌等。

【**用法用量**】本药用灭菌注射用水溶解后再用 0.9% 氯化钠注射液或 5% 葡萄糖注射液 500~1000ml 进一步稀释后缓慢静脉滴注，持续至少 30 分钟以上。单药治疗：静脉注射按体表面积每次 1.2~2.5g/m²，连续 5 日为 1 个疗程。联合用药：静脉注射按体表面积每次 1.2~2.0g/m²，连续 5 日为 1 个疗程。下次疗程应间隔 3~4 周，500~600mg/m²。

**【注意事项】** 应用时应鼓励患者多饮水，大剂量应用时应水化、利尿，同时给予尿路保护剂美司钠。低白蛋白血症、肝肾功能不全、骨髓抑制及育龄期妇女慎用。

**【药物配伍禁忌】** 内容详见异环磷酰胺的药物配伍禁忌表。

异环磷酰胺的药物配伍禁忌表

| 药物类别 | 禁忌药物 | 禁忌原理 | 有效措施 |
|---|---|---|---|
| 中枢神经系统药物 | 苯妥英钠 | 颗粒样沉淀 | 避免联用 |
| | 地西泮 | 白色浑浊沉淀 | |

# 亚叶酸钙 <sup>[药典（二）；基（基）；医保（甲）]</sup>
## Calcium Folinate

**【药理作用】** 本药为四氢叶酸的甲酰衍生物，主要用于高剂量甲氨蝶呤等叶酸拮抗剂的解救。

**【适应证】** 与尿嘧啶合用，可提高氟尿嘧啶的疗效，临床上常用于结肠癌、直肠癌与胃癌的治疗。作叶酸拮抗剂（如甲氨蝶呤、乙胺嘧啶或甲氧苄啶等）的解毒剂。

**【用法用量】** 用于 5-Fu 合用增效，每次 20~500mg/m²，静脉滴注，每日 1 次，连用 5 日。可用 0.9% 氯化钠注射液或葡萄糖注射液稀释配成注射液，配制后的注射液 pH 不得低于 6.5。注射液须新鲜配制。作为甲氨蝶呤的"解救"疗法，本药剂量最好根据血药浓度测定。一般采用的剂量按体表面积 9~15mg/m²，肌内注射或静脉注射，每 6 小时 1 次，共用 12 次；作为乙胺嘧啶或甲氧苄啶等的解毒剂，每次剂量为肌内注射 9~15mg，视中毒情况而定。

**【注意事项】** 当患者有下列情况者，本药应谨慎用于甲氨蝶呤的"解救"治疗：酸性尿（pH<7）、腹水、失水、胃肠道梗阻、胸腔渗液或肾功能障碍。

**【药物配伍禁忌】** 有报道称亚叶酸钙与氟哌利多和硫酸膦不相容。

# 左亚叶酸钙
## Calcium levofolinate

**【药理作用】** 本药为亚叶酸的左旋体。

**【适应证】** 本药与 5-氟尿嘧啶合用，用于治疗胃癌和结直肠癌。

**【用法用量】** 左亚叶酸钙 100mg/m² 加入 0.9% 氯化钠注射液 100ml 中静脉滴注 1 小时，之后予以 5-氟尿嘧啶 375~425mg/m² 静脉滴注 4~6 小时。

**【注意事项】** 本药与 5-氟尿嘧啶联用可增强 5-氟尿嘧啶细胞毒性。

**【药物配伍禁忌】** 与氟尿嘧啶配伍形成沉淀。

# 重组人干扰素 α-2a <sup>[基（基）；医保（乙）]</sup>
## Recombinant Human Interferon α-2a

**【药理作用】** 本药具有天然 α 干扰素的多种活性。

**【适应证】** 各种病毒性疾病。

【**用法用量**】常规剂量为每次 300wu，频次及疗程需根据病情确定。

【**注意事项**】本药有一定的骨髓抑制作用。

【**药物配伍禁忌**】本药可降低肝内 P450 酶的活性，故不推荐与 P450 酶代谢密切相关的药物，如茶碱等，可造成茶碱的毒性明显增加。

# 重组人干扰素 α-2b [基（基）；医保（乙）]
## Recombinant Human Interferon α-2b

【**药理作用**】本药利用携带有人白细胞干扰素 α-2b 基因质粒的重组假单胞菌生产的，具有广谱抗病毒、抗肿瘤、抑制细胞增殖以及提高免疫功能等作用。

【**适应证**】用于急慢性病毒性肝炎（乙型、丙型等）、尖锐湿疣、毛细胞白血病、慢性粒细胞白血病、淋巴瘤、艾滋病相关性卡氏肉瘤、恶性黑色素瘤等疾病的治疗。

【**用法用量**】本药可以肌内注射、皮下注射和病灶内注射。推荐剂量为每次 300~500 万国际单位。

【**注意事项**】运动员慎用。

【**药物配伍禁忌**】干扰素 α-2b 与含葡萄糖的输液不相容。

# 右雷佐生 [医保（乙）]
## Dexrazoxane

【**药理作用**】右雷佐生在细胞内转变为开环螯合剂，干扰铁离子中介的自由基的形成，而后者为蒽环类抗生素产生心脏毒性的部分原因。

【**适应证**】本药可减少多柔比星引起的心脏毒性的发生率和严重程度，适用于接受多柔比星治疗累积量达 $300mg/m^2$，并且医生认为继续使用多柔比星有利的女性转移性乳腺癌患者。对刚开始使用多柔比星者不推荐用此药。

【**用法用量**】推荐剂量比为 10：1［右雷佐生（$500mg/m^2$）:多柔比星（$50mg/m^2$）］。

【**注意事项**】不得在右雷佐生使用前给予多柔比星；禁用于不含有蒽环类药物的化学治疗；右雷佐生可能会加重化疗药物所引起的骨髓抑制。

【**药物配伍禁忌**】详见右雷佐生的药物配伍禁忌表。

### 右雷佐生的药物配伍禁忌表

| 药物类别 | 禁忌药物 | 禁忌原理 | 有效措施 |
|---|---|---|---|
| 抗病毒药物 | 阿昔洛韦 | 沉淀 | 避免联用 |
| | 更昔洛韦 | 白色沉淀 | |
| 中枢神经系统药物 | 苯妥英钠 | 白色沉淀 | |
| | 地西泮 | 黄白色浑浊沉淀 | |
| 利尿药 | 呋塞米 | 白色微粒沉淀 | |
| 抗感染药物 | 磺胺甲噁唑 / 甲氧苄啶 | 晶状沉淀 | |
| 糖皮质激素类药物 | 甲泼尼龙 | 白色颗粒状沉淀 | |
| 中枢神经系统药物 | 硫喷妥钠 | 白色沉淀 | |
| 质子泵抑制剂 | 泮托拉唑 | 出现黄色和浑浊 | |

# 美法仑
## Melphalan

【**药理作用**】美法仑别名左旋苯丙氨酸氮芥，烷化类抗肿瘤药。

【**适应证**】适用于治疗多发性骨髓瘤及晚期卵巢腺癌，单独应用或与其他药物合用，对于部分晚期乳腺癌患者有显著疗效。美法仑对部分红细胞增多症患者有效，美法仑亦曾作为外科治疗乳腺癌的辅助药。

【**用法用量**】多发性骨髓瘤：典型的剂量为 0.15mg/（kg·d）分次服用，共 4 日，6 周后重复疗程；卵巢腺癌：典型的治疗方案是 0.2mg/（kg·d）共 5 日，每 4~8 周或当外周血常规恢复时重复疗程；晚期乳腺癌：口服美法仑 0.15mg/（kg·d）或 6mg/（$m^2$·d），共 5 日，每 6 周重复疗程，也可使用美法仑静脉注射治疗。真性红细胞增多症：诱导缓解期，每日用 6~10mg，共 5~7 日，之后可每日 2~4mg 直至能满意地控制症状，维持剂量可每周 1 次用 2~6mg，其间必须对患者仔细谨慎地进行血液学控制，以血细胞计数结果为依据，适当调整剂量。

【**注意事项**】接触薄膜包衣完整的美法仑片无害。美法仑片绝不可掰开或弄碎后使用。

【**药物配伍禁忌**】详见美法仑的药物配伍禁忌表。

### 美法仑的药物配伍禁忌表

| 药物类别 | 禁忌药物 | 禁忌原理 | 有效措施 |
|---|---|---|---|
| 心血管系统的药物 | 胺碘酮 | 白色沉淀 | 避免联用 |
| 质子泵抑制剂 | 泮托拉唑 | 微沉淀的橙褐色变色 | |

# 硝卡芥 [医保（乙）]
## Nitrocaphane

【**药理作用**】本品为细胞周期非特异性药物，抑制 DNA 和 RNA 的合成，对 DNA 的合成更为显著。对癌细胞分裂各期均有影响，对增殖和非增殖细胞都有作用。

【**适应证**】本药用于癌性胸、腹水；恶性淋巴瘤，肺癌，精原细胞瘤，多发骨髓瘤，鼻咽癌及食道癌。

【**用法用量**】每次 20~40mg，加 0.9% 氯化钠注射液或 5% 葡萄糖注射液 40ml 静脉注射，或加 5% 葡萄糖注射液静脉滴注，每周 1~2 次，连续 2 周，休息 1~2 周为 1 个周期。胸腹腔注射，每次 40~60mg，加 0.9% 氯化钠注射液 30ml，每周 1 次。根据血常规、肝肾功能及病情调整治疗周期。

【**注意事项**】胃肠道反应：食欲缺乏，恶心，呕吐。骨髓抑制，脱发，乏力。偶有血栓性静脉炎。

【**药物配伍禁忌**】用该药化疗期间避免接种活疫苗，这类疫苗包括：卡介苗（BCG，结核病）、麻疹疫苗、脊髓灰质炎疫苗、轮状病毒疫苗等，该药对免疫受损患者接种活疫苗有引发感染的潜在可能性。

## 福莫司汀 [医保（乙）]
### Fotemustine

【药理作用】福莫司汀是亚硝基脲类的细胞毒性药物，具有烷化和氨甲酰化作用。

【适应证】原发性恶性脑肿瘤，播散性恶性黑色素瘤（包括脑内部位）。

【用法用量】在使用前立即配制溶液。溶液一经配制，必须在避光条件下给予；静脉滴注控制在 1 小时以上。用 4ml 安瓿瓶内的无菌乙醇溶液将福莫司汀瓶中的内容物溶解，然后计算好用药剂量，将溶液用 250ml 5% 葡萄糖注射液稀释后，用于静脉滴注。

【注意事项】怀孕及哺乳期妇女禁用。

【药物配伍禁忌】可降低苯妥英钠在胃肠道的吸收，避免与苯妥英钠的口服制剂合用。

## 洛莫司汀 [药典（二）；医保（乙）]
### Lomustine

【药理作用】本药为细胞周期非特异性药，对处于 $G_2$–S 边界，或 S 早期的细胞最敏感，对 $G_2$ 期亦有抑制作用。

【适应证】本药脂溶性强，可通过血 – 脑屏障，进入脑脊液，常用于脑部原发肿瘤（如成胶质细胞瘤）及继发性肿瘤；治疗实体瘤，如联合用药治疗胃癌、直肠癌及支气管肺癌、恶性淋巴瘤等。

【用法用量】$100\sim130mg/m^2$，顿服，每 6~8 周 1 次，3 次为 1 个疗程。

【注意事项】孕妇及哺乳期妇女应禁用。

【药物配伍禁忌】应避免联用可严重降低白细胞和血小板的抗癌药。

## 司莫司汀 [药典（二）；基（基）；医保（甲）]
### Semustine

【药理作用】本药为细胞周期非特异性药物，对处于 $G_1$–S 边界，或 S 早期的细胞最敏感，对 $G_2$ 期也有抑制作用。

【适应证】本药脂溶性强，可通过血 – 脑屏障，进入脑脊液，常用于脑原发肿瘤及转移瘤。与其他药物合用可治疗恶性淋巴瘤，胃癌，大肠癌，黑色素瘤。

【用法用量】口服 $100\sim200mg/m^2$，顿服，每 6~8 周 1 次，睡前与止吐剂、安眠药同服。

【注意事项】骨髓抑制、感染、肝肾功能不全者慎用；用药期间应密切注意血常规、血尿素氮、尿酸、肌酐清除率、血胆红素、转氨酶的变化、肺功能。

【药物配伍禁忌】选用本药进行化疗时应避免同时联合其他对骨髓抑制较强的药物。用药结束后 3 个月内不宜接种活疫苗。

## 塞替派 [药典（二）；医保（甲）]
### Thiotepa

【药理作用】本品为细胞周期非特异性药物，在生理条件下，形成不稳定的亚乙基亚胺基，具有较强的细胞毒性作用。

**【适应证】**主要用于乳腺癌、卵巢癌、癌性体腔积液的腔内注射以及膀胱癌的局部灌注等，也可用于胃肠道肿瘤等。

**【用法用量】**静脉或肌内注射（单一用药）：成人每次 10mg（0.2mg/kg），每日 1 次，连续 5 日后改为每周 3 次，1 个疗程总量 300mg。儿童根据体重每次 0.2~0.3mg/kg，每日 1 次，胸腹腔或心包腔内注射：每次 10~30mg，每周 1~2 次。膀胱腔内灌注：每次排空尿液后将导尿管插入膀胱内向腔内注入 50~100mg（溶于 50~100ml 氯化钠注射液中）。动脉注射：每次 10~20mg，用法同静脉。瘤内注射：开始按体重 0.6~0.8mg/kg 向瘤体内直接注射，以后维持治疗根据患者情况按体重 0.07~0.8mg/kg 注射，每 1~4 周重复。

**【注意事项】**妊娠 3 个月内禁用。尽量减少与其他烷化剂联合使用，或同时接受放射治疗。

**【药物配伍禁忌】**详见塞替派的药物配伍禁忌表。

### 塞替派的药物配伍禁忌表

| 药物类别 | 禁忌药物 | 禁忌原理 | 有效措施 |
|---|---|---|---|
| 抗肿瘤药物 | 白消安 | 浑浊 | 避免联用 |
| 中枢神经系统的药物 | 苯妥英钠 | 晶状沉淀 | |
| 中枢神经系统的药物 | 地西泮 | 白色沉淀 | |
| 抗肿瘤药物 | 顺铂 | 白色云状沉淀 | |

# 达卡巴嗪 [医保（乙）]
## Dacarbazine

**【药理作用】**本药在体内分解能放出甲基正离子，发挥烷化作用；同时本药又能变成一种与嘌呤生物合成的中间产物相似的物质，可能干扰嘌呤的生物合成。抑制嘌呤、RNA 和蛋白质的合成，也影响 DNA 的合成。

**【适应证】**本药主治恶性黑色素瘤、软组织肉瘤，小儿软组织肉瘤和霍奇金病等。亦用于神经内分泌肿瘤的治疗。

**【用法用量】**静脉注射：每日 1 次，2.5~6mg/kg 或 200~400mg/m$^2$，用 0.9% 氯化钠注射液 10~15ml，溶解后用 5% 葡萄糖注射液 250~500ml 稀释后滴注。30 分钟以上滴完，连用 5~10 日为 1 个疗程，一般间歇 3~6 周重复给药。单次大剂量：650~1450mg/m$^2$，每 4~6 周 1 次。静脉滴注：每次 200mg/m$^2$，每日 1 次，连用 5 日，每 1~4 周重复给药。动脉灌注：恶性黑色素瘤，如位于四肢，可用同样剂量动脉注射。

**【注意事项】**肝肾功能损害、感染患者慎用本药。

**【药物配伍禁忌】**详见达卡巴嗪的药物配伍禁忌表。

### 达卡巴嗪的药物配伍禁忌表

| 药物类别 | 禁忌药物 | 禁忌原理 | 有效措施 |
|---|---|---|---|
| 抗病毒药物 | 阿昔洛韦 | 白色絮状沉淀 | 避免联用 |
| | 更昔洛韦 | | |

续表

| 药物类别 | 禁忌药物 | 禁忌原理 | 有效措施 |
|---|---|---|---|
| 中枢神经系统药物 | 苯妥英钠 | 白色沉淀 | 避免联用 |
| | 地西泮 | | |
| 抗感染药物 | 磺胺甲噁唑 / 甲氧苄啶 | | |
| 糖皮质激素类药物 | 甲泼尼龙 | | |

## 硫鸟嘌呤 [药典（二）；医保（乙）]
### Tioguanine

【药理作用】属于抑制嘌呤合成途径的常用嘌呤代谢拮抗药物，是细胞周期特异性药物，对处于 S 期细胞最敏感，除能抑制细胞 DNA 的合成外，对 RNA 的合成亦有轻度抑制作用。

【适应证】用于急性淋巴细胞白血病及急性非淋巴白血病的诱导缓解期及继续治疗期，慢性粒细胞白血病的慢性期及急变期。

【用法用量】成人常用量：口服，开始时每日 2mg/kg 或 100mg/m²，每日 1 次或分次服用，如 4 周后临床未改善，白细胞未见抑制，可慎将每日剂量增至 3mg/kg。维持量按每日 2~3mg/kg 或 100mg/m²，1 次或分次口服。联合化疗每日 75~200mg/m²，1 次或分次服，连用 5~7 日。小儿常用量，口服每日 2.5mg/kg，每日 1 次或分次口服。

【注意事项】骨髓已有显著的抑制（血常规表现有白细胞减少或血小板显著降低），并出现相应严重的感染或明显的出血现象者，有肝、肾功能损害，胆道疾患者，有痛风病史，尿酸盐结石病史者，4~6 周内已接受过细胞毒药物或放射治疗者均应慎用。

【药物配伍禁忌】与其他抗肿瘤药或放射疗法同时使用时会增强本药的效应，使用时应注意酌情减量。

## 替加氟 [药典（二）；医保（甲）]
### Tegafur

【药理作用】本药为氟尿嘧啶的衍生物，在体内经肝脏活化逐渐转变为氟尿嘧啶而起抗肿瘤作用。能干扰和阻断 DNA、RNA 及蛋白质合成，主要作用于 S 期，是抗嘧啶类的细胞周期特异性药物，其作用机制、疗效及抗瘤谱与氟尿嘧啶相似。

【适应证】主要治疗消化道肿瘤，对胃癌、结肠癌、直肠癌有一定疗效。也可用于治疗乳腺癌、支气管肺癌和肝癌等。还可用于膀胱癌、前列腺癌、肾癌等。

【用法用量】成人口服，每日 800~1200mg，分 3~4 次服用，总量 30~50g 为 1 个疗程。小儿剂量每次按体重 4~6mg/kg，每日 4 次服用。

【注意事项】用药期间定期检查白细胞、血小板计数，若出现骨髓抑制，轻者对症处理，重者需减量，必要时停药。一般停药 2~3 周即可恢复。

【药物配伍禁忌】替加氟呈碱性且含碳酸盐，避免与含钙、镁离子及酸性较强的药物合用。

## 卡莫氟 [药典（二）；医保（乙）]
### Carmofur

【药理作用】本药为氟尿嘧啶的衍生物，口服吸收迅速，在体内缓慢释放出氟尿嘧啶，干扰或阻断 DNA、RNA 及蛋白质合成而发挥抗肿瘤作用。

【适应证】主要用于消化道癌（食道癌、胃癌、结肠癌、直肠癌），乳腺癌亦有效。

【用法用量】成人每次 200mg，每日 3~4 次；或按体表面积每日 140mg/m$^2$，分 3 次口服。联合化疗每次 200mg，每日 3 次。

【注意事项】高龄、骨髓功能低下、肝肾功能不全、营养不良者以及孕妇慎用。

【药物配伍禁忌】与其他细胞毒药物联用时，本品剂量应酌情减少。

## 长春地辛 [药典（二）；医保（乙）]
### Vindesine

【药理作用】为细胞周期特异性抗肿瘤药物，抑制细胞内微管蛋白的聚合，阻止增殖细胞有丝分裂中的纺锤体的形成，使细胞分裂停止于有丝分裂中期。

【适应证】对非小细胞肺癌、小细胞肺癌、恶性淋巴瘤、乳腺癌、食管癌及恶性黑色素瘤等恶性肿瘤有效。

【用法用量】单一用药每次 3mg/m$^2$，每周 1 次，联合化疗时剂量酌减。通常连续用药 4~6 次完成疗程。0.9% 氯化钠注射液溶解后缓慢静脉注射，亦可溶于 5% 葡萄糖注射液 500~1000ml 中缓慢静脉滴注（6~12 小时）。

【注意事项】白细胞降到 $3 \times 10^9$/L 及血小板降到 $50 \times 10^9$/L 应停用，孕妇禁用。

【药物配伍禁忌】勿用碱性溶液稀释。

## 长春瑞滨 [药典（二）；医保（乙）]
### Vinorelbine

【药理作用】本药属长春花生物碱类抗肿瘤药物，主要通过阻滞细胞有丝分裂过程中的微管形成，使细胞分裂停止于有丝分裂中期，为细胞周期特异性药物。

【适应证】非小细胞肺癌；转移性乳腺癌。

【用法用量】本药仅供静脉使用，单药治疗的常用量为每周 25~30mg/m$^2$，每周 1 次，在第 1、8 日各给药 1 次，21 日为 1 个周期。2~3 周期为 1 个疗程。

【注意事项】缺血性心脏病患者须慎重使用本药。给药后输入至少 250ml 等渗溶液冲洗静脉。

【药物配伍禁忌】勿用碱性溶液稀释，以免引起沉淀。

## 替尼泊苷 [医保（乙）]
### Teniposide

【药理作用】本药为周期特异性细胞毒药物，作用于细胞周期 S$_2$ 后期和 G$_2$ 期，通过阻止细胞进入有丝分裂而起作用。

【适应证】本药适用于治疗下列各种疾病：恶性淋巴瘤、中枢神经系统肿瘤和膀胱癌。推荐与其他抗癌药物联合使用。

【用法用量】①单药治疗：恶性淋巴瘤和膀胱癌，初始治疗用药 30mg/（m²·d），连续 5 日，然后停药 10 日，每 15 日为 1 个疗程，通常需要 2~3 个疗程；或 40~50mg/m²，每周 2 次，至少治疗 6~9 周，骨髓储量良好的患者，在医疗监测下可每周用药 3 次。推荐的维持治疗剂量为 100mg/m²，每 10~14 日 1 次。这种维持治疗应坚持数月。中枢神经系统肿瘤，每周 1 次，每次 100~130mg/m² 滴注给药，用药 6~8 次后停药 2 周，为 1 个疗程，1 个疗程（6~8 周）后可评估。如有效，则继续治疗直至肿瘤缩小。②联合治疗：霍奇金病，用丙卡巴肼和泼尼松的患者，在治疗的第 1、4、8、11 和 14 日可用药 40mg/m²，随后停药 14 日。

【注意事项】本药不能通过动脉内、胸腔内或腹腔内给药。

【药物配伍禁忌】本药药液中不应混入其他药物。肝素溶液会引起替尼泊苷发生沉淀，因此在给患者用药之前或之后，必须用 5% 葡萄糖注射液或 0.9% 氯化钠注射液彻底冲洗输药用的注射针/管等用具。

## 羟喜树碱[医保（甲）]
### Hydroxycamptothecin

【药理作用】羟喜树碱是细胞周期特异性药物，主要作用于 S 期，对 DNA 拓扑异构酶 I（TOPO I）有选择性抑制作用。本药通过抑制 TOPO I 的活性从而阻滞 DNA 复制及转录，干扰肿瘤细胞增殖周期。

【适应证】对原发性肝癌、胃癌、头颈部腺源性上皮癌、白血病、直肠癌、膀胱癌等恶性肿瘤均有疗效。

【用法用量】每次 10~30mg，以氯化钠注射液溶解后静脉注射，每日 1 次，每周 3 次，6~8 周为 1 个疗程，联合用药本药剂量可适当减少。

【注意事项】本药用药期间严格检查血常规。

【药物配伍禁忌】仅限于用 0.9% 氯化钠注射液稀释，本药呈碱性，尽量避免与其他药物混合使用。本药不宜用葡萄糖等酸性药液溶解和稀释。

## 甲氨蝶呤[药典（二）；基（基）；医保（甲）]
### Methotrexate

【药理作用】抗叶酸类抗肿瘤药。

【适应证】用于治疗乳腺癌、妊娠性绒毛膜癌、恶性葡萄胎或葡萄胎、卵巢癌、宫颈癌、睾丸癌、多种软组织肉瘤；急性白血病（特别是急性淋巴细胞白血病）、Burkitts 淋巴瘤、晚期淋巴肉瘤（Peter 分期为 III 期和 IV 期）、晚期蕈样霉菌病、多发性骨髓瘤；大剂量用于治疗成骨肉瘤、急性白血病、支气管肺癌、头颈部表皮癌；鞘内注射用于脑膜转移癌（包括脑膜白血病、恶性淋巴瘤的神经侵犯）；用于治疗对常规疗法不灵敏的严重、顽固、致残性银屑病。

【用法用量】①乳腺癌：口服给药，每次 5~10mg，每日 1 次，每周 1~2 次，1 个疗程安全剂量为 50~100mg。静脉给药，淋巴结阳性的早期乳腺癌患者，作为乳腺癌根治术后的辅助治疗，可与环磷酰胺、氟尿嘧啶长期连用。本药每次 40mg/m²，于第 1 日和第 8 日给予。②绒毛膜癌、类似滋养细胞疾病：口服给药，同"乳腺癌"。每日 15~30mg，连用 5 日，于毒性反应全部消失后再开始下 1 个疗程，通常使用 3~5 个疗程。③白血病：口服给药，每次 5~10mg，每日 1 次，1 周 1~2 次，1 个疗程安全剂量为 50~100mg；用于急性淋巴细胞白血病维持治疗时，每次 15~20mg/m²，每周 1 次。肌内注射，诱导缓解治疗，本药每日 3.3mg/m²，联用泼尼松每日 60mg/m²。巩固维持治疗，单用或与其他化疗药联用，每次 30mg/m²，每周 2 次。静脉给药，诱导缓解治疗，参见"肌内注射"项。巩固维持治疗，单用或与其他化疗药联用，每次 2.5mg/m²，每 14 日 1 次。④脑膜白血病：鞘内注射，每次 12mg，最大剂量为 15mg，每 2~5 日 1 次，持续用药直至脑脊液中的细胞总数恢复正常，随后建议再给 1 次本药。⑤蕈样肉芽肿：口服给药，同"乳腺癌"。肌内注射，每次 50mg，每周 1 次；或每次 25mg，每周 2 次；可作为口服疗法的替代治疗。⑥其他实体瘤：口服给药同"乳腺癌"。⑦银屑病：口服给药，同"乳腺癌"。肌内注射，每次 10~25mg，每周 1 次，根据患者的反应调整剂量，最大剂量为每周 50mg。达到最佳反应时，应减至最低有效剂量和最长停药间隔。静脉注射，参见"肌内注射"项。

**【注意事项】**对本药过敏者，严重肝、肾功能损害者，酒精中毒、酒精性肝病患者，明显的或实验室检查证实的免疫缺陷综合征患者，造血系统疾病（如骨髓发育不全、白细胞减少、血小板减少、贫血）患者，严重急性或慢性感染患者，有消化性溃疡病或溃疡性结肠炎的银屑病患者，全身极度衰竭或恶病质患者，心、肺功能不全者，口腔、胃肠道溃疡患者，有新近手术伤口者，妊娠及哺乳期妇女禁用。

**【药物配伍禁忌】**内容详见甲氨蝶呤的药物配伍禁忌表。

**甲氨蝶呤的药物配伍禁忌表**

| 药物类别 | 禁忌药物 | 禁忌原理 | 有效措施 |
|---|---|---|---|
| 非甾体抗炎药 | 布洛芬、双氯芬酸等 | 大剂量本药与非甾体抗炎药合用会导致严重甚至是致命性的骨髓移植、再生障碍性贫血和胃肠道毒性 | 大剂量本药禁与非甾体抗炎药合用，低剂量慎重合用 |
| 疫苗 | 活疫苗 | 本药可降低机体免疫应答，用药期间接种活疫苗可能导致严重的疫苗不良事件 | 用药期间禁止接种活疫苗 |
| 抗叶酸药 | 氨苯蝶啶、乙胺嘧啶等 | 合用会增加本药的不良反应 | 避免联用 |
| 肝毒性药物 | 对乙酰氨基酚、巴比妥类等具有肝毒性的药物 | 合用可增加肝毒性 | |
| 维生素 A 衍生物 | 维 A 酸等 | 合用可增加发生肝炎的风险 | |

# 雌莫司汀 [医保（乙）]
## Estramustine

**【药理作用】**雌莫司汀是具有双重作用机制的抗前列腺癌的药物，对治疗晚期前列腺癌有效。

**【适应证】**用于治疗晚期前列腺癌。

**【用法用量】**剂量范围为体重 7~14mg/（kg·d），分 2 或 3 次服用。建议初始剂量为至少 10mg/（kg·d）。

**【注意事项】**用药期间必须定期复查血细胞计数及肝功能，应注意液体潴留，可能影响癫痫、偏头痛或肾功能。糖尿病患者服用本药应检查糖耐量，定期检查血压，预防高血压。

**【药物配伍禁忌】**本药不可与含钙药物联用。

## 亚砷酸 [基（基）；医保（乙）]
### Arsenious Acid

**【药理作用】**三氧化二砷通过调节 NB$_4$ 细胞内 PML-RARa 的水平，使细胞重又纳入程序化死亡的正常轨道。

**【适应证】**用于急性早幼粒细胞性白血病。

**【用法用量】**亚砷酸注射液（10mg）加入 250~500ml 0.9% 氯化钠注射液或 5% 葡萄糖注射液中，每日 1 次静脉滴注，3~4 小时滴完。

**【注意事项】**哺乳期妇女用药的安全性尚不明确。未发现儿童及老年人用药引起异常情况的报道。

**【药物配伍禁忌】**与亚硒酸钠存在药理拮抗，不可联用。

## 美司钠 [基（基）；医保（乙）]
### Mesna

**【药理作用】**本品为含有半胱氨酸的化合物，能与重复活化的环磷酰胺或异环磷酰胺的毒性代谢产物相结合，形成非毒性产物自尿中迅速排出体外，预防在使用上述抗癌药物时引起的出血性膀胱炎等泌尿系统的损伤。

**【适应证】**预防环磷酰胺、异环磷酰胺等药物的泌尿道毒性。

**【用法用量】**本品常用量为环磷酰胺、异环磷酰胺剂量的 20%，静脉注射或静脉滴注，给药时间为 0 小时段（用细胞抑制剂的同一时间）、4 小时后及 8 小时后的时段，共 3 次。对儿童投药次数应较频密（例如 6 次）及在较短的间隔时段（例如 3 小时）为宜。使用环磷酰胺作连续性静脉滴注时，在治疗的 0 小时段，1 次大剂量静脉注射本品，然后再将本品加入环磷酰胺注射液中同时给药（本品剂量可高达环磷酰胺剂量的 100%）。在输注液用完后约 6~12 小时内连续使用本品（剂量可高达环磷酰胺剂量的 50%）以保护尿道。

**【注意事项】**本品的保护作用只限于泌尿系统，所有其他对使用环磷酰胺治疗时所采取的预防及治疗措施均不受本品影响。

**【药物配伍禁忌】**与顺铂、氮芥在试管试验互不相容，避免联用。

# 第 11 章  维生素类、营养类药物

## 肠内营养乳剂 [医保（乙）]
### Enteral Nutritional Emulsion

【**药理作用**】本药为营养成分完全的营养制剂，可提供人体必需的营养物质和能量，满足患者对必需氨基酸、必需脂肪酸、维生素、矿物质和微量元素的需要。本药所含营养成分来源于天然食品，与正常人普通饮食成分相类似，对人体无毒性作用。

【**适应证**】本药适用于有胃肠道功能的营养不良或摄入障碍的患者，包括创伤或颅面部、颈部手术后患者；咀嚼、吞咽困难患者；意识不清或接受机械换气的患者；手术后需要补充营养的患者；神经性厌食症患者等。

【**用法用量**】本药通过管饲或口服使用，应按照患者体重和营养状况计算每日剂量。①以本药为唯一营养来源的患者：患者非恶病质时，推荐剂量为按体重每日 20~25ml（约 30kcal）/kg。对于恶病质患者，推荐剂量为按体重每日 30~40ml（约 40~50kcal）/kg。②以本药补充营养的患者：推荐剂量为每日 400~1200ml（520~1560kcal）。管饲给药时，应逐渐增加剂量，第 1 日的速度约为 20ml/h。以后逐日增加 20ml/h，最大滴速为 100ml/h。通过重力或泵调整滴注速度。

【**注意事项**】禁忌证：完全性肠道功能衰竭的患者；完全性肠道梗阻的患者；严重消化不良或吸收不良，消化道出血；对本药中任一成分过敏的患者；对本药中任一成分有先天性代谢障碍的患者；严重腹腔内感染（严重腹腔内脓毒病）的；顽固性腹泻等需要进行肠道休息处理的患者。

【**药物配伍禁忌**】本药含维生素 K，谨慎与香豆素类抗凝血药物合用。

## 氨基酸
### Amino Acid

【**药理作用**】氨基酸输液在能量供给充足的情况下，可进入组织细胞，参与蛋白质的合成代谢，获得正氮平衡，并生成酶类、激素、抗体、结构蛋白等生理活性物质，促进组织愈合，恢复正常生理功能。

【**适应证**】低蛋白血症。用于蛋白质摄入不足、吸收障碍等氨基酸不能满足机体代谢需要的患者。亦用于改善手术后患者的营养状况。

【**用法用量**】静脉滴注，每次 250~500ml，儿童 35~50ml/kg。

【**注意事项**】严重肝肾功能不全、肝昏迷、严重氮质血症、严重尿毒症患者及氨基酸代谢障碍者。

**【药物配伍禁忌】**内容详见氨基酸的药物配伍禁忌表。

氨基酸的药物配伍禁忌表

| 药物类别 | 禁忌药物 | 禁忌原理 | 有效措施 |
|---|---|---|---|
| 心脑血管系统药 | 银杏达莫 | 产生絮状沉淀 | 避免联用 |
| 质子泵抑制药 | 奥美拉唑 | | |

## 复方氨基酸 [药典（二）；基（基）；医保（甲、乙）]
### Compound Amino Acid

**【药理作用】**氨基酸是人体蛋白质合成的单体，也是合成其他组织的氮源，系维持生命的基本物质。葡萄糖是最符合人体生理需要的热量源，对危重患者有维持热量作用，与氨基酸一起输入后葡萄糖有明显改善氨基酸代谢作用，提供蛋白质合成的能量，并抑制氨基酸异生糖原的浪费，促使氨基酸的充分利用。

**【适应证】**用于不能口服或经肠道补给营养，以及营养不能满足需要的患者。

**【用法用量】**成人常用剂量静脉滴注：根据患者的需要，每 24 小时可滴注本药 500~2000ml。每日最大剂量：按体重，5% 为每日 50ml/kg；8.5% 为每日 29ml/kg；11.4% 为每日 23ml/kg，约合每日输入 0.4g（氮）/kg。一般剂量为每日输入 0.15~0.2g（氮）/kg。

**【注意事项】**严重肝肾功能不全、严重尿毒症患者和对氨基酸有代谢障碍者禁用。

**【药物配伍禁忌】**内容详见复方氨基酸的药物配伍禁忌表。

复方氨基酸的药物配伍禁忌表

| 药物类别 | 禁忌药物 | 禁忌原理 | 有效措施 |
|---|---|---|---|
| 微量元素与矿物类 | 多种微量元素 | 混合出现变色反应 | 避免联用 |
| 质子泵抑制药 | 泮托拉唑 | 出现白色浑浊 | |
| 抗菌药物 | 夫西地酸钠、头孢哌酮钠舒巴坦钠 | 出现乳白色浑浊 | |
| 肝病辅助治疗药 | 多烯磷脂酰胆碱 | 出现白色絮状物 | |
| 镇静催眠药 | 咪达唑仑 | 混合后呈乳状 | |

## 脂肪乳剂 [基（基）；医保（乙）]
### Fat Emulsion

**【药理作用】**脂肪酸是人体的主要能源物质，脂肪酸氧化是体内能量的重要来源。

**【适应证】**能量补充药。本药是静脉营养的组成部分之一，为机体提供能量和必需脂肪酸，用于胃肠外营养补充能量及必需脂肪酸，预防和治疗人体必需脂肪酸缺乏症，也为经口服途径不能维持和恢复正常必需脂肪酸水平的患者提供必需脂肪酸。

**【用法用量】**成人常用剂量静脉滴注：按脂肪量计，每日最大推荐剂量为 3g（甘油三酯）/kg。本药提供的能量可占总能量的 70%。10%、20% 脂肪乳注射液 500ml 的滴注时间不少于 5 小时；30% 脂肪乳注射液 250ml 的滴注时间不少于 4 小时。新生儿和婴儿：10%、20% 脂肪乳注射液每日使用剂量为 0.5~4g（甘油三酯）/kg，滴注速度不超过 0.17g/（kg·h）。

**【注意事项】** 休克和严重脂质代谢紊乱（如高脂血症）血栓患者；对鸡蛋或大豆蛋白、大豆或花生制品、该药中任一成分过敏；重度凝血障碍、重度肝功能不全禁用。

**【药物配伍禁忌】** 内容详见脂肪乳剂的药物配伍禁忌表。

### 脂肪乳剂的药物配伍禁忌表

| 药物类别 | 禁忌药物 | 禁忌原理 | 有效措施 |
|---|---|---|---|
| 高浓度电解质 | 浓氯化钠、氯化钾等 | 影响脂肪乳剂的稳定性 | 避免直接混合 |
| 二价阳离子 | $Ca^{2+}$、$Mg^{2+}$ 等 | 影响脂肪乳剂的稳定性 | 避免联用 |
| 营养药 | 水解蛋白 | 两者混合产生沉淀 | |
| B 族维生素 | 维生素 $B_2$、维生素 $B_{12}$ 等 | 发生氧化还原反应，降低药效 | |
| 维生素 K | 维生素 $K_1$ | 发生氧化还原反应，降低药效 | |
| 抗生素 | 头孢哌酮钠他唑巴坦钠、青霉素钠等 | 两者混合产生沉淀 | |

# 木糖醇 [药典（二）]
## Xylitol

**【药理作用】** 为营养药，能补充热量，改善糖代谢。

**【适应证】** 用于糖尿病患者，调节饮食，补充热量。

**【用法用量】** 成人常用剂量：口服，每次 10g，每日 3~4 次。静脉滴注，每次 25~50g。

**【注意事项】** 本药中任何成分过敏者；脑、肾、心功能不全患者；血浆蛋白过低者；胰岛素诱发的低血糖症患者禁用。

**【药物配伍禁忌】** 内容详见木糖醇的药物配伍禁忌表。

### 木糖醇的药物配伍禁忌表

| 药物类别 | 禁忌药物 | 禁忌原理 | 有效措施 |
|---|---|---|---|
| 抗菌药物 | 头孢菌素、吉他霉素等 | 引起颜色变化 | 避免联用 |
| 麻醉用药 | 硫喷妥钠 | | |
| 抗结核药 | 对氨基水杨酸钠 | | |
| 皮质激素 | 促肾上腺皮质激素 | | |
| 大环内酯类 | 红霉素等 | 可使大环内酯类降解失效 | |
| 抗肿瘤药 | 丝裂霉素 | 引起颜色变化 | |

# 多种微量元素 [医保（乙）]
## Multi-trace Elements

**【药理作用】** 本药为微量元素的复方制剂，能满足成人对铬、铜、铁、锰、钼、硒、锌、氟、碘的日常需要。用作复方氨基酸注射液和葡萄糖注射液的添加剂，可发挥电解质及微量元素的特有作用，促进机体内有关生化反应的正常进行。

**【适应证】**用于肠外营养时补充电解质及微量元素。

**【用法用量】**成人推荐剂量为每日 10ml。在配伍得到保证的前提下用本药 10ml 加入 500~1000ml 复方氨基酸或葡萄糖注射液中，静脉滴注时间 6~8 小时，滴注速率不宜过快。体重超过 15kg 的儿童，每日 0.1ml/kg，稀释后静脉滴注。滴注速率不超过 1ml/min。

**【注意事项】**对果糖不耐受者禁用。

**【药物配伍禁忌】**内容详见多种微量元素注射液的药物配伍禁忌表。

多种微量元素注射液的药物配伍禁忌表

| 药物类别 | 禁忌药物 | 禁忌原理 | 有效措施 |
|---|---|---|---|
| 头孢菌素类 | 头孢曲松钠、头孢哌酮钠等 | 两者配伍药物颜色发生变化 | 避免联用 |
| 喹诺酮类 | 氟罗沙星 | | |
| 维生素类 | 维生素 C、维生素 $B_6$ | | |
| 抑酸药 | 西咪替丁、泮托拉唑等 | | |

# 脂溶性维生素 [医保（乙）]<br>Fat-soluble Vitamins

**【药理作用】**脂溶性维生素为静脉营养必不可少的组成部分之一。本药可满足人体对脂溶性维生素 A、维生素 $D_2$、维生素 E、和维生素 $K_1$ 的每日需要。

**【适应证】**为长期全肠外营养患者补充需要量的脂溶性维生素 A、维生素 D、维生素 E、维生素 K。

**【用法用量】**成人常用剂量静脉滴注：每日 10ml。

**【注意事项】**必须稀释后静脉滴注。用前 1 小时配制，24 小时内用完。

**【药物配伍禁忌】**脂溶性维生素注射液应避免与抗凝血药，如华法林、双香豆素乙酯等联用，因为本药含维生素 $K_1$。

# 水溶性维生素 [医保（乙）]<br>Water-Soluble Vitamins

**【药理作用】**维生素是长期使用肠道外全营养液时不可缺少的组成部分，本药可补充每日所需各种水溶性维生素，使机体各有关生化反应能正常进行。

**【适应证】**可用作静脉营养的一部分，以补充每日各种水溶性维生素的生理需要。

**【用法用量】**成人常用剂量静脉滴注：每日 1 瓶。

**【注意事项】**对本药任何一种成分过敏者禁用。

**【药物配伍禁忌】**内容详见水溶性维生素的药物配伍禁忌表。

### 水溶性维生素的药物配伍禁忌表

| 药物类别 | 禁忌药物 | 禁忌原理 | 有效措施 |
|---|---|---|---|
| 抗震颤麻痹药 | 左旋多巴 | 维生素 $B_6$ 能降低左旋多巴的作用 | 避免联用 |
| 抗癫痫药 | 苯妥英钠 | 叶酸可降低苯妥英钠的血药浓度，并可掩盖恶性贫血症状 | |
| 钴胺族药 | 羟钴铵 | 维生素 $B_{12}$ 可干扰大剂量羟钴铵治疗某些视神经疾病的疗效 | |

## 碳酸钙 $D_3$ [医保（乙）]
## Calcium Carbonate and Vitamin $D_3$

【**药理作用**】钙为维持人体神经、肌肉、骨骼系统、细胞膜和毛细血管通透性正常功能的必须物质。维生素 D 能参与钙和磷的代谢，促进其吸收并对骨质形成有重要作用。

【**适应证**】用作儿童、妊娠和哺乳期妇女、更年期妇女、老年人等的钙补充剂，并帮助防治骨质疏松症。

【**用法用量**】咀嚼片：每片含钙 300mg，每次 2 片，每日 1~2 次。含钙 500mg，每次 1 片，每日 1~2 次。颗粒：每袋含钙 300mg，每次 1 袋，每日 2~3 次。每袋含钙 500mg，每次 1 袋，每日 1~2 次，最大日剂量为 3 袋。

【**注意事项**】对本药过敏者、高钙血症者、高尿酸血症者、含钙肾结石或有肾结石病史者禁用。

【**药物配伍禁忌**】内容详见碳酸钙 $D_3$ 的药物配伍禁忌表。

### 碳酸钙 $D_3$ 的药物配伍禁忌表

| 药物类别 | 禁忌药物 | 禁忌原理 | 有效措施 |
|---|---|---|---|
| 大输液 | 注射用水溶性维生素 | 体外配伍时易产生沉淀 | 避免联用 |
| 含钾药物 | 各类药物的钾盐 | 合用可能会导致心律失常 | |
| 洋地黄类 | 地高辛等 | 可能导致心律失常 | |
| 利尿剂 | 噻嗪类利尿药 | 使肾小管对钙的重吸收增加，可能导致高钙血症 | |

## 醋酸钙 [医保（乙）]
## Calcium Acetate

【**药理作用**】本药为钙的乙酸盐，为矿物质补充药。

【**适应证**】①用于防治钙缺乏症（如骨质疏松、手足抽搐症、骨发育不全、佝偻病）及儿童、老年人或妊娠期、哺乳期、绝经期妇女钙的补充。②用于慢性肾衰竭所致的高磷血症。

【**用法用量**】口服给药。①防治钙缺乏症：颗粒，每次 0.2g，每日 2 次；或每次 0.6g，每日 1 次；胶囊，每次 0.6g，每日 1 次。②高磷血症：片剂，每次 1.334~2.668g，每日 3 次，餐前或进餐时服用。

【**注意事项**】对本药或其他钙制剂过敏者、高钙血症患者、高钙尿症患者、含钙肾结石或有肾结石病史者禁用。

**【药物配伍禁忌】**内容详见醋酸钙的药物配伍禁忌表。

醋酸钙的药物配伍禁忌表

| 药物类别 | 禁忌药物 | 禁忌原理 | 有效措施 |
| --- | --- | --- | --- |
| 洋地黄类 | 地高辛等 | 降低洋地黄药物的抗心律失常作用 | 避免联用 |
| 四环素类 | 四环素等 | 减少四环素类药物的吸收 | 避免联用或将四环素至少提前 1 小时给予 |

# 第 12 章　调节水、电解质和酸碱平衡的药物

## 葡萄糖酸钙 [药典（二）；基（基）；医保（甲）]
## Calcium Gluconate

【**药理作用**】本药为钙补充剂。钙离子能改善细胞膜的通透性，增加毛细管的致密性，使渗出减少，起抗过敏作用。钙离子能促进骨骼与牙齿的钙化形成，高浓度钙离子与镁离子之间存在竞争性拮抗作用，可用于镁中毒的解救；钙离子可与氟化物生成不溶性氟化钙，用于氟中毒的解救。

【**适应证**】①治疗钙缺乏，急性血钙过低、碱中毒及甲状旁腺功能低下所致的手足搐搦症；②过敏性疾患；③镁中毒时的解救；④氟中毒的解救；⑤心脏复苏时应用（如高血钾或低血钙，或钙通道阻滞引起的心功能异常的解救）。

【**用法用量**】用 10% 葡萄糖注射液稀释后缓慢注射，每分钟不超过 5ml。成人用于低钙血症，每次 1g，需要时可重复；用于高镁血症，每次 1~2g；用于氟中毒解救，静脉注射本药 1g，1 小时后重复，如有皮肤组织氟化物损伤，每平方厘米受损面积应用 10% 葡萄糖酸钙 50mg。小儿用于低钙血症，按体重 25mg/kg（6.8mg 钙）缓慢静脉注射。但因刺激性较大，本药一般情况下不用于小儿。

【**注意事项**】不宜用于肾功能不全患者与呼吸性酸中毒患者。

【**药物配伍禁忌**】内容详见葡萄糖酸钙的药物配伍禁忌表。

### 葡萄糖酸钙的药物配伍禁忌表

| 药物类别 | 禁忌药物 | 禁忌原理 | 有效措施 |
|---|---|---|---|
| 噻嗪类利尿药 | 氢氯噻嗪 | 增加肾脏对钙的重吸收，易发生高钙血症 | |
| 枸橼酸盐 | 枸橼酸钠 / 枸橼酸钾 | 会形成枸橼酸钙沉淀 | 避免联用 |
| 四环素类 | 四环素 | 四环素可在任何骨组织中形成稳定的钙化合物 | |
| 硫酸盐 | 硫酸镁 | 会形成硫酸钙沉淀 | |

## 甘油磷酸钠 [药典（二）；医保（乙）]
## Sodium Glycerophosphate

【**药理作用**】本药为静脉磷补充剂，属营养药，为 α-甘油磷酸钠、β-甘油磷酸钠的混合物。

【**适应证**】成人静脉营养的磷补充剂。用于磷缺乏患者。

【用法用量】成人常用剂量：静脉滴注，通常每日 2.16g（对接受静脉营养治疗者应根据实际需要酌情增减），加入复方氨基酸注射液或 5%（或 10%）葡萄糖注射液 500ml 中（注射用甘油磷酸钠应先用注射用水 10ml 溶解），在 4~6 小时内缓慢滴注。

【注意事项】对本药过敏者、休克患者、脱水患者、严重肾功能不全者禁用。

【药物配伍禁忌】内容详见甘油磷酸钠的药物配伍禁忌表。

### 甘油磷酸钠的药物配伍禁忌表

| 药物类别 | 禁忌药物 | 禁忌原理 | 有效措施 |
| --- | --- | --- | --- |
| 维生素 | 维生素 D | 可增加磷的吸收 | 避免联用或在医生监测下使用 |
| 降钙素类 | 降钙素 | 可抑制磷的吸收 | 避免联用 |

## 乳酸钠林格 [药典（二）；基（基）；医保（甲）]
### Sodium Lactate Ringer's

【药理作用】本药静脉应用后在体内解离成乳酸根，并与血中的 $H^+$ 结合成乳酸。

【适应证】调节体液、电解质及酸碱平衡药。

【用法用量】静脉滴注，成人每次 500~1000ml，按年龄体重及症状不同可适当增减。给药速度：成人每小时 300~500ml。

【注意事项】下列情况应禁用：心力衰竭及急性肺水肿；脑水肿；乳酸性酸中毒已显著时；重症肝功能不全；严重肾功能衰竭有少尿或无尿。

【药物配伍禁忌】内容详见乳酸钠林格的药物配伍禁忌表。

### 乳酸钠林格的药物配伍禁忌表

| 药物类别 | 禁忌药物 | 禁忌原理 | 有效措施 |
| --- | --- | --- | --- |
| 大环内酯类抗生素 | 红霉素、阿奇霉素等 | 因 pH 及离子强度变化而产生配伍禁忌 | |
| 生物碱类 | 可待因、小檗碱等 | 因 pH 及离子强度变化而产生配伍禁忌 | 避免联用 |
| 磺胺类 | 磺胺嘧啶钠 | 因 pH 及离子强度变化而产生配伍禁忌 | |
| 枸橼酸盐 | 枸橼酸钠 | 含有钙离子，与枸橼酸结合成沉淀 | |

## 碳酸氢钠 [药典（二）；基（基）；医保（甲）]
### Sodium Bicarbonate

【药理作用】①治疗代谢性酸中毒：本药能直接增加机体的碱储备，其解离度大，可以中和氢离子（$H^+$），使血中 pH 值较快上升。②碱化尿液：本药能使尿中 $HCO_3^-$ 浓度升高，尿液 pH 值升高，从而使尿酸、血红蛋白等不易在尿中形成结晶或聚集，使尿酸结石或磺胺类药物得以溶解。③制酸作用：本药口服后能迅速中和或缓冲胃酸，缓解胃酸过多引起的症状，对胃酸分泌无直接作用。

【适应证】①治疗代谢性酸中毒。②用于碱化尿液。③治疗胃酸过多引起的症状。④静脉滴注本药可治疗某些药物中毒（如甲醇、巴比妥类及水杨酸类药等）。⑤静脉滴注本药也可用于高钾血症、早起脑栓塞、多种原因引起的休克（伴有酸中毒症状）、严重哮喘持续状态经其他药物治疗无效者。⑥用作全静脉内营养要素之一，也用于配制腹膜透析液或血液透析液。⑦外用可治疗真菌性阴道炎。⑧滴耳液可用于软化耵聍、冲洗耳道。

**【用法用量】** 成人口服给药：①制酸：每次 0.3~1g，每日 3 次。②碱化尿液：首剂量 4g，以后每 4 小时 1~2g。③代谢性酸中毒：每次 0.5~2g，每日 3 次。儿童口服给药：①制酸：6~12 岁儿童，单次 0.5g，半小时后可重复给药 1 次。6 岁以下儿童尚无推荐剂量。②碱化尿液：每日 1~10mmol/kg。

**【注意事项】** 限制钠摄入的患者禁用。

**【药物配伍禁忌】** 内容详见碳酸氢钠的药物配伍禁忌表。

### 碳酸氢钠的药物配伍禁忌表

| 药物类别 | 禁忌药物 | 禁忌原理 | 有效措施 |
|---|---|---|---|
| 酸性药物 | 胃蛋白酶合剂、维生素C 等 | 与酸性药物合用，疗效降低 | 避免联用 |
| 氨基糖苷类药物 | 链霉素、庆大霉素等 | 升高尿 pH 值而增强氨基糖苷类药物的疗效 | 避免联用 |
| 锂制剂 | 碳酸锂 | 因钠负荷增加可增加锂的肾脏排泄 | 锂制剂的用量应酌情调整 |
| 枸橼酸盐 | 枸橼酸钠 | 含有钙离子，与枸橼酸结合成沉淀 | 避免联用 |

# 乳酸钠 [药典（二）；医保（甲）]
## Sodium Lactate

**【药理作用】** 本药静脉应用后在体内解离成乳酸根，并与血中的 $H^+$ 结合成乳酸。

**【适应证】** 用作腹膜透析液中的缓冲剂；用于伴严重心律失常、QRS 波增宽的高钾血症；用于碱化尿液，预防和治疗尿酸结石、婴儿肠炎等。

**【用法用量】** 高钾血症：首次可静脉滴注本药 11.2% 注射液 40~60ml，以后酌情给药。严重高钾血症患者应于心电图监护下给药，以防出现血钠过高及心力衰竭。

**【注意事项】** 下列情况应禁用：①心力衰竭及急性肺水肿；②脑水肿；③乳酸性酸中毒已显著时；④重症肝功能不全；⑤严重肾功能衰竭有少尿或无尿。

**【药物配伍禁忌】** 内容详见乳酸钠的药物配伍禁忌表。

### 乳酸钠的药物配伍禁忌表

| 药物类别 | 禁忌药物 | 禁忌原理 | 有效措施 |
|---|---|---|---|
| 双胍类药物 | 苯乙双胍、二甲双胍等 | 会阻碍肝脏对乳酸的利用，引起乳酸中毒 | 避免联用 |
| 皮质激素类药物 | 可的松，泼尼松，地塞米松等 | 与本药合用可增高血钠浓度 | |

## 酮咯酸氨丁三醇 [医保（乙）]
### Ketorolac Tromethamine

【药理作用】本药为吡咯酸的衍生物，属非甾体抗炎药。

【适应证】①用于中、重度急性疼痛（如术后、骨折、扭伤疼痛等）的短期治疗。②本药滴眼液用于治疗眼科手术（如白内障的摘除术）后的炎症、季节变应性结膜炎等。

【用法用量】①口服给药：在英国推荐成人每次 10mg，每 4~6 小时 1 次，每日极量为 40mg；美国建议给药持续时间不超过 5 日。②肌内注射：成人术后疼痛，初量每次 10mg，每 2 小时 1 次。必要时可将剂量调整为每次 10~30mg，每 4~6 小时 1 次。每日极量为 90mg；体重小于 50kg 者，每日极量为 60mg。建议给药持续时间不超过 2 日，且应尽早改为口服给药。③静脉注射：成人术后疼痛，每次给药时间不应小于 15 秒，其余同肌内注射。

【注意事项】禁用：①鼻息肉综合征患者（国外资料）；②血管性水肿患者（国外资料）；③有高危出血倾向患者（国外资料）；④活动性消化性溃疡患者；⑤肝肾疾病、心脏病、高血压患者；⑥孕妇。

【药物配伍禁忌】内容详见酮咯酸氨丁三醇的药物配伍禁忌表。

### 酮咯酸氨丁三醇的药物配伍禁忌表

| 药物类别 | 禁忌药物 | 禁忌原理 | 有效措施 |
| --- | --- | --- | --- |
| 非甾体抗炎药物 | 阿司匹林、苯乙酸衍生物等 | 与其他非甾体抗炎药合用，不良反应增加 | 避免联用 |
| 利尿药 | 呋塞米、氢氯噻嗪等 | 使本药不良反应增加 | |

## 果糖 [药典（二）；医保（乙）]
### Fructose

【药理作用】本品是一种能量和体液补充剂。果糖比葡萄糖更易形成糖原，主要在肝脏通过果糖激酶代谢，易于代谢为乳酸，迅速转化为能量。

【适应证】①注射剂的稀释剂。②用于烧创伤、术后及感染等胰岛素抵抗状态下或不适宜使用葡萄糖时需补充水分或能源的患者的补液治疗。

【用法用量】缓慢静脉滴注，一般每日 5~10% 果糖注射液 500~1000ml。剂量根据患者的年龄、体重和临床症状调整。

【注意事项】肾功能不全者、有酸中毒倾向以及高尿酸血症患者慎用。

【药物配伍禁忌】内容详见果糖的药物配伍禁忌表。

### 果糖的药物配伍禁忌表

| 药物类别 | 禁忌药物 | 禁忌原理 | 有效措施 |
| --- | --- | --- | --- |
| 质子泵抑制剂 | 奥美拉唑钠 | 两者配伍药物颜色发生变化 | 避免联用 |
| 喹诺酮类药物 | 左氧氟沙星 | 药物稳定降低，不溶性微粒增多 | |

# 复方电解质
## Compound Electrolyte

【药理作用】本药是水、电解质的补充源和碱化剂。其葡萄糖酸根和醋酸根在体内经氧化后最终代谢为 $CO_2$ 和水。

【适应证】本药可作为水、电解质的补充源和碱化剂；可与血液和血液成分相容，可使用同一给药装置在输血前或输血后输入（即作为预充液），可加入正在滴注的血液组分中，或作为血细胞的稀释液。

【用法用量】静脉滴注：用量视患者年龄、体重、临床症状和实验室检查结果而定，遵医嘱。

【注意事项】慎用：心、肝、肾功能不全者，高血钾、高血钠、代谢性或呼吸性碱中毒患者。

【药物配伍禁忌】内容详见复方电解质的药物配伍禁忌表。

### 复方电解质的药物配伍禁忌表

| 药物类别 | 禁忌药物 | 禁忌原理 | 有效措施 |
|---|---|---|---|
| 喹诺酮类 | 氟罗沙星 | 发生螯合反应，生成沉淀 | 避免联用 |
| 脱水药 | 甘露醇 | 加速甘露醇盐析，易引起电解质紊乱 | |
| 大环内酯类 | 红霉素 | 生成沉淀 | |
| 促凝血药 | 卡络磺钠 | 发生置换反应，有效成分降低 | |
| 抗真菌药 | 两性霉素 B | 产生沉淀 | |
| 营养药 | 脂肪乳 | 使脂肪乳破乳 | |
| 四环素类 | 四环素、土霉素等 | 发生络合反应，影响四环素类的吸收 | |
| 青霉素类 | 阿莫西林克拉维酸钾 | 混合后颜色发生变化 | |
| 抗血小板药 | 前列地尔 | 混合后前列地尔有效成分降低 | |

# 混合糖电解质
## Carbohydrate and Electrolyte

【药理作用】能量及电解质补充药。

【适应证】不能口服给药或口服给药不能充分摄取时，补充和维持水分和电解质，并补给能量。

【用法用量】缓慢静脉滴注。成人每次 500~1000ml。给药速度（按葡萄糖计）：通常成人每小时不得超过 0.5g/kg。根据年龄、症状及体重等不同情况可酌量增减。

【注意事项】禁用：①有严重肝功能障碍和严重肾功能障碍的患者。②电解质代谢异常的患者：高钾血症（尿液过少、肾上腺皮质机能减退、严重灼伤及氮质血症等）患者；高钙血症患者；高磷血症患者；高镁血症患者。遗传性果糖不耐受患者。

【药物配伍禁忌】内容详见混合糖电解质的药物配伍禁忌表。

## 混合糖电解质的药物配伍禁忌表

| 药物类别 | 禁忌药物 | 禁忌原理 | 有效措施 |
|---|---|---|---|
| 质子泵抑制药 | 泮托拉唑钠 | 出现乳白色浑浊 | |
| 抗生素 | 夫西地酸钠 | 出现乳白色浑浊 | 避免联用 |
| 磷酸盐制剂 | 磷酸组胺等 | 产生沉淀 | |

# 第13章　老年病用药

## 奥利司他
### Orlistat

【药理作用】奥利司他是一种非全身作用性的抗肥胖药物，为特异性胃肠道脂肪酶抑制药，可减少食物脂肪的吸收而使体重减轻，并有助于防止体重反弹。

【适应证】①用于肥胖或体重超重患者（体重指数≥24）的治疗。②用于高脂血症。

【用法用量】成人常用剂量口服给药：每次120mg，每日3次，于用餐时或餐后1小时服用。

【注意事项】对本药过敏者、慢性吸收不良综合征患者、胆汁淤积者禁用；体重指数低于24的患者不推荐使用。

【药物配伍禁忌】内容详见奥利司他的药物配伍禁忌表。

### 奥利司他的药物配伍禁忌表

| 药物类别 | 禁忌药物 | 禁忌原理 | 有效措施 |
|---|---|---|---|
| 维生素类 | 维生素A、维生素D、维生素E和β胡萝卜素等 | 减少维生素A、维生素D、维生素E和β胡萝卜素等的吸收 | 避免联用 |
| 免疫抑制药 | 环孢素 | 使环孢素的吸收减少 | |
| 抗心律失常药 | 胺碘酮 | 导致胺碘酮吸收减少，疗效降低 | |

## 阿仑膦酸钠 [药典（二）；基（基）；医保（乙）]
### Alendronate Sodium

【药理作用】本药为一种二膦酸盐，能抑制骨吸收。本药与骨内羟磷灰石具强亲和力，主要作用于破骨细胞，可抑制破骨细胞的活性，减慢骨吸收，防止骨丢失。本药能增加骨密度，抗骨吸收活性较强，无抑制骨矿化的作用。

【适应证】①主要用于预防和治疗骨质疏松症，如治疗绝经后妇女的骨质疏松、应用肾上腺皮质激素所致的骨质疏松症及男性骨质疏松症。②用于预防髋部和脊椎骨折，如脊骨压缩性骨折等。③用于治疗变形性骨炎（Paget's病）和各种原因引起的高钙血症。④对治疗恶性肿瘤相关性骨转移性骨痛也有一定疗效。

【用法用量】成人常用剂量口服给药：每次10mg，每日1次，6个月为1个疗程。伴有轻至中度肾功能不全的患者不需要调整剂量。老年患者不需调整剂量。

【注意事项】禁忌证：①对本药过敏者。②有明显低钙血症者。③骨软化症患者。④严重肾功能不全者（肌酐清除率小于 35ml/min）。⑤食管动力障碍患者，如食管狭窄或排空迟缓。⑥不能站立或坐直至少 30 分钟者。

**【药物配伍禁忌】**内容详见阿仑膦酸钠的药物配伍禁忌表。

阿仑膦酸钠的药物配伍禁忌表

| 药物类别 | 禁忌药物 | 禁忌原理 | 有效措施 |
|---|---|---|---|
| H₂ 受体拮抗剂 | 雷尼替丁 | 雷尼替丁静脉制剂和本药口服制剂联用时，可使本药生物利用度提高 2 倍 | |
| 钙剂 | 碳酸钙、乳酸钙等 | 钙剂可使本药的胃肠道吸收率降低 | 避免联用 |
| 抗酸药 | 磷酸铝、铝碳酸镁等 | 影响本药的吸收 | |
| 水杨酸类药 | 阿司匹林、水杨酸镁、贝诺酯等 | 胃肠道不良反应发生率可能增高 | |

# 羟乙膦酸钠 [医保（乙）]
## Etidronate Disodium

**【药理作用】**本药为第一代双膦酸类药物，与第二代双膦酸的药物比较，其阻止骨钙化作用较强，而抗骨吸收性活性较弱。

**【适应证】**①主要用于预防和治疗骨质疏松症，如妇女绝经、年龄增加等原因所致骨质疏松。②用于变形性骨炎尚不明确。③用于多种原因引起的高钙血症。④也可用于甲状旁腺功能亢进症。

**【用法用量】**口服给药：成人常用剂量，每次 200mg，每日 2 次，两餐间服用。

**【注意事项】**对本药过敏者，中、重度肾衰竭者禁用。

**【药物配伍禁忌】**内容详见羟乙膦酸钠的药物配伍禁忌表。

羟乙膦酸钠的药物配伍禁忌表

| 药物类别 | 禁忌药物 | 禁忌原理 | 有效措施 |
|---|---|---|---|
| 含金属离子的抗酸药、导泻药 | 磷酸铝、聚卡波非钙、铝碳酸镁等 | 合用可影响本药吸收 | 避免联用 |
| 氨基糖苷类药 | 链霉素、卡那霉素等 | 合用可诱发低钙血症 | |

# 氯膦酸二钠 [药典（二）；医保（乙）]
## Clodronate Disodium

**【药理作用】**本药为骨代谢调节药。

**【适应证】**①用于骨转移癌、多发性骨髓瘤、Paget's 病，可预防或推迟恶性肿瘤溶骨性骨转移，减少溶骨性骨转移发生骨折的可能性，减轻或消除溶骨性癌转移引起的骨痛。②治疗因恶性肿瘤引起的高钙血症。③治疗骨质疏松症。

**【用法用量】**①口服给药：恶性肿瘤患者，成人每日 2.4g，分 2~3 次口服；血钙正常者可减为每日 1.6g；若伴有高钙血症者，可增加至每日 3.2g。骨质疏松症，早期或未发生骨痛者，每日 0.4g，连用 3 个月为 1 个疗程，必要时可重复疗程。严重或已发生骨痛者，每日 1.6g，分 2 次服用。Paget's 病，成人每日 0.8~1.6g，连用 1~6 个月。高钙血症，经静脉滴注使血钙正常后，每日 0.4~0.6g。②静脉滴注：Paget's 病，每日 0.3g，滴注时间 3 小时以上，共用 5 日，以后改为口服给药。高钙血症，成人每日 0.3g，连用 3~5 日；或单次给药 1.5g。血钙正常后改为口服给药。

**【注意事项】** 禁用：对本药或其他二磷酸盐过敏者，严重肾损害者，骨软化症患者。

**【药物配伍禁忌】** 内容详见氯膦酸二钠的药物配伍禁忌表。

### 氯膦酸二钠的药物配伍禁忌表

| 药物类别 | 禁忌药物 | 禁忌原理 | 有效措施 |
|---|---|---|---|
| 氨基糖苷类药 | 链霉素、卡那霉素等 | 合用有增加低钙血症的危险 | 避免联用 |
| 非甾体类解热镇痛药 | 阿司匹林、吲哚美辛、布洛芬等 | 合用有增加肾功能不全的危险 | |
| 烷化剂类 | 雌莫司汀 | 使雌莫司汀血药浓度升高 80% | |
| 含二价阳离子的药物 | 抗酸药如铝碳酸镁、铁剂如硫酸亚铁等 | 形成难溶复合物，显著降低本药生物利用度 | |
| 钙剂 | 乳酸钙、碳酸钙等 | 影响本药的吸收，降低疗效 | 分开给药 |

# 帕米膦酸二钠 [药典（二）；医保（乙）]
## Pamidronate Disodium

**【药理作用】** 本药为第二代二膦酸类药物，与骨骼羟磷灰石有高度亲和性，能够抑制羟磷灰石的溶解和破骨细胞的活性。

**【适应证】** ①用于多种原因引起的高钙血症。②用于变形性骨炎及多种原因引起的骨质疏松症。③用于甲状旁腺功能亢进症。④也适用于肿瘤骨转移所引起的过度溶解性骨破坏及其并发症（如骨痛、病理性骨折等）的治疗。⑤还可用于多发性骨髓瘤。

**【用法用量】** 成人静脉注射常用剂量：①骨转移性疼痛，一般每次 30~60mg，稀释后缓慢静脉滴注，药液浓度不得超过 15mg/125ml，滴注速度每小时不得高于 15mg。②高钙血症，应严格按照血钙浓度用药，可参考下表：

### 高钙血症时的用法用量

| 血钙浓度（mmol/L） | <3.0 | 3.0~3.5 | 3.5~4.0 | >4.0 |
|---|---|---|---|---|
| 血钙浓度（mg/dl） | <12.0 | 12.0~14.0 | 14.0~16.0 | >16.0 |
| 本药剂量（mg） | 15~30 | 30~60 | 60~90 | 90 |

**【注意事项】** 本药及其他二膦酸盐制剂过敏者禁用。

**【药物配伍禁忌】** 内容详见帕米膦酸二钠的药物配伍禁忌表。

### 帕米膦酸二钠的药物配伍禁忌表

| 药物类别 | 禁忌药物 | 禁忌原理 | 有效措施 |
|---|---|---|---|
| 含金属离子的抗酸药、导泻药 | 磷酸铝、聚卡波非钙、铝碳酸镁等 | 合用可影响本药吸收 | 避免联用 |
| 氨基糖苷类药 | 链霉素、卡那霉素等 | 合用可诱发低钙血症 | |

# 伊班膦酸钠[医保（乙）]
## Sodium Ibandronate

【**药理作用**】本药为双膦酸盐类骨吸收抑制药，由于双膦酸盐对骨骼中的无机物具有高度亲和力，因而能特异性地作用于骨组织。

【**适应证**】①用于伴有或不伴有骨转移的恶性肿瘤引起的高钙血症。②用于治疗恶性肿瘤溶骨性骨转移导致的骨痛。③用于预防和治疗绝经后骨质疏松症（国外资料）。④用于预防乳腺癌患者骨骼事件（病理性骨折，或需要放射治疗或手术治疗的骨骼并发症）和骨转移（国外资料）。⑤用于治疗乳腺癌转移性骨疾病（国外资料）。

【**用法用量**】成人常用静脉注射剂量：高钙血症，应根据高钙血症的严重程度和肿瘤类型决定用药剂量。大多数严重高钙血症（经白蛋白纠正的血钙浓度 ≥ 3mmol/L 或 12mg/dl）患者，单剂量 4mg 有效；中度高钙血症（经白蛋白纠正的血钙浓度 <3mmol/L 或 12mg/dl）患者，单剂量 2mg 有效。

【**注意事项**】禁忌证：①对本药或其他双膦酸盐类药物过敏者。②严重肾功能不全者（血清肌酸酐 >5mg/dl 或 442μmol/L）。③孕妇。④哺乳妇女。⑤儿童。⑥不能正常站直或坐直超过 60 分钟的患者（国外资料）。⑦未纠正的低钙血症患者（国外资料）。

【**药物配伍禁忌**】应避免氨基糖苷类药物，链霉素、卡那霉素等联用，可能会导致血钙浓度长时间下降，同时还可能出现血镁浓度过低。

# 唑来膦酸[医保（乙）]
## Zoledronic Acid

【**药理作用**】本药的主要作用为抑制骨吸收，在体外可抑制破骨细胞活动，诱导破骨细胞凋亡，亦可通过与骨的结合阻断破骨细胞对矿化骨和软骨的吸收，还可抑制由肿瘤释放的多种刺激因子引起的破骨细胞活动增强和骨钙释放。

【**适应证**】①用于治疗恶性肿瘤溶骨性转移引起的骨痛。②用于治疗多发性骨髓瘤引起的骨骼损害。③用于治疗恶性肿瘤引起的高钙血症。④用于治疗绝经后妇女骨质疏松症。⑤用于治疗变形性骨炎。

【**用法用量**】成人常规静脉滴注剂量：①恶性肿瘤溶骨性转移引起的骨痛、多发性骨髓瘤引起的骨骼损害，每次 4mg，每 3~4 周 1 次，同时口服钙 500mg 和维生素 D 400U；②恶性肿瘤引起的高钙血症，每次 4mg，再次治疗必须与前 1 次至少间隔 7~10 日；③绝经后妇女骨质疏松症，每次 5mg，每年 1 次。当饮食中钙和维生素 D 不足时应适当补充。④变形性骨炎，每次 5mg，用药后 10 日内应补充钙至少 500mg 和足量维生素 D，每日 2 次，变形性骨炎为终身性疾病，通常需再次治疗，再次治疗可在初次治疗 1 年或更长时间间隔后再次静脉滴注 5mg。

【**注意事项**】以下人群禁用：①对本药或其他双膦酸盐类药过敏者。②低钙血症患者。③急性肾功能损害者。④妊娠期妇女。⑤哺乳期妇女。

【**药物配伍禁忌**】应详见唑来膦酸的药物配伍禁忌表。

### 唑来膦酸的药物配伍禁忌表

| 药物类别 | 禁忌药物 | 禁忌原理 | 有效措施 |
|---|---|---|---|
| 抗肿瘤药 | 表柔比星、柔红霉素、左亚叶酸钙、奈达铂 | 沉淀 | 避免联用 |
| 矿物质药 | 醋酸钙、泛酸钙、硫酸镁、硫酸铜、氯化钙、氯化钙溴化钠、氯化镁、乳酸钠林格、低钙腹膜透析液（乳酸盐）、硫酸镁葡萄糖、钠钾镁钙葡萄糖、葡萄糖酸镁、葡萄糖酸锌 | | |
| 含钙制剂 | 二丁酰环磷腺苷钙、肝素钙、谷氨酸钙、果糖酸钙、门冬氨酸钙、葡庚糖酸钙、葡萄糖氯化钙、葡萄糖酸钙、乳酸钙、碳酸氢钙、溴化钙、亚叶酸钙、依地酸钙钠、苯海拉明钙、维 $D_2$ 果糖酸钙、亚锡葡萄糖酸钙 | | |

# 玻璃酸钠 [医保（乙）]
## Sodium Hyaluronate

【药理作用】本药在关节腔内起润滑作用，减少组织之间的摩擦，同时发挥弹性作用，缓冲和应力对关节软骨的作用，发挥应有的生理功能。

【适应证】滴眼药用于：干燥综合征、史－约综合征、干眼综合征等内因性疾病及各种外因（手术、药物、外伤、佩戴角膜接触镜等）所致的角结膜上皮损伤。注射液用于：变形性膝关节病和肩关节周围炎。眼科手术辅助用药，可用于白内障囊内、囊外摘除术，抗青光眼手术，角膜移植手术等。

【用法用量】变形性膝关节病、肩关节周围炎：局部给药，每次 25mg，每周 1 次，连续 5 次注入膝关节腔内或肩关节（肩关节腔、肩缝下滑液囊或肱二头肌长头腱腱鞘）内，根据症状适当增减给药次数。眼科手术辅助用药：经眼给药，根据手术方式选择剂量，白内障手术及人工晶体植入术用量为 2~4mg；青光眼滤过手术用量为 3~5mg；角膜移植术用量为 2~6mg；各种眼穿通伤用量为 1~6mg；视网膜剥离术用量为 6~50mg。

【注意事项】对本药过敏或有过敏史者；腿部静脉和淋巴回流障碍患者；膝关节感染或炎症患者禁用。

【药物配伍禁忌】应避免与苯扎氯铵、氯己定等消毒液接触，两药相遇会产生沉淀。

# 骨肽
## Ossotide

【药理作用】本药含多种骨代谢的活性肽类。可调节骨代谢，刺激成骨细胞增殖，促进新骨形成；调节钙、磷代谢，增加骨钙沉积，防治骨质疏松。

【适应证】用于促进骨折愈合及改善增生性骨关节疾病、风湿性关节炎、类风湿关节炎等症状。

【用法用量】成人常规剂量：①口服给药。每次 300~600mg，每日 3 次，餐后服用，15 日为 1 个疗程。②肌内注射。每次 10mg，每日 1 次，20~30 日为 1 个疗程。③静脉注射。

每次 50~100mg，每日 1 次，15~30 日为 1 个疗程。

**【注意事项】**对本药过敏者，严重肾功能不全者，妊娠和哺乳期妇女禁用。

**【药物配伍禁忌】**应避免与不同配比的碳酸氢钠和乳酸钠、氨茶碱、氨茶碱氯化钠等大输液合用，会出现沉淀或其他理化变化。

## 骨瓜提取物
### Gugua Extractives

**【药理作用】**本药含多种骨代谢的活性肽类，可调节骨代谢，刺激成骨细胞增殖，促进新骨形成，以及调节钙、磷代谢，增加骨钙沉积，防治骨质疏松，具有抗炎、镇痛作用。

**【用法用量】**①肌内注射：成人每次 10~25mg，每日 2 次；②静脉滴注：成人每次 25~100mg，每日 1 次，20~30 日为 1 个疗程。

**【注意事项】**对本药过敏者，严重肾功能不全者禁用。

**【药物配伍禁忌】**应避免与 5% 葡萄糖、10% 葡萄糖、0.9% 氯化钠等大输液合用，合用可能出现沉淀或其他理化性质变化。

## 鹿瓜多肽
### Cervus and Cucumis Polypeptide

**【药理作用】**本药为鹿科动物梅花鹿的骨骼和葫芦科植物甜瓜的干燥成熟种子提取物。

**【适应证】**用于风湿性关节炎、类风湿关节炎、强直性脊柱炎、多种类型骨折、创伤修复及腰腿疼痛等。

**【用法用量】**①肌内注射：成人每次 4~8mg，每日 8~16mg。②静脉滴注：成人每日 16~24mg，10~15 日为 1 个疗程。

**【注意事项】**对本药过敏者、3 岁及 3 岁以下儿童禁用。

**【药物配伍禁忌】**应避免与 5% 葡萄糖、10% 葡萄糖、0.9% 氯化钠等大输液合用，合用可能出现沉淀或其他理化性质变化。

## 鲑鱼降钙素 <sup>[药典（二）；医保（乙）]</sup>
### Salmon Calcitionin

**【药理作用】**本药为调节钙代谢、抑制甲状旁腺的激素之一。

**【适应证】**①用于骨质疏松症，包括禁用或不能使用常规雌激素与钙制剂联合治疗的早期和晚期绝经后骨质疏松症以及老年性骨质疏松症。②用于伴有骨质溶解和（或）骨质减少的骨痛。③用于下列情况引起的高钙血症（包括高钙危象）：继发于乳腺癌、肺癌、肾癌、骨髓瘤或其他恶性疾病的肿瘤性骨溶解。甲状旁腺功能亢进、缺乏活动或维生素 D 中毒。④用于变形性骨炎。⑤用于神经性营养不良症。

**【用法用量】**①骨质疏松：皮下注射和肌内注射，成人每次 50~100U，每日 1 次；或每次 100U，隔日 1 次。为防止骨质进行性丢失，应根据个体需要，适量补充钙制剂和维生素 D。经鼻给药，成人每日或隔日 100~240U，单次或分次给药。②伴有骨质溶解和（或）骨质减少的疼痛：经鼻给药，视个体需要调整剂量，每日 200~480U。单次给药的最高剂量为 240U，如需要更大剂量应分次给药。可能需要治疗数日，才可完全发挥镇痛作用。为可长期治疗，通常减少治疗初期的日剂量，或延长给药间隔时间。③高钙血症：皮下和肌内注射，成人每日 5~10U/kg，分 1~2 次给药，应根据患者的临床和生化反应调整剂量，如剂量超过 2ml，应于多个部位注射。静脉滴注，高钙血症危象，每次 5~10U/kg，每日 1 次，加入 0.9% 氯化钠注射液 500ml 内缓慢滴注，滴注时间至少为 6 小时。经鼻给药，慢性高钙血症的长期治疗，成人每日 200~480U，单次给药的最高剂量为 240U，如需要更大剂量应分次给药。④变形性骨炎：皮下注射和肌内注射，成人每日或隔日 100U。经鼻给药，每日 200~240U，单次或分次给药。部分患者在治疗初期应每日 400~480U，分次给药。应持续用药 3 个月或更长时间，视需要调整剂量。⑤神经性营养不良症：皮下和肌内注射，每日 100U，持续 2~4 周，以后每次 100U，每周 3 次，持续 6 周以上。经鼻给药，每日 200~240U，单次给药，持续 2~4 周。以后可根据临床反应隔日给予 200~240U，持续 6 周。

【注意事项】对本药过敏者、妊娠和哺乳期妇女禁用。

【药物配伍禁忌】应避免与头孢孟多、含替加氟制剂等合用，可能发生沉淀或其他理化性质改变。

## 依降钙素 [医保（乙）]
### Elcatonin

【药理作用】本药为人工合成的鳗鱼降钙素多肽衍生物，主要作用为抑制破骨细胞活性，减少骨的吸收，防止骨钙丢失，同时由于骨骼不断从血浆中摄取钙，导致血钙降低。

【适应证】用于骨质疏松症及其引起的疼痛。

【用法用量】肌内注射：①骨质疏松症，每次 20U，每周 1 次，应根据症状调整剂量。②骨质疏松引起的疼痛，每次 10U，每周 2 次，应根据症状调整剂量。

【注意事项】对本药过敏者、14 岁以下儿童、妊娠期妇女、哺乳期妇女禁用。

【药物配伍禁忌】应避免与喹诺酮类抗菌药、头孢孟多注射制剂、含葛根素制剂、含替加氟制剂等合用，可能发生沉淀或其他理化性质改变。

## 依普黄酮 [药典（二）；医保（乙）]
### Ipriflavone

【药理作用】本药改善骨质疏松症所致骨量减少的作用机制包括：直接抑制骨吸收、通过雌激素样作用增加降钙素的分泌。间接产生抗骨吸收作用；促进骨的形成。

【适应证】用于改善骨质疏松症的骨量减少。

【用法用量】口服给药：每次 200mg，每日 3 次，餐后服用。应根据患者的年龄及症状适当调整剂量。

【注意事项】对本药过敏者、低钙血症患者禁用。

【药物配伍禁忌】内容详见依普黄酮的药物配伍禁忌表。

依普黄酮的药物配伍禁忌表

| 药物类别 | 禁忌药物 | 禁忌原理 | 有效措施 |
|---|---|---|---|
| 茶碱类 | 茶碱 | 可升高茶碱的血药浓度 | 合用时应谨慎 |
| 香豆素类抗凝血药 | 华法林等 | 可增强香豆素类抗凝血药的效果 | |

# 药名索引

（按中文汉语拼音顺序排列）